질병 해방

OUTLIVE

THE SCIENCE & ART
OF LONGEVITY

피터 아티아 박사 Peter Attia, MD

세계적인 장수 의학의 권위자이자 노화와 만성 질환 전문가인 의사다. 의학 3.0의 원리를 적용해 장수와 건강수명의 획기적 증진을 목표로 하는 의료 시설인 얼리 메디컬Early Medical의 설립자다. 또한 영양, 신체 활동, 장수 관련 주제를 다루는 블로그 〈피터아티아엠디닷컴peterattiamd. com〉과 매주 다양한 전문가를 인터뷰하며 장수, 대사 건강, 의학 연구 등의 주제를 다루는 인기 팟캐스트 〈드라이브The Drive〉의 운영자다. 1973년 캐나다 토론토에서 이집트 이민자 부모에게서 태어나 퀸즈대학교에서 기계공학과 응용수학을 전공했다. 스탠퍼드대학교 의과대학에 입학해 의학 박사 학위를 받고 2001년부터 2006년까지 존스홉킨스병원에서 일반외과 전공의 과정을 밟으며 '올해의 레지던트' 등 여러 상을 받았다. 미국 국립보건원NIH 산하 국립암센터National Cancer Institute, NCI에서 외과 종양학 펠로로 근무하며 면역요법에 근거한 흑색종 연구를 중점적으로 수행했다. 잠시 컨설팅 회사인 매킨지에 입사해 기업 위험 실무 및 헬스케어 실무 부서에서 일하다 다시 의료계로 복귀했다. 테드메드TEDMED 연사로 참여해 장수와 건강, 웰니스에 대해 강연하고, 팀 페리스Tim Ferriss의 《타이탄의 도구들Tools of Titans》에 조언을 제공했으며, 내셔널 지오그래픽과 디즈니+의 6부작 장수 다큐멘터리 〈크리스 헴스워스: 리미트리스Limitless〉에 핵심 멘토로 출연했다. 현재 바이오그래프Biograph의 공동 설립자이자 최고의료책임자, 애슬레틱 그린스Athletic Greens와 문워크 바이오사이언스Moonwalk Biosciences의 고문, 노인학과 생명의학 전문 학술지 《에이징Aging》의 편집위원으로 활동하고 있다. 또한 휴먼코HumanCo, 코스테리나Kosterina, LMNT, 매직 스푼 시리얼Magic Spoon Cereal, 마우이 누이 베니슨Maui Nui Venison, 오우라 헬스 오이Oura Health Oy, 슈퍼캐스트Supercast, 비르타 헬스Virta Health, 제로Zero, 살루토슈티컬스Salutoceuticals 등의 투자자다. 2023년 건강수명 증진법과 만성 질환 예방법을 다룬 첫 책 《질병 해방Outlive》을 빌 기퍼드와 공저로 출간해 《뉴욕타임스》, 아마존 베스트셀러 1위에 올랐다.

빌 기퍼드 Bill Gifford

건강, 의학, 장수, 첨단 생물학 분야의 작가, 저널리스트, 강연가다. 주로 뛰어난 운동선수와 최첨단 건강 과학에 관한 글을 쓰는 베테랑 잡지 작가이자 편집자로 활동해왔다. 《질병 해방》 외에 저서로 《스프링 치킨: 똥배 나온 저널리스트의 노화 탈출 탐사기Spring Chicken: Stay Young Forever (or Die Trying)》와 《레디어드: 미국 최초의 탐험가를 찾아서Ledyard: In Search of the First American Explorer》가 있다.

OUTLIVE: The Science and Art of Longevity

치매, 암, 당뇨, 심장병과 노화를 피하고
건강하게 오래 사는 법

질병 해방

OUTLIVE

THE SCIENCE & ART
OF LONGEVITY

피터 아티아, 빌 기퍼드 지음 | 이한음 옮김

부·키

옮긴이 **이한음**

서울대학교에서 생물학을 공부했고, 전문적인 과학 지식과 인문적 사유가 조화된 번역으로 우리나라를 대표하는 과학 전문 번역가로 인정받고 있다. 케빈 켈리, 리처드 도킨스, 에드워드 윌슨, 리처드 포티, 제임스 왓슨 등 저명한 과학자의 대표작이 그의 손을 거쳤다. 과학의 현재적 흐름을 발 빠르게 전달하기 위해 과학 전문 저술가로도 활동하고 있으며, 청소년 문학 작가이기도 하다. 지은 책으로는《바스커빌가의 개와 추리 좀 하는 친구들》《생명의 마법사 유전자》《청소년을 위한 지구 온난화 논쟁》등이 있으며, 옮긴 책으로는《우리는 왜 잠을 자야 할까》《노화의 종말》《생명이란 무엇인가》《어떻게 인간과 공존하는 인공지능을 만들 것인가》《질병 해방》등이 있다.

질병 해방

초판 1쇄 발행 2024년 4월 30일 | 초판 16쇄 발행 2024년 6월 25일

지은이 피터 아티아, 빌 기퍼드
옮긴이 이한음
발행인 박윤우
편집 김송은 김유진 박영서 성한경 장미숙
마케팅 박서연 이건희 정미진
디자인 서혜진 이세연
저작권 백은영 유은지
경영지원 이지영 주진호
발행처 부키(주)
출판신고 2012년 9월 27일
주소 서울시 마포구 양화로 125 경남관광빌딩 7층
전화 02-325-0846 팩스 02-325-0841
이메일 webmaster@bookie.co.kr

ISBN 979-11-93528-12-9 03510

만든 사람들 편집 성한경 | 디자인 표지 양진규, 본문 이세연

환자들에게

그리고 사랑하는 질, 올리비아, 리스, 에어턴에게

이 책을 바친다.

- 대중을 대상으로 과학과 의학 분야의 글을 쓰려면 간결함과 미묘함, 엄밀함과 읽기 쉬움 사이에서 균형을 아주 잘 잡아야 한다. 나는 올바른 지식을 담으면서 보통 사람이라면 누구나 쉽게 이해할 수 있도록 이 연속선상에서 딱 맞는 지점을 찾고자 최선을 다했다. 내가 제대로 해냈는지는 여러분에게 판단을 맡기겠다.

김의신

캘리포니아대학교 어바인캠퍼스 교수
서울대학교 의과대학 및 융합과학기술대학원 교수
《암에 지는 사람, 암을 이기는 사람》 저자

인간은 누구나 오래 행복하게 살기를 원하고 건강하고 의미 있는 노년을 보내기를 원한다.

2020년에 한국 남성과 여성의 기대수명은 각기 80.3세와 86.3세로 미국보다 약 5년 정도 더 사는 초고령 사회에 접어들고 있다. 하지만 건강수명은 약 65세로 미국보다 5년 더 낮아 약 200만 명이 질병에 시달리면서 장수의 늪을 건너고 있다.

세계적 장수 의학의 권위자이고 노화와 만성 질환 전문의인 피터 이티아 박사는 이 책을 통해 더 젊고 활기찬 인생을 누릴 수 있는 가장 쉽고 가장 효과적인 방법을 요약하고 있다.

최고 장수 전문가가 알려주는 건강과 수명 연장, 노화 예방의 비밀은 잘 먹고(영양), 잘 운동하고(운동), 잘 자고(수면), 스트레스를 잘 관리하는(정서 건강) 것이다. 기존 의학계의 사고와 달리 사전 대응(예방)으로, 개인 맞춤형으로 암, 심장병, 치매 및 당뇨라는 4대 만성 질환을 늦추거나 막을 수 있다는 것이다.

예방 의학 전문의로서 50년 이상 암 연구를 해온 나도 이제 80 고령이 되었다. 이 책은 이런 나뿐 아니라 초고령 사회에 사는 우리 모두에게 필수적인 선하고 아름다운 삶을 마지막까지 살다가 건강히 죽을 수well-dying 있도록 도움을 준다고 확신한다. 누구나 읽어보기를 강력히 추천한다.

신승건

외과 전문의, 부산시 연제구 보건소장
《살고 싶어서, 더 살리고 싶었다》 저자

책 표지에 적힌 제목《질병 해방》을 바라보며 한참을 말없이 생각에 잠겼다. 선천성 심장병을 갖고 태어나 학창 시절 세 차례의 심장 수술을 받았던 개인사 때문이다. 이후 나는 외과 의사가 되었고 지금은 보건소장으로 지역 주민들의 건강을 지키는 삶을 살고 있다. 이렇게 되기까지 내 나름대로 건강을 위해 기울여온 관심과 노력이 있었다. 이 책을 읽으며 그동안 내가 소중히 여겨왔던 원칙들이 글로 되살아나는 것을 보았다.

생명은 끊임없는 도전과 마주하는 여정이다. 《질병 해방》은 이 여정에서 우리가 직면할 수 있는 가장 큰 도전 중 하나인 '질병과의 싸움'에 대해 깊이 있는 통찰을 제공한다. 피터 아티아 박사와 빌 기퍼드는 우리 몸이라는 복잡한 시스템 안에서 발생하는 노화와 질병의 과정을 명확하게 설명하며, 우리가 어떻게 그 과정을 늦출 수 있는지 구체적인 방법을 제시한다.

저자들은 '의학 3.0'이라는 새로운 패러다임을 통해, 현대 의학이 단지 질병을 치료하는 데 그치지 않고, 더 나아가 예방과 건강수명의 연장에 중점을 두어야 한다고 말한다. 질병을 단순히 적으로 바라보는 것이 아니라, 우리의 삶을 더욱 풍요롭게 만들 수 있는 기회로 보는 놀라운 발상의 전환이라고 할 수 있다. 저자들이 제시하는 건강한 생활습관의 중요성과 그 실행 방안은 누구나 쉽게 따라 할 수 있을 만큼 실용적이다.

삶과 죽음, 건강과 질병에 대한 우리의 근본적인 이해를 재정립한 《질병 해방》은 단순한 건강 가이드가 아니다. 영양, 운동, 수면, 정서 건강의 최적화 전략은 단순히 오래 사는 것을 넘어 '잘' 사는 삶을 위한 귀중한 지침이다. 건강한 삶을 향한 여정에 이 책이 나침반 역할을 훌륭히 해낼 것이라 믿는다.

임영빈

임영빈내과, LA연세메디컬클리닉 노년내과 전문의
유튜브 〈99세까지 88하게〉 운영자
《미국 상위 1% 부자들의 7가지 건강 습관》 저자

가속노화 예방을 위한 식단과 운동 방법에 대한 '카더라'가 난무하는 시대에 가장 균형 있고 신뢰 가는, 의학적 근거에 바탕을 둔 가장 현실적인 책이다.

책을 읽고 도전을 받아 노화를 거스르는 운동 비결을 직접 시행해보기도 했고, 진료에 적용해 환자들의 건강이 개선되는 것도 체감했다. 특별히 2구간$_{Zone\ 2}$ 훈련법과 최대 산소 섭취량$_{VO_2\ max}$을 활용한 운동법은 의학적 근거가 뚜렷하며 바로 적용할 수 있는 치료 방법이다.

노화와 장수의 거장들 이야기와 현역에서 뛰며 직접 연구해온 경험담도 흥미롭게 다가오며, 단조로울 수 있는 의학적 근거도 읽기 쉽게 풀어 해석했다.

미국 상위 1퍼센트 시니어가 하는 운동, 식단, 영양보조제 복용 방법을 낱낱이 파헤쳐 알려주는 이 책은 대한민국 시니어에게도 반드시 도움이 될 것이다.

정희원
서울아산병원 노년내과 교수
《느리게 나이 드는 습관》
《당신도 느리게 나이 들 수 있습니다》저자

노년내과에서 일하면서 가장 의아했던 점은, 사람들이 질병에 걸리는 것을 두려워하지만 마치 자신은 병에 걸리지 않는 것처럼 행동한다는 것이었다. 단순당과 정제 곡물 등 해로운 음식을 먹는다. 운동은커녕 몸을 제대로 움직이지도 않는다. 잠을 제대로 자지 않는다. 그 결과 서서히 자신을 좀먹어가면서 느리고 고통스러운 죽음을 맞게 된다. 병원에서 검사를 받고 병에 걸렸다는 진단을 받았을 때 병에 걸리는 것이 아니다. 당신은 이미 그 전부터 병에 걸려 있었다.

《질병 해방》을 읽으면서 무릎을 몇 번이나 쳤는지 모르겠다.

올해 보험개발원에 따르면 여성의 경우 평균수명이 90세를 넘었다고 한다. 이것은 좋은 소식만은 아니다. 의학의 눈부신 발전 속도에 비추어 볼 때 당신이 건강 관리를 제대로 하지 않는다면 병원에서 길고도 고통스러운 '지연된 죽음'을 맞이할 확률이 높아졌다는 뜻이니까. 이를 막으려면 어떻게 해야 할까?

나는 그 방법으로 젊은 시절부터 건강을 유지하는 전략을 짜고 이를 실천할 것을 강조해왔다. 하지만 안타깝게도 인간은 저축보다는 일확천금에 이끌리는 경향이 있다.

이 책은 매우 영리한 전략을 썼다. 먼저 이름만 들어도 무시무시한 질병에 대해 다룬다. 당뇨병, 심장병, 암, 치매 등. 독자는 책을 읽어가며 자연히 공포에 질리게 된다. 이후 저자는 이러한 질병을 피하려면 어떻게 해야 하는지를 친절하게 설명한다. 운동, 영양, 수면, 정서 건강 등 건강을 구성하는 요소들을 고려해 전략을 짜고 실천할 것.

저자는 말한다. 대중을 대상으로 과학, 의학 분야의 글을 잘 쓰려면 간결함과 미묘함, 엄밀함과 읽기 쉬움 사이에서 균형을 잘 잡아야 한다고. 자신이 해냈는지는 독자에게 판단을 맡긴다고. 내 대답은 물론 "그렇다"다.

조영민

서울대학교 의과대학 내과학교실 교수

서울대병원 내과 내분비대사내과 교수

서울대병원 기획조정실장/병원관리지원실장

대한내분비학회 학술이사, 대한당뇨병학회 법제이사

1970년에는 62.3세였던 한국인의 평균 기대여명은 2022년 기준으로 82.7세가 되었다.

장수는 이미 기본이 되었고, 다음 문제는 건강하게 오래 살기다.

피터 아티아는 이 책을 통해 건강 장수의 전략과 전술을 매뉴얼 형태로 제공한다. 특히 우리가 일상에서 쉽게 적용할 수 있는 식이요법, 운동요법을 비롯한 많은 팁을 제공한다.

한 살이라도 젊을 때 반드시 읽어야 하는 책이다.

수십 년 동안 건강 문제로 여러모로 고생하던 아버지가 우리 집에 들르셨다가 아티아 박사의 책을 보셨다. 아버지는 이 책을 한번 집어 드시더니 내려놓지를 못하셨다. 결국 아버지가 집에 가져가서 보실 수 있게 책을 드렸다. 나는 이 이야기를 온 세상 사람들에게 널리 알리고 싶다. (…) 지난 10년 동안 부모님이 연로해가시고 갈수록 더 많은 친구가 문제에 부딪히는 모습을 지켜보면서 최소한의 의학과 과학 문해력을 갖추는 일이 얼마나 큰 가치를 지니는지 깨닫고 놀라곤 한다. 그러니 의학/과학 문해력을 향상시키는 법을 알려주는 이 책을 사랑하지 않을 수가 없다. 아티아 박사는 이 일을 너무나 탁월하게 수행해낸다. 단연코 나는 이 책을 꼭 읽어보라고 모두에게 강력히, 또 강력히 추천한다.

✦ 팀 페리스Tim Ferris, 기업가, 투자자, 《타이탄의 도구들Tools of Titans》 저자

마침내 우리의 즉각적이고 장기적인 건강을 극대화하는 방법에 대한 현대적이고, 철저하며, 명확하고, 실행 가능한 매뉴얼이 나왔다. 데이터와 실제 상황에 근거한 이 책은 건강하고 활기찬 삶을 살기 위해 우리 모두가 취해야 할 행동과 그에 못지않게 주의해야 할 사항을 분명하게 제시한다. 현재까지 나

온 건강 지침서 중 가장 정확하고 포괄적인 이 책은 유익할 뿐 아니라 사회적으로도 대단히 중요하다.

✦ 앤드류 후버만Andrew Huberman, 뇌과학자 스탠퍼드대학교 의과대학 신경생물학, 정신의학, 행동과학 교수

피터 아티아는 이 책에서 장수라는 복잡한 주제에 대한 결정적 시각을 제시한다. 포괄적이고 엄밀한 이 책은 우리 대부분을 죽음에 이르게 할 수 있는 노화 질환과 더 오래 더 건강하게 살 수 있는 전략과 기술에 대한 놀라운 통찰력으로 가득 차 있다. 이 책은 우리를 놀라게 하고 즐겁게 하는 동시에 장수에 대한 새로운 생각을 불러일으킨다.

✦ 싯다르타 무케르지Siddhartha Mukherjee, 퓰리처상 수상자, 컬럼비아대학교 의과대학 조교수, 《암: 만병의 황제의 역사The Emperor of All Maladies: A Biography of Cancer》 저자

이 책은 나이 듦에 대한 내 접근 방식을 완전히 바꿔놓았다. 피터 아티아는 내가 만난 가장 뛰어난 인물 중 한 사람으로, 이 책에 평생에 걸친 통찰을 담아내는 데 성공했다. 이 책은 당신이 읽어야 할 가장 중요한 책 중 하나다.

✦ 스티븐 D. 레빗Steven D. Levitt, 시카고대학교 경제학 교수, 《괴짜경제학Freakonomics》 저자

피터 아티아 박사는 내 주치의이자 친구다. 장수 전문가인 그는 내 인생을 걸고 신뢰하는 사람이다. 그는 신체, 정서, 정신, 관계 건강 등 모든 측면에서 삶의 질을 추구한다는 점에서 다른 사람과 차별화된다. 이 놀라운 책은 당장 행동하라고 촉구하면서 항상 참여하고 결코 수동적이지 말아야 한다는

사실을 상기시켜준다. 이 책은 길고 의미 있고 만족스러운 삶을 사는 데 필요한 필수 도구로 당신을 무장시켜줄 것이다.

피터 아티아는 이 책에서 단순히 수명을 연장하는 것뿐 아니라 생존을 연장하는 과학에 대해 탐구한다. 아티아는 전반적인 신체 건강과 관계적 정신 건강 사이의 중요한 연결고리를 제시한다.

현대 의학은 노년 건강 분야에서 많은 발전을 이루어왔다. 하지만 더 오래 더 잘 사는 것에 대해 우리가 여전히 잘못 생각하고 있다면 어떨까? 피터 아티아 박사의 베스트셀러 《질병 해방》은 바로 이 주제를 다룬다. 이 책에서 아티아 박사는 의학 2.0이라고 부르는 표준 의학의 사고와 자신의 접근 방식인 의학 3.0을 구분한다. 그의 설명에 따르면 의학 2.0 역시 노화의 4가지 만성 질환을 해결하는 데 초점을 맞추고 있지만, 문제가 발생한 후에야 해결책을 제시함으로써 고통스럽고 건강하지 않은 삶을 좀 더 연장할 따름이다. 하지만 의학 3.0은 이러한 질환을 사전에 예방하고 노년기까지 더 나은 건강을 유지하며 활기찬 삶을 살 수 있게 하는 것을 목표로 한다. 그럼 정확히 어떻게 하는 걸까? 바이오 해킹이나 신기한 약품 보충제 같은 환상적인 기술을 통해서가 아니라 영양, 수면, 운동, 정서 건강에 대한 매우 엄격하고 세밀한 개인 맞춤 검사와 치료를 통해 이루어진다. "인생의 마지막 순간에 건강이 무너진다면 아무리 많은 돈을 주고도 건강을 되찾을 수 없습니다"라고 아티아 박사는 경고한다.

장수 전문 의사이자 작가, 팟캐스트 진행자로 할리우드 스타에 버금가는 소셜 미디어 팔로워와 환자 명단을 보유한 피터 아티아 박사가 건강에 집착하는 사람들 사이에서 센세이션을 불러일으키고 있다. 사람들이 노년기까지 건강하게 살 수 있도록 돕는 것이 자신의 사명이라고 말하는 아티아 박사는 만성 질환이 발생했을 때 치료하는 것이 아니라 만성 질환을 예방하고 지연시키는 새로운 건강 접근법을 선보인다. 아티아 박사의 저서 《질병 해방》은 출간 후 100만 부 넘게 판매되었으며, 그의 팟캐스트인 〈드라이브〉는 애플과 스포티파이의 건강 및 피트니스 카테고리에서 꾸준히 상위 5위 안에 드는 인기 팟캐스트다. 아티아 박사의 인기는 더 건강하게 오래 사는 것에 대한 사람들의 높아진 관심과 기존 의학에 대한 불만을 반영한다. 그는 사람들에게 자신의 건강을 위해 능동적이고 개인화된 접근 방식을 취할 것을 촉구한다.

✦《월스트리트저널The Wall Street Journal》

미국에서는 만성 질환이 만연해 있으며 최근 수치에 따르면 기대수명이 감소하고 있다. 영국에서도 이와 비슷하게 우울한 상황이 벌어지고 있다. 그러나 아티아 박사는 이를 뒤집는 것이 가능하다고 믿는다. 그의 핵심 비전은 사람들의 "건강수명"을 늘려 질병을 피할 수 있는 기회를 극대화하고, 허약하게 살아가는 삶의 마지막 기간을 6개월 정도로 줄이는 것이다. 이러한 아이디어에 대한 철저하고 명쾌한 탐구의 결과가 바로 이 책이다.

✦《가디언The Guardian》

영국의 보건 싱크탱크인 킹스펀드Kings' Fund에 따르면 영국 남성의 기대수명은 79.4세지만, 평균 건강수명은 63.1세에 불과해 그중 16.3년을 '좋지 않은' 건강 상태로 보낼 것으로 예상된다. 여성의 기대수명은 83.1세로 그중

19.3년을 '좋지 않은' 건강 상태로 보낼 것이다. 대체 무엇이 잘못된 것일까? 만성 질환 전문의이자 노화 전문가인 피터 아티아는 이 책에서 (···) 우리가 더 건강한 삶을 살고 피할 수 있는 질병으로 인해 과중한 부담을 느끼지 않는 의료 서비스를 받으려면 "예방"에 초점을 맞춰야 한다고 강조한다. 아티아 박사는 우리 대부분을 죽음에 이르게 하는 노화의 만성 질환인 심장병, 암, 치매, 당뇨병을 "네 기사 질병"이라고 부른다. 이 책은 장수를 달성하고 더 오래 더 잘 살기 위해 이러한 "느린 죽음"의 원인을 이해하고 여기에 맞서 싸우는 과학적 정보와 방법을 낱낱이 알려준다.

✦《더타임스The Times》

당신이 40세 이상이고 건강에 조금이라도 관심이 있다면 알고리즘은 피할 수 없는 노화를 막는 데 도움이 되는 보충제, 식사 계획, 운동 요법을 꾸준히 제공하고 있을 가능성이 높다. '장수'라는 단어를 입력해보라. 특히 미국인의 기대수명이 76.4세로 거의 20년 만에 최저로 떨어졌다는 소식이 전해지면서 장수가 요즘 모든 사람의 입에 오르내리고 있다. 장수는 불멸을 향한 바이오 해킹에 성공한 실리콘밸리의 일부 거물들의 전유물이었다. 그런데 장수가 이제 모든 사람이 누릴 수 있는 범위 내에 있다고 《질병 해방》의 저자 피터 아티아 박사는 주장한다. 아티아 박사는 장수는 병원에 가는 것과는 거의 관련이 없다고 말한다. "개념으로서의 장수는 신체, 인지, 정서 쇠퇴의 모든 요인을 동시에 거부하고 피하는 한에서만 의미가 있습니다"라고 뉴욕의 〈오프라 데일리〉 본사에서 오프라 윈프리를 비롯한 엄선된 〈오프라 데일리〉 인싸 관객과 함께 이 주제에 관해 우리의 "당신이 원하는 삶" 새 수업을 시작하는 아티아 박사는 말한다. 이 영상을 시청한 후 전체 장수 가이드를 살펴보자. 이 가이드에서는 건강수명과 수명의 차이, 더 오래 살기 위해 할 수 있는 운동(힌트: 10종 경기 선수처럼 훈련하기), 피부 노화를 되돌리는 법(그렇다, 가능하다), 여성 뇌 건강에 관한 최신 연구 등을 다룬다. 또한 관계를 발전시키는 데 도움이 되는 비결, 옷장 필수품까지 소개한다.

✦《오프라 데일리Oprah Daily》

100세까지 살고 싶은가? 현대 의학 덕분에 그럴 가능성은 충분히 있다. 하지만 100세까지 "건강하게" 살고 싶다면 어떻게 해야 할까? 의사이자 베스트셀러 작가인 피터 아티아 박사는 이 책에서 인생의 마지막 10년, 즉 "끝자락 10년"을 질병에 구애받지 않고 건강하고 보람 있게 보내기 위해 우리가 해야 할 일을 알려준다. 이 책에서 제시하는 건강을 바라보는 새로운 방식을 채택하면 수명(생존 기간)과 '건강수명'(만성 질환이나 기타 건강 문제 없이 사는 기간)을 훨씬 더 잘 누리게 될 것이다.

✦《워싱턴포스트The Washington Post》

건강 증진을 위한 책 중 최고의 책이다. 잘 쓰여지고 균형이 잘 잡혀 있는 이 책은 환상적인 주장을 하지 않는다. 또한 아티아 박사는 더 나은 건강을 달성하기 위한 명확한 지침을 제공하면서도 조언이 아니라 사람들이 자신의 건강에 대해 생각하는 법을 알려준다. 그의 아이디어는 우리 각자가 자신에게 가장 적합한 개별적인 건강 계획을 세워 더 건강하고 더 오래 살 수 있도록 하는 것이다. 그는 종종 자신이 더 건강한 생활습관을 개발하는 과정에서 겪은 우여곡절을 들려주며 이 과정을 설명한다. 아티아 박사는 노화와 관련된 질병(만성 질환)에 대한 주류 의학의 발전이 지난 수년 동안 거의 이루어지지 않았다고 한탄한다. 왜일까? 의학은 건강 문제를 예방하거나 병의 진행을 막기 위해 조기에 개입하기보다는 문제가 발생한 후 치료하는 데 집중해왔다. 오늘날 의학의 목표는 단순히 수명을 몇 년 연장하는 것일 뿐이다. 대신에 아티아 박사는 "건강수명"이라고 부르는 것을 해결해야 한다고 주장한다. 이는 수명을 연장할 뿐 아니라 신체, 인지, 정서 건강을 향상시켜 평생 훨씬 더 건강하고 질병 없이 살 수 있게 해준다.

더 오래, 더 젊게 사는 비결은 무엇일까? 아티아 박사는 안타깝게도 "묘책"은 없다고 말한다. 놀랍게도 100세 이상 장수하는 백세인들이 반드시 엄격한 식사와 영양 섭취 계획을 따르는 것은 아니다. "그들은 유전적 복권에 당첨된 셈입니다"라고 아티아 박사는 말한다. "그들의 비결은 어쨌든 만성 질환의 발병을 20년 늦추는 것입니다. 우리는 질병 없이 더 오래 살 수 있는 방법을 찾아야 합니다." 건강수명, 즉 질병 없이 살 수 있는 기간에서 실마리를 찾아야 한다는 뜻이다. 우리는 생각보다 건강수명에 대해 더 많은 통제권을 가지고 있으며, "실제로 의사의 도움이 필요하지 않은 경우도 많습니다"라고 아티아 박사는 말한다. 건강수명의 3가지 기둥은 기억력과 실행 기능을 포함하는 인지 기능, 신체 능력, 인간관계의 강도를 포함하는 정서 건강이다. 인지 기능과 신체 기능 저하의 메커니즘은 우리가 통제할 수 없지만 정서 건강은 "나이가 들면서 쇠퇴할 필요는 없습니다"라고 아티아 박사는 말한다.

높은 삶의 질을 유지하며 오래 산다는 것은 단순한 행운처럼 느껴질 수 있다. 어떤 사람은 100세를 맞이하고, 어떤 사람은 예측할 수 없는 건강 문제에 직면한다. 올바른 식습관과 운동을 하는 사람들도 결국에는 심장병, 암, 치매, 대사 이상과 같은 만성 질환에 맞서 싸워야 한다. 마치 이 "네 기사 질병" 중 하나에 굴복하는 것이 기술, 깨끗한 물, 너무 많은 음식이 존재하는 사회에서 살아가는 대가인 것처럼 말이다. 하지만 미국인의 40퍼센트가 당뇨병 전단계로 분류되는 요즘에는 그 대가가 너무 비싸게 느껴진다. 그렇다면 이런 대가를 꼭 지불해야 할 이유가 있을까? 오스틴에 거주하는 의사이자 팟캐스트 〈드라이브〉의 진행자인 피터 아티아 박사는 이 책에서 우리가 방향만 바꾸면 그럴 필요가 없다고 주장한다. 이 책은 현재 시행되고 있는 의학이 만성 질환을 해결하도록 설계되지 않았기 때문에 이러한 만성 질환이 지속되고 있다고 주장한다. 또한 식사요법과 양질의 운동 같은 생활습관 변화로 이런 만성 질환의 발병을 늦출 수 있음을 보여준다.

✦《GQ》

의사, 과학자, 대형 제약 회사, 나, 여러분 등 모두가 더 건강하고 오래 사는 데 도움이 되는 장수 비결, 약물이나 보충제, 슈퍼푸드를 찾고 있다. 그런데 이미 그런 것이 존재한다는 사실이 밝혀졌다. 바로 "가장 강력한 장수약"인 운동이 그것이다. 외과 의사에서 내과 의사로 변신한 피터 아티아 박사는 건강수명 연장에, 다시 말해 쇠약하고 허약한 존재로 목숨을 연명하기보다 하고 싶은 일을 마음껏 할 수 있는 삶의 기간을 늘리는 데 초점을 맞추고 있다. 아티아 박사는 운동, 특히 더 길고 행복한 삶과 관련된 근력과 체력 수준에 대해 가장 깊이 연구한다. 그는 정부 지침보다 훨씬 더 많은 운동, 일주일에 10~12시간의 운동을 권장한다.

✦《맨즈헬스Men's Health》

아티아 박사의 이 엄밀하고 정확한 책은 더 건강하게 오래 살기 위한 지침을 제공한다. 이를 위해 사망률이 압도적으로 높은 심장병, 암, 치매, 2형 당뇨병 이 4가지 "노화의 만성 질환"을 예방하기 위한 전략을 설명한다. 저자의 의료 철학은 치료보다 예방을 강조하고, 한 사람에게 효과가 있는 것이 다른 사람에게는 효과가 없을 수 있음을 인정하고, 사례별로 "위험 대 보상 대 비용"을 평가하고, "건강수명"을 유지하는 데 우선순위를 둔다. 스트레스를 줄이고, 더 건강하게 먹고, 운동을 하라는 익숙한 제안은 아티아 박사의 깊이 있고 상세한 설명, 명쾌한 근거와 논리 덕분에 한층 더 설득력 있게 다가온다. 건강과 장수를 목표로 하는 다른 어떤 책보다 더 수준 높다.

✦《퍼블리셔스위클리Publishers Weekly》

명쾌하고 신중한 저자인 아티아 박사는 무엇을 먹고 어떻게 운동해야 하는지에 대한 쉬운 레시피를 피하고 "너 자신을 알라"는 말처럼 자기 관리에 초점을 맞춘 의학 3.0이라는 개념을 제시한다. 생물학은 수학과 같은 공리적인 확실성을 가지고 있지 않기 때문에, 그리고 의학 3.0에 참여하기 위해서는 우리가 수동적이지 않고 진정으로 능동적이어야 하기 때문에, 이 책에는 처방이 아닌 과학이 풍성하게 담겨 있다는 점이 핵심이다. "충분한 정보를 가지고 있고, 어느 정도 의학 지식이 있어야 하며, 목표가 분명하고, 위험의 본질을 인식하고 있어야 한다"라고 저자는 강조한다. 건강한 삶을 추구하는 사람이라면 누구나 주목해야 할 책이다.

✦《커커스리뷰Kirkus Reviews》

평생 삶의 질을 높이고 "건강수명"을 연장하는 법에 대해 자세히 알고 싶다면 이 책을 꼭 읽어보라. 이 필독서에 담긴 만성 질환 예방에 관한 아티아 박사의 견해는 일반인뿐 아니라 의대생, 의사 그리고 여러 의료 전문가까지 모두에게 유익한 도움을 준다.

✦《미국정골의학협회American Osteopathic Association》

차례

1부

1장　기나긴 게임
: 느린 죽음이 만연한 세상에서 살아남기

2장　의학 3.0이 온다
: 만성 질환 시대를 위한 맞춤 의학

3장　목표, 전략, 전술
: 마인드셋과 생활습관 변화를 위한 로드맵

7장 심장병이 급습할 때
: 지구상에서 가장 치명적인 살인마에 맞서기

8장 암, 고삐 풀린 세포
: 악성 종양이라는 살인마에 맞서는 새로운 방법

9장 치매, 기억과 자아 상실
: 알츠하이머병 등 신경퇴행성 질환 이기는 법

13장 안정성 훈련하기
: 부상과 만성 통증을 예방하는 법

14장 영양, 잘 먹는 법
: 식사법을 넘어 영양생화학으로

15장 영양생화학 적용하기
: 자신에게 가장 알맞은 식단 찾는 법

16장 수면, 질과 양 높이기
: 뇌에 최고의 약, 잠을 사랑하는 법

17장 정서 건강 보살피기
: 내가 정서 건강을 무시한 대가와 교훈

꿈에서 나는 떨어지는 달걀들을 받으려 애쓰고 있다.

나는 볼티모어와 꽤 비슷한 지저분하고 커다란 도시의 인도에 서서 푹신한 바구니를 든 채 위를 쳐다보고 있다. 몇 초마다 위에서 슈우웅 하고 달걀이 떨어지고, 나는 달려가 바구니에 받으려고 애쓴다.

달걀은 빠르게 내 앞으로 떨어지고, 나는 외야수가 글러브를 뻗듯이 바구니를 쭉 내민 채 이리저리 달려가 받으려고 애쓴다. 하지만 다 받을 수가 없다. 일부, 아니 많은 달걀이 땅에 떨어져 터지면서 내 신발과 의사 가운을 온통 노른자로 물들인다. 나는 그런 일을 막기 위해 필사적으로 애쓴다.

이 달걀은 어디에서 오는 걸까? 누군가가 건물 옥상이나 발코니에서 난간 너머로 달걀을 던지고 있는 것이 틀림없다. 그러나 내게는 그 사람이 보이지 않는다. 심지어 너무 바빠서 그 사람을 생각할 겨를조차 없다. 그저 최대한 달걀을 많이 받으려고 애쓰며 바쁘게 뛰어다닐 뿐이다. 그리고 비참하리만치 계속 못 받아내고 있다. 아무리 애를 써봤자 결코 달걀을 다 받아내지 못하리란 사실을 깨달으면서 감정이 점점 치밀어 오른다. 이윽고 감정에 압도당하고, 나는 무력감에 빠진다.

바로 그 순간 나는 잠에서 깬다. 또다시 소중한 잠을 잘 기회를 망치면서.

우리는 꿈을 거의 기억하지 못한다. 하지만 20년이 지난 지금도 나는 이 꿈을 내 머릿속에서 몰아낼 수가 없다. 존스홉킨스병원Johns Hopkins Hospital에서 암 외과의가 되기 위해 전공의(레지던트) 과정을 밟을 때 숱한 밤을 이 꿈에 시달렸다. 때로 미쳐가는 듯한 기분이 들기도 했지만 당시는 내 인생 최고의 시기 중 하나였다. 우리 전공의들은 24시간 꼬박 일하는 일이 잦았다. 나는 잠을 갈망했다. 하지만 이 꿈이 계속 잠을 망치고 있었다.

존스홉킨스병원 외과의들은 췌장암 같은 심각한 병에 걸린 환자들을 진료했다. 이 말은 우리가 환자와 죽음 사이에 서 있는 유일한 사람일 때가 무척 잦았다는 뜻이다. 췌장암은 조용히, 증상 없이 자란다. 그리고 발견될 즈음에는 상당히 진행되어 있을 때가 흔하다. 그런 사람들 중 수술이 가능한 환자는 겨우 20~30퍼센트에 불과하다. 그들에게는 우리가 마지막 희망이다.

이럴 때 우리가 고르는 무기는 휘플 수술Whipple Procedure이라는 것이다. 환자의 췌장(이자) 윗부분과 작은창자(소장)의 첫 부분인 샘창자(십이지장)를 떼어내는 수술이다. 어려우면서 위험한 수술로 초

창기에는 거의 언제나 치명적인 결과가 빚어졌다. 그래도 의사들은 계속 시도했다. 췌장암이 그만큼 절박한 병이기 때문이다. 내가 전공의로 있을 무렵에는 이 수술을 받은 환자 중 99퍼센트 이상이 적어도 30일 동안 생존했다. 당시 우리는 달걀 받는 일을 꽤 잘 해낸 셈이다.

그 시절에 나는 내 능력이 닿는 한 최고의 암 외과의가 되겠다고 마음먹었다. 나는 그런 사람이 되기 위해 정말 열심히 노력했다. 고등학교 때 선생님들 대부분, 심지어 부모님마저 내가 스탠퍼드 의대를 졸업하기는커녕 대학에 들어갈 수 있으리란 기대조차 하지 않았음에도 나는 그 자리까지 갔다. 그러나 당시 나는 양쪽으로 점점 찢겨나가고 있는 기분을 느꼈다.

나는 한편으로는 이런 수술의 복잡성에 혹했고, 매번 수술을 성공적으로 마칠 때마다 뿌듯한 기분을 느꼈다. 우리는 종양을 제거했다. 달걀을 잡았다. 아니, 잡았다고 생각했다.

그러나 다른 한편으로는 '성공'을 과연 어떻게 정의해야 하는지 의문이 들기 시작했다. 현실적으로 이 환자들은 거의 다 몇 년 이내에 사망했다. 달걀은 필연적으로 바닥에 떨어졌다. 그렇다면 우리가 해냈다는 것이 과연 무엇일까?

우리가 하는 일이 헛되다는 사실을 마침내 깨달았을 때, 나는 너무나 좌절한 나머지 의학계를 떠나 아예 전혀 다른 분야를 택했다. 그런데 그 뒤로 겪은 이런저런 일들이 하나로 융합되면서 건강과 질병을 보는 내 기존의 관점이 근본적으로 바뀌게 되었고, 나는 새로운 접근법과 새로운 희망을 안고서 다시 의료계로 돌아왔다.

　이것이 바로 떨어지는 달걀 꿈으로 되돌아온 이유다. 요컨대 달걀을 더 잘 받아내는 것이 이 문제를 해결할 유일한 방법이 아니라는 사실을 나는 비로소 깨달았다. 대신에 우리는 달걀을 던지고 있는 누군가를 막으려고 노력할 필요가 있었다. 건물 꼭대기까지 올라가서, 그 누군가를 찾아내서, 끌어내릴 방법을 알아내야 했다.

　현실에서였다면 나는 기꺼이 그렇게 했을 것이다. 젊은 시절 권투를 할 때 내 레프트훅은 꽤 셌으니까. 그러나 의학은 분명히 훨씬 더 복잡했다. 결국 나는 전혀 다른 방식, 다른 마인드셋, 다른 도구 집합을 써서 이 상황—떨어지는 달걀—에 접근할 필요가 있음을 깨달았다.

　이것이 바로 이 책에서 다루는 내용이다.

1부

1장

기나긴 게임
느린 죽음이 만연한 세상에서 살아남기

사람들을 강에서 끌어내기만 하는 일을 이제 멈춰야 할 때가 왔습니다.
우리는 상류로 가서 그들이 왜 강에 빠지는지 알아내야 합니다.

—데즈먼드 투투Desmond Tutu 대주교

느린 죽음이 세상을 지배할 때

나는 환자가 죽는 모습을 처음 보았을 때를 결코 잊지 못할 것
이다. 의대 2학년 초 어느 토요일 저녁에 병원으로 자원봉사를 나갔
을 때였다. 의대에서는 이런 일을 권장하곤 한다. 하지만 우리는 진
료를 돕기보다는 그저 지켜보기만 했다. 어설픈 지식은 환자를 위험

에 빠뜨릴 수 있었으니까.

　그날 밤 30대 중반의 여성이 호흡 곤란을 호소하며 응급실로 실려 왔다. 아주 부유한 도시인 팔로알토에서 가난한 지역인 이스트팔로알토에 사는 여성이었다. 간호사들이 심전도 기기를 연결하고 코와 입에 산소마스크를 씌우는 동안, 나는 옆에 앉아서 이런저런 말로 그녀의 신경을 분산시키려고 애썼다. "이름이 뭐예요?" "아이들이 있나요?" "증상이 언제부터 있었어요?"

　그런데 갑자기 그녀가 공포에 사로잡히면서 숨을 가쁘게 헐떡이기 시작했다. 곧이어 눈이 돌아가더니 정신을 잃었다.

　그러자 곧바로 간호사들과 의사들이 응급실로 달려왔다. 기도에 호흡관을 꽂고 강한 약물을 주사하는 등 소생시키기 위한 응급조치가 긴박하게 이루어지기 시작했다. 전공의 한 사람은 가슴을 압박하면서 심폐소생술CPR을 시작했다. 2분마다 다들 뒤로 물러나면 담당 의사가 그녀의 가슴에 제세동기를 갖다 댔고, 전기 충격에 그녀의 몸이 움찔거리곤 했다. 모든 일이 정확한 안무에 맞추어 이루어지고 있었다. 모두 숙달된 움직임을 보였다.

　나는 구석으로 밀려나서 움츠리고 있다가 밖으로 나가려고 했다. 그때 심폐소생술을 하고 있던 전공의가 나를 보더니 말했다. "어이, 이리 와서 좀 도와줄래? 내가 하는 식으로 계속 같은 힘으로 리듬감 있게 눌러, 알겠지?"

　그래서 나는 난생처음으로 마네킹이 아닌 진짜 사람에게 심폐소생술을 시작했다. 그러나 어떤 조치도 소용없었다. 그녀는 내가 가슴을 압박하고 있는 도중에 바로 그 침대에서 숨을 거두었다. 겨우 몇 분 전만 해도 나는 그녀에게 가족이 있는지 묻고 있었는데 말이다. 간호사가 이불을 끌어올려 그녀의 얼굴을 덮었고, 의료진은 몰려들었을 때와 마찬가지로 빠르게 흩어졌다.

응급실에 있던 다른 이들에게는 드문 일이 아니었지만, 나로서는 처음 겪는 섬뜩한 일이었기에 놀라고 당황한 채 겁에 질렸다. '대체 무슨 일이 벌어진 거지?'

나는 그 뒤로 환자가 사망하는 사례를 많이 보게 되었지만 그 여성의 죽음은 여러 해 동안 내 머릿속을 맴돌았다. 나는 지금은 그녀가 심한 폐색전증으로 사망하지 않았을까 추측하지만 대체 뭐가 문제였을까 하는 의문을 종종 떠올리곤 했다. 응급실에 오기까지 무슨 일이 있었을까? 미리 치료를 받을 기회를 더 접했다면 상황은 다르게 전개되었을까? 그 슬픈 운명은 바뀔 수도 있었을까?

나중에 존스홉킨스병원에서 외과 전공의로 일할 때 나는 죽음이 2가지 속도로 다가온다는 것을 알게 되었다. 빠른 속도와 느린 속도다. 볼티모어의 구도심 지역에서는 '빠른 죽음'이 거리를 지배했다. 총, 칼, 고속으로 달리는 자동차가 그런 죽음을 불러왔다. 좀 삐딱하게 들리겠지만 그 도시의 폭력은 그곳 병원 전공의 과정의 한 '특징'이 되었다. 내가 존스홉킨스병원을 택한 것은 그곳의 간암과 췌장암 외과가 뛰어나서였다. 그렇지만 주로 총알을 맞거나 칼에 찔려서 관통상을 입은 환자가 하루에 평균 10명 이상 병원으로 온다는 사실 자체는 동료들과 내게 외상 입은 몸을 수술하는 실력을 갈고닦을 기회가 충분히 많다는 의미였다. 그런 환자는 젊고 가난한 흑인 남성이 많았다.

야간에는 외상 환자가 주류였지만 낮에는 혈관 질환과 소화계 질환을 앓는 사람들, 특히 암 환자가 다수였다. 이런 환자들의 '상처'는 느리게 성장하는, 발견되지 않은 채 오래 자란 종양이라는 점이 달랐다. 그리고 그들 중에서 살아남지 못하는 이들이 있었다. 부자도 예외가 아니었고, 그중에는 세계 최고의 부자들도 있었다. 암은 누가 얼마나 부자인지 관심 없다. 의사가 누구인지도 신경 쓰지 않는다. 암은 누군가를 죽이고 싶으면 그렇게 할 것이다. 궁극적으로 나를 더욱더 괴롭힌 것은 이런 '느린 죽음'이었다.

그러나 이 책에서 내가 다루려는 것은 죽음이 아니다. 실은 정반대다.

장수란 무엇인가
: 건강수명의 중요성 이해하기

그 여성이 응급실로 실려 온 지 25년 넘게 지난 지금 나는 의사로 일하고 있다. 다만 내가 상상한 것과는 전혀 다른 방식으로 일한다. 나는 더 이상 암 수술을, 아니 어떤 수술도 하지 않는다. 뾰루지가 나거나 팔이 부러져서 나를 찾아온다면 아마 나는 그다지 도움을 주지 못할 것이다.

그렇다면 나는 무슨 일을 할까?

좋은 질문이다. 당신이 어느 파티에서 내게 이런 질문을 한다면 나는 대화를 딴 데로 돌리려고 갖은 노력을 다할 것이다. 아니면 자동차 경주 선수라고 거짓말할 것이다. 실제로 어릴 때 꿈이었으니까 (두 번째 꿈은 양치기였다).

의사로서 나는 '장수longevity'를 연구한다. 문제는 내가 장수라는 단어를 혐오하는 쪽이라는 것이다. 이 단어는 더 오래 살게 해주는 만병통치 비법을 알고 있다고 주장하는 사기꾼들과 돌팔이들 때문에 수백 년 동안 가망이 없을 만치 오염되어왔다. 나는 그런 이들과 얽히고 싶지 않으며, 수천 년 동안 인류에게 수수께끼였던 이 문제의 쉬운 답을 내가 지니고 있다고 생각할 만큼 오만하지 않다. 장수가 단순한 문제라면 이 책은 굳이 필요하지 않았을 것이다.

먼저 장수가 무엇이 아닌가 하는 이야기부터 해보자. 장수는 영생을 의미하지 않는다. 현재 몇몇 전문가라고 자처하는 이들이 추종자들에게 으레 약속하는 것처럼 120세나 150세까지 사는 것을 의미하지도 않는다. 어떻게든 어떤 식으로든 간에 20억 년에 걸친 진화 역사를 되돌려서 우리를 시간의 화살로부터 해방시킬 중대한 돌파구가 일어나지 않는 한, 지금 살아 있는 모든 사람과 모든 생물은 필연적으로 죽을 것이다. 삶은 일방통행로다.

게다가 장수는 단지 천천히 시들어가면서 생일을 점점 더 많이 챙기는 것을 의미하지도 않는다. 그리스 신화의 티토노스Tithonus가 바로 이런 불운한 일을 겪었다. 그는 신에게 영원한 삶을 달라고 요청했다. 기쁘게도 신은 그가 바라는 대로 해주었다. 그러나 그는 영원한 젊음도 달라고 부탁하는 것을 잊어버렸다. 그래서 그의 몸은 계속 썩어갔다. 윽.

내 환자들은 대부분 본능적으로 이 점을 이해한다. 처음 나를 보러 올 때 그들은 대개 장수가 건강이 점점 나빠지는 상태로 더 오래 질질 끄는 것을 의미한다면 "더 오래 살고 싶지 않다"라고 주장한다. 그들 중 상당수는 부모나 조부모가 그런 삶을 살아가는 모습을 지켜보았다. 살아 있지만 움직이기 힘들 만치 노쇠하거나 치매에 걸린 채로. 그들은 그런 늙고 병든 모습을 결코 재연하고 싶지 않다고 토로한다.

바로 이쯤에서 나는 그들의 말을 막는다. 나는 그들의 부모님이 힘겨운 모습으로 오래 살거나 안타깝게 더 이른 나이에 세상을 떠났다고 해서, 그들 자신이 그렇게 살아야 한다는 의미는 아니라고 말한다. 과거가 미래를 규정할 필요는 없다. 당신의 장수는 당신이 생각하는 것보다 더 가변성malleability 있다.

1900년의 기대수명life expectancy은 50세에 미치지 못했고, 대다수는 다양한 사고, 부상, 감염 같은 '빠른' 원인으로 죽음을 맞이할 확률이 높았다.[1] 그 뒤로 느린 죽음이 빠른 죽음을 대체해왔다. 이 책을 읽고 있는 사람은 대부분 70대나 80대쯤 사망할 것이고, 거의 다 '느린' 원인으로 사망할 것이라고 예상할 수 있다.

베이스 점프, 모터사이클 경주, 문자 메시지를 보내면서 운전하기 같은 극도로 위험한 행동을 즐기는 사람이 아니라고 한다면, 내가 '네 기사Four Horsemen 질병'이라고 부르는 것으로 사망할 확률이 압도적으로 높다. 바로 심장병, 암, 신경퇴행성 질환(치매, 알츠하이머병), 2형 당뇨병(그리고 관련 대사 기능 이상)이다. 장수를 달성하려면, 다시 말해 더 건강하게 더 오래 살려면 우리는 이 느린 죽음의 원인들을 이해하고 직시해야 한다.('네 기사'는 〈요한 계시록〉에서 세상의 종말이 찾아올 때 흰 말, 검은 말, 붉은 말, 창백한 말을 타고 등장한다는 기사들이다. 각자 세상의 4분의 1씩 다스릴 권한과 기근, 칼, 역병, 지상의 짐승으로 사람들을 죽일 권한을 부여받았다고 한다-옮긴이)

장수는 두 부분으로 이루어진다. 첫 번째는 '얼마나 오래 사는가'를 뜻하는 실제 수명chronological lifespan(생물학적 수명)이다. 마찬가지로 중요한 두 번째는 '얼마나 잘 살아가는가'다. 다시 말해 삶의 질이다. 이를 '건강수명healthspan'이라고 한다. 티토노스가 신에게 요청할 때 깜박했던 그것이다.

건강수명은 대개 장애나 질병 없이 지내는 삶의 기간이라고 정의한다. 그러나 나는 이 정의가 너무 단순하다고 본다. 나는 의대생이던 25세 때처럼 지금도 '장애와 질병' 없이 살고 있지만, 신체적으로나 정신적으로나 내 50대의 자아는 20대 자아에 비하면 초라하기 그지없다. 이는 명백한 사실이다. 따라서 우리 장수 계획에서 두 번째 부분인 건강수명은 신체 기능과 정신 기능을 잘 유지하고, 나아가 더욱 향상시키는 것에 초점이 맞추어져야 한다.

핵심 질문은 이것이다. "나는 여기서 어디로 나아갈까?" "내 삶의 궤적은 어떻게 그려질까?" 중년이 되면 이미 곳곳에서 경고판이 보인다. 나는 고등학교 친구들의 장례식에도 참석하곤 하는데, 이는 중년에 사망 위험이 급증하는 현실을 반영한다. 이와 동시에 30대, 40대, 50대인 많은 이들은 부모님이 신체 장애나 치매, 만성 질환에 시달리면서 스러져가는 것을 지켜보아야 한다. 그런 모습을 보고 있으면 서글프기 그지없다. 그리고 이는 내가 추구하는 핵심 원리가 대단히 중요함을 역설한다. 자기 자신에게 더 나은 미래를 안겨주려면, 자신을 더 나은 궤도에 올려놓으려면 '지금 당장' 이 건강수명 문제를 생각하고 행동에 나서는 방법밖에 없다고.

새로운 의학의 목표
: 사전에 최대한 빨리 개입하라

장수를 추구할 때 맞닥뜨리는 주요 장애물 중 하나는 동료들과 내가 실습을 하면서 배운 의료 기술들이 느린 죽음보다 빠른 죽음에 훨씬 더 효과적이란 사실이 밝혀져왔다는 점이다. 우리는 부러진 뼈를 맞추고, 강력한 항생제로 감염 병원균을 제거하고, 손상된 기관을 보완하거나 교체하고, 척추나 뇌의 심각한 손상을 완화하는 법을 배웠다. 우리는 망가진 몸의 기능을 온전히 회복시키고 목숨을 구하는 경이로운 능력을 지녔다. 심지어 거의 죽기 직전에 있는 환자들까지 소생시켰다.

그러나 암, 심혈관 질환, 신경퇴행성 질환 같은 만성 질환을 앓는 환자들이 죽음을 피하도록 돕는 능력은 거기에 훨씬 못 미쳤다. 응급 외상 환자를 치료할 때와는 달랐다. 우리는 이런 환자의 증상을 완화하고 종말을 조금 늦출 수는 있었지만 시간을 되돌리는 일은 할 수 없는 듯했다. 우리는 달걀을 점점 더 잘 받아내게 되었다. 하지만 애초에 달걀이 건물에서 떨어지는 것을 막을 능력은 거의 없었다.

문제는 우리가 양쪽 환자(외상 환자와 만성 질환 환자) 집단 모두에 동일한 기본 접근법을 취했다는 점이다. 우리 일은 어떻게든 '환자가 죽지 않게 만드는 것'이었다.

특히 기억에 남은 한 환자가 있다. 어느 날 밤 간신히 목숨이 붙어 있는 상태로 응급실에 실려 온 14세 소년이었다. 자동차에 타고 있다가 빨간 신호를 무시하고 살인적인 속도로 달려든 차량이 들이받는 바람에 심하게 다쳤다. 생명 신호는 아주 약했고 눈동자는 팽창한 채 움직이지 않았다. 머리 외상이 심각하다는 징후였다. 죽음이 눈앞에 다가와 있었다. 응급실 담당 의사였던 나는 즉시 그를 소생시키기 위해 응급조치에 나섰지만, 스탠퍼드 응급실에서 보았던 여성과 마찬가지로 소생의 기미는 전혀 보이지 않았다. 동료들은 사망 선고를 하라고 했다. 그러나 나는 아이가 죽었다고 선언하기를 완강하게 거부했다. 대신에 생기 없는 몸에 혈액과 에피네프린epi-nephrine(아드레날린)을 계속 투여하면서 응급 소생술을 이어갔다. 무고한 아이의 생명이 이런 식으로 끝난다는 사실을 도저히 받아들일 수 없었기 때문이다. 나중에 나는 아이를 살리지 못했다는 자괴감에 빠진 채 계단에 앉아 울먹였다. 그러나 아이의 운명은 응급실에 실려 왔을 때 이미 결정되어 있었다.

누구도 내 눈앞에서 죽지 않게 하겠다. 이 정서는 의료계로 들어오는 모든 이의 머릿속에 깊이 뿌리 박혀 있다. 우리는 암 환자에게도 같은 식으로 접근했다. 그러나 환자가 우리를 찾아올 때면 이미 너무 늦었음이 명확히 드러날 때가 너무 많았다. 죽음이 거의 불가피할 만치 이미 병이 진행되어 있을 때가 흔했다. 그럼에도 자동차 사고로 다친 소년을 치료할 때처럼 우리는 그들의 삶을 연장하기위해 가능한 모든 일을 했다. 기껏해야 몇 주 또는 몇 달 더 삶을 늘리기 위해, 마지막 순간까지 유독하고 대개 고통스러운 치료법을 실행했다.

우리가 아무런 시도를 하지 않은 것은 아니다. 현대 의학은 이런 만성 질환 하나하나에 믿을 수 없을 만치 엄청난 노력과 자원을 쏟아부었다. 그러나 쏟은 노력에 비해 우리가 이룬 발전은 보잘것없었다. 아마 심혈관 질환만 예외일 것이다. 약 60년 사이에 선진국의 심혈관 질환 사망률은 3분의 2가 줄었다² (뒤에서 이야기하겠지만 여전히 할 일이 많다). 반면에 암 사망률은 암과의 전쟁War on Cancer을 선포한 이래로(1971년 미국 닉슨 대통령이 선포했다-옮긴이) 50여 년 동안 정부와 민간 양쪽에서 연구에 수천억 달러를 투입했지만 거의 변하지 않았다.³ 2형 당뇨병도 줄어들 기미가 전혀 없이 여전히 심각한 공중 보건 위기로 남아 있다. 알츠하이머병Alzheimer's disease 같은 신경퇴행성 질환은 노년 인구가 늘어남에 따라 만연해 있지만 효과적인 치료법은 아직 나올 기미조차 보이지 않는다.

질병 해방

문제는 이 모든 만성 질환 사례에서 우리가 잘못된 시점에, 병이 상당히 진행된 뒤에야 개입한다는 것이다. 흔히 이미 너무 늦었을 때, 달걀이 이미 바닥으로 떨어지고 있을 때다. 나는 암을 발견하기 몇 년 전부터 이미 몸에 암이 똬리를 틀었을 가능성이 높다는 사실을 잘 알았다. 그래서 암 환자에게 앞으로 살날이 6개월밖에 안 남았다고 말해야 할 때면 정말 가슴이 먹먹해졌다.

우리는 많은 시간을 낭비해왔다. 나이를 먹을수록 '네 기사 질병'에 걸리는 이들이 급증한다. 그런데 대개 이 병들은 우리가 알아차리기 훨씬 이전에 시작되며, 대체로 우리를 죽이기까지 아주 긴 세월이 걸린다. 누군가가 '갑작스럽게' 심장마비(급성심근경색)로 사망할 때 이 병은 심장동맥(관상동맥) 안에서 20년 동안 진행되어왔을 가능성이 높다. 느린 죽음은 우리가 알아차리는 것보다 훨씬 더 느리게 진행된다.

그러므로 이런 논리적 결론이 따라 나온다. 우리는 달리고 있는 '네 기사 질병'을 더 일찍 멈춰 세우려고 노력할 필요가 있다. 아예 처음부터 출현하지 못하게 막을 수 있다면 더 나을 것이다. 예컨대 지난 20년 동안 세계 각지에서 이루어진 금연 조치에 따른 흡연 인구 감소야말로 어떤 치료법보다 말기 폐암 환자를 줄이는 데 큰 기여를 했다. 이 단순한 예방 수단(금연)이야말로 의학이 지금까지 고안한 모든 말기 단계 개입 방법보다 더 많은 생명을 구했다. 그러나 주류 의학은 여전히 진단이 나올 때까지 기다렸다가 비로소 개입하라고 주장한다.

2형 당뇨병은 이런 양상을 잘 보여주는 완벽한 사례다. 미국당뇨협회American Diabetes Association, ADA의 표준 치료 지침은 당화혈색소 HbA1c(당화헤모글로빈) 검사* 결과가 6.5퍼센트 이상이라고 나올 때 환자에게 당뇨병이라는 진단을 내릴 수 있다고 말한다. 이는 평균 혈당 140밀리그램/데시리터mg/dL에 해당한다(혈당 정상값은 100밀리그램/데시리터며, 당화혈색소로는 5.1퍼센트다). 이런 환자는 몸이 인슐린을 더 만들도록 돕는 약, 몸이 생산하는 포도당의 양을 줄이는 약, 더 나아가 인슐린 호르몬 자체까지 포함하는 포괄적인 약 처방을 받는다. 혈액 속 포도당을 포도당 내성이 강한 세포 조직 안으로 집어넣어 저장하기 위해서다.

그러나 당화혈색소(당화헤모글로빈) 검사에서 6.4퍼센트라고 나온다면, 즉 평균 혈당이 137밀리그램/데시리터라고(당뇨병 기준보다 겨우 3점 낮게) 나온다면 학술적으로는 2형 당뇨병에 걸리지 않은 것이다. 대신에 당뇨병 전단계prediabetes(전당뇨병)에 해당한다. 표준 지침은 이런 사람들에게 가벼운 운동, 모호하게 정의된 식단 조절, 가능하다면 메트포르민metformin 같은 포도당 조절 처방약 복용, '연간 모니터링'을 권고한다. 기본적으로 더 진행되어 당뇨병이라는 진단이 내려질 때까지 기다린 뒤에야 시급한 문제로 받아들여 치료하라는 것이다.

• 이 검사는 혈액 속 당화헤모글로빈glycosylated hemoglobin 양을 측정한다. 약 90일 동안 환자의 평균 혈당(혈액 1데시리터당 포도당 농도) 수치를 추정하는 데 쓰인다.

나는 이것이 2형 당뇨병에 접근하는 거의 완벽하게 잘못된 방법이라고 주장하겠다. 6장에서 이야기하겠지만, 2형 당뇨병은 혈액 검사에서 이 마법의 진단 문턱을 넘어서기 훨씬 전에 시작되는 대사 기능 이상metabolic dysfunction 스펙트럼에 속한다. 2형 당뇨병은 그 스펙트럼에서 그저 마지막 표지판이 서 있는 곳일 뿐이다. 환자가 이 지점에 가까이 다가가기 훨씬 전에 개입하는 편이 훨씬 낫다. 당뇨병 전단계조차 아주 늦은 시점이다. 이런 병을 감기나 골절처럼 치료하는 것은 불합리할 뿐 아니라 해롭기까지 하다. 감기는 걸리든 걸리지 않든 둘 중 하나다. 골절도 마찬가지다. 당뇨병은 이런 이진법 질병이 아니다. 그런데 우리의 의료 개입은 임상 진단이 나오면서 시작될 때가 너무나 많다. 왜 이런 체제가 받아들여져 있을까?

최대한 일찍 행동에 나서는 것, 2형 당뇨병을 비롯한 '네 기사 질병'이 사람들에게서 출현하지 못하게 막는 것, 나는 이것이 우리의 목표가 되어야 한다고 본다. 우리는 일이 터진 뒤 대응하는 대신 사전에 조치를 취해야 한다. 이런 마인드셋 전환이야말로 느린 죽음을 공격하는 우리의 첫걸음이 되어야 한다. 우리는 질병을 앓으면서 삶을 이어가기보다는 질병 없이 더 오래 살 수 있도록 병의 출현을 늦추거나 막기를 원해야 한다. 개입할 최적의 시점은 달걀이 떨어지기 시작하기 전이라는 뜻이다. 나는 내 삶을 통해 이 사실을 알아차렸다.

"당신 좀 찐 것 같아"
: 이미 시작된 위험

2009년 9월 8일은 내게 결코 잊을 수 없는 날일 것이다. 카탈리나섬의 해변에 서 있을 때였는데, 아내 질質이 나를 돌아보면서 말했다. "여보, 당신 좀 찐 것 같아."

나는 너무 충격을 받아서 들고 있던 치즈버거를 떨어뜨릴 뻔했다. "찐 것 같다고?" 사랑스러운 아내가 내게 이런 말을 하다니?

나는 버거뿐 아니라 다른 손에 든 콜라도 먹을 자격이 있다고 꽤 확신하고 있었다. 로스앤젤레스에서 이 섬까지 탁 트인 바다를 34킬로미터나 헤엄쳐서 막 건너온 참이었으니까. 14시간이 걸렸는데 그중 상당 구간은 얼굴로 밀려드는 해류에 맞서면서 헤엄쳤다. 조금 전만 해도 장거리 수영이라는 내 버킷리스트를 하나 채웠다는 흥분에 휩싸여 있었다. ● 그렇긴 해도 나는 아내의 말이 옳다는 것을 즉시 알아차렸다. 나도 모르는 사이에 체중이 95킬로그램으로 불어나 있었으니까. 10대 때 권투 선수로 뛸 때보다 약 23킬로그램이 더 불었다. 많은 중년 남성처럼 나도 소시지 같은 몸을 36인치 바지에 억지로 끼워넣으면서 스스로를 '운동선수'인 양 생각하고 있었다. 당시의 내 사진을 보면 아내가 임신 6개월이었을 때처럼 배가 불룩

● 사실은 두 번째로 건넜다. 그보다 몇 년 전에 카탈리나섬에서 로스앤젤레스까지 헤엄쳐 건넜다. 해류 때문에 반대 방향으로 건너는 데는 4시간이 더 걸렸다

질병 해방

나온 것이 보인다. 나는 완벽한 아빠 몸dad bod(배불뚝이 몸매)을 자랑하는 사람이 되어 있었다. 아직 40세도 안 되었는데 말이다.

혈액 검사 결과는 내가 거울에서 볼 수 있는 것보다 더 안 좋은 문제들을 지니고 있음을 드러냈다. 내가 광적으로 운동을 하고 건강식이라고 믿는 것을 먹었음에도(드물게 수영 후에 치즈버거를 먹기도 했지만) 인슐린 저항성insulin resistant(인슐린 내성)이 얼마간 생겼음이 드러났다. 2형 당뇨병을 비롯해 많은 안 좋은 질환으로 나아가는 첫 단계가 이미 진행되고 있었다. 내 테스토스테론testosterone 성호르몬 수치는 같은 나이의 남성 중에서 백분위수 5 미만이었다. 내 삶이 위험에 처했다고 말해도 과장이 아니었다. 지금 당장은 아닐지라도 장기적으로 보면 분명히 그랬다. 나는 이 길이 어디로 이어질 수 있는지 정확히 알고 있었다. 20년 전에 나는 나와 흡사한 양상을 띠었던 환자들의 발을 절단했다. 아니 더 가까이 우리 집안을 보아도 40대에 심혈관 질환으로 세상을 떠난 남자들이 많았다.

해변에서 맞이한 그 순간이 바로 내가 장수에, 그리고 장수라는 단어에 관심을 갖기 시작한 때였다. 나는 36세였는데 벼랑 끝에 서 있었다. 막 첫아이인 올리비아가 태어나면서 아빠가 되었을 때였다. 하얀 담요에 감싼 아기를 처음으로 품에 안은 순간부터 나는 사랑에 빠졌다. 그리고 내 삶이 영원히 바뀌었음을 알아차렸다. 그런데 머지않아 나의 다양한 위험 요인과 유전 요인이 하나같이 내가 심혈관 질환에 따른 조기 사망 위험이 높다고 말하고 있음을 알게 되었다. 내가 아직 알아차리지 못한 것은 이러한 내 상황을 온전히 해결할 수 있다는 사실이었다.

과학 문헌을 깊이 파고들기 시작하면서 나는 예전에 암 수술을
배울 때 그랬듯이 곧 영양과 대사를 이해하는 일에 강박적으로 매달
리게 되었다. 본래 끝 모를 호기심을 지닌 사람인 나는 이 분야를 이
끄는 전문가들에게 연락해서 내 지식 탐구의 스승이 되어달라고 졸
라댔다. 나는 내가 어떻게 이런 상태에 이르게 되었으며, 이것이 내
미래에 어떤 의미인지를 이해하고 싶었다. 그리고 어떻게 하면 정상
궤도로 되돌릴 수 있는지를 알아야 했다.

나는 내 부계 쪽 남자들에게 만연한 심장병인 죽상경화증의 진
정한 특성과 원인을 이해하는 것을 다음 과제로 삼았다. 아버지의
형제 두 분은 50세가 되기 전에, 또 한 분은 60대에 심근경색으로 세
상을 떠났다. 이어서 곧 나는 늘 관심을 갖고 있던 암으로, 이어서 알
츠하이머병 같은 신경퇴행성 질환까지 파고들기에 이르렀다. 마지
막으로 노인학gerontology이라는 빠르게 변화하고 있는 분야를 연구하
기 시작했다. 무엇이 노화 과정 자체를 추진하는지 그리고 어떻게
하면 노화를 늦출 수 있는지 이해하려는 노력의 일환이었다.

사전 대응 의학의 힘

내가 얻은 가장 큰 깨달음은 현대 의학이 우리 모두를 죽일 가
능성이 높은 노화에 따른 만성 질환을 언제 어떻게 치료할지 정말로

잘 모른다는 사실이었다. 이는 어느 정도는 각 '네 기사 질병'이 감기 같은 급성 질환이라기보다는 질병의 '과정'에 가깝고 서로 복잡하게 얽혀 있기 때문이다.

놀라운 점은 이 말이 어떤 면에서는 우리에게 사실상 희소식일 수 있다는 것이다. 각 '네 기사 질병'은 누적되는 양상을 띤다. 즉 시간이 흐르면서 여러 위험 요인이 추가되고 상호작용하면서 종합되는 형태다. 게다가 이 각각의 위험 요인 중 상당수는 비교적 쉽게 줄이거나 심지어 제거할 수 있다. 더 나아가 이러한 위험 요인들은 이 책에서 논의할 전술과 행동 변화를 통해 취약하게 만들 수 있는 특징이나 토대를 공통으로 지니고 있다.

의학의 가장 큰 문제점은 이런 질환이 뿌리를 내리기 전이 아니라 시간표의 잘못된 끝자락에서—이미 깊이 뿌리를 내린 뒤에—치료를 하려고 시도한다는 것이다. 그 결과 우리는 중요한 경고 표지판들을 무시하며, 이런 질병을 물리치고 건강을 향상시키고 수명을 연장시킬 수 있는 기회가 아직 있는 시점에 개입할 기회를 놓친다.

몇 가지 예를 들어보자.

▸ '네 기사 질병'을 연구하는 데 수십억 달러를 쏟아부었음에도 주류 의학은 이 병들의 근본 원인을 중요한 측면에서 너무나 잘못 알고 있었다. 우리는 각 질환의 기원과 원인에 관한 몇 가지 유망한 새로운 이론과 더 나아가 예방 전략까지 살펴볼 것이다.

▸ 우리가 건강 검진 때 으레 받고 논의하는 전형적인 콜레스테롤 수

치와 그 배후에 있는 기본 가정('좋은' 콜레스테롤과 '나쁜' 콜레스테롤 같은 가정)의 상당수는 오해를 불러일으킬 뿐 아니라 쓸모없다고 할 수준까지 지나치게 단순화한 것이다. 실제 심장병으로 사망할 위험이 얼마나 되는지 거의 제대로 알려주지 않을뿐더러, 우리는 이 살인마를 어떻게 막을지도 잘 모르고 있다.

▶ 현재 2형 당뇨병의 전조일 가능성이 있는, 거의 알려져 있지 않을 뿐 아니라 진단 기준에 미치지 못하는 간 질환을 앓고 있는 사람이 수백만 명에 달한다. 이 대사 이상metabolic disorder의 초기 단계에 있는 사람들은 혈액 검사를 하면 '정상' 범위에 속한다고 나오곤 할 것이다. 안타깝게도 오늘날의 건강하지 못한 사회에서 '정상' 또는 '평균'은 '최적'과 동의어가 아니다.

▶ 2형 당뇨병으로 이어지는 대사 이상은 심장병, 암, 알츠하이머병을 유발하고 촉진하는 데도 기여한다. 대사 건강을 잘 파악하면 각 '네 기사 질병'의 위험을 낮출 수 있다.

▶ '식사요법diet'(식이요법)은 거의 다 비슷비슷하다. 어떤 이들에게는 도움을 줄 수도 있겠지만 대다수 사람에게는 쓸모가 없다는 것이 드러나고 있다. 우리는 식사요법에 관해 논증을 펼치는 대신 '영양 생화학nutritional biochemistry'에 초점을 맞출 것이다. 우리가 먹는 영양소 조합이 어떻게 대사와 생리에 영향을 미치고, 데이터와 기술을 어떻게 활용해 자신에게 가장 좋은 식습관을 찾는지 알아본다.

▶ 특히 대다수가 이해하고 있는 것보다 주목을 더 많이 받아야 할 다량영양소macronutrient(대량영양소, 주영양소)가 하나 있다. 우리가 나

이를 먹을수록 대단히 중요해지는 이것은 탄수화물도 지방도 아니다. 바로 '단백질'이다.

▶ 운동은 월등한 차이로 가장 강력한 효과를 발휘하는 장수 '약물'이다. 우리의 수명을 연장하고 인지 기능과 신체 기능을 보존하는 데서 운동을 가까이나마 따라올 만한 다른 방법은 전혀 없다. 그러나 우리 대다수는 운동을 거의 충분히 하지 않는다. 그리고 잘못된 방식으로 운동을 하면 유익하기는커녕 해를 입을 수 있다.

▶ 마지막으로 내가 삶에서 힘들게 배웠듯이, 신체 건강과 장수의 추구는 정서 건강을 무시한다면 다 헛짓거리다. 정서적 고통은 모든 측면에서 우리의 건강을 무너뜨릴 수 있으므로 반드시 해결해야 한다.

그런데 세상에 장수를 다룬 또 다른 책이 왜 필요할까? 나는 지난 몇 년 동안 계속 이렇게 자문해왔다.

이 방면의 저자들은 대개 몇 가지 범주로 나뉜다. 먼저 진정으로 굳게 믿는 이들이 있다. 그들은 특정한 식사요법을 충실히 따르거나(적게 먹을수록 더 낫다는 등), 특정한 방식으로 명상을 하거나, 특정한 슈퍼푸드를 먹거나, '에너지'를 적절히 유지한다면 죽음을 피하고 영원히 살 수 있을 것이라고 주장한다. 그들은 과학적 엄밀성 부족을 열정으로 보완한다.

이 스펙트럼의 반대쪽 끝에는 어떤 모호한 세포 경로를 조정하거나 텔로미어telomere(세포의 수명을 결정하는 염색체 끝부분의 염기서

열-옮긴이)의 길이를 늘이거나, 더 이상 늙을 필요가 없도록 세포를 '재프로그래밍' 함으로써 노화 과정 자체를 차단하는 방법을 과학이 곧 찾아낼 것이라고 확신하는 이들이 있다. 과학이 노화와 '네 기사 질병'을 이해하는 데 엄청난 기여를 하고 있다는 점은 분명하나 우리 생애 내에 그런 방법이 나올 가능성은 매우 낮아 보인다. 우리는 아주 많은 것을 배우고 있지만 이 새로운 지식을 실험실 바깥의 실제 사람들에게 어떻게 적용할지 알아내기란 매우 어렵다. 아니 적어도 이 과장 광고 과학이 어떻게든 장수를 알약으로 담아내는 데 실패할 때를 대비해 위험을 최소화하는 방법을 찾아내는 일은 쉽지 않다.

나는 바로 이 부분에서 내가 할 역할이 있음을 알아차린다. 나는 실험실 과학자나 임상 연구자가 아니라, 이런 깨달음을 이해하고 응용하는 데 도움을 주는 번역가에 더 가깝다. 그러려면 과학을 철저히 이해해야 할 뿐 아니라 번역 기술도 좀 필요하다. 셰익스피어의 작품을 다른 언어로 번역할 때처럼 말이다. 단어의 의미를 정확히 써야 할 뿐 아니라(과학) 어조, 뉘앙스, 감정, 리듬도 포착해야 한다(기술). 마찬가지로 내 장수 접근법은 과학에 확고히 뿌리를 두고 있지만 환자 개개인의 특정한 유전자, 개인력personal history, 습관, 목표에 따라 우리 지식을 언제 어떻게 적용할지 이해하려면 꽤 많은 기술이 필요하다.

나는 우리가 궤도를 구부릴 수 있을 만큼 충분히 알고 있다고 믿는다. 그래서 이 책 제목을 '아웃리브Outlive'라고 지었다. '더 오래 살기' '더 잘 살기'라는 2가지 의미를 다 염두에 두고 이 말을 쓴 것이다. 티토노스와 달리 우리는 기대수명보다 더 오래 살 수 있고 더 나은 건강을 누리며 더 많은 것을 얻을 수 있다.

건강 장수를 실천할 수 있는 실용적인 사용 설명서를 만드는 것, 당신이 더 오래 더 건강하게 살도록 돕는 안내서를 만드는 것, 이것이 내 목표다. 나는 시간과 노력을 충분히 들인다면 수명을 10년쯤 연장하고 건강수명을 20년쯤 연장할 수 있다는, 또래보다 20년 더 젊게 살아갈 수 있다는 확신을 심어주고자 한다.

그러나 여기서 내 의도는 정확히 무엇을 하라고 말하려는 것이 아니다. 이런 일들을 어떻게 해낼지 생각하는 법을 배우도록 돕겠다는 것이다. 내게 이 작업은 카탈리나섬의 바위 해변에서 시작된 여정, 강박적인 연구와 반복의 과정이었다.

더 넓게 말하자면 장수는 의학에 패러다임 전환을 요구한다. 만성 질환을 막고 우리의 건강수명을 개선하는 쪽으로 노력의 방향을 돌려야 한다. 병에 걸리거나 인지 기능과 신체 기능이 이미 쇠퇴할 때까지 기다리지 말고 지금 당장 실천에 나서야 한다. 이는 '예방 의학preventive medicine'이 아니다. '사전 대응 의학proactive medicine'이다.

나는 이 새로운 의학이 개인의 삶을 바꿀 뿐 아니라 우리 사회 전체가 겪고 있는 엄청난 고통을 덜어줄 수 있다고 믿는다. 그리고 이 변화는 의학계에서 저절로 일어나지 않는다. 환자와 의사가 요구할 때만 일어난다.

의학에 접근하는 방식 자체를 바꾸어야 한다. 그래야 우리는 지붕에 올라가서 달걀이 떨어지는 것을 막을 수 있다. 달걀을 받으려

고 바닥에서 이리저리 허둥거리며 뛰어다니는 일에 결코 만족해서
는 안 된다.

2장

의학 3.0이 온다
만성 질환 시대를 위한 맞춤 의학

지붕은 날이 밝을 때 수리해야 한다.

—존 F. 케네디John Fitzgerald Kennedy

현대 의학의 뿌리 깊은 관행

의학을 공부하면서 점점 커져가던 내 좌절감에 마지막 결정타를 날린 것이 무엇인지는 기억나지 않지만, 이 파국의 출발점 역할을 한 것이 젠타마이신gentamicin이라는 약물임은 안다. 전공의 2년 차 후반기에 심한 패혈증에 걸린 환자가 응급실에 실려 왔다. 그는 사실상 강력한 정맥 주사 항생제인 이 약물 덕분에 목숨을 유지하고 있었다. 젠타마이신은 사용하기가 까다로운데 투여 용량의 범위가 아주 좁기 때문이다. 너무 적게 투여하면 효과가 없고, 너무 많이 투여하면 콩팥(신장)과 청력에 손상을 일으킬 수 있다. 투여량은 환자의 체중과 약물의 체내 예상 반감기를 토대로 정한다. 좀(사실은 꽤) 수학광이었던 나는 어느 날 저녁 이 환자의 다음 약물 투여 시기를 정확히 예측하는 수학 모형을 짰다. 적정 투여 시간은 오전 4시 30분이었다.

확실히 하고자 새벽 4시 30분쯤 환자의 혈액을 검사했는데 젠타마이신 수치가 약물을 다시 투여해야 할 바로 그 상태까지 떨어져 있었다. 나는 간호사에게 투여하라고 말했다. 그때 한 동료가 이견을 보였다. 병원 서열상 우리보다 한 단계 윗줄에 있는 전공의였다. "나라면 그렇게 안 할 거야." 다음 교대 시간인 아침 7시에 투여하라는 것이었다. 나는 의아했다. 그러면 목숨을 앗아갈 수도 있는 대규모 감염에 무방비 상태로 2시간 넘게 환자를 방치하는 것이나 다름없음을 알았기 때문이다. '왜 기다리라는 거지?' 그 동료가 자리를 뜨자 나는 간호사에게 투여하라고 했다.

그날 아침 회진 때 나는 담당의에게 환자를 보여주면서 내가 몇 시에 항생제를 투여했고 왜 그랬는지 설명했다. 담당의가 환자를 돌보겠다는 내 의도를—딱 맞는 시간에 약물을 투여했음을—알아줄 것이라고 나는 생각했다. 하지만 그녀는 나를 노려보면서 내가 평생 들어본 적이 없는 욕설을 퍼부었다. 그때 나는 24시간 넘게 잠을 자지 못한 채였지만 환각 상태에 빠진 건 아니었다. 몹시 아픈 환자에게 약을 투여하는 방식을 개선하려고 시도했다는 이유로 나는 욕을 먹고 쫓아내겠다는 협박까지 받았다. 사실 내 상급자인 동료의 제안(지시가 아니라)을 무시한 것은 잘못이었지만 담당의의 분노에 황당함을 느꼈다. '우리는 언제나 일을 더 잘할 방법을 찾아야 하는 것 아닌가?' 결국 나는 자존심을 꺾고 불복종을 사과했다.

이런 일은 수없이 많았다. 전공의 과정을 밟아갈수록 내가 과연 이 직업을 택한 것이 옳을까 하는 의구심이 쌓여갔다. 동료들과 나는 변화와 혁신을 거부하는 문화와 충돌하는 일을 반복해서 겪었다. 물론 의학계가 본래 보수적인 데는 몇 가지 타당한 이유가 있다. 그렇지만 현대 의학이라는 건축물 전체가 아주 사소한 것조차 바꿀 수 없는 전통에 너무나 깊이 뿌리 박혀 있는 양 보일 때가 종종 있었다. 우리가 돌보는 환자의 목숨을 구할 수 있는 방식의 변화마저 거부하는 듯이 보이곤 했다.

의구심과 좌절감에 시달리던 나는 5년 차에 상급자들에게 6월에 그만두겠다고 알렸다. 동료들과 교수들은 미쳤구나 하는 표정으로 쳐다보았다. 전공의 과정을 밟다가 떠나는 사람은 거의 없었다. 더욱이 존스홉킨스병원에서 2년만 더하면 끝날 시점에 떠난 사람은 분명히 없었다. 그러나 내 결심은 확고했다. 나는 9년 동안 받은 의학 교육을 내던져버렸다(그때는 그런 듯했다). 그리고는 유명한 경영컨설팅 회사인 매킨지에 들어갔다. 아내와 나는 대륙을 가로질러 정반대 편에 있는 멋진 유흥지인 팔로알토와 샌프란시스코로 이사했다. 스탠퍼드에 다닐 때 즐겁게 지내던 곳이었다. 의학(그리고 볼티모어)에서 최대한 멀리 떨어진 곳이었지만 나는 기뻤다. 인생의 10년을 낭비한 것 같은 기분이 들었기 때문이다.

그러나 결국 그 길은 다시 의학으로 이어졌다. 그렇게 빙 돌아서 다시 돌아갔을 때 의학을 바라보는 내 시각은, 그리고 더 중요하게는 환자 한 사람 한 사람을 바라보는 내 관점은 완전히 달라져 있었다.

아무것도 하지 않은 것이 더 위험하다

나는 '위험risk'이라는 말이 핵심 단어임을 깨닫게 되었다.

매킨지는 처음에 헬스케어 쪽으로 나를 채용했다. 그런데 내가 원래 정량적인 분야를 공부했다는 것을 알자(나는 대학 때 응용수학과 기계공학을 공부했고 항공우주공학 박사 학위를 딸 생각이었다) 신용 위험을 평가하는 부서로 보냈다. 이때가 2006년으로 세계 금융 위기가 터지기 직전이었다. 그렇지만 마이클 루이스Michael Lewis가 쓴 논픽션 금융 스릴러 《빅 쇼트The Big Short》(2010)에 등장하는 인물들을 제외하고는 아무도 앞으로 얼마나 엄청난 일이 벌어질지 전혀 알아차리지 못했다.

우리는 미국 은행들이 예상하지 못한 손실에 대비해 충분한 준비금을 갖추도록 요구하는 새로운 규정을 지킬 수 있게 돕는 일을 했다. 은행은 예상 손실 추정은 잘했지만 예기치 않은 손실에는 어떻게 대처해야 하는지 잘 몰랐다. 말 그대로 예측하기가 훨씬 어려운 손실이기 때문이었다. 우리는 은행의 내부 자료를 분석해 자산군들 사이의 상관관계를 토대로 이런 예기치 않은 손실을 예측하려고 시도하는 수학 모형을 내놓았다. 짐작하다시피 아주 까다로운 일이었다. 불확실한 것 위에 불확실한 것을 더 쌓아 올리는 식이었다.

미국의 가장 큰 은행들이 규제 장벽을 뛰어넘도록 돕는 과제로 시작한 일은 가장 위험이 적고 가장 안전한 포트폴리오 중 하나라고 여겨지던 것에서 재앙이 일어나기 직전임을 밝혀냈다. 바로 주택 담보 대출mortgage loan이었다. 2007년 늦여름 우리는 대형 은행들이 지난 10년 동안 주택 담보 대출로 번 것보다 더 많은 돈을 앞으로 2년 사이에 잃을 것이라는 황망하지만 피할 수 없는 결론에 도달했다.

6개월 동안 쉴 새 없이 일한 뒤인 2007년 말 우리는 주요 고객인 한 미국 대형 은행의 경영진과 중대한 회의를 했다. 대개는 그 업무의 선임 파트너가 조사 발표를 맡기 마련이었다. 그런데 그는 내게 대신하라고 했다. "당신의 지금까지 경력을 보니 정말로 끔찍한 소식을 전달할 준비가 나보다 잘되어 있을 것 같아서 그래."

말기라는 진단이 나왔다고 전달하는 것과 그리 다르지 않았다. 나는 회의실 연단에 서서 은행 경영진에게 암울한 운명을 예견하는 수치들을 죽 읊었다. 발표하는 동안 엘리자베스 퀴블러로스Elisabeth Kübler-Ross가 고전이 된 저서 《죽음과 죽어감On Death and Dying》에서 말한 5단계가 그들의 얼굴에 명멸하면서 스쳐 지나가는 것을 보았다.

부정, 분노, 타협, 우울, 수용이다. 병실 바깥에서 그런 광경은 처음 보았다.

컨설팅 세계로의 일탈은 결국 끝을 맺었지만 그 일로 나는 의학의 커다란 맹점 하나를 보는 눈을 얻었다. 바로 위험을 이해하는 눈이다. 금융과 은행에서 위험의 이해는 생존의 열쇠다. 뛰어난 투자자는 맹목적으로 위험을 무릅쓰지 않는다. 그들은 위험과 보상 양쪽을 철저히 분석한 뒤에 위험을 받아들인다. 신용 위험 연구는 비록 불완전하지만 내가 은행과 일하면서 배웠듯이 하나의 과학이다. 위험은 분명히 의학에도 중요하다. 하지만 의료계는 위험을 분석적이기보다는 감정적으로 접근할 때가 많다.

이 문제는 히포크라테스에게서 시작되었다. 아마 대부분의 사람들은 고대 그리스의 이 유명한 격언을 알고 있을 것이다. "첫째, 절대로 해를 끼치지 마라."[1] 이 말은 의사의 주된 책무를 간결하게 표명한다. 환자의 목숨을 구하거나 환자의 상태를 개선하는 대신 더 악화시킬 수 있는 일은 그 무엇도 하지 말라는 것이다. 납득이 간다. 다만 3가지 문제가 있다는 점을 빼면 말이다. (a) 히포크라테스는 실제로 이런 말을 한 적이 없다.* (b) 이는 경건한 척하는 헛소리다. (c)

---

* "첫째, 절대로 해를 끼치지 마라"는 히포크라테스의 실제 저술에는 나오지 않는다. 그는 의사들에게 이렇게 촉구했다. "질병을 다룰 때 2가지를 하라. 환자를 돕거나, 해를 끼치지 마라." 19세기 영국의 귀족 의사인 토머스 인먼Thomas Inman은 이 말을 "첫째, 절대로 해를 끼치지 마라"로 바꾸었다. 그의 말 중 유명해진 것은 이것뿐이다. 어찌어찌해서 이 말은 의료계에서 신성시하는 불후의 좌우명이 되었다.

여러 수준에서 도움이 안 된다.

"절대로 해를 끼치지 마라"? 정말로? 히포크라테스의 시대부터 20세기까지 우리 의학계의 선배들이 펼친 의술 중 상당수는 치유하기보다는 해를 끼칠 가능성이 더 높은 쪽이었다. 머리가 아프다고? 그러면 아마 천공술을 받았을 것이다. 머리뼈에 구멍을 뚫는 수술이다. 은밀한 부위가 이상하게 욱신거린다고? 의사가 생식기에 유독한 수은을 바를 때 아프다고 비명을 지르지 말기를. 그리고 수천 년 동안 꾸준히 이어진 피를 빼는 사혈법도 있다. 병들거나 다친 사람에게 쓰는 최후의 수단으로 널리 인정받고 있었다.

그러나 "첫째, 절대로 해를 끼치지 마라"에서 가장 마뜩잖은 점은 직접적인 위험이 가장 적은 치료법이 언제나 최선의 방안이라는 의미를 이 말이 함축하고 있다는 것이다. 게다가 이 말은 그냥 아무것도 하지 말라는 의미일 때가 아주 많았다. 의사 자격증을 딴 사람이라면 누구나 이 헛소리를 반증하는 일화를 지니고 있다.

내 사례를 하나 들어보자. 전공의로 일할 때 거의 마지막으로 치료한 외상 환자였다. 복장뼈(흉골, 가슴뼈) 맨 밑쪽 작은 연골 부위인 칼돌기 바로 아래에 찔린 상처가 난 17세 청소년이었다. 응급실에 실려 왔을 때는 안정된 듯했는데 갑자기 상태가 나빠지기 시작했다. 위급한 징후가 보였다. 재빨리 초음파 검사를 해보니 심장막에 체액이 차 있을 가능성이 엿보였다. 심장막은 심장을 감싸고 있는 질긴 섬유질 주머니다. 이제 확실한 응급 상황이었다. 체액이 많이 고여 있다면 1~2분 안에 심장이 멈추고 사망할 터였다.

수술실로 옮길 시간조차 없었다. 엘리베이터로 이동하는 사이에 사망할 수도 있었다. 환자가 의식을 잃자 나는 당장 가슴을 가르고 심장막을 절개해 심장에 가해지는 압력을 줄일지 판단을 내려야 했다. 긴장되고 피가 튀는 수술이었지만 효과가 있었고, 소년의 활력 징후들은 곧 안정되었다. 그 수술이 매우 위험하고 단기적으로 환자에게 큰 해를 끼친다는 건 분명했다. 하지만 내가 시도하지 않았다면 더 안전하고 감염 가능성이 더 적은 수술실 앞에서 기다리다가 사망했을지 모른다. 빠른 죽음은 기다려주지 않는다.

그 순간에 내가 그렇게 극적으로 행동해야 했던 이유는 위험이 너무나 비대칭적이어서다. 아무것도 안 하기, 그러니까 '위험 회피하기'는 사망으로 이어질 가능성이 높았다. 거꾸로 설령 내 진단이 잘못되었다고 해도 서둘러 한 가슴 수술은 목숨을 위협할 가능성이 아주 낮았다. 환자를 임박한 위험에서 구해놓고 보니 칼끝이 폐동맥에 거의 구멍을 낼 뻔했다는 사실이 드러났다. 단순한 상처여서 수술실에서 두 바늘을 꿰매자 환자는 안정되었다. 소년은 나흘 뒤 퇴원했다.

위험은 어떤 일이 있든 피해야 하는 것이 아니다. 오히려 위험은 이해하고 분석하고 다루어야 할 대상이다. 의학과 삶에서 우리는 어떤 일을 하든 위험 대 보상을 저울질하기 마련이다. 혹시 점심때 유기농 식품 체인점 홀 푸드Whole Foods에서 파는 샐러드를 먹었는가? 그러면 채소에 묻은 대장균을 함께 먹었을 가능성이 조금 있다. 홀 푸드까지 차를 운전해 갔는가? 마찬가지로 위험이 어느 정도 있다.

그러나 위험과 보상을 종합하면 그 샐러드는 아마 당신에게 좋을 것이다(적어도 당신이 먹었을 수 있는 다른 식품들보다 나쁘지는 않을 것이다).

칼에 찔린 17세 환자 사례처럼 우리는 때로 과감한 결단을 내려야 한다. 대장 내시경처럼 덜 급박한 상황이라면 검사를 해서 미미하지만 실제로 상처가 날 위험과 검사를 하지 않아 진단할 수 있었던 암을 놓칠 위험 사이에서 더 신중하게 선택해야 할 수 있다. 내 요점은 해를 끼치는 일을 전혀 하지 않거나, 적어도 해를 끼치는 위험과 마주하지 않는 의사는 아마 환자에게 도움을 주는 일도 그다지 하지 않으리라는 것이다. 칼에 찔린 청소년 사례에서처럼 아무것도 하지 않는 것이 때로는 가장 위험한 선택일 수 있다.

의학 2.0 시대의 빛과 그늘

사실 나는 히포크라테스가 그 칼에 찔린 환자를 수술하는 광경을, 아니 현대의 병원 시설에서 이루어지는 어떤 수술이든 볼 수 있었다면 어땠을까 하고 생각한다. 히포크라테스는 환한 전등 아래 놓여 있는 정밀한 강철 기구에서부터 항생제와 마취제에 이르기까지 온갖 것에 경이로움을 느낄 것이다.

우리가 옛사람들에게 많은 빚을 지고 있는 것은 맞지만—의대에서 내 어휘에 주입된 2만 개의 새로운 단어 대부분이 고대 그리스어와 라틴어에서 유래했듯이—히포크라테스 시대에서 현재까지 꾸준히 발전이 이루어졌다는 개념은 완전히 허구다. 의학사는 크게 두 시대로 구분된다. 그리고 나는 이제 세 번째 시대가 시작되고 있다는 생각이 든다.

첫 번째 시대는 히포크라테스로 대변되는데, 그의 사후 약 2000년 동안 지속되었다. 나는 그 시대를 '의학 1.0'이라고 부른다. 당시의 의학적 판단은 직접 관찰에다 순전히 추측에 불과한 것을 토대로 이루어졌다. 그런 판단 중에는 맞는 것도 있었지만 그렇지 않은 것도 있었다. 예를 들어 히포크라테스는 걷기가 좋은 운동이라고 권장했고, "음식에는 좋은 약이 들어 있을 수도 있고 나쁜 약이 들어 있을 수도 있다"라고 했다. 이 판단은 지금도 맞다. 그러나 의학 1.0에는 아예 들어맞지 않는 것이 많았다. 많이 인용되는 사례인 '체액 humor' 개념이 대표적이다. 히포크라테스의 주된 공헌은 질병이 자연적으로 생긴다는 깨달음을 전파한 것이다. 더 이전의 사람들은 질병을 신이 일으킨다고 믿었다. 이 전환 자체는 올바른 방향으로 나아간 거대한 발전이었다. 따라서 그와 그의 동시대인에게 너무 비판적인 태도를 취하기는 쉽지 않다. 그들은 과학과 과학적 방법을 이해하지 못한 상태에서 자신들이 할 수 있는 최선을 다했다. 아직 창안되지 않은 도구는 이용할 수가 없다.

'의학 2.0'은 19세기 중반에 질병의 세균론과 함께 출현했다. 여기에 대부분의 질병이 '미아즈마miasma' 즉 나쁜 공기를 통해 전파된다는 개념이 추가되었다. 그 결과 의사들이 위생에 신경을 쓰게 되었고, 궁극적으로 항생제가 등장했다. 그러나 이 전환은 결코 순탄하게 이루어지지 않았다. 어느 날 루이 파스퇴르Louis Pasteur, 조지프 리스터Joseph Lister, 로베르트 코흐Robert Koch가 혁신적인 연구 결과를 내놓고 의료계 인사들이 받아들여 하룻밤 만에 기존에 하던 의료 방식을 싹 바꾸는 식으로 이루어진 것이 결코 아니었다.° 사실 의학 1.0에서 2.0으로의 전환은 여러 지점에서 참호를 파고 저항하던 기존 세력과 벌인 전투로 점철된, 수백 년이 걸린 피비린내 나는 기나긴 행군이었다.

가여운 이그나츠 제멜바이스Ignaz Semmelweis의 사례를 들어보자. 빈의 산과 의사였던 그는 자신이 일하는 병원에서 아주 많은 산모가 죽어 나간다는 사실에 신경이 쓰였다. 그는 산모들이 걸리는 기이한 '산욕열'이 자신과 동료 의사들이 아침에 부검한 다음 손을 씻지 않은 채 오후에 아기를 받는다는 사실과 어떤 식으로든 관련이 있다고 결론지었다. 아직 세균이 존재한다는 것이 발견되지 않았음에도 제멜바이스는 의사들이 산모들에게 질병을 일으키는 뭔가를 전파한다고 믿었다. 그의 견해는 환영받지 못했다. 동료 의사들은 그를 배척했고, 그는 1865년 정신병원에서 사망했다.

바로 그해에 조지프 리스터는 글래스고의 병원에서 소년을 수술할 때 살균 기법을 씀으로써 살균 수술의 원리를 처음으로 성공적

●　파스퇴르는 음식을 썩게 하는 세균과 병원체가 공기 중에 떠다닌다는 것을 발견했다. 리스터는 살균 수술법을 개발했다. 코흐는 폐결핵과 콜레라를 일으키는 병균을 찾아냈다.

으로 시연했다. 질병의 세균론이 적용된 최초의 사례였다. 제멜바이스가 옳았던 것이다.

의학 1.0에서 의학 2.0으로의 전환은 현미경 같은 새로운 도구와 기법이 어느 정도 촉발했지만, 더 중요한 역할을 한 것은 '새로운 사고방식'이었다. 이 사고방식의 토대는 1620년 프랜시스 베이컨Francis Bacon이 현재 과학적 방법으로 알려진 것을 처음으로 명확히 제시하면서 마련되었다. 이로써 관찰과 추측이 아니라 관찰한 다음 가설을 세우는 쪽으로 나아가는 중요한 철학적 전환이 이루어졌다. 물론 리처드 파인먼Richard Feynman은 가설이 기본적으로 추측을 멋져 보이게 표현한 단어라고 지적했다.

그다음 단계는 대단히 중요하다. 가설/추측이 옳은지 판단하는 엄밀한 검증 과정, 실험이라고 알려진 과정이다. 아니라고 말하는 일화성 증거가 넘쳐나는데 자신이 옳다고 믿는 치료법을 고집하는 대신, 과학자와 의사는 이제 체계적으로 검사하고 평가한 뒤 실험 때 가장 효과가 뛰어났던 치료법을 고를 수 있었다. 그러나 베이컨의 저술과 의학 2.0의 진정한 게임 체인저인 페니실린의 발견(1928년) 사이에는 3세기라는 간격이 있었다.

의학 2.0은 엄청난 변화를 일으켰다. 인류 문명을 정의하는 하나의 특징인 이것은 소아마비와 천연두 같은 치명적인 질병을 퇴치한 과학 전쟁 기계다. 의학 2.0의 성공은 1990년대와 2000년대에 HIV(인간면역결핍바이러스)와 에이즈(후천성면역결핍증)를 억제하는 데까지 이어졌다. 인류의 생존을 위협하는 것으로 보이던 감염병을

질병 해방

관리 가능한 만성 질환으로 전환했다. 나는 C형 간염의 최근 치료제도 여기에 포함시키고 싶다. 의대생 시절에 나는 C형 간염이 막을 수 없는 유행병이 되어 25년 내로 미국의 기존 간 이식 체계가 감당할 수 없을 지경이 될 것이라는 말을 들었다. 지금 대부분의 C형 간염 환자는 단기간 약물 투여로 치료할 수 있다(비록 아주 비싸지만).

아마 더욱 놀라운 점은 2020년 초 코로나 팬데믹이 시작된 지 겨우 1년도 지나지 않아 코로나에 효과가 있는 백신이 한 가지가 아니라 몇 가지나 빠르게 개발되었다는 사실일 것이다. 첫 사망자가 나온 지 몇 주 지나지 않아 이 바이러스의 유전체genome(게놈)가 해독되어 표면에 있는 특정한 단백질을 표적으로 한 백신이 빠르게 개발될 수 있었다. 코로나 치료제의 개발 속도도 놀라웠다. 2년이 지나지 않아 여러 종류의 항바이러스 약물이 나왔다. 이는 의학 2.0의 경이로운 능력을 잘 보여준다.

그러나 의학 2.0이 암 같은 장기 질환을 치료하는 쪽에서 이룬 성과는 그보다 한참 못 미친다. 장수 관련 책들은 1800년 말 이래로 인류의 평균수명이 거의 2배 증가했다는 사실을 늘 의기양양하게 제시한다. 그러나 스티븐 존슨Steven Johnson이 《우리는 어떻게 지금까지 살아남았을까Extra Life: A Short History of Living Longer》에서 지적했듯이 이런 증가는 오로지 항생제와 위생 개선에서 비롯된 것일 수 있다.[2] 노스웨스턴대학교 경제학자 로버트 J. 고든Robert J. Gordon은 1900년까지 거슬러 올라가는 사망률 자료를 분석했다([2-1]). 그런데 1930년대에 항생제가 등장하면서 대체로 억제된 상위 8가지 감염병 사망

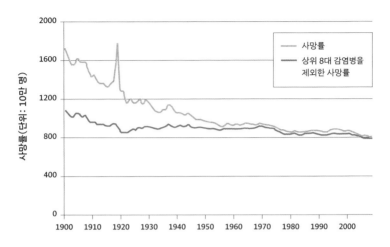

2-1 | 1900년 이후 사망률의 변화

이 그래프는 20세기 초 항생제가 등장하면서 대체로 억제된 상위 8대 감염병을 제외하면, 1900년 이래로 실질 사망률에 거의 변화가 없었음을 보여준다.

자를 제외하자 전체 사망률이 20세기 내내 거의 줄어들지 않았다는 사실을 발견했다.[3] 이는 의학 2.0이 '네 기사 질병'에 맞서는 쪽으로는 거의 발전이 이루어지지 않았음을 의미한다.

의학 3.0을 향하여
: 개인 맞춤 의학과 정밀 의학의 새 시대

의학계를 떠나 있는 동안 나는 동료 의사들과 내가 더 이전 시

질병 해방

대의 문제, 그러니까 의학 2.0이 치료할 수 있게 된 급성 질환과 부상 문제를 해결하기 위한 훈련을 받았다는 사실을 깨달았다. 이런 문제는 사건 지평선event horizon이 훨씬 짧았다. 그래서 암 환자에게는 시간 자체가 적이었다. 그리고 우리는 언제나 너무 늦게 개입했다.

사실 금융과 수학의 세계로 들어가 매일 위험의 특성을 깊이 생각하며 짧은 안식년을 보냈을 때야 비로소 이 점이 뚜렷이 내 눈에 들어왔다. 은행이 처한 문제는 내 환자 중 일부가 처한 상황과 전혀 다르지 않았다. 사소한 위험 요소처럼 보이던 것들이 시간이 흐르면서 합쳐져 걷잡을 수 없는 비대칭인 재앙을 일으켰다. 만성 질환도 비슷한 방식으로 작용한다. 몇 년, 수십 년에 걸쳐 쌓이고, 일단 깊이 틀어박히면 몰아내기가 정말로 어렵다. 예를 들어 죽상경화증은 사망으로 이어질 수 있는 심장동맥 '사건'을 겪기 수십 년 전에 시작된다. 그러나 흔히 심근경색으로 나타나는 이 사건이 닥치고 나서야 치료가 시작되는 때가 너무 많다.

내가 만성 질환, 만성 질환 치료, 장기 건강 유지법을 새로운 방식으로 생각할 필요가 있다고 믿게 된 이유가 바로 여기에 있다. 내가 '의학 3.0'이라고 부르는 이 새로운 의학의 목표는 종양을 제거하고 수술이 잘 되었기를 바라면서 절개 부위를 꿰맨 뒤 퇴원시키는 것이 아니다. 애초에 종양이 출현하고 퍼지지 못하게 예방하는 것, 또는 첫 심근경색 사건을 피하거나, 알츠하이머병으로 나아가는 길에서 벗어나게 하는 것, 이것이 의학 3.0의 목표다. 우리의 치료법, 예방과 발견 전략은 길고 느린 전주곡을 지닌 이런 질병들의 특성에 맞추어서 변해야 한다.

우리 시대의 의학이 빠르게 변하고 있다는 사실은 이미 명백하다. 많은 전문가는 '개인 맞춤 의학personalized medicine'이나 '정밀 의학precision medicine'의 눈부신 새 시대가 열리리라 예측해왔다. 우리 각자의 필요에 맞추어서, 우리의 유전자 자체에까지 맞추어져 의료가 이루어지는 시대. 이는 분명히 가치 있는 목표다.

어떤 환자도 정확히 똑같지 않다는 점은 분명하다. 두 환자가 동일한 기도 질환을 앓는 듯이 보인다 해도 그렇다. 한 환자에게 효과 있는 치료법이 다른 환자에게는 무용지물일 수 있다. 면역계가 다르게 반응하거나, 세균이 아니라 바이러스에 감염되어서일 수 있다. 지금도 이런 차이를 구별하기란 지극히 어려우며, 그래서 아무 효과가 없는 항생제 처방이 수백만 건씩 이루어지곤 한다.

이런 주장을 하는 많은 사상가는 기술 발전이 우리를 이 새로운 시대로 이끌 것이라고 믿으며, 이 믿음은 옳을 가능성이 높다. 그런 한편으로 기술은 (지금까지) 제한 요인이기도 했다. 설명하자면 이렇다. 기술 발전에 힘입어서 우리는 환자에 관해 전보다 훨씬 더 많은 자료를 모을 수 있고, 환자 또한 자신의 생체표지자biomarker들이 어떻게 변화하는지를 더 잘 지켜볼 수 있다. 좋은 일이다. 더 나아가 우리는 인공지능과 기계학습을 써서 이런 엄청나게 불어나는 데이터를 소화해 심장병 같은 질병에 걸릴 위험을 더 명확히 산정하려고 애쓰고 있다. 위험 요인을 이리저리 조합해 계산 값을 내놓는 좀 단순한 현재 평가 방식 대신에 말이다. 또 어떤 사람들은 나노기술의 가능성을 거론한다. 의사가 미세한 생체 활성 입자를 혈액에 주입해 질병을 진단하고 치료하는 날이 온다고. 그러나 나노봇은 아직 나와 있지 않으며, 공공 또는 민간 연구에 많은 지원이 이루어지지 않는 한 현실이 되려면 꽤 오래 기다려야 할지 모른다.

문제는 개인 맞춤 의학이나 정밀 의학이라는 개념을 이 약속을 온전히 실현하는 데 필요한 기술이 아직 따라잡지 못하고 있다는 점이다. 자율주행차 개념과 좀 비슷하다. 자율주행차는 자동차들이 충돌해 사람이 죽거나 다친 세월만큼 계속 논의되어왔다. 인간이 일으킬 오류를 최대한 제거하는 것은 분명히 좋은 일이다. 그러나 현재 이 기술은 수십 년 동안 꿈꾸어온 전망을 이제야 겨우 따라잡기 시작했을 뿐이다.

1950년대에 '자율주행'차를 만들고 싶었다면 가속 페달에 벽돌을 묶어놓는 것이 최선의 방안이었을 듯하다. 그렇다, 그 차는 분명 알아서 앞으로 나갈 수 있었을 것이다. 그러나 속도를 늦추거나 멈추거나 장애물을 피할 수는 없었을 것이다. 결코 이상적이지 않다. 그렇다고 해서 자율주행차라는 개념이 전적으로 추구할 가치가 없다는 의미일까? 그렇지 않다. 당시에는 컴퓨터, 센서, 인공지능, 기계학습 등 차량이 자율적으로 안전하게 운행할 수 있도록 도와주는 도구가 지금처럼 발달하지 않았다는 의미일 뿐이다. 멀게만 느껴졌던 이 꿈은 이제 우리 손에 잡힐 듯하다.

의학에서도 거의 같은 이야기가 펼쳐진다. 비유하자면 20년 전만 해도 우리는 여전히 가속 페달에 벽돌을 묶어놓고 있었다. 지금은 적절한 기술을 써서 환자를 저마다 독특한 개인으로 이해하는 일을 도모할 수 있는 시점이 가까워지고 있다. 예를 들어 전통적으로 의사는 2가지 검사를 통해 환자의 대사 건강을 파악했다. 대개 연간 한 차례 하는 공복 혈당 검사와 앞서 말했듯이 90일 동안의 평균 혈당 수치를 추정하는 당화혈색소 검사다. 그러나 둘 다 용도가 제한적이다. 정적이면서 과거를 돌아보는 것이기 때문이다. 그래서 대신에 내 환자 중 상당수는 실시간으로 혈당을 측정하는 장치를 차고 있다. 이를 통해 10년 전만 해도 가능하지 않았던 구체적이고, 미묘한 차이를 포착하고, 피드백을 중심에 놓으면서 영양에 관한 조언을 할 수 있다. 연속 혈당 측정continuous glucose monitoring, CGM이라는 이 기술 덕분에 나는 특정한 섭식 패턴에 개인의 대사가 어떻게 반응하는지 지켜보면서 식단을 빨리 바꾸게 할 수 있다. 머지않아 우리는 이런 감지기를 훨씬 더 많이 갖춤으로써 한층 더 빠르고 정확하게 맞춤 치료와 개입을 할 수 있을 것이다. 자율주행차는 도랑에 빠지지 않으면서 구불구불하고 꺾인 길을 더 잘 갈 수 있을 것이다.

우리에게 필요한 마인드셋의 진화

그러나 나는 의학 3.0이 사실은 기술에 관한 것이 아니라고 본다. 오히려 우리 마인드셋의 진화, 즉 의학에 접근하는 방식의 변화가 필요하다고 생각한다. 나는 이 변화를 크게 4가지로 나눈다.

첫째, 의학 3.0은 치료보다 예방을 훨씬 더 강조한다.

노아가 언제 방주를 만들었을까? 비가 내리기 훨씬 전부터다. 의학 2.0은 비가 내리기 시작한 뒤에 말리는 법을 알아내기 위해 노력한다. 의학 3.0은 기상학을 연구해 더 좋은 지붕이나 배를 만들 필요가 있을지 판단하려고 애쓴다.

둘째, 의학 3.0은 각 환자를 저마다 다른 독특한 개인으로 본다.

의학 2.0은 모든 사람을 기본적으로 똑같이 대한다. 증거 기반 의학evidence-based medicine의 토대를 이루는 임상 시험을 통해 발견한 사항들이 모든 사람에게 적용된다고 가정한다. 이런 임상 시험은 이질적인 입력(그 시험에 참가한 사람들)을 취해서 동질적인 출력(그들 전체에서 모은 평균 결과)을 내놓는다. 증거 기반 의학은 그렇게 발견한 평균값을 각 개인에게 적용하라고 고집한다. 문제는 어떤 환자도 엄밀히 말해서 평균이 아니라는 것이다. 의학 3.0은 증거 기반 의학이 발견한 것들로부터 한 단계 더 나아가서 그 데이터를 더 깊이 분석한다. 그럼으로써 우리 환자가 그 연구에 참가한 '평균적인' 사람과 얼마나 비슷한지 또는 다른지, 그 발견을 각 환자에게 적용할 수 있는지 없는지를 판단한다. 이를 '증거 활용 의학evidence-informed medicine'이라고 생각하자.

셋째, 의학 3.0에서는 위험—아무것도 하지 않을 때의 위험까지 포함해—의 정직한 평가와 수용이 우리의 출발점이 된다.

이 철학적 전환은 위험에 대한 우리의 태도와 관련이 있다. 의학 2.0이 잘못된 위험을 초래하는 사례는 많다. 가장 터무니없는 사례 중 하나는 갱년기 여성의 호르몬대체요법hormone replacement therapy, HRT과 관련이 있다. 이 요법은 2002년 여성 건강 계획Women's Health Ini-tiative, WHI의 연구 결과가 발표되기 전까지 오랫동안 표준 치료법으로 쓰였다. 나이 든 여성 수천 명이 참가한 이 대규모 임상 시험에서는 호르몬대체요법을 받은 이들과 그렇지 않은 이들의 여러 건강 척도를 비교했다. 호르몬대체요법을 받은 여성 중 일부는 유방암 위험이 24퍼센트 증가한다고 나왔다.[4] 전 세계의 언론은 호르몬대체요법이 위험하며 암을 일으키는 치료법이라고 비난하고 나섰다. 갑자기 이 연구 한 건을 근거로 호르몬대체요법은 사실상 금기시되었다.

위험이 24퍼센트 증가한다니 정말 섬뜩하게 들린다. 그러나 이 연구에 참가한 여성들의 절대적인 위험 증가가 미미한 수준이라는 점에 관심을 가진 사람은 아무도 없는 듯했다. 유방암에 걸린 숫자를 보면 호르몬대체요법 집단에 속한 여성은 1000명 중 약 5명이, 호르몬을 투여받지 않은 대조군에 속한 여성은 1000명 중 약 4명이 걸렸다. 절대적인 위험 증가는 겨우 0.1퍼센트였다. 호르몬대체요법은 1000명에 1명꼴로 유방암 환자가 늘어나는 것과 관련이 있었다. 그러나 언론은 절대적 위험의 이 미미한 증가가 모든 혜택을 압도한다고 여겼다. 안면 홍조가 일어나고 자다가 식은땀을 흘리고 뼈 밀도(골밀도)와 근육량이 줄어드는 등 갱년기 여성이 겪는 온갖 안 좋은 증상보다 이 증가가 더 중요한 의미를 갖게 되었다. 9장에서 살펴볼 알츠하이머병 증가 위험은 말할 것도 없다.

의학 2.0은 관련된 미묘한 차이를 이해하고 규명하려고 시도

질병 해방

하기보다 그냥 한 건의 임상 시험을 근거로 이 요법을 완전히 폐기할 것이다. 의학 3.0은 이 연구를 고려하긴 하겠지만 불가피한 한계와 내재된 편향도 인정한다. 의학 3.0이 던지는 핵심 질문은 이렇다. "이 개입, 그러니까 호르몬대체요법이 65세 이상의 대규모 여성 집단에서 평균 위험을 상대적으로 조금 증가시키는 반면, 나름의 독특한 증상과 위험 조합을 지닌 개별 환자에게는 순 혜택을 제공할 수 있을까?" "이 환자는 연구 참가자 집단과 어떻게 비슷하거나 다를까?" 한 가지 큰 차이가 있다. 임상 시험 참가 여성들은 모두 처음에 사실상 아무런 증상을 보이지 않았으며, 대부분은 갱년기에 든 지 여러 해가 지난 상태였다. 그렇다면 "이 연구에서 발견한 것들을 이제 갱년기에 들어섰거나 막 들어서려는 여성들(더 나아가 더 젊은 여성들)에게 어떻게 적용할 수 있을까?" 마지막으로 "이 특정한 호르몬대체요법 집단에서 관찰된 약간의 위험 증가를 다른 식으로 설명할 수 있을까?"•

종합하자면 내 요점은 개별 환자의 수준에서 우리가 이 호르몬대체요법—그리고 우리가 쓸 법한 다른 모든 요법—의 위험 대 보상 대 비용을 기꺼이 더 깊이 살펴보아야 한다는 것이다.

• 데이터를 더 깊이 살펴보니 유방암 위험의 미미한 증가가 여성 성호르몬 에스트로겐estrogen 때문이 아니라 연구에 쓰인 합성 프로게스테론synthetic progesterone 때문일 가능성이 매우 높다고 나왔다(합성 프로게스테론은 프로게스틴progestin이라 부르며, 자연 여성 성호르몬인 프로게스테론을 인공적으로 만든 것이다-옮긴이). 악마는 언제나 세부 사항에 숨어 있는 법이다.

넷째, 의학 3.0은 건강수명, 다시 말해 삶의 질을 유지하는 데 훨씬 더 주의를 기울인다.

반면에 의학 2.0은 대체로 수명에 초점을 맞추며, 거의 오로지 죽음을 피하는 일에만 몰두한다. 아마 이 부분이 가장 큰 전환일 것이다. 건강수명은 내가 의대에 들어갈 당시에는 거의 존재하지도 않았던 개념이다. 교수들은 환자가 나이를 먹어도 신체 능력과 인지 능력을 유지하도록 도우려면 어떻게 해야 할지 거의 한마디도 한 적이 없다. 운동이라는 단어도 거의 나온 적이 없다. 수면은 의대생일 때나 전공의 때나 완전히 무시되었다. 우리는 으레 24시간 내내 일하곤 했으니까. 영양 교육도 미미하거나 아예 없었다.

현재 의학 2.0은 적어도 건강수명의 중요성을 인정한다. 하지만 내가 볼 때 건강수명의 표준 정의 '질병이나 장애 없이 살아가는 기간'은 너무나 미흡하다. 우리는 단지 질병이나 장애가 없는 것보다 더 많은 것을 삶에서 바란다. 우리는 생애 후반기 내내 모든 면에서 왕성하게 활동하기를 원한다.

이와 관련된 또 다른 문제는 장수 자체, 그리고 특히 건강수명이 오늘날 의료계의 비즈니스 모델에 사실상 들어맞지 않는다는 것이다. 내가 수명과 건강수명을 늘리는 데 꼭 필요하다고 믿는 광범위한 예방적인 개입들 대부분은 의료 보험이 거의 적용되지 않는다. 의료 보험사는 환자에게 2형 당뇨병으로 발전하지 못하게 막는 데 도움이 되도록 식습관을 바꾸라거나 혈당을 계속 측정하라고 권하는 의사에게 딱히 비용을 지불하려 하지 않을 것이다. 그렇지만 보험사는 같은 환자가 당뇨병이란 진단을 받으면 (아주 비싼) 인슐린 비용을 지불할 것이다. 마찬가지로 환자에게 근육량과 균형 감각을 유지하고 부상을 덜 당하게 고안된 포괄적인 운동 프로그램을 제공했을 때 보험사는 한 푼도 주지 않을 것이다. 그러나 같은 환자가 넘어져 엉덩이뼈가 부러지면 수술과 물리요법은 보험 대상이 될 것이다. 거의 모든 돈은 예방이 아니라 치료 쪽으로 흐른다.

그리고 '예방'이라고 말할 때 내가 가리키는 것은 인간적인 고통의 예방이다. 지금까지 했던 것처럼 건강수명을 계속 외면하는 태도는 사람들을 병들고 비참한 노년으로 내몰 뿐 아니라, 궁극적으로 우리를 파산시킬 것이 확실하다.

당신이 당신 인생의 선장이다

나는 환자들에게 이 접근법을 처음 소개할 때면 빙산 이야기, 특히 타이태닉호의 첫 항해를 마지막 항해로 만든 빙산 이야기를 꺼낸다. 운명의 1912년 4월 14일 밤 9시 30분, 이 거대한 증기선은 다른 선박으로부터 유빙 지대로 들어서고 있다는 다급한 전갈을 받았다. 하지만 그 메시지는 무시되었다. 1시간 남짓 뒤 또 다른 선박이 항로에 빙산이 떠다닌다고 전신으로 경고를 보냈다. 전파 간섭이 심한 가운데 뉴펀들랜드 기지국과 통신을 시도하느라 바빴던 타이태닉호의 통신사는 이렇게 답했다(모스 부호로). "시끄러워. 꺼져."[5]

다른 문제도 있었다. 안개가 잔뜩 끼어서 앞이 거의 보이지 않았는데 배가 너무 빠르게 나아가고 있었다. 바다가 너무 잔잔했기에 선원들은 안전하다는 착각에 빠졌다. 그리고 배에 쌍안경이 있었지만 잠긴 보관함에 들어 있었고 열쇠가 어디 있는지 아무도 몰랐다. 그래서 맨눈으로 앞을 살피는 수밖에 없었다. 마지막 무선이 온 지 45분 뒤 전방을 살피던 선원은 겨우 500미터 앞에 나타난 거대한 빙산을 보았다. 그 뒤로 어떻게 되었는지는 굳이 말하지 않아도 알 것이다.

그런데 타이태닉호에 레이더와 음파탐지기가 있었다면 어땠을까?(둘 다 15년 넘게 지난 2차 세계대전 때 개발되었다.) 아니 더 나아가 GPS와 위성 영상까지 갖추었다면? 무사하기를 바라며 치명적인 빙산들의 미로를 이리저리 방향을 틀면서 나아가는 대신 하루나 이틀 앞서 항로를 살짝만 수정했다면 배는 유빙 더미와 아예 만날 일이 없었을 것이다. 오늘날의 선장이라면 누구나 그렇게 한다. 타이태닉호의 침몰 같은 상황을 웅장한 음악을 곁들여 눈물과 향수를 자아내는 영화에서나 볼 수 있는 옛일로 만든 기술 발전 덕분이다.

문제는 의학에서는 멀리 수평선까지 내다볼 수 있는 도구가 없다는 것이다. 비유하자면 우리 '레이더'는 그 정도의 성능을 갖추지 못했다. 한 예로 심장병의 1차 예방약으로 쓰이는 스타틴statin의 무작위 임상 시험은 아무리 길어봤자 5~7년이면 끝날 것이다. 우리가 심장병 위험을 예측할 수 있는 기간은 최대 10년이다. 그러나 심혈관 질환은 발달하는 데 수십 년이 걸릴 수도 있다.

의학 3.0은 더 긴 안목으로 상황을 바라본다. 40세인 사람은 단지 10년간의 위험이 아니라 30년 또는 40년에 걸친 심혈관 질환 위험 프로파일에 관심을 기울여야 한다. 따라서 우리는 상대적으로 짧은 임상 시험보다 훨씬 더 긴 기간을 다루는 도구가 필요하다. 장거리 레이더와 GPS, 위성 영상 같은 것이 필요하다. 단순한 스냅숏이 아니라 연속 측정이어야 한다.

환자들에게 말하곤 하듯이, 나는 당신이 탄 배의 항해사가 되고 싶다. 환자가 유빙 지대를 헤치고 나아가도록 배를 조종하는 것, 이것이 내가 하는 일이다. 나는 하루 24시간 일주일 내내 빙산을 감시한다. 빙산이 얼마나 많을까? 가장 가까이 있는 것은 무엇일까? 빙산을 피하려고 배를 돌릴 때 새 항로 앞에는 어떤 위험이 놓여 있을까? 수평선 너머 보이지 않는 곳에 더 크고 더 위험한 빙산이 숨어 있지는 않을까?

아마 의학 2.0과 의학 3.0의 가장 중요한 차이를 빚어내는 것은 바로 이 점이 아닐까? 의학 2.0에서 당신은 다소 수동적으로 배에 실려 가는 승객일 뿐이다. 의학 3.0은 당신에게 훨씬 더 많은 것을 요구한다. 당신은 충분한 정보를 습득해야 하고, 어느 정도 의학 지식을 갖추어야 하며, 목표가 명확해야 하고, 위험의 본질을 인식할 수 있어야 한다. 고착화된 습관을 기꺼이 바꾸고, 새로운 도전을 받아들이고, 필요하다면 안전지대를 벗어나 모험을 할 수 있어야 한다. 당신은 결코 수동적이지 않고 언제나 참여한다. 너무 늦을 때까지 문제를 외면하지 않으며 불편하고 무서운 문제라도 직시한다. 말 그대로 당신은 게임에 적극적으로 직접 뛰어든다. 그리고 중요한 결정을 내린다.

이 시나리오에서 당신은 더 이상 배의 승객이 아니다. 당신은 이 배의 선장이다.

3장

목표, 전략, 전술
마인드셋과 생활습관 변화를 위한 로드맵

전술 없는 전략은 승리하는 가장 느린 길이다.
전략 없는 전술은 패배하기 전에 내는 소음이다.

—손자孫子

당신의 다른 미래 그리기

몇 년 전 나는 대학 친구의 어머니 장례식에 참석하러 샌프란시스코에 갔다. 이 친구를 베키라고 하자. 베키의 부모님이 내가 다닌 의대가 있던 팔로알토 근처에 사셨기에 나는 여러 번 저녁 식사에 초대를 받았다. 우리는 흔히 베키의 어머니 소피가 아름답게 가꾸고 세심하게 관리한 정원에서 식사를 하곤 했다.

소피는 나이를 가늠할 수 없을 정도로 활기 넘치고 탄탄한 몸매를 자랑하는 사람이었다고 기억한다. 그러나 내 결혼식 때 본 이후로 거의 15년 동안 만난 적이 없었다. 베키는 내가 몰랐던 사실들을 알려주었다. 소피는 70대 초반에 정원을 가꾸다가 미끄러져 넘어지면서 어깨 근육이 파열된 뒤로 급격히 몸이 쇠약해졌다. 이내 허리와 목의 통증이 너무 심해져서 은퇴 후 가장 심취했던 2가지 취미인정원 가꾸기와 골프를 더 이상 할 수 없게 되었다. 우울한 기분에 빠져서 그저 집 안에 우두커니 앉아 있는 것이 다였다. 그러다가 죽기 2~3년 전에 치매까지 찾아왔고, 결국 83세의 나이에 호흡기 감염으로 세상을 떴다.

장례식에 참석한 이들은 치매에 걸린 채 산 기간이 길지 않았으니 '축복'받았다는 말에 모두 고개를 끄덕였다. 하지만 나는 장례식장 의자에 앉아 소피가 자신이 즐거워하던 활동을 전혀 하지 못한 채 마지막 10년을 보냈다는 사실을 생각했다. 대신에 소피는 극심한 통증을 안고 살았다. 이 점을 언급한 사람은 아무도 없었다. 우리는 소피의 생물학적 죽음을 애도하기 위해 모였지만, 나는 소피가 말년에 기쁨을 빼앗긴 채 살았다는 사실 자체에 더욱 큰 슬픔을 느꼈다.

나는 환자들에게 소피 이야기를 종종 한다. 이 이야기가 특별해서가 아니라 너무나 안타깝게도 전형적인 사례여서다. 우리 모두는 부모님이나 조부모님, 배우자, 친구가 비슷한 시련을 겪는 모습을 지켜본 경험이 있다. 서글픈 점은 노인에게는 으레 이런 일이 일어나리라고 우리가 거의 예상한다는 것이다. 게다가 그렇게 될 줄 알고 있음에도 이런 운명을 피하고자 조치를 취하는 사람이 거의 없다. 말년의 어머니를 돌보았던 베키도 자신이 같은 운명을 맞이하지 않을까 하는 생각을 머릿속에서 떨쳐낼 수 없었을 것이다. 우리 대다수에게 미래는 여전히 모호한 추상 개념으로 남아 있다.

소피 이야기를 하는 것은 내 장수 접근법에 담긴 한 가지 근본 개념을 설명하는 데 도움이 되기 때문이다. 바로 생애 말기의 수십 년을 생각하고 계획할 필요가 있다는 개념이다. 70대, 80대, 90대 또는 그 너머까지 말이다. 소피 같은 많은 이들에게 생애의 마지막 10년은 그다지 행복한 시간이 아니다. 그들은 대개 하나 이상의 '네 기사 질병'과 그 병 치료에 수반되는 부작용에 시달린다. 인지 능력과 신체 능력은 약화하거나 아예 상실할 수 있다. 대개 그들은 정원 가꾸기, 체스 두기, 자전거 타기 등 삶에 기쁨을 주던 좋아하는 활동을 할 수 없다. 나는 이 시기를 '끝자락 10년Marginal Decade'이라고 부른다. 대부분은 아니라고 해도 많은 이들이 쪼그라들고 제약되는 시기다.

나는 환자들에게 이와 다른 미래를 그려보라고 요청한다. "말년에 무엇을 하고 싶은가요?" "여생을 어떻게 보낼 계획인가요?" 사람마다 내놓는 답은 조금씩 다르다. 어떤 사람들은 여행을 하고 싶다거나 골프를 계속 치고 싶다거나 등산을 하겠다고 말한다. 또 어떤 사람들은 그저 손주와 증손주와 놀 수 있었으면 좋겠다고 바란다(내 희망 목록 중 가장 꼭대기에 있는 것이기도 하다).

이 '다른 미래 그려보기' 연습의 목적은 2가지다. 첫째, 생각의 초점을 자신의 말년에 맞추도록 만든다. 우리 대다수는 대개 이런 생각을 회피하려고 한다. 경제학자들은 이를 '쌍곡형 할인hyperbolic discounting'(과도한 가치 폄하 효과)이라고 부른다. 사람들은 본래 잠재적인 미래의 이득보다 현재의 만족을 택하는 성향을 지니며, 미래의 이득이 힘든 일을 수반하면 더욱 그렇다는 것이다. 둘째, 건강수명의 중요성을 부각시킨다. 베키가 말년에 건강하고 즐거운 삶을 누리고 싶다면, 자기 어머니의 운명을 되풀이하고 싶지 않다면, 지금부터 그때까지 10년마다 자신의 신체 기능과 인지 기능을 유지하고 더 나아가 개선해야 한다. 그러지 않으면 노화라는 중력에 사로잡혀 자기 어머니처럼 이울 것이다.

삶의 이상적인 궤적

수학광인 나는 수명과 건강수명을 수학 함수로 시각화하기를 좋아한다. [3-1]이 그런 예로 내가 환자들에게 그려 보이는 많은 그래프 중 하나다. 그래프의 가로축은 수명, 얼마나 오래 사는지를 나타낸다. 세로축은 나이에 따라 달라지는 건강수명의 두 차원인 신체 기능과 정신 기능의 총합을 나타낸다(건강수명은 실제로 정량화할 수 없다. 내가 과잉 단순화를 하고 있다는 점을 감안하기 바란다).

실선은 우리 삶의 자연스러운 궤적을 나타낸다. 태어날 때 나이는 0이며, 이 그래프의 목적상 신체 건강과 정신 건강이 100퍼센트

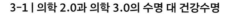

3-1 | 의학 2.0과 의학 3.0의 수명 대 건강수명

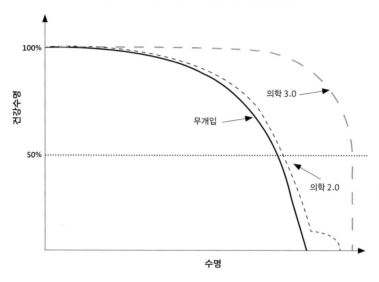

에서 시작한다고 가정한다. 우리는 생애의 약 5분의 1을 지날 때까지 비교적 건강한 상태를 유지한다. 이 시점부터 60대나 70대 초에 사망할 때(건강수명=0)까지 정신 건강과 신체 건강은 서서히 하지만 꾸준히 쇠퇴하기 시작할 것이다. 이는 수렵채집인이나 원시 농경 부족에서 태어난 사람에게는 드물지 않은 수명이었을 것이다. 감염병이나 다른 어떤 재앙으로 일찍 사망하지 않았다면 이런 수명을 살았을 것이다.

이제 현대의 전형적인 삶의 경로를 보자. '의학 2.0'이라는 짧은 점선으로 표시된 것이다. 비교적 편안하고 안전한 생활 환경 덕분에 우리는 좀 더 오래 살 것이다. 그러나 중년에 이르면 변화가 시작됨을 서서히 느끼기 시작할 것이다. 젊음의 근력과 지구력을 조금씩 잃을 것이다. 이따금 비밀번호나 만난 사람의 이름을 잊거나, 오래전 본 영화에 등장하는 배우의 이름이 떠오르지 않는다는 사실을 알아차릴 수도 있다. 친구와 또래 중에서 암, 심혈관 질환과 고혈압 같은 관련 증상, 당뇨병이나 당뇨병 전단계라는 진단을 받은 이들이 생기기 시작할 것이다. 학창 시절 친구의 장례식에도 참석하게 될 것이다.

특정 시점에 이르면 쇠퇴는 가팔라지기 시작한다. 이윽고 70~75세에는 인지 능력과 신체 능력이 약 절반으로 떨어질 것이다(수평 점선). 이 50퍼센트 선은 자신이 하고 싶은 일을 더 이상 쉽게 할 수 없는 시점이라고 내가 임의로 정한 것이다. 우리는 제약을 느끼며, 안 좋은 일이 더 자주 일어나기 시작하고 그 영향도 더 커지기 시작한다. 40세에는 스키를 타다가 사고로 넓적다리뼈(대퇴골)가 부러져도 여전히 튼튼하며 금방 회복된다. 능력이 25퍼센트로 줄어든 75세에 길에서 넘어져서 넓적다리뼈가 부러질 때는 상황이 전혀 다르다. 또 그 무렵에는 만성 질환 위험이 기하급수적으로 증가한다.

의학 2.0은 바로 이 시점에 개입한다. 심장병이든 암이든 다른 어떤 질병이든 의사는 치료할 것이고, 운이 좋다면 수명이 몇 달 또는 몇 년 더 늘어날 것이다. 수명/건강수명 곡선이 수평에 가깝게 변하는 시기가 바로 여기다. 죽음이 연기되었음을 나타낸다. 그러나 이 일이 일어나는 지점을 보라. 건강수명이 이미 한참 떨어진 시점이다. 이는 삶의 질을 유의미하게 개선하지 않은 채로 죽음을 늦춘

　　　　　　　　　　　　　　　　　　　　質病 해방

다는 의미다. 의학 2.0이 아주 잘하는 일이다. 이것이 현행 체제에서 우리 대다수가 예상할 수 있는 끝자락 10년이다.

이제 긴 점선을 보자. 이 곡선은 이상적인 궤적을 나타낸다. 이 궤도가 바로 우리가 원하는 것이다. 중년에 서서히 쇠퇴하기 시작하는 대신에, 전반적인 건강수명이 50대 이상까지 똑같이 유지되거나 더 개선된다. 55세, 심지어 65세에도 45세보다 더 튼튼하고 건강할 것이고, 70대와 80대, 심지어 그 이상까지도 건강한 몸과 빠릿빠릿한 인지력을 유지할 것이다. 여권에 적힌 나이보다 10년, 아니 20년이나 더 젊은 사람처럼 보일 것이다. 이 곡선은 아래쪽 공간이 훨씬 넓은데, 이 공간은 더 길고 더 나은 삶을 의미한다. 가족과 더 많은 시간을 보내고, 열정을 추구하고, 여행을 다니고, 의미 있는 일을 계속하는 삶이다. 게다가 마지막에 쇠퇴하기 시작할 때는 하락이 가파르고 비교적 짧게 끝난다. 이를 '수명 곡선 넓히기squaring the longevity curve'라고 한다.

이 시나리오에 따르면 우리는 더 오래 산다. 그리고 더 오래 더 잘 산다. 우리는 기대수명보다 더 오래 살고, 노후의 삶에 대한 사회의 기대 수준도 뛰어넘는다. 엉망이 된 끝자락 10년 대신에 모든 차원에서 왕성하게 활동할 때 우리는 '덤 10년Bonus Decade'—또는 '덤 수십 년'—을 누린다. 이것이 우리 목표다. 죽음을 늦추고, 추가로 늘어난 여생을 최대한 활용하는 것이다. 이때 우리에게 남은 인생은 지루한 시간이 아니라 즐거운 시간이 된다.

전략과 전술의 차이

이제 당연히 이런 질문이 나온다. "어떻게 하면 그럴 수 있나요?" "어떻게 하면 수명을 늘리는 동시에 건강수명도 늘릴 수 있나요?" "어떻게 하면 '네 기사 질병'이 몰고 오는 죽음을 피하는 한편으로 신체, 인지, 정서의 쇠퇴를 늦추거나 더 나아가 되돌릴 수 있나요?"

우리의 계획은 무엇일까?

바로 여기서 대부분의 사람은 잘못된 방향으로 나아간다. 그들은 지름길을 택해 곧장 전술로 나아가려고 한다. 무엇을 먹을지(그리고 안 먹을지), 어떤 식으로 운동할지, 어떤 영양제나 약을 먹을지 등으로 달려든다. 서점에 가면 답을 알고 있다고 주장하는 책들이 가득하다. 하지만 이 책은 거기에 속하지 않는다. 대신에 나는 이 지점에서 우리가 멈춰 서서 한 걸음 뒤로 물러나야 한다고 믿는다. 우리 계획을 실천하는 과정에서 가장 중요한 단계를 건너뛰지 않도록 하기 위해서다. 바로 '전략' 세우기다.

이번 장의 첫머리에서 인용한 손자의 말을 다시 보자. "전략 없는 전술은 패배하기 전에 내는 소음이다." 손자는 전쟁 이야기를 하고 있지만 이 말은 우리 이야기에도 적용된다. 우리 목적을 달성하려면 먼저 전략을 세워야 한다. 전략은 과학에 토대를 두고, 우리 목표에 맞추어 고안되고, 우리에게 여러 가지 대안을 제공하는 개념 뼈대 또는 정신 모형, 다시 말해 전반적인 접근법을 말한다. 우리의

질병 해방

개별 전술은 전략에서 나오며, 전략은 우리의 목표에서 나온다. 우리는 이제 목표가 무엇인지 안다. 그렇지만 진정한 승리의 열쇠는 전략에 있다.

사람들은 흔히 전략과 전술이 같은 것이라고 생각하면서 혼동하는 큰 실수를 저지르곤 한다. 둘은 같은 것이 아니다. 역사상 가장 기억에 남을 권투 경기 하나를 예로 들어 이 차이를 설명해보겠다. 바로 무하마드 알리와 조지 포먼의 대결, 1974년 자이르(현재 콩고 민주공화국)의 수도 킨샤사에서 열린 유명한 '정글의 혈투Rumble in the Jungle'다.

알리의 '목표'는 포먼과의 경기에서 승리해 헤비급 타이틀을 되찾는 것이었다. 알리가 직면한 문제는 포먼이 더 젊고, 더 강하고, 더 비열하고, 상대를 무자비하게 때려눕히는 방식을 선호한다는 것이었다. 오늘날 주방 그릴 홍보 모델로 활동하는 유쾌한 모습의 포먼을 보면 상상하기 어렵지만 당시 그는 가장 비열한 경기를 하는 권투 선수로 여겨졌다. 그는 말 그대로 무적으로 여겨졌다. 모든 전문가는 알리가 전적이 아무리 화려하고 관중의 응원을 한 몸에 받더라도 승산이 없다는 데 동의했다. 그랬기에 알리에게는 바로 '전략'이 필요했다.

알리는 자신이 더 빠르고, 더 경험이 많고, 더 강인한 정신을 지녔다는 점에서는 포먼보다 조금 유리하다고 판단했다. 또 포먼이 다혈질이고 화를 참지 못한다는 것도 알았다. 알리는 포먼의 주먹에 주먹으로 맞서려고 하지 않고 더 젊고 경험이 적은 상대가 스스로 힘을 빼도록, 좌절하고 지치게 만들어서 약해지도록 유도하기로 했다. 그러면 더 대등한 경기를 펼칠 수 있으리라 보았다. 요컨대 알리의 전략은 이랬다. 포먼을 화나게 만들면 마구 주먹을 날리다가 결국 지칠 것이고, 그때 공세를 취한다는 것이었다.

이 전략으로부터 지금은 전설이 된 전술이 나왔다. 먼저 포먼에게 라이트 스트레이트 리드 펀치를 연달아 날렸다. 뻔히 보이는, 심지어 얕잡아 보는 듯한 이 주먹질에 당연히 포먼은 열이 받았다. 지금까지 감히 누구도 헤비급 세계 챔피언인 포먼에게 이런 주먹을 날리지 못했다. 이어서 알리는 분노한 포먼이 피하는 자신을 쫓아와 로프에 밀어붙인 채 연타를 날려 에너지를 소비하도록 유도했다. 알리 자신은 오로지 로프에 기대어 충격을 최소화하는 데만 집중했다. 그 유명한 '로프-어-도프rope-a-dope' 전술이었다.

처음 몇 라운드 동안은 모두가 포먼이 알리를 압도적으로 이기고 있다고 생각했다. 포먼 자신도 그랬다. 알리의 전략은 포먼보다 더 오래 버티자는 것이었기에 그런 타격을 견디는 훈련을 해둔 상태였다. 5라운드쯤 되자 관중은 포먼이 깨닫기 시작했음을 거의 알아볼 수 있다. '젠장, 난 벌써 지쳤어.' 한편 알리는 체력을 잘 비축한 덕분에 힘이 훨씬 더 많이 남아 있었다. 결국 알리는 8라운드에 결정타를 날려 KO로 승리할 수 있었다.

이 이야기의 요지는 전술이란 실제로 링에 올라갔을 때 수행하는 일이라는 것이다. 반면에 전략이란 실제로 링에 올라가기 한참 전에 상대방을 꼼꼼히 연구해 강점과 약점을 파악하고, 어떻게 하면

질병 해방

두 측면 다 자신에게 유리하게 이용할 수 있는지를 알아내는 일이다. 그래서 전략은 세우기가 더 어렵다. 이 책에서 우리는 장수의 접근법을 이렇게 세 부분으로 나누어 살펴볼 것이다. '목표 → 전략 → 전술.'

우리 전략
: 인지, 신체, 정서 악화 늦추고 되돌리기

포먼과 싸울 때 알리는 시간이 자신의 편임을 알았다. 맞아서 쓰러지지 않도록 피하면서 상대방을 격분시켜 마구 주먹을 휘둘러 에너지를 낭비하게 만드는 시간이 길어질수록 최종적으로 이길 기회가 더 많아진다. 그런데 우리 이야기에서는 안타깝게도 시간은 결코 우리 편이 아니다. 우리가 살아가는 매 순간 질병과 사망의 위험은 우리를 끌어당긴다. 땅에서 높이 뛰어오르지 못하게 중력이 우리를 끌어당기듯이.

물론 우리가 직면하는 모든 문제에 전략이 필요한 것은 아니다. 사실 전략이 필요 없는 문제도 많다. 예를 들어 햇볕에 타지 않는 것이 목표일 때는 전략이 필요 없다. 그냥 선크림을 바르거나 긴 옷을 입거나 커다란 모자를 쓰거나 아예 햇빛이 비치는 곳으로 가지 않는 전술 대안 중에서 선택할 수 있다. 그러나 더 오래 더 잘 살려고 한다면 전략이 필요하다. 장수는 햇볕에 타지 않는 것보다 훨씬 더 복잡

한 문제기 때문이다.[●]

더 오래 산다는 것은 '네 기사 질병' 모두가 불러오는 죽음을 지연시킨다는 의미다. 이 4대 질병은 한 가지 강력한 위험 요인을 공통으로 지닌다. 바로 '나이'다. 나이를 먹을수록 이런 질병 중 하나 이상이 우리 몸에 똬리를 틀기 시작할 위험은 기하급수적으로 커진다. 안타깝게도 우리는 실제 나이 측면에서는 할 수 있는 일이 그다지 없다.

그런데 우리는 '노화'를 정확히 무슨 뜻으로 쓰는 걸까? 노화는 그저 시간의 경과만이 아니라 시간이 지남에 따라 우리 몸속, 피부 밑, 장기와 세포에서 일어나는 일을 가리킨다. 엔트로피는 매일 우리에게 작용하고 있다.

"노화는 기능 장애와 죽음에 대한 취약성 증가로 이어지는 생리적 무결성의 점진적 상실이다." 2013년 발표해 많은 영향을 끼친 "노화의 증표hallmarks of aging"를 기술한 논문의 저자들은 이렇게 썼다. "이 악화는 암, 당뇨병, 심혈관 질환, 신경퇴행성 질환을 비롯한 주요 병리 현상의 주된 위험 요인이다."[1]

노화 과정 자체는 우리를 이런 질병에 취약하게 만들며 건강수명에 영향을 미친다. 심근경색으로 사망하는 사람은 겨우 1시간 전에 아프기 시작한 것이 아니다. 이 병은 그 사람의 몸에서 조용히 드

[●]   햇볕에 타면 흑색종 위험이 커지는 것은 물론이고 피부 노화가 일어나므로 피하는 편이 좋다는 것은 확실하다.

러나지 않은 채 수십 년 동안 활동하고 있었다. 나이 들면서 몸의 내부 방어 기제가 약해지고 질병이 우세해진 것이다. 우리는 코로나 팬데믹에서도 비슷한 양상을 목격했다. 이 바이러스는 모든 연령 집단에 영향을 미쳤지만 사망률은 노년층이 훨씬 더 높았다. 바이러스가 노년층이 이미 지니고 있는 질병과 죽음에 대한 취약성을 찾아내 이용했기 때문이다. 약해진 면역계, 심혈관과 호흡계 문제 같은 것들이다. 따라서 우리 전략은 노화의 효과를 고려해야 한다. 알리가 포먼을 이길 방법을 모색할 때 자신의 나이를 고려한 것처럼 말이다. 올바른 전략이 없었다면 알리는 졌을 것이 거의 확실하다.

그리고 이것이 바로 내가 당신에게 무엇을 어떻게 하라고 알려주는 전술로 곧장 넘어갈 수 없는 이유다. 곧바로 전술로 나아가려는 당신에게 나는 잠시 멈추고 호흡을 가다듬고 진정하라고 조언하겠다. 전략, 그리고 이 전략을 뒷받침하는 과학을 이해하지 못한다면 전술은 별 의미가 없으며, 당신은 최신 유행하는 식사요법과 운동법 그리고 기적의 영양제 사이를 오가는 일을 영원히 되풀이할 것이다. 당신은 문제의 빠른 해결책을 추구하는 의학 2.0의 사고방식에 갇히게 될 것이다. 능수능란한 전술가가 되는 유일한 길은 의학 3.0으로 마인드셋을 전환하는 것이다. 그러려면 먼저 뛰어난 전략가가 되어야 한다.

이어지는 장들에서 우리는 노화 과정의 기본 메커니즘 몇 가지를 깊이 살펴보고, '네 기사 질병' 각각이 어떤 식으로 작용하는지 자세히 다룰 것이다. 이 질병들은 어떻게 언제 활동을 시작할까? 어떤 힘—내부와 외부 모두에서—이 이 질병들을 촉진할까? 이 질병들은 어떻게 유지될까? 그리고 가장 중요한 일, 어떻게 하면 이 질병들을 늦추거나 더 나아가 완전히 막을 수 있을까? 다음 장에서 살펴보겠지만, 백세인centenarian이 유달리 장수하는 비결이 여기에 있다. 그들은 만성 질환의 출현 시기를 평균인 사람보다 수십 년 더 늦추거나 막는다.

또 우리는 너무 남발되어 진정한 의미를 잃어버린 유행어 중 하나인 건강수명에 대해서도 더 자세히 살펴볼 것이다. 질병과 장애 없이 살아가는 기간이라는 표준 정의는 기준을 너무 낮게 설정한다. 아픈 데는 없지만 바깥출입을 못 하고 집에만 갇혀 지낸나면 과연 '건강하다' 말할 수 있을까? 나는 더 신랄하게 말하는 쪽을 선호한다. 너무 신랄해 환자들을 불편하게 만들 정도로.

이 문제를 다른 방식으로 생각해보자. 수명은 죽음을 다루며, 이분법적이다. 살아 있지 않으면 죽은 것이다. 그리고 최종적이다. 그러나 대다수는 이 일이 일어나기 전에, 때로는 오래전부터 쇠퇴기를 겪는다. 나는 이것이 슬로 모션으로 서서히 죽어가는 것과 비슷하다고 주장하겠다. 베키의 어머니 소피는 분명히 그런 사례였다. 끔찍한 사고를 당한 뒤처럼 빨리 일어날 수도 있지만, 대개는 아주 느리게 진행되어 변화를 거의 알아차리지 못한다.

나는 건강수명과 그 악화를 3가지 범주 또는 벡터라는 관점에서 생각한다. 첫 번째 악화 벡터는 '인지력 쇠퇴'다. 우리의 인지 처리 속도가 느려지는 것이다. 우리는 예전에 했던 식으로 복잡한 문

질병 해방

제를 빨리 그리고 쉽게 풀 수가 없다. 기억력도 쇠퇴하기 시작한다. 집행 기능executive function도 신뢰도가 떨어진다. 성격도 달라지며, 충분히 오래 이어지면 지각력 있는 자아 자체도 사라진다. 다행히 대부분의 사람은 치매까지 이어지진 않지만, 많은 이들은 나이를 먹으면서 어느 정도 인지력이 쇠퇴한다. 우리 목표는 이를 최소화하는 것이다.

악화의 두 번째 벡터는 우리 '신체 기능의 쇠퇴와 궁극적인 상실'이다. 이 일은 인지력 쇠퇴보다 먼저 일어날 수도 있고 늦게 일어날 수도 있다. 미리 정해진 순서 같은 것은 없다. 그러나 나이를 먹을수록 노쇠가 우리를 괴롭히기 시작한다. 근육량과 근력이 줄어들고 뼈 밀도, 지구력, 안정성stability, 균형 감각도 줄어들다가 이윽고 장바구니를 집으로 들고 들어가는 것조차 거의 불가능해진다. 또 만성 통증으로 예전에 쉽게 하던 일을 못 하게 된다. 그리고 죽상경화증의 가차 없는 진행은 신문을 가져오러 현관 앞까지 가는 것조차 숨 가쁘게 만들 수 있다(우리가 늙었을 때도 신문이 여전히 있다면). 또는 소피의 사례처럼 비교적 활동적이고 건강하게 살다가 넘어지거나 뜻밖의 부상을 당해 다시는 회복하지 못한 채 하향 나선을 그릴 수도 있다.

내 환자들은 자신이 이런 쇠퇴를 겪을 것이라고 거의 예상하지 않는다. 나는 그들에게 자신의 이상적인 미래를 아주 구체적으로 그려보라고 요청한다. "나이를 더 먹었을 때 무엇을 하고 싶나요?" 그러면 그들이 내놓는 예측은 아주 놀랍게도 낙관적인 경향이 있다.

그들은 지금 즐기고 있는 스노보드나 킥복싱 같은 것을 70대나 80대에도 여전히 하고 있을 것이라고 대단히 자신한다.

그럴 때 나는 그들의 말을 끊고 설명한다. "그렇게 하려면 특정한 수준의 근육 강도와 유산소 운동 능력을 그 나이에 지녀야 할 겁니다." 그러나 예를 들어 지금 52세인 당신의 근력과 최대 산소 섭취량$_{VO_2 \, max}$은 이미 그런 일을 충분히 해내지 못하는 수준이며, 앞으로 더 쇠퇴할 것이 거의 확실하다. 따라서 당신은 (a) 쇠퇴에 굴복하든지, (b) 지금 당장 대처 계획을 세우든지 둘 중 하나를 해야 한다.

당신의 미래 목표가 얼마나 야심 차든 상관없이, 나는 당신이 고령자의 건강과 기능을 평가하는 데 쓰는 점검표인 '일상생활활동$_{activities \, of \, daily \, living, \, ADL}$'이라는 것에 친숙해졌으면 한다. 이 점검표 목록에는 스스로 식사 준비하기, 도움 없이 걷기, 목욕하고 옷 입기, 전화 사용하기, 장보기, 은행 일 보기 같은 기본 과제가 포함된다. 앞으로 직접 밥을 해 먹거나 혼자서 목욕하거나 몇 블록 걸어서 친구를 만나 커피를 마시는 능력을 잃은 채 살아간다고 상상해보라. 지금의 우리는 이런 능력을 당연하게 여긴다. 하지만 나이 들어서도 이런 최소한의 능력을 유지하면서 계속 활동적으로 살아가려면 부지런히 건강의 토대를 마련하고 유지하는 일을 시작해야 한다.

악화의 세 번째이자 마지막 범주는 '정서 건강'과 관련이 있다고 나는 믿는다. 다른 범주들과 달리 이 범주는 대체로 나이와 무관하다. 정서 건강 악화는 겉으로 보기에 건강한 20대에 영향을 미칠 수도 있고, 내 사례처럼 중년에 슬그머니 찾아들 수도 있다. 아니면 말년에 일어날 수도 있다. 설문 조사에 따르면 행복은 40대(정확히 말하면 47세)에 최저 수준으로 떨어지는 경향이 있다고 한다. 그러나 내가 쓰라린 경험을 통해 배운 것처럼 중년의 고통은 훨씬 더 이른 시기인 청소년기나 유년기에 뿌리를 두고 있을 때가 많다. 그리고 내가 그랬듯이 우리는 위기가 닥칠 때까지 위험을 알아차리지 못할 수 있다. 이 정서 건강, 정신 건강 문제를 어떻게 처리하느냐가 우리의 신체 건강, 행복, 생존 자체에 지대한 영향을 미친다.

내가 보기에 장수 개념은 사실상 쇠퇴의 이 모든 벡터를 동시에 막거나 피해 갈 때만 의미가 있다. 그리고 장수의 이 개별 요소 하나하나는 다른 것들 없이는 별 가치가 없다. 마음과 몸이 온전하지 않은 상태로 100세까지 사는 일은 기꺼이 선택할 대안이 아니다. 마찬가지로 최고의 삶의 질을 누리다가 이른 나이에 죽는 것도 원하는 일이 아니다. 그리고 건강하게 나이 들지라도 사랑과 우정과 목적이 없는 삶이라면 지옥이나 마찬가지일 것이다.

여기서 중요한 차이점이 하나 있는데, 실제 죽음은 피하거나 막을 수 없지만 우리가 이야기하는 악화는 피하거나 막을 수 있다는 사실이다. 80대나 90대에 사망하는 모든 이들이 인지, 신체, 정서 면에서 파괴의 골짜기를 통과하는 것은 아니다. 이런 파괴는 예방할 수 있다. 그리고 시간이 흐를수록 노쇠의 중력에 점점 더 강하게 끌리지만 그래도 이것이 대체로 우리 선택에 좌우된다고 나는 믿는다. 뒤에서 살펴보겠지만 인지, 신체, 심지어 정서 악화까지 적절한 전술을 쓰면 늦출 수 있고, 더 나아가 때로는 되돌릴 수 있다.

또 다른 요점은 수명과 건강수명이 독립 변수들이 아니라는 것이다. 둘은 긴밀하게 얽혀 있다. 근육 힘을 늘리고 심폐 체력을 키우면 온갖 약을 투여해 얻을 수 있는 것보다 훨씬 더 큰 규모로 모든 원인에 따른 사망 위험을 줄일 수 있다. 인지 건강과 정서 건강도 마찬가지다. 우리가 건강수명을 개선하기 위해 취하는 모든 행동은 거의 언제나 수명 증가에 기여할 것이다. 우리 전술이 대체로 건강수명 개선에 주안점을 두는 이유가 바로 여기에 있다. 수명 연장 혜택은 저절로 따라올 것이다.

우리 전술
: 운동, 영양, 수면, 정서 건강 개선하기

의학 2.0과 의학 3.0의 핵심 차이는 우리 전술을 언제, 어떻게 적용하느냐와 관련이 있다. 대개 의학 2.0은 감염이나 골절처럼 급성 문제가 생길 때만 당면한 문제의 단기 해결책을 갖고 개입한다. 의학 3.0에서는 전술이 일상생활과 엮여야 한다. 말 그대로 전술과 함께 먹고, 함께 숨 쉬고, 함께 자야 한다.

의학 2.0은 크게 시술(수술 등)과 약물 치료라는 2가지 전술 유형에 의존한다. 반면에 의학 3.0의 전술은 크게 5가지 영역으로 나뉜다. 운동, 영양, 수면, 정서 건강, 외인성 분자exogenous molecules다. 외인성 분자는 약, 호르몬, 영양제 등을 뜻한다. 나는 분자 이야기는 많이 하지 않을 것이다. 그랬다가는 이 책의 분량이 2배로 늘어날 테니까. 그렇지만 내가 '자연적'이 아니라는 이유로 약을 멀리하는 것이 아니라는 사실은 밝히고 넘어가겠다. 나는 지질 수치를 낮추는 처방약을 비롯해 많은 약과 영양제가 우리 장수 연장통의 핵심 도구라고 보며, 그리 머지않은 미래에 우리가 더 효과적인 이런 도구를 많이 갖추기를 바란다.

의학 3.0에서 우리의 첫 번째 전술 영역은 '운동'이다.

건강수명과 마찬가지로 운동도 우리를 골치 아프게 하는 지나치게 폭넓은 용어 중 하나다. 공원에서 걷기부터 산악자전거를 타고 고개 넘기, 테니스 치기, 체육관에서 역기 들기에 이르기까지 온갖 활동을 가리킬 수 있기 때문이다. 이 모든 것이 '운동'이라고 불리지만 각 활동의 효과는(그리고 위험은) 분명히 전혀 다르다. 그래서 우리는 운동이라고 부르는 이것을 가장 중요한 구성 요소로 나눌 것이다. 근력, 안정성, 유산소 효율, 최대 산소 섭취량이다. 수명과 건강수명의 한계까지 다다르고 싶다면 이 4가지 요소 각각을 한계까지 밀어붙여야 한다.

다시 말하지만 내 목표는 살을 빨리 빼는 법이나 허리를 아름답게 만드는 법을 알려주려는 것이 아니다. 통증과 장애가 없는 상태로 다양한 움직임에서 근력, 지구력, 안정성을 유지하는 것, 이것이 우리가 추구하는 운동의 목표다.

운동은 세월이 흐르면서 내 생각이 바뀐 또 다른 영역이다. 나는 예전에는 다른 무엇보다 영양을 우선시했다. 하지만 지금은 수명과 건강수명 양쪽에서 운동이야말로 가장 강력한 '장수약'이라고 생각한다. 데이터가 분명하게 보여준다. 운동은 사망 자체를 늦출 뿐 아니라 인지와 신체 쇠퇴를 다른 개입 수단보다 더 효과적으로 예방한다. 또 우리는 운동을 할 때 기분이 좋아지는 경향이 있다. 따라서 측정하기는 어렵지만 정서 건강에도 효과를 미칠 것이다. 나는 당신이 다양한 유형의 운동을 '어떻게' 하는지만이 아니라 '왜' 하는지도 이해함으로써 자신의 목표에 적합한 계획을 세울 수 있기를 바란다.

우리의 두 번째 전술 영역은 '영양'이다.

나는 "이것을 먹어라" "저것을 먹지 마라"라고 하거나 모두가 따라야 하는 특정한 식사요법을 처방하지 않을 것이다. 또한 저탄수화물low carb 대 구석기paleo 대 비건vegan 등을 놓고 벌어지는 무익하기 짝이 없는 결코 끝나지 않을 식단 전쟁에서 어느 편을 들지도 않을 것이다. 우리는 그런 종파 논쟁은 피하고, 대신에 생화학 증거에 초점을 맞출 것이다. 가장 뛰어난 과학적 증거는 '무엇을 먹느냐'도 중요하지만 가장 중요한 것은 '얼마나 먹느냐'라고 말한다. 즉 얼마나 많은 열량을 섭취하느냐가 가장 중요하다.

여기서 골디락스 지대Goldilocks zone—너무 많이 먹지도 너무 적게 먹지도 않고 딱 알맞게 먹는 상태—에 도달하는 방법은 여러 요인에 따라 달라질 것이다. 그러므로 내 목표는 당신이 자신에게 가장 적합한 섭식 패턴을 찾아내어 정하도록 돕는 것이다. 그렇지만 우리가 이야기하는 전술 중 돌에 새겨지듯 확정된 것은 전혀 없다는 사실을 명심하자. 최대한 많은 원천에서 피드백을 받아 무엇이 효과가 있고 효과가 없는지 판단하려고 노력해야 한다. 우리의 목표를 달성하기 위해 새로운 전술을 채택하고 낡은 전술은 버릴 수 있게 해주는 것, 이런 것이 좋은 전략이다.

다음 전술 영역은 '수면'이다.

나를 비롯한 많은 이들이 너무나 오랫동안 무시해온 영역이 이것이다. 다행히 지난 10여 년 사이에 수면은 마침내 받아 마땅한 주목을 받게 되었다. 오늘날 우리는 수면의 중요성과 잠을 제대로 못 잘 때 단기적으로나 장기적으로 어떤 문제가 생길지 훨씬 더 잘 이해하고 있다(미리 말해두자면 아주 많은 문제가 생긴다). 잠을 푹 자고 깨어났을 때의 느낌, 완전히 새로운 기분으로 활기찬 하루를 시작할 수 있을 것 같은 느낌만큼 좋은 것은 찾기 어렵다. 좋은 잠은 우리가 타고난 생리적 수선 과정, 특히 뇌에서 이루어지는 수선 과정에서 대단히 중요하다. 잠을 제대로 못 자면 인슐린 저항성에서부터 인지력 감퇴에 이르기까지 일련의 부정적인 결과가, 특히 정신 건강에 안 좋은 결과가 연쇄적으로 빚어진다.

나도 한때는 밤새우는 것을 좋아하고 잠은 아무런 할 일이 없는 사람이나 자는 것이라고 생각했다. 긴 이야기를 짧게 줄이자면 나는 그런 생각이 얼마나 잘못되었는지 깨달았다. 이제 나는 '살이 좀 찐 피터'의 가장 큰 문제가 무엇을 먹었느냐보다는 얼마나 적게 잤느냐와 더 관련이 있었다고 확신한다.

우리가 마지막으로 살펴볼 전술 영역은 '정서 건강'이다. 나는 이것이 다른 영역들 못지않게 모든 면에서 건강수명의 중요한 요소라고 믿는다. 나는 이 분야의 전문 지식이 거의 없어서 다른 장들과 달리 탄탄한 실험 데이터와 연구가 그다지 많지 않다. 대신에 개인 경험은 대단히 풍부하다. 그래서 지난 세월 내게 일어났던 일들을 받아들이고 나 자신의 행동을 바로잡고 내가 망쳤던 인간관계를 복원하기까지의 아주 길고 고통스러웠던 여정을 중심으로 이야기를 나눌 것이다. 최소한 경각심을 불러일으켜줄 수 있을 것이고, 적절하게는 당신 자신의 정서 상태를 재고하도록 동기부여를 해줄 수 있을 것이다.

이 여정은 17장에서 자세히 논의할 텐데 당시 내가 들었던 말 중에 거의 주문처럼 술곧 내 뇌리를 떠나지 않는 말이 있다. 내 치료사 중 한 사람인 에스터 페럴Esther Perel이 치료를 시작한 초기에 한 말이었다.

"당신은 사람들을 더 오래 살게 하는 일을 평생의 직업으로 삼고 있잖아요. 그런데 사람들이 덜 비참하게, 정서적으로 덜 고통받게 하는 쪽으로는 아예 신경조차 쓰지 않다니 좀 모순적이지 않나요?"

그녀는 계속해서 이렇게 말했다.

"자신이 불행하다면 과연 더 오래 살고 싶을까요?"

그녀의 논리는 부정할 수 없었다. 그리고 그녀의 말은 장수에 대한 내 접근법을 통째로 바꾸어놓았다.

우리 전략이 증거에 토대를 두어야 한다는 점은 분명히 중요하다. 그런데 안타깝게도 장수 연구는 의학 2.0의 가장 강력한 도구인 사람을 대상으로 한 무작위 임상 시험이 한계에 부딪히고 마는 분야다. 무작위 대조 시험randomized controlled trial, RCT은 비교적 단순한 단기 상황에서 원인과 결과를 파악하는 데 쓰인다. 예를 들어 선크림이 햇볕 화상을 예방하는지를 보여주는 임상 시험은 수행하기가 무척 쉽다. 그러나 이런 연구를 장수 연구에 활용하는 데는 한계가 있다.

바로 이 점에서 일부 사람들은 내 접근법에 불편한 심기를 드러낸다. 증거 기반 의학을 철저히 신봉하는 이들은 어떤 연구든 먼저 무작위 대조 시험을 통해 데이터를 얻어야 한다고 본다. 무작위 대조 시험은 의학적 증거를 내놓는 표준 방법이지만 단기간이라는 점을 포함해 의학 2.0의 몇 가지 주요 한계를 강화하는 역할을 한다. 대체로 무작위 대조 시험을 통해 가장 해결하기 좋은 유형의 임상 문제는 백신이나 콜레스테롤 수치를 낮추는 약물 같은 단순한 개입을 수반하는 것들이다. 우리는 6개월에서 길어야 최대 5~6년인 비교적 짧은 기간에 걸쳐 이런 치료를 하면서 특정한 결과에 어떤 효과를 마치는지 살핀다. "이 백신이 심각한 중증 질환자와 사망자 수를 줄일까?" "이 약이 콜레스테롤 수치를 낮추어 매우 취약한 사람들에게서 심장병 사망을 줄일까, 아니면 적어도 심근경색 위험을 낮출까?"

이런 유형의 연구는 증거 기반 의학의 토대다. 그러나 우리 목표가 장수라면 상황은 훨씬 더 복잡해진다. 1년짜리 임상 시험이나 심지어 5년짜리 연구로는 수십 년이 걸리는 질병의 진행 과정에 대해 알아야 할 모든 것을 결코 알아낼 수 없다. 건강한 40세의 심혈관 예방 전략을 알려줄 만한 임상 시험은 불가능하다. 이런 연구는 너무 시간이 오래 걸려 할 수 없다는 단순한 이유에서다. 게다가 약리학pharmacology을 벗어나면 이 개입은 너무나 복잡해진다. 운동, 영양, 수면이 모두 관련된 사례에서는 더더욱 그렇다.

따라서 장수 자체를 이런 식으로 연구하기는 거의 불가능하다. 어떻게든 아기를 10만 명 모아서 4~5가지 개입에 무작위로 할당한 뒤 평생 동안 추적하지 않는 한 말이다. 그렇게 한다면 수명과 건강수명을 최대화할 확고한 증거 기반 처방이 나올지도 모른다(바라건대). 그러나 여기에는 넘을 수 없는 장애물들이 있다. 끝내기까지 한 세기가 걸릴 것이라는 점에서 특히 그렇다.

차선책은 우리가 가진 다양한 유형의 데이터들을 살펴보고 이것들을 활용해 삼각 측량triangulation을 하는 전략을 개발하는 것이다. 이 방법은 문제를 확실하게 해결하지 못할 수 있지만 적어도 올바른 방향이 어디인지는 가르쳐줄 수 있다. 차선책 전략은 5가지 서로 다른 원천에서 나온 통찰을 결합한 것을 토대로 한다. 각각은 따로 놓여 있을 때는 그다지 강력하지 않다. 그러나 하나로 모으면 우리 전술의 탄탄한 토대를 제공할 수 있다. 그러므로 우리는 배타적인 증거 기반 의학에서 증거 활용 의학, 위험 조정 정밀 의학risk-adjusted pre-

질병 해방

cision medicine으로 기본 틀을 전환해야 한다.

우리의 첫 번째 데이터는 '백세인' 연구에서 얻은 것이다. 백세인은 100세 이상 대개 건강하게 살아온 사람들이다. 이들은 극단적인 아웃라이어outlier(평균치에서 크게 벗어난 사람-옮긴이)로, 통상적인 기대수명보다 무려 20년 이상 더 살아가는 극소수 집단이다. 대체로 백세인은 우리 대다수를 죽이는 질병들을 늦추거나 피해왔으며, 그중 상당수는 꽤 건강한 모습을 유지해왔다. 우리는 그들이 어떻게 이런 일을 해내는지 알고 싶다. 백세인의 공통점은 무엇일까? 특정한 유전자가 그들을 100세 미만인 사람들보다 더 유리하게 만드는 것일까? 그들의 생존과 더 느려 보이는 노화 속도를 무엇이 설명해줄까? 그리고 무엇보다 그들의 행운을 모방하려면 나머지 사람들은 어떻게 해야 할까?

백세인이 우리의 '관심 종species of interest'을 대변한다는 사실, 다시 말해 그들이 '사람'이라는 사실 때문에 그들에게서 나온 증거는 더 강하게 와닿는다. 안타깝게도 백세인 데이터는 실험이 아니라 거의 오로지 관찰을 통해 얻은 것이다. 그렇기에 우리는 진정한 인과 관계를 추론할 수가 없다. 있는 그대로 말하자면 백세인의 삶의 이력과 습관은 저마다 독특한 경향을 띤다. 그리고 그들의 수가 비교적 적다는 사실은 확고한 결론을 내리기 어려울 수 있음을 의미한다.(백세인에 대해서는 다음 장에서 더 자세히 살펴보겠다.)

두 번째 데이터는 실험용 생쥐 같은 '동물 모형'의 수명 연구에서 얻은 것이다. 윤리 면에서나 설비 면에서나 생쥐를 대상으로 수명을 바꾸는 전술을 실험하는 일은 분명히 훨씬 더 쉽다. 사람과 달리 생쥐는 수명이 약 2~3년이다. 식단과 외인성 분자 양쪽으로 다양한 개입이 생쥐의 수명에 어떻게 영향을 미치는지 살펴본 데이터는 엄청나게 많이 나와 있다. 그런데 이런 연구 데이터에는 명확한 한계가 있는데, 바로 생쥐가 사람이 아니라는 사실이다. 생쥐에게 효과가 있는 약물 중 상당수는 사람 연구에서 처참하게 실패하곤 했다.

연구에는 예쁜꼬마선충이라는 작은 선형동물 종뿐 아니라 초파리, 개, 영장류, 나아가 효모에 이르기까지 다양한 유형의 동물 모형이 흔히 쓰인다. 이 모든 종은 나름의 강점과 약점을 지닌다. 어떤 개입이 수억 년 동안 갈라져 진화한 다양한 동물에게서(예를 들어 선충에서부터 원숭이에 이르기까지) 수명이나 건강수명을 늘린다는 것을 보여줄 수 있다면, 대체로 나는 그런 연구 결과를 진지하게 받아들이는 편이다.

우리 전술을 뒷받침할 세 번째이자 중요한 데이터는 사람을 대상으로 한 '네 기사 질병' 연구로부터 나온다. 심혈관 질환과 뇌혈관 질환, 암, 알츠하이머병이나 치매 같은 신경퇴행성 질환, 2형 당뇨병과 관련 대사 기능 이상에 관한 연구가 그것이다. "이런 질병은 어떻게 시작될까?" "어떻게 진행될까?" "어떤 위험 요인이 이런 질병을 일으키거나 촉진하는 데 기여할까?" "어떤 근본 요인을 공유할까?" "병이 꽤 '진행된' 사람들에게 알맞은 첨단 치료법은 무엇이고, 그 치료법은 예방 전략을 개발하는 데 어떤 기여를 할까?" 알리가 경기 전에 포먼을 면밀히 분석한 것처럼, 우리는 이런 질병 하나하나를 속속들이 알고 약점과 취약점을 이해하고자 한다.

네 번째 데이터는 사람과 동물 모형의 '노화' 연구에서 나온 분자와 메커니즘 차원의 통찰이다. 우리는 노화 과정과 특정 질병에서 일어나는 세포 변화에 관해 엄청나게 많은 지식을 축적해왔다. 이 지식을 토대로 외인성 분자(약 등)나 행동 변화(운동 등)를 통해 이런 세포 변화를 다루는 방법에 대한 몇 가지 개념도 도출했다.

우리 통찰의 마지막 다섯 번째 데이터는 '멘델 무작위화Mendelian randomization, MR'라는 아주 탁월한 분석법에서 나온다(멘델 무작위화는 특정 상황에서 특정 조치가 어떤 효과가 있는지 밝히기 위해 사람들 간 유전적 차이를 조사하는 통계 분석 기법이다.-옮긴이). 무작위 대조 시험은 인과관계를 입증할 수 있는 반면에 순수 유행병학epidemiology(역학)은 그럴 수 없는 경우가 많다. 멘델 무작위화는 이런 둘 사이의 간극을 메우는 데 도움을 준다. 유행병학은 흡연과 폐암의 관계를 파악하는 등 특정한 상황에서는 유용하지만 더 복잡한 시나리오에서는 그다지 유용하지 않음이 드러났다(유행병학 이야기는 뒤에서 더 자세히 하겠다). 멘델 무작위화는 실제로 무작위 실험을 하기가 쉽지 않은 상황에서 변경 가능한 위험 요인(예를 들어 LDL 콜레스테롤)과 알고자 하는 결과(예를 들어 암) 사이의 인과관계를 파악하는 데 도움을 준다. 관련 유전자의 무작위 변이를 살펴보고 이를 관찰된 결과와 비교하는 방식인데, 자연에 무작위 배정(무작위화)을 맡겨두는 것이다. 이렇게 함으로써 순수 유행병학의 유용성을 제한하는 편향과 교란 요인 중 상당수를 제거할 수 있다.

예를 들어 일부 유행병학 연구는 LDL 콜레스테롤low-density lipo-protein cholesterol(저밀도 지질단백질 콜레스테롤)과 암 위험 사이에 반비례 관계가 있음을 시사했다. 즉 LDL 콜레스테롤 수치가 더 낮은 사람은 암에 걸릴 위험이 더 높은 듯하다는 결과가 나왔다. 그런데 이 관계가 인과적일까? 까다롭긴 하지만 중요한 질문이다. 이 말이 맞는다면 심장병 예방약인 스타틴 같은 약물로 LDL 콜레스테롤의 수치를 낮출수록 암 위험은 증가할 것이고, 이것은 나쁜 소식이 될 터였다. 유행병학은 우리에게 인과율의 방향을 알려주지 않는다. 그래서 우리는 멘델 무작위화로 시선을 옮긴다.•

멘델 무작위화를 이용해 우리는 LDL 콜레스테롤의 낮은 수치, 중간 수치, 높은 수치를 빚어내는 유전적 변이를 살펴볼 수 있다. 이런 유전적 변이는 무작위로 생기므로 무작위 자연 실험의 역할을 대신할 수 있다. 이 기법으로 LDL 콜레스테롤 수치와 암 발병률 사이의 관계를 살펴봄으로써, 우리는 기존의 유행병학을 골치 아프게 만드는 통상적인 교란 요인의 방해 없이 위 질문에 답할 수 있다. 이 기법을 적용해보니 놀랍게도 낮은 LDL 콜레스테롤 수치가 암을 일으

• 멘델 무작위화가 제대로 작동하려면 특정한 조건이 충족되어야 한다. 첫째, 염두에 둔 유전적 변이가 살펴보려는 위험 요인과 관련이 있어야 한다. 이를 관련성 가정rele-vance assumption이라고 한다. 둘째, 이 유전적 변이가 결과와 공통된 원인을 지니지 않아야한다. 이를 독립성 가정independence assumption이라고 한다. 셋째, 유전적 변이는 위험 요인을 통할 때를 제외하고 결과에 영향을 미치지 않아야 한다. 이를 배제 제한 가정exclusion restriction assumption이라고 한다.

키거나 암 위험을 증가시키지 않는다고 나온다.[2] 같은 기법을 써서 LDL 수치가 심혈관 질환(종속 변수)에 어떤 영향을 미치는지를 살펴보면, 높은 LDL 콜레스테롤 수치와 심혈관 질환의 발생 증가 사이에는 인과관계가 있음이 드러난다[3](7장에서 다룰 예정이다).

당신만의 장수 알파 투자법을 마련하라

예리한 사람이라면 지금까지 이번 장에서 티 나게 다루지 않은 개념이 있음을 알아차렸을 것이다. 바로 '절대적 확실성'이다. 생물학에서는 수학에서 할 수 있는 것처럼 뭔가를 결정적으로 '증명할' 수 있는 사례가 거의 없다. 나는 수학에서 의학으로 넘어갈 때 이 점을 이해하는 데 좀 시간이 걸렸다. 생명체는 번잡하고 혼란스럽고 복잡하며, 꽤 단순한 생물조차 알면 알수록 새로운 면모가 드러난다. 우리는 기껏해야 불확실성을 줄일 수 있기를 바랄 뿐이다. 생물학에서 좋은 실험은 우리 가설이 맞거나 틀릴 확률 면에서 우리의 확신을 높이거나 낮출 뿐이다(비록 의사가 수술하기 전에 손을 씻고 멸균 장갑을 껴야 한다는 개념을 뒷받침하는 증거처럼 어떤 것에는 꽤 확신을 가질 수 있긴 하지만).

우리 질문에 확실하게 답할 수 있는 수십 년에 걸쳐 반복된 다수의 무작위 임상 시험이 없기에, 우리는 확률과 위험이라는 관점에서 생각할 수밖에 없다. 어떤 의미에서는 투자 전략을 짜는 것과 좀 비슷하다. 우리는 자신이 감당할 수 있는 위험 범위 내에서 지금 아는 사항들을 토대로 우리 자산에 평균보다 높은 수준의 수익을 제공할 가능성이 가장 높은 전술을 추구한다. 월스트리트에서는 이런 수익 추구 방식을 '알파alpha' 투자라고 한다. 우리는 이 개념을 빌려와 건강에 적용할 것이다.

나는 좀 비정통적이지만 매우 합리적인 형태로 생활방식을 바꾸면 자신의 수명과 건강수명에 가장 심각한 위협을 끼치는 요인을 최소화하고, 자신만의 장수 알파 투자법을 얻을 수 있다고 제안한다.

여기서 내 목표는 당신에게 자신의 구체적인 상황에 적용할 수 있는 도구 집합을 갖추어주는 것이다. 당신이 혈당 조절, 체중, 신체 조건, 알츠하이머병 위험 등 어느 쪽에 주의를 기울여야 하는지에 따라 맞춤형으로 일련의 도구를 제공하는 것이다. 당신의 개인 전술은 결코 고정되어서는 안 되며, 필요에 따라 진화해야 한다. 온갖 불확실성으로 가득한 삶의 여정을 헤쳐나가야 하기 때문이고, 노화의 과학과 암 같은 질병의 작용 양상을 갈수록 더 많이 알게 되기 때문이다. 당신의 상황이 변하면 전술은 바뀔 수 있고, 또 바뀌어야 한다.

위대한 철학자 마이크 타이슨Mike Tyson은 말했다. "주둥이를 얻어터지기 전까지는 누구나 계획이 있다."

조지 포먼에게 했으면 좋았을 조언이다.

2부

RETHINKING MEDICINE   TO LIVE BETTER LONGER

4장

백세인의 비밀
나이 들수록 더 건강해지는 비결

위스키는 좋은 약이다. 근육을 나긋나긋하게 해준다.

—리처드 오버턴Richard Overton

버번 위스키와 시가가 장수의 비결이라고?

말년에 리처드 오버턴(1906~2018)은 텍사스주 오스틴의 자택에서 가스난로에 직접 불을 붙인 탬퍼스윗Tampa Sweet 시가를 몇 모금 피우고 버번 위스키 한 잔을 마시면서 하루를 마감하곤 했다. 그는 지나친 음주와 흡연은 절대 하지 않았다고 주장했다. 현명한 태도다. 오버턴은 시어도어 루스벨트 정부 때 태어나서 2018년 말 112세의 나이로 사망했다.

뒤지지 않겠다는 듯 1차 세계대전에 참전했던 영국의 헨리 앨링엄Henry Allingham(1896~2009)도 113년 동안 장수한 것이 "담배, 위스키, 아주 끝내주는 여자들" 덕분이라고 했다.[1] 그가 모험심 많은 프랑스 여성 잔 칼망Jeanne Calment(1875~1997)을 만나지 못한 것이 안타깝다. 그녀는 이렇게 농담한 적이 있다. "내 몸에는 주름이 하나뿐이라오. 지금 깔고 앉아 있지."[2] 그녀는 100세까지 자전거를 탔고, 117세까지 흡연을 했다. 아마 담배를 끊지 말아야 했을 법도 하다. 5년 뒤 122세의 나이에 세상을 떠났으니까. 그녀는 역사상 가장 오래 산 사람이었다.

이들에 비하면 비교적 젊은 106세인 밀드러드 바워스Mildred Bowers는 맥주를 좋아했다. 매일 오후 4시 정각에 차가운 맥주 캔을 땄다. 다른 어디엔가에서는 5시일 테니 상관없다. 미시간주 그랜드래피즈의 테리사 롤리Theresa Rowley는 매일 다이어트 콜라를 마신 것이 104세까지 사는 데 도움을 주었을 것이라고 했고, 일리노이주의 루스 벤저민Ruth Benjamin은 매일 베이컨을 먹은 것이 109세 생일을 맞이한 비결이라고 했다. "그리고 감자도 좀." 그녀는 그렇게 덧붙였다. 이들은 이탈리아의 엠마 모라노Emma Morano(1899~2017)에 비하면 젊었다. 그녀는 117세에 사망할 때까지 매일 달걀을 3개씩 먹었는데, 그중 2개는 날로 먹었다.[3]

우리가 토성에서 온 유행병학자인데 《USA투데이》나 《굿하우스키핑Good Housekeeping》같은 매체에 실린 백세인 기사만 접한다면, 우리는 극단적인 장수의 비결이 패밀리 레스토랑 체인점인 데니스Denny's에서 아침 특식을 먹고, 버번 위스키인 짐 빔Jim Beam과 고급 시가를 즐기는 것이라고 결론지을 수도 있다. 아마 그럴지도 모른다. 아니면 이런 유명한 백세인들이 우리를 혼란에 빠뜨리고 있을 가능성도 있다. 우리는 확신할 수 없다. 이와 관련 있는 실험이 이루어질 수가 없기 때문이다. 내가 《미국의사협회지The Journal of the American Medical Association, JAMA》를 펼쳤을 때 〈크림이 잔뜩 든 초콜릿 도넛이 수명을 연장시킬까? 무작위 임상 시험〉이라는 제목의 논문을 볼 가능성은 없다.

백세인 유전자의 혜택을 모방할 수 있을까

우리는 더 오래 더 건강하게 더 행복하게 살아갈 수 있는 어떤 '비결'이 있기를 갈망한다. 그리고 이 욕망은 가장 오래 사는 이들의 독특한 습관과 관행을 알고 싶다는 집착을 불러일으킨다. 우리는 잔 칼망 같은 이들에게 매료된다. 그들은 평생 동안 흡연을 하는 등 온갖 안 좋은 생활습관을 갖고 있었음에도 사망이라는 중력에서 탈출해온 듯하다. 그녀를 구한 것이 자전거 타기였을까? 아니면 매주 먹었다는 다량의 초콜릿 같은 것들이었을까?

더 폭넓게는 이런 질문을 할 만하다. 건강한 백세인들은 실제로 어떤 공통점이 있을까? 그리고 더 중요한 질문은 이것인데, 우리는 그들로부터 무엇을 배울 수 있을까? 배울 것이 있다면 말이다. 그들은 정말로 위스키를 좋아하는 독특한 행동 덕분에 더 오래 산 것일까, 아니면 그런 습관을 지녔음에도 오래 산 것일까? 그들의 극단적인 수명을 설명할 다른 어떤 공통 요인이 있을까, 아니면 그들의 장수는 그저 행운의 산물일까?

많은 백세인을 대상으로 한 더 엄밀한 연구들은 극단적인 장수를 달성하는 데 '건강한' 행동이 필요하다는 개념에 (더욱더) 의구심을 드리운다. 내가 '건강한'이란 단어에 따옴표를 칠 수밖에 없게 만들 정도다. 뉴욕시 브롱크스에 있는 알베르트아인슈타인의과대학의 니르 바르질라이Nir Barzilai가 아슈케나지 유대인Ashkenazi Jewish 백세인들을 대상으로 한 대규모 연구에서는 그들이 다른 사람들보다 건강에 특히 더 신경을 쓰는 것은 아니라고 나왔다.[4] 실제로 그들은 우리보다 건강에 더 관심이 없을지도 모른다. 이 연구에 참여한 약 500명 중 상당수는 음주와 흡연을 했으며, 수십 년째 해온 사람들도 있었다. 이 백세인들은 대조군보다 70세에 규칙적인 운동을 하지 않았을 가능성이 더 높았다. 게다가 과체중인 이들도 많았다. 건강한 생활방식이라고는 찾아볼 수 없었다.

그렇다면 백세인은 그저 운이 좋은 이들일 수도 있지 않을까? 나이만 보면 그들은 분명히 통계적으로 극단적인 아웃라이어에 속한다. 미국인구조사국United States Census Bureau에 따르면 2021년 미국의 백세인은 10만 명에 조금 못 미쳤다. 그리고 겨우 20년 사이에 백세인의 수가 거의 50퍼센트 증가하긴 했지만, 100세 이상인 사람은 여전히 인구의 약 0.03퍼센트, 즉 3333명 중 약 1명에 불과하다.[5]

110세를 넘으면 수가 아주 빠르게 줄어든다. 110번째 생일을 맞이하는 사람은 '초백세인supercentenarian'이라는 초엘리트 집단 범주에 들 자격이 있다. 전 세계 약 300명(정확히 몇 명인지는 해마다 달라진다)으로 이루어진 가장 작은 연령 집단이다. 이 글을 쓰는 현재 초백세인 1명당 억만장자가 약 9명꼴이라는 점을 생각하면, 이 집단이 얼마나 특별한지 감을 잡을 수 있을 것이다.

그러나 잔 칼망의 기록에 가까이 다가간 사람은 아무도 없다. 칼망 다음으로 장수한 사람은 펜실베이니아주 토박이 세라 크노스 Sarah Knauss로서 1999년에 겨우 119세를 일기로 사망했다. 그다음으로 장수한 사람들은 117세였으며 거의 다 여성이다. 140세 이상까지 살면서 극도로 장수했다고 주장하는 이들이 있긴 하지만, 120세 넘게 살았음이 입증된 사람은 칼망뿐이다. 그래서 연구자들은 아마 120세가 우리 유전자에 프로그래밍된 인간 수명의 상한이 아닐까 추측한다.

우리는 조금 다른 질문에 관심이 있다. 왜 어떤 이들은 우리 대다수에게 종착점을 나타내는 80세 표지판을 그냥 휙 지나갈 수 있는 것일까? 그들의 극단적인 장수 그리고 예외적인 건강수명은 주로 유전자의 기능 때문일까?

스칸디나비아 쌍둥이들을 대상으로 한 연구에 따르면 유전자가 사람 수명의 전반적인 차이에 기여하는 비율은 약 20~30퍼센트에 불과하다고 나왔다.[6] 여기서 중요한 점은 나이를 먹을수록 유전자가 더 중요해지기 시작한다는 것이다. 백세인에게서는 더욱더 중요한 듯하다. 1995년 이래로 1000명을 대상으로 극도로 장수하는 이들을 추적해온 뉴잉글랜드 백세인 연구New England Centenarian Study에 따르면, 백세인의 자매는 같은 나이까지 살 확률이 평균보다 8배 더 높으며, 백세인의 형제는 100번째 생일을 맞이할 확률이 17배 더 높다고 한다[7](비록 이 연구 참가자들은 같은 가정에서 자랐기에 생활방식과 습관이 비슷할 테니 환경 요인도 기여했을 가능성이 높긴 하지만). 형제자매가 백세인이 아니라면, 그다음으로 최선의 방안은 장수하는 부모에게서 태어나는 것이다.

이것이 바로 내가 환자들의 가족력family history을 자세히 파악하는 일을 매우 중요하게 여기는 이유 중 하나다. 나는 환자의 일가친척들이 언제, 어떻게 사망했는지 알아야 한다. 유전적으로 볼 때 당신의 '빙산'일 가능성이 높은 것은 무엇일까? 그리고 당신 집안에 백세인들이 있다면 나는 당신에게 축하를 보내고 싶다. 어쨌거나 이런 유전자는 일종의 물려받은 행운이다. 반면에 우리 집안에서는 퇴직할 나이까지 살면 잘 살았다고 할 수 있다. 따라서 당신이 나와 이 책을 읽는 대다수 사람과 비슷하다면 당신 유전자가 당신을 아주 오래 살게 해줄 가능성은 낮다.

그렇다면 왜 굳이 우리는 이 일련의 질문을 계속 파고들어야 하는 걸까? 바로 다음과 같은 더 관련이 깊은 질문을 탐구해야 하기 때문이다.

질병 해방

백세인이 유전자 덕분에 '공짜로' 얻는 그 혜택을 우리가 행동을 통해 얻는 것이 가능할까? 더 학술적으로 말하자면, 우리가 백세인의 유전형genotype을 지니고 있지 않다고 해도 그들의 표현형phenotype을, 즉 질병에 저항하면서 그토록 오랫동안 살 수 있게 해주는 신체 형질을 모방할 수 있을까? 영리하게 전략적으로 신중하게 모방한다면 우리의 기대수명 너머까지 살아가는 것이 가능할까?

내가 믿는 것처럼 이 질문의 답이 "예"라면, 이런 복권 당첨자들의 체내 활동을 이해하는 일—어떻게 그들이 극도로 장수할 수 있는지 알아내는 일—은 우리 전략에 필요한 정보를 얻을 수 있는 가치 있는 노력이다.

백세인은 10~30년 더 건강하고 더 젊게 산다

내가 처음 장수에 관심을 가졌을 때 나의 가장 큰 두려움은 티토노스와 의학 2.0처럼 건강하게 사는 기간은 늘리지 않은 채 죽음을 지연시키는 법만 알아내면 어쩌지 하는 것이었다. 내 실수는 이것이 아주 오래 사는 이들의 정해진 운명이며, 그들 모두가 본질적으로 여생을 요양원이나 다른 장기 요양 돌봄을 받으며 보내도록 운명지어져 있다고 가정했다는 것이다.

전 세계 백세인을 대상으로 한 여러 대규모 연구들을 더 깊이 살펴보면 더 희망적인 면모가 드러난다. 많은 백세인이 다소 노쇠한 상태로 살아간다는 것은 분명하다. 미국에서 100세 이상인 사람의 전반적인 사망률은 무려 36퍼센트에 달한다.[8] 이는 할머니가 101세면 앞으로 1년 안에 사망할 확률이 약 3분의 1이라는 의미다. 죽음이 문을 두드리고 있는 셈이다. 더 깊이 살펴보면 가장 오래 산 이들의 상당수가 폐렴을 비롯한 다른 기회 감염opportunistic infection으로 사망하며, 잔 칼망 같은 극소수 백세인만 정말로 고령이라고 부르는 것 때문에 사망한다는 사실이 드러난다. 요컨대 백세인 중 대다수는 우리 같은 이들과 마찬가지로 노화의 질병들인 '네 기사 질병'에 굴복한다.

그런데 여기서 한 가지 중요한 차이, 본질적인 차이가 있다. 바로 백세인은 이런 병에 걸리더라도 우리 같은 나머지 사람들보다 '훨씬 늦게' 병에 걸리는 경향이 있다는 점이다. 2년이나 3년, 5년을 이야기하는 것이 아니다. 수십 년을 말하는 것이다. 뉴잉글랜드 백세인 연구를 진행하고 있는 보스턴대학교의 토머스 펄스Thomas Perls 연구진은 전체 인구에서 5명 중 1명은 72세에 어떤 종류든 암에 걸렸다는 진단을 받을 것이라고 말한다.[9] 그런데 백세인은 거의 30년이나 더 지나 100세가 되었을 때야 비로소 5명 중 1명이라는 암 진단율에 도달한다. 마찬가지로 전체 인구의 4분의 1은 75세에 임상적으로 확실한 심혈관 질환에 걸렸다는 진단을 받을 것이다. 반면에 백세인은 92세에야 그런 비율에 다다른다. 뼈 손실, 즉 골다공증도 비슷한 양상을 보인다. 백세인은 평균적인 사람들보다 16년 더 늦게 골다공증에 걸린다. 뇌졸중, 치매, 고혈압도 마찬가지다. 백세인은

질병 해방

이런 질환에 훨씬 더 늦게 걸린다.

그들의 장수가 단지 질병 지연의 함수인 것만은 아니다. 백세인은 노년이 비참함과 쇠락의 시기라는 전형적인 틀을 부정하곤 한다. 펄스, 바르질라이 같은 연구자들은 백세인이 전반적으로 꽤 좋은 건강 상태를 유지하는 경향이 있음을 관찰했다. 이 점도 대다수 사람이 예상하는 양상에 들어맞지 않는다. 물론 그렇다고 해서 그들이 다들 골프를 치고 항공기에서 낙하산을 메고 뛰어내린다는 것은 아니다. 그러나 펄스의 연구에서 95세 이상인 이들은 모두 3장에서 말한 요리 해 먹기, 자기 발톱 깎기 같은 일상 활동, 단순해 보이지만 나이 들수록 엄청나게 하기 어려워지는 이런 일을 수행하는 능력과 인지 기능을 조사하는 표준 평가 척도에서 아주 좋은 점수를 받았다.

신기하게도 백세인 중 여성이 남성보다 적어도 4배 이상 많음에도 인지 검사와 기능 검사 모두에서 남성이 대체로 점수가 더 높게 나온다. 평균적으로 여성이 남성보다 더 오래 사는 것이 분명하므로 처음에는 역설적으로 보일 수 있다. 펄스는 일종의 선택 과정이 작동한다고 믿는다. 남성은 중년부터 심근경색과 뇌졸중에 더 취약해지는 반면, 여성은 10~20년 더 늦게 취약해지고 이런 질병으로 사망하는 사례가 더 적기 때문이다.

그 결과 남성 집단에서는 더 노쇠한 이들이 솎아져서 비교적 건강한 남성들만 100번째 생일을 맞이하게 된다. 반면에 여성들은 노화 관련 질환과 장애를 안은 채로 더 오래 살아가는 경향이 나타난다. 펄스는 이를 "양날의 칼"이라고 말한다. 여성이 더 오래 살긴 하지만 건강은 더 안 좋은 경향이 있다는 의미에서다. "남성이 더 건강해 보이는 경향이 있다."[10](연구진은 실제로 그런지 측정하지는 않았다. 하지만 내 생각에 이는 평균적으로 남성이 근육량이 더 많다는 점과 관련이 있을 수 있다. 운동을 다룬 장에서 논의하겠지만 근육량은 긴 수명 및 기능 유지와 상관관계가 높다.)

그러나 100세를 넘어서 그다지 건강해 보이지 않는다고 해도 백세인은 나머지 집단보다 이미 여러 해 동안 건강한 삶을 누려왔다. 그들은 수명뿐 아니라 건강수명도 유달리 길다. 더욱 놀라운 점은 펄스의 연구 참여자 중 초백세인(110세 이상)과 준초백세인semisupercentenarian(105~109세)이 백세인 전체보다 실제로 더 건강한 경향이 있다고 나온 것이다. 뛰어난 생존자인 그들은 그런 고령의 나이에도 수명과 건강수명이 거의 동일하다. 펄스 연구진이 논문 제목에 쓴 그대로다. "나이 들수록 더 건강해진다."[11]

수학적으로 백세인의 유전자는 때가 되면 백세인에게 위상 변화phase shift(위상 이동)를 일으킨다. 즉 백세인의 수명과 건강수명 곡선 전체를 10년이나 20년(또는 30년!) 더 오른쪽으로 옮긴다. 그들은 더 오래 살 뿐 아니라, 거의 생애 전체에 걸쳐서 또래들보다 더 건강하고 생물학적으로 더 젊었다. 60세 때 그들의 심장동맥은 35세일 때만큼 건강했다. 85세 때 그들은 마치 60대였을 때처럼 보이고 느끼고 기능했다. 그들은 운전 면허증에 찍힌 사진보다 한 세대 더 젊어 보였다. 우리가 모방하고자 하는 것이 바로 이 효과다.

3장에서 이야기한 '끝자락 10년' '덤 10년' 개념과 수명 대 건강

질병 해방

수명 그래프로 돌아가보자. 의학 2.0은 건강수명이 취약한 상황에서 수명을 늘림으로써 생애 말년에 질병과 장애를 안고 살아가는 기간인 이환morbidity 기간을 더 길게 만든다. 그래서 사람들은 더 오래 앓다가 사망한다. 끝자락 10년을 대체로 환자로서 보낸다. 대조적으로 백세인은 대체로(전부 다는 아니지만) 20~30년 앞서 사망한 이들보다 훨씬 더 짧게 앓은 뒤 사망한다. 이를 '이환 압축compression of morbidity'이라고 한다. 기본적으로 생애 말년에 노쇠해지는 기간이 짧아지고 건강한 삶의 기간인 건강수명이 길어진다는 의미다.

백세인의 삶에 더 가까운 인생 경로, 또는 그보다 더 나은 인생 경로를 사람들이 살도록 돕는 것, 이것이 의학 3.0의 목표다. 백세인은 더 오래 살 뿐 아니라, 건강한 상태에서 더 오래 산다. 그들 중 상당수는 덤 10년을 10년이나 20년 나아가 30년까지 더 누린다는 의미다. 90세인 그들이 60대의 평균적인 사람보다 더 건강할 때도 있다. 그리고 노쇠해질 때 기간은 대개 짧다.

신체 기능을 잘 유지하고 만성 질환 없이 더 오래 살다가 생애가 끝날 무렵에 더 짧게 앓다가 세상을 뜨는 것, 이것이 바로 우리 자신이 원하는 바다.

차이점은 대다수 백세인이 유전자와 행운 덕분에 거의 우연히 장수와 좋은 건강을 얻은 듯한 반면, 우리 대다수는 같은 것을 얻기 위해 노력해야 한다는 것이다. 여기서 우리는 다음 2가지 질문으로 넘어가게 된다.

백세인은 어떻게 만성 질환을 늦추거나 피하는 것일까? 그리고 우리는 어떻게 하면 그렇게 할 수 있을까?

장수 유전자가 모든 사람에게 없는 이유

바로 여기에서 유전자가 개입할 가능성이 높다. 우리 대다수가 장수 유전자를 지니고 있지 않은 것은 우리 부모가 장수 유전자를 지니고 있지 않기 때문이다. 그러나 백세인에게 우월함을 안겨주는 유전자들을 식별할 수 있다면, 아마 우리는 역공학reverse engineering, RE(역설계)을 통해 그런 유전자들의 표현형과 효과를 알아낼 수 있을 것이다.

이 일은 비교적 수월해 보인다. 백세인 수천 명의 유전체 서열을 분석한 다음, 전체 인구보다 이 집단에서 더 많이 나타나는 유전자나 유전자 변이체를 찾는다. 이것들이 후보 유전자가 될 것이다. 그러나 연구자들이 실제로 수천 명을 대상으로 유전체 전체를 분석했을 때 나온 것은 거의 없었다. 유전적으로 볼 때 백세인 사이에는 공통점이 거의 없어 보였다. 그러니 결국 그들의 장수는 뜻밖의 행운 때문일 수도 있다.

장수 유전자는 왜 이렇게 찾기 힘들까? 그리고 백세인은 애초에 왜 이렇게 드물까? 모두 자연선택으로 귀결된다.

여기서 당신은 이렇게 말할지도 모른다. "진화와 자연선택이 10억 년 동안 끊임없이 우리를 최적화해 이로운 유전자를 선택하고 해로운 유전자를 제거해왔다고 배웠는데?" 즉 우리는 적자생존이 이루어졌다고 배웠다. 그런데 그런 유전자가 어떤 것이든 간에, 수명을 늘리는 백세인 유전자를 모든 사람이 지니고 있지 않은 이유는 무엇일까? 우리 모두가 100세까지 살도록 충분히 '적응하지' 못한 이유는 무엇일까?

짧게 답하자면, 진화는 사실 우리가 그렇게 오래 사는지 여부에 신경 쓰지 않는다. 자연선택은 우리에게 성장하고, 번식하고, 자식 키우는 일을 잘하는 유전자, 더 나아가 아마도 손주 양육을 돕는 일까지 잘할 유전자를 제공했다. 따라서 우리 대다수는 비교적 건강한 모습으로 50년 동안 순조롭게 나아갈 수 있다. 그러나 그 이후로는 삐걱거리기 시작한다. 진화적으로 번식할 나이가 지난 뒤에는 자연선택의 힘이 많이 약해지기 때문이다. 중년과 그 이후에 바람직하지 않거나 심지어 해롭다고 판명 난 유전자는 이미 자식에게 전달한 뒤이기에 제거되지 않는다. 확실한 사례를 하나 들어보자. 남성 탈모를 일으키는 유전자가 그렇다. 젊을 때 우리 머리는 윤기 나는 숱 많은 머리카락으로 덮여 있으며, 이런 머리카락은 짝에게 호감을 얻는 데 도움이 된다. 그러나 자연선택은 50대인 남성(또는 여성)의 머리숱이 많든 적든 사실상 개의치 않는다.

탈모인인 내게는 다행스럽게도 탈모는 장수와 별 관련이 없다. 그러나 이 일반 현상은 왜 중년 이후에 알츠하이머병을 비롯한 여러 병에 걸리게 하는 성향을 지닌 유전자가 우리 유전자풀에서 사라지지 않은지 설명해준다. 한마디로 자연선택은 노년에 알츠하이머병이 생기든 말든(또는 대머리가 되든 말든) 상관하지 않는다. 우리의 번식 적응도reproductive fitness에 영향을 미치지 않는다는 뜻이다(적응도 또는 적합도는 개별 유전 형질이나 유전자가 다음 세대로 전달되는 정도를 가리킨다–옮긴이). 치매가 생길 즈음이면 우리는 그 유전자를 이미 자식에게 전달했을 가능성이 높다. 중년에 우리의 심장병이나 암 위험을 촉진하는 유전자도 마찬가지다. 일부 백세인을 포함해 우리 대다수는 이런 안 좋은 유전자들을 지니고 있다. 사실 이런 유전자들이 생애의 더 이른 시기에는 어떤 이점을 제공했을 가능성이 있다. 늙어서는 불리하지만 젊어서는 유리하기에 진화적으로 보존되는 이 현상을 '맞버팀 다면발현antagonistic pleiotropy'이라고 한다.

한 가지 설득력 있는 이론은 백세인이 우리의 전형적인 유전체 결함이 입히는 피해를 막아주는 다른 유전자들을 지녔기 때문에 그렇게 오래 산다는 것이다. 심혈관 질환과 암을 예방하거나 지연시키고, 다른 이들이 잃어버린 지 수십 년이 지나도록 인지 기능을 유지시켜주는 유전자들이다. 그러나 자연선택은 노년에 해로운 유전자들이 번성하도록 허용할지언정, 위에서 설명한 이유들 때문에 더 유익한 장수 촉진 유전자들을 장려하는 일은 거의 하지 않는다. 따라서 극도로 많은 나이에 도달하는 정확한 유전적 경로는 백세인마다 다른 듯하다. 장수를 달성하는 방법은 한두 가지가 아니라 많다.

가장 유력한 장수 유전자 후보 *APOE*, *FOXO3*

다양한 연구에서 장수 유전자일 가능성이 있는 것들이 몇 가지 나왔으며, 그중 일부는 우리 전략과 관련이 있을 가능성이 있다. 지금까지 발견된 가장 강력한 후보 유전자 중 하나는 콜레스테롤 대사, 포도당 대사, 그리고 알츠하이머병 위험과 관련이 있다. 바로 *APOE*라는 유전자다.

당신도 이 유전자의 이름을 들어보았을지 모른다. 알츠하이머병 위험을 높인다고 알려져 있기 때문이다. 콜레스테롤의 운반과 처리에 관여하는 단백질인 APOE_{apolipoprotein E}(아포지질단백질 E)를 만드는 이 유전자는 *e2*, *e3*, *e4*라는 3가지 변이 형태로 존재한다. 그중 *e3*가 가장 흔하며, *e4*를 하나 또는 쌍으로 지니면 알츠하이머병에 걸릴 위험이 2~12배 증가하는 듯하다.[12] 9장에서 이야기하겠지만 그래서 나는 모든 환자의 *APOE* 유전형을 검사한다.

반면에 *e2* 변이체는 치매를 막는 효과가 있는 듯하다. 또 장수와 매우 관련이 깊다고 나왔다. 2019년에 각기 다른 장수 연구 7건을 메타분석한 결과에 따르면 약 3만 명 중에서 *APOE e2*를 적어도 하나 지닌(그리고 *e4*를 전혀 지니지 않은) 사람은 표준 *e3/e3* 조합을 지닌 이들보다 극단적인 고령(남성 97세, 여성 100세)에 다다를 가능성이 30퍼센트 더 높다고 한다. 한편 *e4*를 양쪽 부모로부터 받아서 쌍으로 지닌 이들은 그렇게 오래 살지 못할 가능성이 81퍼센트라고 나왔다.[13] 꽤 큰 차이다.

APOE 단백질의 기능은 9장에서 더 상세히 살펴볼 텐데, 여러 수준에서 우리의 전략과 관련이 있을 가능성이 높다. 무엇보다 가장 뚜렷한 점은 변이체에 따라서 알츠하이머병의 발병 시기를 지연시키는(또는 지연시키지 않는) 데 나름의 역할을 하는 듯하다는 것이다. 이는 우연의 일치가 아닐 가능성이 높다. 뒤에서 말하겠지만 APOE 단백질이 몸에서, 특히 뇌에서 콜레스테롤을 운반하는 데 중요한 역할을 하기 때문이다. 또 *APOE* 변이체는 포도당 대사에도 큰 영향을 미친다. 이것이 장수와 강력한 상관관계가 있다는 점은 우리가 인지 건강에 노력을 집중하고 콜레스테롤과 지질단백질lipoprotein(지방단백질)(콜레스테롤을 운반하는 입자로서 7장에서 다룰 것이다)뿐 아니라 포도당 대사(6장)를 둘러싼 문제에도 주의를 기울여야 함을 시사한다.

연구자들은 콜레스테롤과 관련된 다른 두 유전자 *CETP*와 *APOC3*도 극단적인 장수와 상관관계가 있음을 알아냈다(그리고 백세인이 심장병으로 죽는 일이 거의 없는 이유를 설명해줄지 모른다). 그러나 어느 유전자 한 가지 또는 수십 가지가 백세인의 극단적인 장수와 건강수명을 도맡을 가능성은 낮다. 더 폭넓은 유전 연구들은 설령 수천 가지까지는 아니라도 수백 가지가 관여할 수 있고, 각각이 조금씩 기여하며, '완벽한' 백세인 유전체 같은 것은 없다고 시사한다.

사실 집안에 백세인이 전혀 없는 우리 같은 이들에게는 희소식이다. 유전적 차원에서조차 마법의 탄환이 없을 수도 있음을 시사하기 때문이다. 백세인에게조차 장수는 힘겹게 조금씩 나아가는 게임일 수 있다. 따라서 우리가 비교적 작은 개입들로 누적 효과를 일으킨다면 백세인의 더 긴 수명과 건강수명을 재현하는 데 도움이 될 수도 있다. 다시 말해 기대수명을 넘어서까지 더 건강하게 더 오래 살고 싶다면, 우리는 작고 점진적인 변화를 통해 그럴 수 있도록 열심히 노력해야 할 것이다.

전 세계 백세인들을 조사한 여러 연구에서 드러난 또 하나의 장수 유전자 후보도 우리 전략에 정보가 될 만한 단서들을 제공한다. *FOXO3*라는 유전자의 변이체들은 인간의 장수와 직접적인 관련이 있는 듯하다.

2008년 하와이대학교의 브래들리 윌콕스Bradley Willcox 연구진은 장기적인 건강과 장수 연구에 참여하고 있는 일본계 하와이인 남성들의 유전자를 분석해 *FOXO3*의 단일염기다형성Single Nucleotide polymorphism, SNP(즉 변이체) 3가지가 건강한 노년 및 장수와 강한 연관성을 띤다는 것을 알아냈다.[14] 그 뒤로 캘리포니아인, 뉴잉글랜드인, 덴마크인, 독일인, 이탈리아인, 프랑스인, 중국인, 미국 아슈케나지 유대인 등의 여러 장수하는 집단도 *FOXO3* 돌연변이를 지닌 듯하다는 연구 결과들이 나왔다.[15] 따라서 *FOXO3*는 다양한 인종 집단과 지역에 걸쳐 나타나는 극소수의 장수 관련 유전자 중 하나다.

*FOXO3*는 '전사 인자transcription factor' 집단에 속한다. 즉 다른 유전자들의 발현 양상을 조절한다. 활성을 띠게 할지 '침묵시킬지'를 결정한다는 의미다. 나는 이 유전자가 세포 유지 관리 부서와 좀 비슷하다고 생각한다. 세포 수선 업무, 대사 조절, 줄기세포 관리뿐 아니라 세포 노폐물 처리 등 다양한 세포 내 일상 활동을 총괄하는 아주

많은 일을 맡고 있기 때문이다. 그러나 쓸고 닦고 벽을 보수하는 등 힘을 쓰는 일을 직접 하지는 않는다. 대신에 그 일을 위탁업체라 할 수 있는 다른 더 전문적인 유전자들에 위임한다. *FOXO3*는 우리 세포를 전반적으로 더 건강하게 유지하는 유전자들을 활성화한다. 또 세포가 발암성을 띠지 않게 막는 데도 중요한 역할을 하는 듯하다.

여기에서 우리는 어느 정도 희망을 엿보기 시작한다. *FOXO3*는 우리 자신의 행동으로 활성화하거나 억제할 수 있기 때문이다. 예를 들어 몸에 영양소가 좀 부족하거나 운동을 할 때 *FOXO3*는 더 활성을 띠는 경향이 있다. 우리가 원하는 것이 바로 이것이다.

*FOXO3*를 떠나서 유전자 발현 자체는 우리가 아직 제대로 이해하지 못하는 방식으로 장수에 중요한 역할을 하는 듯하다. 스페인 백세인의 유전자를 분석해보니 유전자 발현 양상이 극도로 젊게 나왔다. 80대인 대조군보다 20대인 대조군에 더 가까웠다.[16] 이 백세인들이 정확히 어떻게 그럴 수 있는지는 불분명하지만 *FOXO3*와 관련이 있을 수 있다. 아니면 아직 알려지지 않은 다른 어떤 유전자 발현 관리자와 관련이 있거나.

극단적인 장수의 배후에 있는 유전학은 여전히 답보다 질문을 더 내놓지만, 적어도 우리에게 더 희망을 가져도 좋다고 말한다. 가까운 미래에 우리 유전체 자체를 바꾸기는 어렵겠지만, 우리는 환경과 행동을 조절함으로써 '유전자 발현'에 영향을 미칠 수 있다. 예를 들어 2007년 연구에서는 나이 든 이들에게 규칙적인 운동을 하도록 했더니 6개월 뒤 유전자 발현 양상이 더 젊게 바뀌었다.[17] 이는 유전학과 환경이 장수에 어떤 역할을 하며, 적어도 백세인 중 일부의 유전적 행운을 재현하는 개입이 가능할 수 있음을 시사한다.

백세인의 단 한 가지 비밀, 회복력

나는 백세인을 더 오래 더 건강하게 살아가는 일에 관해 중요한 뭔가를 우리에게 알려주는 자연 실험의 결과라고 생각하면 유용하다는 것을 알았다. 다윈과 오스트리아제국(지금의 체코) 유전학자인 멘델은 바로 이런 자연 실험을 살펴본 과학자다. 이 자연 실험은 인간 유전체의 무작위 집합을 취해서 다양한 환경과 행동에 노출시킨다. 백세인은 환경 Y에서 생존하는 데 필요한 유전체 X의 올바른 조합을 지닌다(아마 행동 Z의 도움을 받아서). 실험은 단순하지 않다. 유전자든 무엇이든 간에 장수로 향하는 경로는 많을 가능성이 높다.

장수하고 싶다고 수십 년에 걸친 흡연과 음주 같은 백세인의 안 좋은 행동을 따라 했을 때, 원하는 바를 얻을 수 있는 사람은 분명히 적다. 그러나 설령 백세인의 '전술'을 모방하지 않는다고 해도(그리고 모방해서는 안 되는 사례도 많다) 그들은 우리 전술에 정보를 제공하는 일을 도울 수 있다. 그들의 초능력은 비교적 뛰어난 건강수명을 유지하는 한편 만성 질환의 도래 시기를 10년이나 20년, 더 나아가 30년까지 막거나 늦추는 능력이다.

우리가 모방하고 싶어하는 것은 이 위상 변화다. 그러나 거의 오로지 병에 걸린 상태로 더 오래 살도록 돕는 쪽에 초점을 맞추는 의학 2.0은 그런 변화를 가져오지 못할 것이다. 의학 2.0에서 개입은 거의 언제나 너무 늦게, 병이 이미 자리를 잡은 뒤에 이루어진다. 우리는 시간표의 반대쪽 끝을 주시하면서 병이 시작되기 전에 늦추거나 멈추려고 노력해야 한다. 우리는 질병의 존속 기간을 늘리는 것이 아니라 발병을 지연시키는 데 초점을 맞추어야 한다. 그리고 단지 하나의 질병이 아니라 모든 만성 질환을 그렇게 해야 한다. 우리 목표는 질병 없이 더 오래 사는 것이다.

이는 의학 2.0의 또 다른 결함, 여러 만성 질환을 서로 완전히 별개라고 보는 결함을 지적하는 것이기도 하다. 한 예로 당뇨병은 암과 알츠하이머병의 주된 위험 요인임에도 우리는 당뇨병이 그것들과 전혀 무관한 양 다룬다. 이런 질병별 접근법은 미국 국립보건원National Institutes of Health의 '칸막이' 구조에 고스란히 반영되어 있다. 암 담당, 심장병 담당 식으로 전담 기관이 따로따로 존재한다. 공통점을 살펴봐야 할 때 각 질병을 별개로 취급한다.

일리노이대학교 시카고캠퍼스에서 노화의 인구통계학을 연구하는 S. 제이 올샨스키S. Jay Olshansky는 이렇게 말한다. "우리는 심장병, 암, 뇌졸중, 알츠하이머병을 따로따로 공략하려고 애쓴다. 마치 이 질병들이 어떻게든 서로 무관하다는 양 말이다. 실제로는 우리가 겪는 질병들 그리고 노화에 따른 쇠약과 장애 할 것 없이 나이 들면서 생기는 거의 모든 문제는 노화의 생물학적 근본 과정과 관련이 있다."

다음 장에서 우리는 한 가지 개입을 살펴볼 것이다. 노화의 생물학적 근본 과정 자체를 느리게 만들거나 늦출 가능성이 있는 약물이다. 이것도 우리의 전략과 연관될 수 있지만, 현재로서는 다음 두 접근법을 함께 추구해야 한다는 의미다. 우리는 '각 질병'을 아주 조기에 예방할 생각을 해야 한다. 그래서 다음 몇 장에 걸쳐서 상세히 살펴볼 것이다. 또 우리는 공통의 원인과 위험 요인을 통해 '네 기사 질병' 모두를 한꺼번에 표적으로 삼아서 아주 조기에 '전반적으로' 예방할 생각도 해야 한다.

뒤에서 보겠지만 이 두 접근법은 서로 겹친다. 특정한 지질단백질(콜레스테롤)을 표적으로 삼아서 심혈관 위험을 줄이면 암까지는 아닐지라도 알츠하이머병 위험도 줄일 수 있다. 대사 건강을 개선하고 2형 당뇨병을 예방하는 조치를 취하면 심혈관 질환, 암, 알츠하이머병 위험도 한꺼번에 줄어든다는 것은 거의 확실하다. 모든 만성 질환의 위험을 다 줄이는 운동 유형도 있는 반면, 백세인이 대체로 유전자를 통해 얻는 신체와 인지 회복력resilience(회복탄력성)을 유지하는 데 도움이 되는 유형의 운동도 있다. 이런 수준의 예방과 개입은 의학 2.0의 기준에서는 지나치다고 여겨질지 모르지만, 나는 꼭 필요하다고 주장한다.

종합하자면 나는 백세인의 비밀이 한 단어로 요약된다고 본다. 바로 '회복력'이다. 백세인은 수십 년 동안 흡연을 하면서도 암과 심혈관 질환에 저항하고 그런 병들을 피할 수 있다. 그들은 안 좋은 식사 습관을 지니고도 이상적인 대사 건강을 유지할 수 있다. 그리고 또래들이 굴복한 지 오랜 세월이 지난 뒤에도 인지와 신체 노쇠에 저항한다.

우리가 함양하고자 하는 것이 이 회복력이다. 알리가 잘 준비해 포먼의 공격을 버티고 결국에는 이긴 것처럼 말이다. 알리는 영리하게 그리고 철저히 준비했고, 경기 훨씬 전부터 오랫동안 전략에 맞추어 훈련했고, 종이 울리자마자 준비한 전술을 펼쳤다. 알리는 이 전술을 영원히 지속할 수는 없었겠지만, 자신의 목표를 달성하고 경기에서 이길 수 있을 때까지는 충분히 펼칠 수 있었다.

5장

장수약을 찾아서
덜 먹고 더 오래 살게 만드는 약물들

남이 정한 규칙을 그대로 따르는 과학자는
발견을 할 기회가 그리 많지 않다.

—잭 호너Jack Horner

이스터섬에서 발견한 장수 약물, 라파마이신

2016년 가을 나는 좀 특별한 휴가를 떠나기 위해 휴스턴의 조지부시국제공항에서 친구 3명과 만났다. 우리는 밤에 칠레의 산티아고까지 11시간 동안 비행을 한 뒤, 커피를 곁들여서 아침 식사를 한 다음 다른 비행기를 타고 서쪽으로 먼바다 상공을 6시간 동안

4023킬로미터 날아서 이스터섬Easter Island에 도착했다. 사람이 사는 땅 중 세계에서 가장 외진 곳이다. 우리는 모두 40대 남성이었는데 전형적인 주말여행 모임은 아니었다.

아마 사람들은 이스터섬 하면 으레 그곳 해안에 점점이 서 있는 1000여 개의 수수께끼 같은 거대 석상인 모아이moai를 떠올릴 것이다. 그러나 이 섬에는 그것만 있는 것이 아니다. 이스터섬이라는 이름은 1722년 부활절 일요일에 유럽 탐험가들이 이 섬에 도착했기에 붙여진 것이며, 원주민은 이곳을 라파누이Rapa Nui라고 부른다. 멋진 풍경이 돋보이는 극도로 고립된 이 삼각형 섬은 면적이 약 163제곱킬로미터로 수백만 년 전 수심 3킬로미터가 넘는 해저에서 솟아오른 3개 화산의 잔재다. 섬의 한쪽 끝은 눈부시게 푸른 바다 위로 까마득히 솟아오른 낭떠러지로 이루어져 있다. 섬에서 가장 가까운 거주지는 1600킬로미터 이상 떨어져 있다.

우리는 관광하러 간 것이 아니었다. 의학 전체에서 가장 흥미로운 분자 중 하나의 근원지를 찾아서 순례 여행을 떠난 길이었다. 대부분의 사람은 들어본 적도 없는 분자다. 이 분자의 발견과 이것이 장수 분야를 혁신시킨 과정은 생물학에서 가장 놀라운 전설 같은 이야기 중 하나다. 라파마이신rapamycin이라는 이 분자는 이식 의학에 혁신을 일으킴으로써 수백만 명의 환자에게 제2의 삶을 살 기회를 안겨주었다. 그러나 우리가 1만 6000킬로미터를 날아서 이 외딴곳까지 온 것은 그런 면역 억제제 효능 때문이 아니었다. 라파마이신이 이전까지 다른 어떤 약물도 한 적 없는 일을 한다는 사실이 드러

질병 해방

났기 때문이다. 바로 포유동물의 최대 수명을 연장하는 일이었다.

우리 일원 중 한 사람인 데이비드 사바티니David Sabatini는 이 발견에 어느 정도 기여를 했다. 당시 MIT 화이트헤드연구소Whitehead Institute의 생물학 교수였던 데이비드는 라파마이신이 작용하는 주요 세포 경로를 발견하는 데 일조했다. 함께 간 또 다른 생물학자 나브딥 찬델Navdeep Chandel(친구들은 내브라고 부른다)은 데이비드의 친구로 노스웨스턴대학교에서 대사와 미토콘드리아를 연구한다. 미토콘드리아는 우리 세포에서 에너지를 생산하는(그 외에도 많은 일을 하는) 소기관이다. 나머지 한 사람은 내 친구인 팀 페리스Tim Ferriss였다. 팀은 과학자가 아니라 기업가이자 저술가인데, 올바른 질문을 던지고 뭔가를 새로운 관점에서 보는 탁월한 능력을 지녔다. 게다가 그는 매일 나와 함께 기꺼이 헤엄칠 사람이었다. 따라서 내가 상어에게 잡아먹힐 확률이 약 50퍼센트 줄어들었다.

우리 여행의 목적 중 하나는 이 놀라운 물질을 연구하는 이들이 모이는 학술 대회를 열 장소를 찾는 것이었다. 그러나 가장 주된 이유는 이 놀라운 물질이 처음 발견된 곳을 순례하면서 거의 우연히 이루어진 그 발견에 경의를 표하기 위해서였다.

우리는 방 30개짜리 호텔에 짐을 내려놓고 섬의 남서쪽에 있는 높이 약 300미터 사화산인 라노카우화산으로 향했다. 우리 목적지는 이 화산 분화구 한가운데에 있는 지름 약 1.6킬로미터에 이르는 넓은 습지 호수였다. 주민들이 신비하게 여기는 곳이었다. 우리가 전해 들은 전설에 따르면 주민들은 아프거나 몸이 안 좋을 때면 분화구로 내려가 특별한 치유력을 지녔다고 믿는 이 화산의 배꼽에서 하룻밤을 보낸다고 했다.

라파마이신 이야기도 거기에서 시작된다. 1964년 말 캐나다의 과학과 의학 탐사대가 해군 함정을 타고 이스터섬에 도착했다. 그들은 몇 주 동안 조사를 하는 한편으로 주민들이 간절히 원했던 의료 활동을 하면서 섬의 독특한 동물상과 식물상을 보여주는 표본을 많이 채집해 돌아갔다. 그중에는 분화구에서 채집한 토양도 있었다. 그 과학자들도 우리처럼 분화구에 치유력이 있다는 전설을 들었을지 모른다.

몇 년 뒤 이스터섬의 흙이 담긴 병은 에어스트Ayerst라는 캐나다 제약회사에서 일하는 인도 출신 생화학자 수렌 세갈Suren Sehgal의 수중에 들어왔다. 세갈은 이 흙에 스트렙토마이세스 히그로스코피쿠스Streptomyces hygroscopicus라는 토양 세균이 만드는 듯한 기이하면서 강력한 항균 물질이 들어 있다는 것을 알아냈다. 호기심이 동한 세갈은 이 세균을 분리해 배양했고, 이어서 이 수수께끼의 화합물을 실험하기 시작했다. 그는 이스터섬의 원래 이름인 라파누이를 따서 이 물질에 라파마이신이라는 이름을 붙였다(마이신은 항생 약물에 으레 붙이는 접미사다). 그러던 와중에 에어스트가 갑자기 몬트리올 연구소를 폐쇄하기로 결정했고, 세갈은 연구하고 있던 화합물을 모두 폐기하라는 지시를 받았다.

세갈은 그 지시를 따르지 않았다. 어느 날 그는 연구하고 있던 라파마이신 병을 몰래 집으로 가져왔다. 원래 우리 순례 여행에 함계할 예정이었던 그의 아들 아자이Ajai는 어릴 때 아이스크림을 먹으려고 냉장고 문을 열었을 때 "먹지 말 것"이라고 적힌 꽁꽁 싸놓은 병을 보았다고 떠올린다. 가족이 뉴저지주 프린스턴으로 이사할 때도 병은 고스란히 옮겨졌고, 거대 제약사 와이어스Wyeth가 1987년 에어스트를 합병했을 때 새 경영진은 세갈에게 하고 싶은 연구 과제가 있는지 물었다. 그는 냉장고에 있던 라파마이신 병을 꺼내어 다시 연구를 시작했다.

세갈은 자신이 무좀의 치료제를 발견했다고 믿었다. 맞는다면 대박을 칠 터였다. 아자이는 아버지가 좀 별난 발진이 생긴 동네 사람에게 라파마이신이 든 연고를 직접 만들어 준 일을 기억한다. 연고를 바르자마자 발진은 거의 즉시 사라졌다. 그러나 라파마이신은 차세대 무좀약 차원을 훨씬 넘어서는 것임이 드러났다. 면역계에 강력한 효과를 발휘한다는 것이 드러났고, 1999년 미국 식품의약국FDA은 장기 이식 환자의 몸이 새 장기를 받아들이는 일을 돕는 면역 억제제 용도로 이 약물을 승인했다. 외과 전공의 때 나는 민트 사탕을 나눠주듯이 이 약물을 콩팥과 간 이식 환자들에게 투여하곤 했다.

때로 시롤리무스sirolimus라고 하는 라파마이신은 동맥 스텐트stent(혈관 내부를 벌리는 기구-옮긴이)의 피막제로도 쓰인다. 스텐트를 끼운 혈관이 다시 막히지 않게 막아주기 때문이다. 라파마이신은 세갈이 2003년 사망한 뒤에도 계속 놀라운 면모를 드러냈다. 2007년 에베로리무스everolimus라는 라파마이신 유사체analog는 콩팥암(신장암)의 한 유형에 쓸 수 있도록 승인받았다.

　이 화합물이 대단히 중요했기에 2000년대 초에 와이어스에어스트는 이스트섬의 화산 분화구에서 멀지 않은 곳에 라파마이신의 발견 장소를 기념하는 명판을 설치했다. 그러나 우리가 찾아갔을 때는 안타깝게도 누군가 훔쳐 가고 없었다.

장수의 가장 중요한 매개자, mTOR

　라파마이신이 이토록 다양하게 응용된 이유는 세갈이 관찰했지만 결코 깊이 탐구한 적 없는 특성 덕분이었다. 바로 세포의 성장과 분열 과정을 늦추는 경향이 있다는 점이다. 데이비드 사바티니는 세갈의 연구를 이어받은 극소수에 속한다. 그는 이 현상을 설명하고자 나섰고 라파마이신을 이해하는 일에 평생을 바치게 되었다. 사바티니는 대학원생 때 세갈이 직접 복사한 논문들을 훑는 것으로 시작해, 이 독특한 화합물이 세포에 어떻게 작용하는지 규명하는 일에 몰두했다. 이윽고 그를 비롯한 연구자들은 라파마이신이 mTOR('엠토르'라고 발음한다)라는 아주 중요한 세포 내 단백질 복합체에 억제제로 작용한다는 사실을 알아냈다.[1] mTOR는 '라파마이신의 작용

●　약물 유사체는 분자 구조가 비슷하지만 똑같지는 않은 화합물이다. 예를 들어 옥시코돈oxycodone은 코데인codeine의 유사체다.

표적mechanistic target of rapamycin'을 줄인 말이다.*

그런데 왜 mTOR에 관심을 갖는 것일까? 이 메커니즘이 세포 수준에서 장수의 가장 중요한 매개자 중 하나임이 드러났기 때문이다. 그뿐 아니라 이 메커니즘은 아주 잘 '보존되어conserved' 있다.[2] 즉 효모에서부터 초파리와 선충을 거쳐 사람에 이르기까지 거의 모든 생명체에서 발견된다는 의미다. 생물학에서 '보존되어 있다'는 자연선택을 통해 다양한 종들과 생물 집단에 널리 퍼져 있다는 의미다. 진화가 그것을 아주 중요하게 여겼다는 표시다.

무척 기괴했다. 태평양 한가운데의 외딴 섬에서만 발견되는 이 별난 분자는 살아 있는 거의 모든 것에 존재하는 매우 특별한 세포 메커니즘에 내재한 스위치처럼 작동한다. 이 스위치는 완벽하게 들어맞았고, 이 분자를 떠올릴 때마다 나는 여전히 그 점에 감탄하곤 한다.

mTOR는 기본적으로 생물의 성장하고 번식할 필요성과 영양소의 가용성 사이에 균형을 잡는 일을 한다. 영양소가 풍부할 때 mTOR는 활성화하고 세포(즉 생물)는 성장 모드로 들어서서 새로운

---

* 여기서 명명법은 좀 혼란을 일으킨다. 짧게 말하자면 라파마이신은 세포에 있는 단백질 복합체인 mTOR(라파마이신의 작용 표적)의 활성을 차단하거나 억제하기 때문이다. 게다가 mTOR가 원래 '라파마이신의 포유류 표적mammalian target of rapamycin'의 약자였다는 점 때문에 더 헷갈린다. 'TOR(라파마이신의 표적)'는 처음에 효모에서 발견되었고, 그것과 구별하기 위해 mTOR라고 이름 붙였기 때문이다. TOR와 mTOR는 본질적으로 동일하다. 동일한 기본 메커니즘이 10억 년에 걸친 진화 과정 전체에 걸쳐 생명의 나무를 관통하고 있다는 의미다.

단백질을 만들고 분열을 일으키면서 번식이라는 궁극적 목표를 향해 나아간다. 영양소가 부족할 때 mTOR는 억제되고 세포는 일종의 '재활용' 모드로 들어가 세포 성분들을 분해하고 전반적으로 집 정리에 몰두한다. 세포의 분열과 성장은 느려지거나 멈추며, 생물이 에너지를 보존할 수 있도록 번식은 보류된다.[3]

사바티니는 이렇게 설명한다. "어느 정도는 mTOR가 세포의 원도급업자처럼 보인다."[4] 이 복합체는 기본적으로 협력하면서 대사를 조절하는 길고도 복잡한 상향 및 하향 경로들의 교차점에 놓여 있다. 영양소, 특히 특정한 아미노산의 존재를 감지하며, 세포의 필수 구성 성분인 단백질의 합성을 돕는다. 사바티니의 표현대로 "mTOR는 기본적으로 세포의 모든 주요 과정에 관여한다."[5]

장수를 보장한다는 다른 약물은 믿을 만할까

2009년 7월 9일 《뉴욕타임스》에 짧지만 중요한 과학 기사가 실렸다. 제목은 〈생쥐 실험에서 항생제가 노화를 지연시키다〉였다. 헉! 그 '항생제'는 라파마이신이었고(실제로는 항생제가 아니지만), 그 연구는 라파마이신을 투여한 생쥐가 대조군보다 평균적으로 상당히 더 오래 살았다는 결과를 내놓았다. 수명이 암컷은 13퍼센트, 수컷은 9퍼센트 더 늘었다.

이 기사는 잘 눈에 띄지 않는 A20면에 실렸지만 엄청난 결과를 담고 있었다. 설령 말년에, 즉 생쥐가 이미 '늙은'(600일, 사람으로 따지면 약 60대) 상태에서 투여해도 남은 기대수명이 수컷은 28퍼센트, 암컷은 38퍼센트 늘어났다. 60세 여성이 알약 하나를 먹자 95세까지 사는 것과 같았다. 《네이처》에 논문을 발표한 이 연구의 저자들은 라파마이신이 "암 사망 시기를 늦추거나 노화의 메커니즘을 저지하거나, 양쪽을 다 함으로써" 수명을 연장하는 것일 수 있다고 추측했다.[6] 그러나 여기서 기사 제목이 실제로 뜻하는 바는 포유동물의 수명을 연장한다고 밝혀진 다른 분자가 전혀 없었다는 것이다. 여태껏.

이 연구 결과는 특히 더 신뢰가 갔는데, 서로 다른 곳에서 일하는 각기 다른 세 연구진이 유전적으로 다양한 생쥐 총 1901마리를 써서 실험했는데 일치하는 결과가 나왔기 때문이다. 게다가 다른 연구실들에서도 이 결과를 곧 쉽게 재현할 수 있었다.[7] 아주 떠들썩한 발견 중에서 비교적 드문 사례다.

이 말이 놀랍게 들릴지도 모르겠지만 기사 제목에 실릴 정도의 연구, 즉 신문이나 다른 매체의 뉴스를 통해 접하는 연구 중 상당수는 결코 재현되지 않는다. 사례를 하나 들어보자. 2006년에 포도 껍질(그리고 적포도주)에서 발견된 물질인 레스베라트롤resveratrol이 과체중 생쥐의 수명을 연장한다는 발견이 나오면서 화제가 되었다.[8] 무수한 뉴스 기사가 쏟아졌고, 이 놀라운 분자(그리고 적포도주)의 혜택을 〈60분60 Minutes〉에서 길게 다루기도 했다. 영양제인 레스베라트롤의 판매량도 급증했다. 그러나 다른 연구실들은 이 발견을 재현할 수 없었다. 국립노화연구소National Institute on Aging가 유망한 노화 억제 방안들을 검사하는 계획의 일환으로서 라파마이신과 같은 방식으로 엄격하게 레스베라트롤을 검사했을 때, 다양한 정상적인 생쥐 집단들에서 비슷하게 수명을 연장하는 결과가 나오지 않았다.[9]

니코틴아마이드 리보사이드nicotinamide riboside, 즉 NR 같은 과대 선전되는 영양제들도 마찬가지다. 이 물질도 생쥐 실험에서 수명 연장 효과가 없다는 것이 한결같이 드러났다.[10] 당연히 이런 영양제들이 사람에게서 수명을 연장하거나 건강을 개선한다는 것을 보여주는 데이터도 전혀 없다.

반면에 2009년 이후에 이루어진 연구들은 라파마이신이 생쥐의 수명을 꽤 믿을 만하게 연장한다는 것을 계속 재확인했다.[11] 또 효모와 초파리에게서도 그렇다고 드러났다. 유전자 조작으로 mTOR의 활성을 줄일 때도 같은 효과가 나타났다. 따라서 합리적인 사람이라면 적어도 일시적으로 mTOR의 활동을 억제하는 것이 좋다고 결론지을 수 있다. 따라서 mTOR 억제제인 라파마이신이 수명 연장 약물일 가능성이 있다는 것도.

영양실조 없는 열량 제한과 자가소화작용의 작동 원리

노화를 연구하는 과학자들에게 라파마이신의 수명 연장 효과는 엄청난 흥분을 불러일으켰지만 딱히 놀랍지는 않았다. 우리가 음식을 얼마나 많이 먹느냐가 우리가 얼마나 오래 사느냐와 어떤 식으로든 상관관계가 있다는, 수 세기까지는 아니라고 해도 수십 년 동안 쌓인 관찰 결과를 설명하는 듯했기 때문이다. 이 개념은 히포크라테스 시대까지 거슬러 올라가지만, 더 최근의 실험들은 실험동물의 먹이 섭취량을 줄이면 수명이 늘어날 수 있다는 것을 반복해서 보여주었다.[12]

'덜 먹는다'는 개념을 엄밀하게 기록하면서 실제로 처음으로 실천한 사람은 고대 그리스인도 현대 과학자도 아닌 16세기 이탈리아 사업가 알비세 코르나로Alvise Cornaro였다. 습지대를 물을 빼서 기름진 농경지로 만들어 엄청난 부를 쌓은 자수성가한 부동산 개발업자인 그(친구들은 '루이기Luigi'라고 불렀다)는 베네치아 외곽에 극장까지 갖춘 대저택에서 젊고 아름다운 아내와 살았다. 그는 파티 열기를 좋아했다. 그러다가 40세에 가까워지자 "잇따른 병세"에 시달리게 되었다. 복통, 체중 증가, 끊임없는 갈증 등 당뇨병 초기의 전형적인 증상들이었다.

원인은 명백했다. 너무 많이 먹어서였다. 따라서 치료법도 명백했다. 의사들은 과식과 파티를 멀리하라고 조언했다. 좀 살찐 루이기는 망설였다. 사치스러운 생활방식을 포기하고 싶지 않았다. 그러나 증상들이 점점 더 참을 수 없이 심해지자, 그는 생활방식을 완전히 바꾸지 않으면 어린 딸이 자란 모습을 결코 볼 수 없으리라는 사실을 깨달았다. 그는 의지력을 최대한 발휘해 하루에 약 340그램만 먹는 엄격한 식단을 유지했다. 대개 닭고기 스튜 형태로였다. 그럭저럭 영양은 섭취했지만 그다지 배가 부르지는 않았다. 훗날 그는 이렇게 썼다. "늘 더 먹고 마시고 싶은 마음을 뿌리치고 식탁에서 일어난다."

이 식단을 1년 동안 지속하자 코르나로의 건강은 확연히 나아졌다. "모든 증상이 완전히 사라졌다." 그는 이 식단을 유지했고, 80대가 되자 그렇게 건강하게 장수한다는 사실이 너무나 뿌듯해서 자신의 비결을 세상에 알리고 싶은 의욕이 솟구쳤다. 그는 《절제하는 삶에 관한 담론Discorsi della vita sobria》이라는 자서전을 출간했다. 그렇다고 절대금주주의자teetotaler의 장광설을 펼친 것은 결코 아니었다. 그는 장수 스튜를 먹은 뒤 매일 포도주 2잔을 즐겼다.

코르나로의 처방은 그가 1565년에 사망한 뒤로도 계속 남아 있었다. 수백 년이 지나는 동안 그의 책은 여러 언어로 번역되어 나왔고 벤저민 프랭클린, 토머스 에디슨 같은 저명인사의 찬사를 받았다. 아마 식사요법 저서 중 역사상 최초의 베스트셀러였을 것이다. 그러나 과학자들이 덜 먹으면 더 오래 살 수 있다는(적어도 실험동물은 더 오래 살 수 있다는) 개념을 엄밀하게 검증하기 시작한 것은 20세기 중반이 되어서였다.

단순히 동물에게 다이어트를 시킨다는 말이 아니다. 영양실조 없는 열량 제한caloric restriction without malnutrition, CR은 한 동물 집단(대조군)에는 자유롭게 원하는 만큼 먹도록 하고, 실험군에는 필수 영양소들은 다 들어 있지만 총열량을 25~30퍼센트(좀 더 적거나 많을 수 있다) 줄인 비슷한 식단을 제공하는 정밀한 실험 방법이다. 그런 뒤

질병 해방

열량을 제한한 집단과 대조군을 비교한다.

실험 결과들은 놀라울 만치 일관적이다. 열량 섭취 제한이 시작할 때의 나이나 제한 수준에 따라서 생쥐나 쥐의 수명을 15~45퍼센트 늘릴 수 있다는 연구 결과가 1930년대부터 꾸준히 나왔다.[13] 그뿐 아니라 적게 먹은 생쥐는 정상적으로 먹은 생쥐보다 자연적으로 생기는 종양이 더 적은 등 나이에 비해 뚜렷이 더 건강한 듯하다. 영양실조 없는 열량 제한(이하 '열량 제한')은 수명뿐 아니라 건강수명도 개선하는 듯하다. 배를 곯으면 건강에 안 좋을 것이라고 생각하겠지만 사실은 동물이 덜 먹을수록 더 오래 산다는 것을 과학자들은 알아냈다. 이 효과는 약물과 거의 비슷하게 어느 정도는 용량 의존적인 듯하다.

열량 제한의 수명 연장 효과는 거의 보편적인 듯하다. 많은 연구실에서 (흔히 실험하는) 생쥐와 쥐뿐 아니라 효모, 선충, 초파리, 어류, 햄스터, 개, 심지어 특이하게 거미까지도 열량 섭취를 제한하면 수명이 늘어난다는 것을 보여주었다. 실험한 거의 모든 모형 생물에게서 수명이 연장되는 효과가 나타났다. 특이하게도 집파리는 예외였다. 적어도 잘 통제되어 있고 병균이 없는 실험실 안에서 모든 배고픈 동물은 회복력이 더 강하고 더 오래 살 수 있는 듯하다.

그렇다고 해서 내가 이런 유형의 과격한 열량 제한을 환자들에게 전술로 추천한다는 뜻은 아니다. 무엇보다 연구실 바깥에서도 열량 제한이 유용한지는 아직 확실하지 않다. 깡마른 동물은 감염이나 추위로 사망할 가능성이 더 높을 수 있다. 그리고 루이기 코르나로

뿐 아니라 내 환자 중 일부에게는 좀 덜 먹는 편이 바람직한 효과를 낳았지만, 대다수 사람에게는 장기적으로 열량을 심하게 제한하는 방식이 설령 불가능하지는 않다고 해도 지속하기가 쉽지 않다. 게다가 극단적인 열량 제한이 위에서 말한 동물들보다 더 다양한 환경에서 사는 우리 인간처럼 복잡한 생물의 장수 함수를 정말로 최대화한다는 증거는 전혀 없다. 극단적인 열량 제한은 적어도 '네 기사 질병' 중 일부에 굴복할 위험을 줄일 가능성이 있어 보이긴 한다. 그러나 대신에 감염, 외상, 쇠약에 따른 사망률 증가가 그런 이득을 상쇄시킬 가능성도 마찬가지로 있어 보인다.

열량 제한 연구의 실제 가치는 노화 과정 자체의 이해를 돕는 통찰을 제공한다는 데 있다. 열량 제한 연구는 영양 및 장수와 관련된 중요한 세포 메커니즘을 밝히는 데 기여했다. 세포가 이용할 수 있는 영양소의 양을 줄이면 세포의 스트레스 저항과 대사 효율을 증진하는 타고난 경로 집합이 활성을 띠는 듯하다. 그리고 이 모든 일은 어떤 식으로든 mTOR와 관련이 있다.

그중 첫 번째는 AMPK_{AMP-activated protein kinase}(AMP 활성화 단백질 키나아제, 아데노신일인산 활성화 단백질 인산화효소)다. AMPK는 자동차의 계기판에 뜨는 연료 부족 경고등과 비슷하다. 영양소(연료)가 부족함을 감지하면 활성화함으로써 연쇄 작용을 촉발한다.[14] 이 일은 대개 영양소 부족에 반응해 일어나지만 AMPK는 운동 중 일시적으로 영양소 수치가 떨어질 때도 활성을 띤다. 할머니 집으로 가다가 경고등이 뜨면 방향을 틀어서 가장 가까운 주유소로 향하듯이,

질병 해방

AMPK는 세포에 에너지를 보존하면서 대체 에너지원을 찾도록 촉발한다.

이 과정은 먼저 미토콘드리아 생합성mitochondrial biogenesis이라는 과정을 통해 세포 내 에너지 생산을 담당하는 소기관인 미토콘드리아의 생산을 자극하는 것으로 시작한다. 미토콘드리아는 시간이 흐름에 따라서—또는 사용하지 않을 때—산화 스트레스와 유전체 손상에 취약해지며, 이는 기능 장애와 손상으로 이어진다. 반면에 열량 제한이나 운동을 통해 가용 영양소의 양을 제한하면 더 새롭고 더 효율적인 미토콘드리아를 생산해 기존의 손상된 미토콘드리아를 대체하는 과정이 촉발된다. 이 새로운 미토콘드리아는 세포가 지닌 연료를 써서 아데노신삼인산adenosine triphosphate, ATP(세포 내에서 다양한 생명 활동을 수행하기 위해 에너지를 공급하는 유기 화합물-옮긴이)을 더 많이 생산하도록 돕는다. 아데노신삼인산은 세포의 에너지 화폐다. 또 AMPK는 몸을 자극해 간에서 포도당을 더 많이 생산하도록 하고(이 문제는 다음 장에서 다룰 예정이다) 지방 세포에 저장된 에너지를 방출하도록 함으로써, 새 미토콘드리아를 만드는 연료를 내놓도록 한다.

더 중요한 점은 AMPK가 세포의 성장 조절자인 mTOR의 활성을 억제한다는 것이다. 특히 아미노산의 농도를 떨어뜨림으로써 mTOR의 침묵을 유도하고, 따라서 mTOR가 제어하는 모든 동화(성장) 과정을 중단시키는 듯하다. 새로운 단백질을 합성하고 세포분열을 진행하는 대신에 세포는 연료 효율이 더 높고 스트레스에 저항하는 모드로 들어가고, 자가소화작용autophagy(자가포식, 오토파지)이라는 중요한 세포 내 재활용 과정이 활성화한다.

자가소화작용은 스스로를 먹어 치운다는 뜻으로, 대사의 이화 측면을 나타낸다. 즉 세포가 새 단백질 생산을 멈추고, 대신에 낡은 단백질을 비롯한 세포 구조물들을 아미노산 성분으로 분해하는 과정이다. 이 청소 작업에서 나온 성분들은 나중에 새 단백질을 합성하는 데 재활용된다. 세포에 쌓인 쓰레기를 청소해서 쓸 만한 것은 챙기고 나머지는 버리는 일종의 세포 내 재활용 과정이다. 세포 '원도급자'는 목재와 석고 보드와 나사를 사러 건축용품 매장에 가는 대신에, 집 안을 뒤져 자신이 방금 해체한 잔해에서 쓸 만한 것들을 골라내어 세포를 수선하거나 새 성분을 만들거나 태워서 에너지를 생산하는 일에 몰두한다.

자가소화작용은 생명에 필수적이다.[15] 이 작용이 전면 중단되면 생물은 죽는다. 쓰레기(또는 재활용품)를 내놓는 것을 그만둔다고 상상해보라. 곧 실내는 도저히 살 수 없는 곳으로 변할 것이다. 이 세포 내 청소는 쓰레기 봉지 대신에 리소좀lysosome이라는 특수한 소기관이 수행한다. 리소좀은 낡은 단백질과 찌꺼기, 병원체 같은 것들을 감싸서 효소를 통해 분해한다. 분해 산물 중 일부는 재활용된다. 게다가 리소좀은 시간이 흐르면서 손상된 단백질들이 엉겨 뭉친 응집체도 해체하고 부순다. 단백질 응집체는 파킨슨병Parkinson's disease과 알츠하이머병 같은 질환과 관련이 있다고 여겨지므로 없애는 것이 좋다. 자가소화작용 장애는 알츠하이머병과 관련된 병리 현상, 근위축성측삭경화증amyotrophic lateral sclerosis, ALS(루게릭병), 파킨슨병 등 여러 신경퇴행성 질환과 관련이 있다. 자가소화작용 유전자가 없는 생쥐는 생후 2~3개월 사이에 신경퇴행성 질환에 걸린다.[16]

자가소화작용은 손상된 단백질을 비롯한 세포 내 쓰레기를 청소함으로써, 세포가 더 깨끗하고 효율적으로 움직이고 스트레스에 더 저항할 수 있도록 돕는다. 그러나 나이 들수록 자가소화작용은 쇠퇴한다. 자가소화작용 이상은 신경퇴행성 질환과 골다공증 같은 많은 노화 관련 표현형과 질병의 중요한 원인이라고 여겨진다. 그래서 나는 일시적인 영양 섭취 감소(운동이나 단식을 할 때처럼) 같은 특정한 유형의 개입을 통해 아주 중요한 이 세포 메커니즘의 활성을 촉발하면 어떨까 하고 생각한다(노벨 위원회도 이 개념에 흥미를 느꼈는지, 2016년에 자가소화작용의 유전자 조절을 규명하는 연구를 한 일본 과학자 오스미 요시노리大隅良典에게 생리의학상을 수여했다). 라파마이신 투여도 이런 개입 방안 중 하나다.

라파마이신의 건강 장수 효과 검증과 장애물

그러나 워싱턴대학교 병리학 교수 맷 캐벌라인Matt Kaeberlein은 자가소화작용 촉진 효과는 라파마이신이 미래에 장수약으로 쓰일 수 있는 이유 중 하나에 불과하다고 말한다. 캐벌라인은 20년 동안 라파마이신과 mTOR를 연구하고 있는데, 이 약물이 훨씬 더 폭넓게 혜택을 주며, 라파마이신과 그 유도체가 사람의 수명과 건강수명을 연장하는 용도로 쓰일 가능성이 매우 높다고 믿는다.

라파마이신은 이미 여러 증상에 쓸 수 있도록 승인을 받았다. 하지만 이 약물이 사람의 노화에 미칠 가능성을 살펴보는 임상 시험을 시작하려고 하면 엄청난 장애물과 맞닥뜨린다. 주로 건강한 사람들에게 미칠 부작용이 그렇다. 특히 면역을 억제할 위험이 크다.

역사적으로 볼 때 원래 라파마이신은 장기 이식을 받은 환자에게 무기한으로 처방하는 용도로 승인받았다. 면역계가 이식된 장기를 공격해 파괴하지 않도록 면역계를 억제하기 위해 함께 투여하는 서너 가지 약 중 하나였다. 라파마이신이 동물의 수명과 건강수명을 늘릴 수 있음을 시사하는 동물 실험 자료가 충분함에도, 건강한 사람들의 노화를 지연시킨다는 맥락에서 라파마이신을 사용할(또는 더 나아가 연구할) 생각을 좀 꺼리게 되는 것은 바로 이 면역 억제 효과 때문이다. 이 이른바 면역 억제 효과는 극복하기 어려울 만치 벅차 보였다. 따라서 라파마이신을 사람의 장수 촉진 약으로 쓸 수 있을 것이라는 전망이 실현될 가능성은 낮아 보였다.

그러다가 2014년 12월 말에 라파마이신 유사체인 에베로리무스가 나이 든 환자들에게 백신을 접종했을 때 적응 면역 반응을 높인다는 연구 결과가 나오면서 모든 것이 바뀌기 시작했다.[17] 당시 제약 회사인 노바티스Novartis에서 일하던 조앤 매닉Joan Mannick과 로이드 클릭스타인Lloyd Klickstein 연구진은 에베로리무스를 매주 적당량 투여했을 때 환자들이 독감 백신에 가장 잘 반응하는 듯하고, 부작용을 호소하는 사람이 가장 적다는 것을 알아차렸다. 이 연구는 그전까지 거의 줄곧 묘사된 것과 달리 라파마이신(그리고 그 유도체)이 '면역 억제제'라기보다는 사실은 '면역 조절자'에 더 가깝다고 시사했다. 투여하는 용량에 따라 면역을 강화할 수도 있고, 억제할 수도 있다는 의미였다.

이 연구가 나오기 전까지 나도 많은 연구자처럼 라파마이신을 건강한 사람들에게 예방 요법으로 쓰기가 어려울 것이라고 거의 포기한 상태였다. 나는 라파마이신의 면역 억제 효과가 아주 강하다고 가정했다. 그런데 세심하게 계획해 꼼꼼하게 수행한 이 연구는 사실상 정반대라고 시사했다. 면역 억제 효과는 라파마이신을 저농도나 중간 농도로 매일 투여한 결과처럼 보였다. 이 연구에서는 중간 농도나 고농도로 투여한 뒤에 휴식기를 가졌을 때 정반대로 면역력을 증진하는 효과가 나타났다.

같은 약물이 용량에 따라 전혀 다른 효과를 일으킨다는 것이 이상해 보이겠지만 mTOR의 구조를 이해하면 납득이 간다. 이 표적 단백질은 사실 mTORC1mTOR complex 1과 mTORC2mTOR complex 2라는 2개의 복합체로 구성되어 있다. 두 복합체는 하는 일이 다르며, (지나치게 단순화하는 것일 위험이 있지만) 장수 관련 혜택은 mTORC1을 억제함으로써 빚어지는 듯하다. 장기 이식 환자에게 으레 하듯이 이 약을 매일 투여하면 양쪽 복합체가 다 억제되는 듯한데, 짧게 또는 주기적으로 투여를 하면 주로 mTORC1이 억제되어 원치 않는 부작용이 더 적게 생기면서 장수 관련 혜택이 나타나는 듯하다.(따라서 장수 목적에는 mTORC2는 놔둔 채 mTORC1만을 선택적으로 억제하는 라파마이신 유사체인 이른바 '라파로그rapalog'가 더 이상적이지만 아직까지 이 물질을 개발하는 데 성공한 사람은 아무도 없다.)

라파마이신의 알려진 부작용들은 건강한 사람들에게 항노화 (노화 지연) 용도로 라파마이신을 임상 시험하는 것을 가로막는 장애물로 여전히 남아 있다. 이런 문제들을 우회하기 위해 캐벌라인은 반려견들을 대상으로 대규모 라파마이신 임상 시험을 하고 있다.[18] 개는 사람의 대리자로 그리 나쁘지 않다. 크고, 포유류며, 우리와 같은 환경에 살고, 나이를 먹는 방식도 우리와 비슷하다. 개 노화 계획Dog Aging Project이라는 이 연구의 예비 단계에서 캐벌라인은 라파마이신이 사실상 늙은 개의 심장 기능을 개선하는 듯하다는 것을 발견했다.[19] "내가 놀랐던 점 가운데 하나는 라파마이신이 쇠퇴를 지연시키는 듯할 뿐 아니라 상황을 개선하는 듯한 방식이 다양하다는 거예요. 적어도 일부 기관에서는 분명히 기능을 복원하는 듯해요."[20]

캐벌라인은 라파마이신이 전신 염증을 줄이는 듯하다는 점도 관찰했다. 아마 이른바 노화 세포senescent cell의 활성을 떨어뜨림으로써 그런 효과를 일으키는 듯하다. 노화 세포는 분열을 멈추었지만 죽지는 않는 '늙은' 세포다. 이런 세포는 염증성 사이토카인inflamma-tory cytokine이라는 유독 물질 집합을 분비한다. 염증성 사이토카인은 주변 세포들에 해를 끼칠 수 있는 화학물질이다. 라파마이신은 이런 염증성 사이토카인을 줄이는 듯하다. 또 우리 몸, 주로 면역계가 암세포를 검출하고 제거하는 방식인 암 감시도 개선한다. 또 다른 최근의 연구에서 캐벌라인 연구진은 라파마이신이 늙은 개의 잇몸 건강을 개선하는 듯하다는 것도 발견했다.

개 약 600마리를 대상으로 한 개 노화 계획은 현재 본 단계를 진행 중이다. 이 비교적 규모가 큰 임상 시험의 결과는 2026년에 나올 예정이다.(한마디 덧붙이자면 나도 이 연구의 후원자 중 한 사람이다.) 2014년 라파마이신이 사람들의 면역력에 미치는 영향을 연구했을 때처럼 이 연구에서는 개들에게 주 단위로 주기적으로 라파마이신을 투여한다. 긍정적인 결과가 나온다면 라파마이신을 장수 목적으로 사용하는 일이 더 잦아진다고 해도 나는 놀라지 않을 것이다. 나와 내 환자 몇 명을 비롯해 승인되지 않은 용도지만 항노화 혜택을 보기 위해 이미 라파마이신을 투여하고 있는 이들이 있으며, 아직은 소수지만 점점 늘어나고 있다. 공공연히 말할 수는 없지만 내 경험상 주기적으로 투여를 하는 방식이 원치 않는 부작용을 줄이는 듯하다.

그렇긴 해도 대중에게 널리 쓸 수 있도록 승인을 얻으려면 넘어야 할 장애물이 여전히 엄청나게 많다. 현재 라파마이신을 복용하는 이들의 대다수는 이미 중대한 건강 문제를 안고 있으며 동반이환 comorbidity(여러 질병이 공존하는 상태-옮긴이)에 시달리는 장기 이식 환자들이다. 더 건강한 사람들에 비해 이런 집단에서는 라파마이신의 부작용이 덜 중요해 보인다.

캐벌라인은 말한다. "건강한 사람에게 투여하겠다고 하면 대중과 규제 당국 모두 부작용에 아주 심하게 신경 쓸 거예요. 병들기 전에 사람들의 노화를 늦춤으로써 더 오래 건강을 유지시킨다는 의도니까요. 전통적인 생명의학 접근법과 여러 면에서 정반대죠. 후자는 대개 사람들이 병들 때까지 기다렸다가 병을 치료하려고 하죠."

여기서 진정한 장애물은 의학 2.0에 뿌리를 둔 규제 틀이다. 이틀은 '노화 지연'과 '질병 지연'을 완전히 합당한 최종 목표로 보지 않는다(아직은). 그래서 이 약을 특정한 질병을 치료하거나 완화하는 용도가 아니라, 건강한 사람이 건강을 유지하도록 돕는 용도로 사용한다는 것은 의학 3.0을 대변하는 셈이 될 것이다. 따라서 훨씬 더 엄격한 조사와 회의론에 직면할 것이다. 그러나 우리 중 80퍼센트를 죽이는 노화의 질병을 예방하는 것이 목표라면, 이를 달성하기 위해 어떤 수준의 위험을 받아들일 수 있고 없는지를 진지하게 논의하는 일은 분명히 가치가 있다. 이러한 논의를 진행하는 것이 이 책을 쓴 목적 중 하나다.

이 일은 이미 일어나기 시작했는지 모른다. 미국 식품의약국은 장수 혜택을 제공할 가능성이 있는 또 다른 약물의 임상 시험을 승인했다. 당뇨병 치료제인 메트포르민metformin이다. TAMETargeting Aging with Metformin(메트포르민 노화 표적)라고 하는 이 임상 시험은 전혀 다른 방식으로 출현했다. 메트포르민은 여러 해 동안 수백만 명에게 투여되었다. 시간이 흐르면서 연구자들은 메트포르민을 복용한 환자들이 전체 인구보다 암 발병률이 더 낮은 듯하다는 사실을 알아차렸다(그리고 연구들을 통해 확인된 듯했다). 2014년에 한 대규모 분석이 이루어졌는데, 메트포르민을 복용한 당뇨병 환자들이 당뇨병이 없는 이들보다 실제로 더 오래 산다는 것을 보여주는 듯했다.[21] 놀

질병 해방

라운 결과였다. 그러나 이런 관찰 결과 중에서 실제로 메트포르민이 항노화 기능을 지녔음을 '증명한' 것은 전혀 없다. 따라서 임상 시험이 필요하다.

그러나 노화 자체는 정확히 측정하기가 설령 불가능하지는 않다고 해도 무척 어렵다. 그래서 TAME를 이끄는 연구자이자 앞장에서 만나본 니르 바르질라이는 다른 쪽을 살펴보기로 했다. 건강한 사람들에게 메트포르민을 투여하면 노화 관련 질환의 발병 시기가 늦어지는지 여부였다. 노화에 미치는 효과를 알아보는 일종의 대리 지표였다.

나는 언젠가는, 아마 가까운 미래에 라파마이신도 사람을 대상으로 비슷한 임상 시험을 할 수 있기를 바란다. 나는 라파마이신이 더욱 강력한 장수 촉진제일 가능성이 있다고 믿기 때문이다.°

그러나 당분간은 우리가 이번 장에서 한 이야기, 즉 mTOR와 라파마이신에서 열량 제한에 이르는 이야기가 모두 한 방향을 가리킨다는 것을 생각하자. 우리가 무엇을 먹고 어떻게 대사하느냐가 장수에 지대한 역할을 미친다는 사실 말이다. 다음 장에서 대사 이상이 만성 질환을 부추기고 촉진하는 데 어떻게 기여하는지 더 상세히 살펴보자.

● 우리 네 사람은 라파누이를 떠나기 전에 이 섬이 분자생물학에 한 독특한 기여와 이 중요한 분자를 보존하고 규명한 수렌 세갈에게 경의를 표하는 새로운 명판을 라파마이신의 발견지에 다시 세우기로 맹세했다.

6장

당뇨병과 대사 건강 위기

오래된 유전자는 현대 식단에
대처할 수 있을까

피할 수 있는 인간의 불행은 어리석음이 아니라 무지에서,
특히 자기 자신에 관한 무지에서 비롯될 때가 너무나 많다.

—칼 세이건Carl Sagan

상한 푸아그라 같은 간과 어떤 유행병의 시작

1년 차 외과 전공의들을 관리할 때 히포크라테스라면 이렇게 말했을 법한 일종의 암묵적인 규칙이 하나 있다. "첫째, 그들이 결코 해를 끼치지 못하게 하라."

2001년 나는 존스홉킨스병원의 외과 종양학 분과에서 처음 몇

달 동안 일할 때 이 규칙이 얼마나 중요한지를 실감했다. 환자의 오름창자(상행결장)에서 암에 걸린 부위를 제거하는 수술을 할 때, 수술 전날에 사실상 상황 설명 겸 반쯤은 취조를 하듯이 환자에게 병력에 관해 알아야 할 사항을 우리가 다 알고 있는지 확인함으로써 '수술 전' 준비를 끝내는 것이 내가 맡은 일 중 하나였다.

나는 환자를 찾아가서 어떤 수술을 받게 될지 설명한 뒤, 오후 8시 이후에는 아무것도 먹지 말라고 상기시키고, 으레 하는 질문들을 죽 했다. 흡연과 음주량도 물었다. 나는 마지막 질문을 긴장을 풀어주듯이 그냥 지나가는 양 묻는 법을 연습했다. 그러나 실제로는 내 점검표에서 가장 중요한 질문에 속한다는 사실을 잘 알고 있었다. 환자가 술을 상당히(대개 하루에 4~5잔 이상) 마신다고 믿는다면 우리는 마취과 의사에게 그 사실을 알려야 했다. 그러면 수술한 뒤에 알코올 금단 증상이 일어나지 않도록 특수한 약, 대개 신경 안정제인 발륨Valium 같은 벤조디아제핀benzodiazepine을 처방할 것이다. 그러지 않으면 환자는 진전섬망delirium tremens, DTs(전신 떨림, 환각 등을 동반한 의식 장애-옮긴이)이라는 치명적일 수 있는 증상을 보일 위험이 있었다.

나는 환자가 아주 조금 마실 뿐이라고 대답했기에 안도했다. 걱정할 일이 한 가지 줄어들었다. 다음 날 나는 환자를 휠체어에 태워서 수술실로 들여보낸 뒤 평범한 전공의 수준에서 작성한 점검표를 죽 확인했다. 마취과 의사가 환자를 재우기까지는 대개 몇 분이 걸렸다. 그리고 나면 나는 폴리 카테터Foley catheter(소변줄)를 환자의 방광으로 집어넣고, 소독약 베타딘Betadine으로 피부를 소독하고, 수술천을 덮은 뒤 물러나곤 했다. 그러면 수석 전공의와 담당 외과의가 절개를 했다. 운이 좋다면 배를 벌리고 꿰매기까지 과정을 보조할 수도 있었다. 아니면 수술할 장기가 간 아래쪽에 끼워져 있으므로 외과의들이 제거할 장기를 잘 볼 수 있도록 시선을 가리는 간을 젖혀서 계속 잡고 있기도 했다.

수술은 별 문제 없이 순조롭게 진행되는 듯했다. 외과의는 복부 지방을 좀 가른 뒤에야 복강에 도달할 수 있었지만, 으레 있는 일이었다. 이 배 안쪽 공간을 바깥 세계와 나누는 몇 겹의 막 중 마지막 막을 가르기 직전에는 믿어지지 않을 만치 기대감이 팽배해진다. 절개 부위가 커지면서 가장 먼저 보이는 것 중 하나는 간의 끝부분이다. 나는 간이 정말로 과소평가되는 장기라는 생각을 늘 한다. 의학계에서 '똑똑한 친구들'은 뇌나 심장을 전공하지만 간이야말로 몸의 진정한 일꾼이다. 또 직접 보면 정말로 경이로움을 느낀다. 대개 건강한 간은 깊고 짙은 자주색을 띠며 비단결처럼 매끄럽다. 한니발 렉터Hannibal Lecter(토머스 해리스의 《양들의 침묵》을 비롯한 스릴러 소설 시리즈에 등장하는 외과 의사이자 식인 사이코패스 연쇄 살인범-옮긴이)가 어떤 기분이었을지 짐작이 간다. 간은 정말로 잠두와 좋은 포도주에 곁들여 나올 만한 음식처럼 보인다.

그런데 이 환자의 간은 그물막 지방 아래에서 모습을 드러날 때 그리 맛있어 보이지 않았다. 건강하면서 선명한 자주색을 띠는 대신 노란 지방 덩어리가 여기저기 튀어나와서 얼룩덜룩했고 좀 주황색에 가까웠다. 상한 푸아그라처럼 보였다. 집도의는 나를 노려보면서 호통을 쳤다. "너, 술고래가 아니라고 했잖아!"

환자는 심한 술꾼임이 분명했다. 그의 간은 술꾼이라는 징후들을 고스란히 보여주었다. 그리고 환자에게서 그 정보를 캐내는 데 실패한 탓에 나는 그의 목숨을 위험에 빠뜨릴 수 있었다.

그러나 내가 실수를 한 것이 아님이 드러났다. 수술 뒤 환자가 깨어났을 때 묻자 그는 정말로 술을 거의 마시지 않는다고 재차 확인해주었다. 내 경험상 암 수술을 앞둔 환자가 음주나 다른 어떤 습관에 관해 거짓말을 하는 일은 거의 없었다. 술꾼이라고 털어놓으면 수술 뒤에 발륨을 복용하거나 식사 때 맥주도 한두 잔 나올 수 있다는 뜻이므로 더욱 그랬다. 그러나 그의 간은 분명히 알코올중독자의 것이었기에 모두가 의아하게 여겼다.

나는 전공의 과정을 보내면서 이런 일을 여러 번 겪었다. 그럴 때마다 우리는 난감해하곤 했다. 조용히 어떤 유행병이 시작되고 있음을, 아니 번지고 있음을 목격하고 있었지만 우리는 그 사실을 거의 알아차리지 못했다.

비알코올성 지방간의 비밀
: 간 수치가 정상이라고 건강한 것은 아니다

50년 전 캔자스주 토피카에서 일하던 새뮤얼 젤먼Samuel Zelman이

질병 해방

라는 외과의도 비슷한 상황을 접했다. 그는 개인적으로 알고 있는 환자를 수술하고 있었다. 같은 병원에서 일하는 직원이었다. 그는 환자가 술을 입에도 대지 않는다는 사실을 알고 있었기에, 수십 년 뒤 내가 접한 환자처럼 간에 지방이 가득 쌓인 모습을 보고 깜짝 놀랐다.

그런데 환자가 많이 마시는 것이 있었다. 바로 코카콜라였다. 젤먼은 그가 콜라를 엄청나게 많이 마신다는 것을 알고 있었다. 많으면 하루에 20병 넘게 마시곤 했다. 우리가 지금 마시는 커다란 병이 아니라 예전의 더 작은 병이긴 했지만, 그래도 젤먼은 환자가 이미 식사를 충분히 하면서 하루에 1600칼로리를 추가로 더 섭취했다고 추정했다. 젤먼은 환자가 동료들 사이에서 "식욕이 대단하다"라는 평판을 받고 있다고 적었다.

호기심이 동한 젤먼은 술을 마시지 않으면서 비만인 사람 19명을 모아서 임상 연구를 시작했다. 그는 그들의 혈액과 소변을 검사하고, 굵은 바늘을 찔러서 조직을 채취하는 진지한 검사인 간 생검까지 했다. 그들 모두 간 기능에 문제가 있다는 징후가 하나 이상 나타났다. 알코올중독자에게서 나타나는 잘 알려진 간 손상 단계들과 기이할 만치 비슷한 양상을 띠었다.[1]

이 증후군은 종종 나타나곤 했지만 도무지 이해가 되지 않았다. 대개 알코올중독이나 간염 환자에게 나타나는 증상이었다. 그러다가 1970~1980년대에 10대에게서 이런 증상이 나타나기 시작하자, 우려한 의사들은 10대 사이에서 음주가 드러나지 않게 유행하고 있다고 경고했다. 그러나 원인은 술이 아니었다. 1980년 메이요병원

Mayo Clinic의 연구진은 이 '지금까지 이름 없던 질병'에 비알코올성 지방간염nonalcoholic steatohepatitis, NASH이라는 이름을 붙였다.[2] 그 뒤로 이 병은 세계적인 유행병이 되었다. 지구에 사는 4명 중 1명 이상은 비알코올성 지방간염이나 전 단계인 비알코올성 지방간 질환nonalcoholic fatty liver disease, NAFLD의 징후들을 어느 정도 지니고 있다.[3] 그날 수술실에서 우리가 본 환자가 지닌 질환이 바로 후자였다.

비알코올성 지방간 질환은 비만 및 콜레스테롤 과다에 따른 고지혈증(고지질혈증, 이상지질혈증)과 상관관계가 매우 높지만 아직 검출이 잘 안 되곤 한다. 초기 단계에서는 더욱 그렇다. 환자들은 대부분 자신이 그런 병이 있음을 알아차리지 못하며, 의사들도 마찬가지다. 비알코올성 지방간 질환과 비알코올성 지방간염은 뚜렷한 증상을 전혀 보이지 않기 때문이다. 첫 번째 징후는 대개 혈액을 통해 간 효소인 ALTalanine aminotransferase(알라닌 아미노전달효소) 수치를 검사했을 때야 나타난다. ALT 수치 증가는 간에 뭔가 문제가 있다는 첫 번째 단서일 때가 많다. 비록 최근에 바이러스에 감염되었거나 약 투여에 따른 반응 등 다른 원인으로 나타날 수도 있긴 하지만 그렇다. 그러나 이 질병의 초기 단계에 있음에도 모른 채 돌아다니는 사람들이 많다. ALT 수치가 '정상'이라고 나오므로 의사도 알아차리지 못해서다.

여기서 다음에 나올 질문은 이것이다. 정상이란 무엇일까? 손꼽히는 검사 회사인 랩코프Labcorp는 ALT 수치가 여성은 33IU/L(리터당 국제단위), 남성은 45IU/L 미만일 때 허용 가능한 범위라고 본다(비록 이 범위는 연구실마다 다를 수 있지만). 그러나 '정상'은 '건강' 과 같은 말이 아니다. 이런 검사의 기준이 되는 범위는 현재의 백분위수를 토대로 한다.[*] 그러나 인구 전체가 점점 덜 건강해질 때 평균은 최적 수준에서 벗어날 수 있다. 체중 쪽에서 비슷한 일이 일어났다. 1970년대 말에 미국 성인 남성의 평균 체중은 78.5킬로그램이었다.[4] 지금은 거의 91킬로그램에 달한다. 1970년대에 91킬로그램인 남성은 매우 과체중이라고 여겨졌을 것이다. 지금은 그저 평균에 속한다. 따라서 21세기에 '평균'이 반드시 최적을 가리키는 것이 아님을 충분히 알 수 있다.

미국소화기학회American College of Gastroenterology는 최근에 간 질환의 임상 평가 기준을 남성은 ALT 33, 여성은 25 초과로 삼자는 쪽으로 권고 지침을 개정했다.[5] 현재의 '정상' 범위보다 한참 낮은 값이다. 이마저 충분히 낮춘 것이 아닐 수 있다. 2002년에 이미 지방간인 사람들을 제외하고서 연구를 했더니 남성은 30, 여성은 19가 상한선임을 시사하는 결과가 나왔다.[6] 다시 말해 간 기능 검사에서 기준치 이내로 나왔다고 해도, 간이 실제로 건강하다는 의미는 아니다.

비알코올성 지방간 질환과 비알코올성 지방간염은 기본적으로 같은 질병의 두 단계다. 비알코올성 지방간 질환은 첫 단계며, (일시적으로) 간에 지방이 더 많이 들어오거나 간이 평소보다 지방을 더 많이 생산할 때 나타난다. 이 대사 배다리의 다음 단계가 비알코올성

• 　　대개 '정상'은 백분위수 2.5에서 97.5 사이를 가리킨다. 범위가 아주 넓다.

지방간염이다. 기본적으로 비알코올성 지방간 질환에다가 염증이 추가된 상태다. 바이러스 감염이 없는 상태의 간염과 비슷하다. 이 염증은 간에 흉터를 만들지만 이때도 뚜렷한 증상은 전혀 나타나지 않는다. 이 말이 섬뜩하게 느껴질 수 있지만 아직 끝난 것이 아니다.

비알코올성 지방간 질환과 비알코올성 지방간염은 되돌릴 수 있다. 어떻게든 간에서 지방을 제거하면(가장 흔한 방법은 체중을 줄이는 것이다) 염증은 사라지고 간 기능은 정상으로 돌아온다. 간은 회복력이 매우 뛰어난 기관으로서 이 방면으로 거의 기적 같은 능력을 보인다. 간은 몸에서 가장 재생력이 뛰어난 기관일 수 있다. 건강한 사람이 간 일부를 기증하면 기증자와 이식자 모두에게서 수술한 지 약 8주 사이에 간은 다시 거의 온전한 크기로 자라 온전히 제 기능을 한다. 이 성장의 대부분은 겨우 처음 2주 사이에 이루어진다.

다시 말해 간은 일부 잘리는 것까지 포함해 상당한 손상을 입어도 회복될 수 있다. 그러나 억제되거나 회복되지 않은 상태로 비알코올성 지방간염이 지속된다면 손상과 흉터가 경화로 진행될 수 있다. 간경화증(간경변증)은 훨씬 더 심각한 질환으로 비알코올성 지방간염 환자의 약 11퍼센트에게 이런 일이 일어난다. 이제 간의 세포 구조 자체가 영향을 받기 시작하며 돌이키기가 훨씬 어려워진다. 간경화증 환자는 간 이식을 받지 않는다면 간 기능 손상에 따른 다양한 합병증으로 사망할 가능성이 높다. 2001년 우리가 그 지방간 환자를 수술할 당시에 미국에서 간 이식을 받은 환자 중 공식적으로 비알코올성 지방간염이라고 진단받은 사람은 1퍼센트를 겨우 넘는

질병 해방

수준이었다. 2025에는 간경화증이 나타난 비알코올성 지방간염이 간 이식의 주된 지표가 될 것이라고 예상된다.[7]

간경화증은 심각한 질환이긴 하지만 내가 여기서 걱정하는 종착점은 간경화증만이 아니다. 그래서 나는 비알코올성 지방간 질환과 비알코올성 지방간염에 더 신경 쓴다. 그리고 당신도 그래야 한다. 이 두 질환이 인슐린 저항성에서부터 2형 당뇨병에 이르기까지 현재 전 세계에 퍼져 있는 대사 이상 유행병이라는 빙산의 꼭대기를 나타내기 때문이다. 2형 당뇨병은 학술적으로 보자면 혈당 수치를 통해 아주 뚜렷하게 정의되는 독자적인 질병이다. 하지만 나는 이것이 고인슐린혈증, 당뇨병 전단계, 비알코올성 지방간 질환/비알코올성 지방간염을 비롯한 몇 개의 역을 지나는 철도 노선의 마지막 역이라고 본다. 자신이 이 노선의 어딘가에 있다면, 설령 비알코올성 지방간 질환의 초기 단계라 할지라도, 당신은 네 기사 질병(심혈관 질환, 암, 당뇨병, 알츠하이머병)을 하나 이상 겪을 가능성이 높다. 다음 몇 장에 걸쳐서 이야기하겠지만 대사 기능 이상은 이 모든 질병의 위험을 대폭 증가시킨다. 따라서 먼저 대사 기능 이상에 대처하지 않는다면 네 기사 질병과 맞서 싸울 수 없다.

비만보다 대사증후군이 문제다

내가 여기서 모든 이들이 즐겨 쓰는 공중 보건 용어인 '비만'이 아니라 '대사 기능 이상'이라고 말했다는 점에 유념하자. 이는 중요한 구분이다. 미국 질병통제센터Centers for Disease Control, CDC는 미국 인구의 40퍼센트 이상이 비만이며(체질량지수[•] 30 초과), 약 3분의 1은 과체중(체질량지수 25~30)이라고 본다.[8] 통계적으로 볼 때 비만인 사람은 만성 질환을 앓을 위험이 더 크므로 비만 문제에 많은 관심이 집중되지만 나는 더 폭넓은 관점을 취한다. 비만은 체중 증가를 일으키는 고인슐린혈증 같은 더 근본적인 대사 이상의 한 증상일 뿐이라고 본다. 그러나 비만이라고 모두 대사 건강이 나쁜 것은 아니며, 대사 건강이 나쁘다고 모두 비만인 것도 아니다. 대사 건강에는 눈에 보이지 않는 측면이 많다.

비만이 널리 문제가 되기 이전인 1960년대에 스탠퍼드대학교 내분비학자 제럴드 리븐Gerald Reaven은 체중이 지나치게 불어날 때 건강이 안 좋다는 것을 보여주는 특정한 표지들이 동반되곤 한다는 것을 관찰했다. 그의 연구진은 급성심근경색 환자들이 종종 공복 혈당과 중성지방 수치가 높고, 고혈압과 복부 비만을 지닌다는 사실을 알아차렸다. 환자가 이런 문제들을 더 많이 지닐수록 심혈관 질환에 걸릴 위험도 컸다.

1980년대에 리븐은 이런 연관된 질환 집합에 '증후군 X'라는 이름을 붙였다. 이윽고 그는 이 X 인자가 인슐린 저항성임을 밝혀냈

[•] 체질량지수body mass index, BMI는 지방 대 근육의 비율을 포착하지 못하기에 완벽한 것과 거리가 멀지만, 그래도 여기서 우리 목적에 쓸 수 있을 정도는 된다.

질병 해방

다. 현재 우리는 이런 증상 집합을 '대사증후군metabolic syndrome, MetSyn'
이라고 부르며, 다음 5가지 기준으로 정의한다.

1. 고혈압(130/85 초과)
2. 높은 중성지방(150밀리그램/데시리터 초과)
3. 낮은 HDL 콜레스테롤(남성 40밀리그램/데시리터 미만, 여성 50밀리그램/데시리터 미만)
4. 복부 비만(허리둘레 남성 102센티미터 초과, 여성 89센티미터 초과)
5. 높은 공복 혈당(110밀리그램/데시리터 초과)

이 기준 중 3개 이상에 들어맞는다면 대사증후군을 지닌 것이다.[9] 2020년 《미국의사협회지》에 실린 한 논문에 따르면 미국인 중약 1억 2000만 명이 여기에 속한다고 한다. 미국인 중 약 90퍼센트는 이 기준 중 적어도 하나에 들어맞는다.[10] 그러나 비만이 단지 이기준 중 하나일 뿐이라는 점에 주목하자. 딱히 비만이 아니더라도 대사증후군이라는 진단이 내려질 수 있다. 그러니 문제는 원치 않는 체중 증가보다 훨씬 더 깊은 차원에 놓여 있는 것이 분명하다. 이는 비만 자체가 문제가 아니라 그것이 다른 문제들의 한 증상일 뿐이라는 내 견해를 뒷받침하는 듯하다.

체질량지수로 따져서 비만인 사람 중 약 3분의 1은 대사증후군을 정의하는 데 쓰이는 다른 매개변수(혈압, 중성지방, 콜레스테롤, 공복 혈당 등) 중 상당수에서는 사실상 대사가 건강하다고 나온다는 연구 결과들이 있다. 그런 한편으로 일부 연구에서는 비만이 아닌 성인 중 20~40퍼센트가 같은 척도에서 대사가 건강하지 못할 수 있다고 나왔다. 물론 비만인 사람 중에는 높은 비율로 대사 건강이 안 좋은 이들이 많다. 그러나 [6-1]이 보여주듯이 체중이 정상인 이들도 마찬가지며, 따라서 누구나 경각심을 가져야 한다. 한마디로 살이 얼마나 쪘느냐가 중요한 것이 아니다. 깡마른 사람이라도 이번 장을 눈여겨볼 필요가 있다.

[6-1]의 수치(방금 말한 《미국의사협회지》 논문이 아니라 미국 국립보건원National Institutes of Health, NIH 산하 연구소의 자료를 토대로 했다)는 비만과 대사 기능 이상이 동일한 것이 아님을, 아니 사실상 거리가 멀다는 것을 극적으로 보여준다. 미국 인구의 약 42퍼센트는 비만이다(체질량지수 30 초과). 보수적으로 추정할 때 대사증후군의 기준에 들어맞는(대사가 건강하지 못한) 미국인은 약 1억 명인데, 그중 거의 3분의 1은 비만이 아니다. 이들 중 상당수는 과체중(체질량지수 25~29.9)이지만 약 1000만 명은 정상 체중(체질량지수 19~24.9)이면서 대사가 건강하지 못하다.

일부 연구자는 후자에 속한 사람들이 가장 심각한 위험에 놓여 있을 수도 있다고 말한다. 평균 11.5년을 추적 조사한 연구들을 대규모 메타분석해보니 이 범주에 속한 이들이 대사가 건강한 정상 체중인 사람들보다 모든 원인에 따른 사망과 심혈관 질환 위험이 3배 이상 높다고 나타났다.[11] 한편 비만이지만 대사가 건강한 사람들은 위험이 유의미한 수준으로 증가하지 않았다. 종합하면 건강을 안 좋

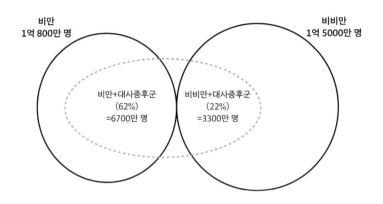

6-1 | 비만과 대사 건강의 차이

비만
1억 800만 명

비비만
1억 5000만 명

비만+대사증후군
(62%)
=6700만 명

비비만+대사증후군
(22%)
=3300만 명

비만인과 비비만인 중 대사 기능 이상인 사람의 상대적 비율.
출처: 미국 국립당뇨병소화기콩팥질환연구소National Institute of Diabetes and Digestive and Kidney Diseases(2021) 자료를 토대로 한 자체 분석.

게 만드는 것은 비만뿐이 아니다. 대사 기능 이상이 문제다. 여기서 우리가 관심을 기울이는 것이 바로 그 부분이다.

혈당 항상성 유지와 지방 흘러넘침의 위험성

대사는 섭취한 영양소를 몸에서 쓰기 위해 분해하는 과정이다. 대사가 건강한 사람은 이런 영양소를 처리해 적절한 위치로 보낸다. 그러나 대사가 건강하지 못한 사람은 섭취한 열량 중 상당량이 잘해야 필요하지 않은 곳으로 가고, 더 안 좋게는 아예 해를 끼친다.

예를 들어 도넛을 먹으면 몸은 이 열량으로 무엇을 할지 판단해야 한다. 좀 지나치게 단순화할 위험을 무릅쓰자면 도넛의 탄수화물에 가능한 운명은 2가지다.

첫 번째로 포도당의 저장 형태인 글리코겐glycogen으로 전환될 수 있다. 단기간의 에너지원으로 쓰기 적합한 형태다. 이 글리코겐의 약 75퍼센트는 뼈대근(골격근)으로 들어가며, 나머지 25퍼센트는 간으로 간다. 물론 이 비율은 달라질 수 있다. 성인 남성은 대개 이 두 부위에 약 1600칼로리의 글리코겐을 저장할 수 있다. 격렬한 지구력 운동을 2시간 동안 하기에 충분한 에너지다. 그러므로 마라톤을 뛰거나 자전거를 오래 탈 때 어떤 식으로든 연료 창고를 다시 채우지 않으면 에너지가 고갈되는 '탈진bonk' 현상이 발생해 즐겁지 않은 경험을 할 수 있다.

간이 하는 여러 중요한 일 중 하나는 이 저장된 글리코겐을 다시 포도당으로 전환해 분비함으로써 혈당을 일정한 상태로 유지하는 것이다. 이를 '혈당 항상성glucose homeostasis'(포도당 항상성)이라고 한다. 이는 놀라울 만치 섬세한 과제다. 성인 남성의 혈액에는 어느 순간에든 찻숟가락 하나 분량인 약 5그램의 포도당이 섞여 돌아다닐 것이다. 이 찻숟가락 하나 분량은 몇 분 지나지 않아서 사라질 것이다. 포도당은 근육, 그리고 특히 뇌에서 많이 흡수된다. 따라서 간은 혈당을 다소 일정한 수준으로 정확히 유지하도록 계속 포도당을 혈액으로 분비해야 한다. 포도당 5그램이 순환계 전체로 퍼지는 것이 정상인 반면, 7그램(찻숟가락 하나 반 분량)이면 당뇨병이 있음을 의미한다는 점을 생각해보라. 앞서 말했듯이 간은 정말로 놀라운 기관이다.

도넛에 든 열량의 두 번째로 가능한 목적지는 지방이다. 우리가 에너지를 지방으로 저장하는 능력은 훨씬 더 크며, 거의 무제한에 가깝다. 비교적 마른 성인도 몸에 지방이 10킬로그램에 달할 수 있다. 저장된 에너지가 무려 9만 칼로리에 달함을 의미한다.

이 결정—도넛에서 얻은 에너지를 어디에 둘지—은 호르몬을 통해 이루어지며, 그중 주된 역할을 하는 호르몬이 인슐린이다. 인슐린은 몸이 포도당을 감지할 때 췌장에서 분비된다. 포도당은 대다수 탄수화물(도넛에 든 것과 같은)의 최종 분해 산물이다. 인슐린은 혈당 항상성을 유지하는 한편으로 포도당을 필요한 곳으로 보내는 일을 돕는다. 투르 드 프랑스Tour de France 프로 자전거 경주를 하거나 다른 격렬한 운동을 하면서 도넛을 먹는다면 그 열량은 거의 곧바로 근육에서 소비될 것이다. 그러나 으레 앉아 생활해 근육의 글리코겐이 빨리 고갈되지 않는 사람에게서는 도넛으로 얻은 과잉 에너지가 대체로 지방 세포로 들어간다(더 구체적으로 말하면 지방 세포에 중성지방으로 저장된다).

여기서 한 가지 반전은 지방—즉 우리 피부 바로 밑에 있는 지방층인 피부밑 지방(피하 지방)—이 사실 과잉 에너지를 저장하는 가장 안전한 곳이라는 사실이다. 지방은 그 자체로는 나쁘지 않다. 우리는 남는 열량을 어딘가에 저장해야 한다. 이것이 바로 우리가 진화한 방식이다. 지방은 우리 현대 세계에서는 문화적으로나 미학적으로 바람직하지 않을지 모르지만, 피부밑 지방은 사실 대사 건강을 유지하는 데서 중요한 역할을 한다. 손꼽히는 당뇨병 연구자인 예일대학교 내분비학자 제럴드 슐먼Gerald Shulman은 지방의 필요성을 보여주는 우아한 실험 결과를 발표한 바 있다. 그가 인슐린 저항성 생쥐에게 지방 조직 이식 수술을 해 지방을 더 많이 지니게 하자 생쥐의 대사 기능 이상이 거의 즉시 완치되었다. 새로 늘어난 지방 세포들이 혈액 속에 든 과잉 포도당을 흡수해 안전하게 저장한 덕분이다.[12]

따라서 지방이 과잉 에너지를 흡수해 필요할 때까지 안전하게 저장하는 일종의 대사 완충 지대처럼 작용한다고 생각하자. 우리가 도넛을 추가로 더 먹는다면 그 열량은 피부밑 지방에 저장된다. 등산이나 수영을 할 때 이 지방 중 일부가 방출되어 근육에 쓰인다. 이런 지방 유출은 연속적으로 이루어지며, 지방 저장 용량을 초과하지 않는 한 상황은 별 탈 없이 진행된다.

그러나 필요한 양 이상으로 에너지를 계속 섭취한다면 피부밑 지방 세포는 서서히 채워질 것이다. 저장된 에너지가 거의 쓰이지 않는다면 더욱 그럴 것이다. 누군가가 피부밑 지방에 에너지를 저장하는 능력이 한계에 이른 뒤에도 계속 열량을 과다 섭취한다면 이 에너지는 모두 어딘가로 가야 한다. 도넛을 먹든 다른 뭔가를 먹든 간에 열량은 계속 지방으로 전환되겠지만, 이제 몸은 과잉 열량을 저장할 다른 곳들을 찾아야 한다.

마치 욕조의 수도꼭지를 계속 틀어놓고 있는 것과 같다. 욕조가 다 찬 상태에서 물을 계속 틀어놓고 배수구를 막아둔다면(구멍을 막

질병 해방

고 앉아 있는 것처럼), 물은 이윽고 욕조 가장자리로 흘러넘치기 시작해 욕실 바닥을 지나 복도를 적시거나 계단 아래로 흘러내리는 식으로 원치 않거나 불필요한 곳으로 흘러간다. 과잉 지방도 마찬가지다. 피부밑 지방 조직으로 열량이 점점 더 많이 흘러들면 이윽고 용량이 한계에 이르고 남는 열량은 몸의 다른 부위로 흘러넘치기 시작한다. 혈액으로 흘러들어서 중성지방이 많아진다. 간으로 흘러들어서 비알코올성 지방간 질환에 기여한다. 근육 조직으로 흘러들어서 근육의 인슐린 저항성에 직접적으로 기여한다(뒤에서 살펴볼 것이다). 심장과 췌장 주위로도 흘러든다.([6-2]) 이런 부위 중 어디도 지방을 쌓기에 이상적인 곳이 아니다. 비알코올성 지방간 질환은 이 지방 흘러넘침의 바람직하지 않은 여러 결과 중 하나일 뿐이다.[13]

지방은 배로도 침투해 내장 사이에 쌓이기 시작한다. 피부밑 지방은 비교적 무해하다고 여겨지지만 이 '내장 지방'은 결코 그렇지 않다. 이 지방 세포는 가장 중요한 신체 기관들 가까이에서 염증의 주요 표지이자 원인자인 TNF-알파와 IL-6 같은 염증성 사이토카인을 분비한다. 이것이 바로 내장 지방이 암과 심혈관 질환의 위험 증가와 관련이 있는 이유일 수 있다.

지방 저장 용량은 개인별 차이가 크다. 욕조 비유로 돌아가면 피부밑 지방 저장 능력이 보통 욕조만 한 사람도 있고, 자쿠지나 목욕탕에 더 가까운 사람도 있다. 20리터에 불과한 사람도 있을 수 있다. 또 수도꼭지를 통해 '물'(음식에 든 열량)이 얼마나 흘러들고, '배수구'(운동이나 다른 수단을 통해)로 얼마나 흘러나가는지도 분명히 중요

6-2 | 과잉 지방이 심혈관 대사 위험을 증가시키는 방식

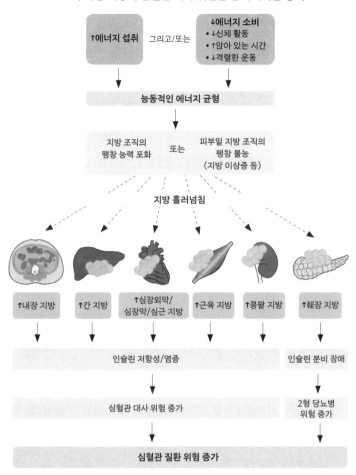

출처: Tchernof and Després(2013).

하다.

개인의 지방 저장 용량은 유전적 요인에 영향받는 듯하다. 좀 일

질병 해방

반화해 말하자면 예를 들어 아시아인은 백인보다 평균적으로 지방 저장 용량이 훨씬 작은 경향을 보인다.[14] 왜 어떤 이들은 비만이면서 대사가 건강한 반면 어떤 이들은 '깡말라' 보이면서 대사증후군의 표지를 3가지 이상 지니는 걸까? 다른 요인들도 관여하지만, 어느 정도는 유전자로 설명할 수 있다. 펜실베이니아대학교의 미치 라자르Mitch Lazar는 후자가 가장 위험하다고 본다.[15] '마른' 사람은 지방을 안전하게 저장하는 용량이 훨씬 작을 수 있기 때문이다. 다른 조건들이 동일할 때, 체지방이 좀 더 있는 사람은 지방 저장 용량도 더 클 것이고, 따라서 마른 사람보다 대사에 더 여유가 있을 수 있다.

내장 지방은 많지 않아도 문제를 일으킬 수 있다. 당신이 91킬로그램인 40세 남성이라고 하자. 당신의 체지방이 20퍼센트라면 당신은 나이와 성별 양쪽으로 평균(백분위수 50)에 해당하며, 온몸에 18킬로그램의 지방이 들어 있다는 뜻이다. 그중 내장 지방이 2킬로그램에 불과하다고 해도 심혈관 질환과 2형 당뇨병에 걸릴 위험이 아주 높다고 간주된다. 나이와 성별로 볼 때 위험도가 상위 5퍼센트에 해당한다. 내가 환자들에게 해마다 뼈 밀도나 지방 등 체성분 함량을 측정하는 DEXADual-energy X-ray absorptiometry(이중에너지엑스선흡수계측법) 영상을 찍으라고 권하는 것은 바로 이 때문이다. 그리고 나는 그들의 총 체지방보다 내장 지방에 훨씬 더 관심이 많다.

당뇨병의 비밀
: 인슐린 저항성은 왜 생기고 어떤 문제를 일으킬까

이런 상태에 이르기까지 오랜 시간이 걸릴지 몰라도 현재 당신은 문제를 안고 있다. 당신 자신도 당신의 의사도 아직 알아차리지 못할지 모르지만 간, 내장 사이, 심지어 심장 주위 등 쌓이지 말아야 할 여러 부위에 지방이 쌓이고 있다. 실제 체중과 상관없이 그렇다. 그런데 이렇게 넘치는 지방이 가장 먼저 문제를 일으키는 곳 중 하나는 바로 근육이다. 스테이크의 마블링처럼 근섬유 사이로 지방이 스며든다. 이 과정이 지속되면 미세한 지방 방울들이 근육 세포 안에 생기기 시작한다.

제럴드 슐먼은 30년에 걸친 연구를 토대로 바로 여기에서 인슐린 저항성이 생기기 시작할 가능성이 높다고 결론짓는다.[16] 이 지방 방울은 '과잉 에너지/지방 흘러넘침'의 첫 번째 기착지에 속할 수 있으며, 세포 안에 쌓일 때 정상적으로 근육 세포에 연료로 쓸 포도당을 들여오는 인슐린 의존성 운반 메커니즘의 복잡한 망을 교란하기 시작한다. 이 메커니즘이 기능을 상실하면 세포는 인슐린 신호를 '듣지 못한다'. 이윽고 이 인슐린 저항성은 간 등 다른 조직으로 진행되겠지만, 슐먼은 근육에서 시작된다고 믿는다.

여기서 이 인슐린 저항성 형성 과정의 핵심 요인 중 하나가 '무활동'인 듯하다는 점을 언급할 가치가 있다. 신체 활동을 하지 않고 근육을 통해 에너지를 소비하지 않는다면 지방 흘러넘침이 유도한 인슐린 저항성은 훨씬 더 빠르게 진행된다(슐먼이 주로 젊은 대학생들인 실험 참가자들에게 인슐린 저항성을 유도하기 위해 신체 활동을 삼가라고 요청한 것이 바로 이 때문이다).

인슐린 저항성은 우리가 많이 듣는 용어인데, 실제로 어떤 의미일까? 학술적으로 보자면 세포가, 처음에는 근육 세포가 인슐린 신호에 더 이상 귀를 기울이지 않는 것을 의미한다. 하지만 다른 식으로 시각화할 수도 있다. 세포를 공기가 주입되면서 부풀어 오르는 풍선이라고 상상해보자. 이윽고 풍선은 공기를 더 불어 넣기 힘들 만치 팽팽하게 부푼다. 공기를 집어넣으려면 점점 더 세게 불어야 한다. 바로 여기서 인슐린이 개입한다. 인슐린은 공기를 풍선으로 불어 넣는 과정을 촉진하기 위해 나선다. 췌장은 혈액 속에 지나치게 많이 든 포도당을 빼내어 세포에 꽉꽉 밀어 넣고자 인슐린을 더 많이 분비하기 시작한다. 이 방법은 얼마 동안은 효과를 일으켜서 혈당을 정상 수준으로 유지한다. 그러나 결국에는 '풍선'(세포)이 더 이상 '공기'(포도당)를 받아들일 수 없는 한계에 다다른다.

표준 혈액 검사에서 문제가 드러나는 것은 바로 이 시점이다. 공복 혈당 수치가 오르기 시작한다. 인슐린 수치와 혈당 수치가 다 높고, 세포가 포도당이 들어오는 문을 닫고 있다는 의미다. 이런 상황이 지속되면 췌장은 피곤해지고 인슐린 반응을 더 올릴 수 없게 된다. 짐작했겠지만 이제 췌장 자체에도 지방이 쌓이면서 상황은 더 나빠진다. 여기서 악순환이 반복되는 것을 볼 수 있다. 지방 흘러넘침은 인슐린 저항성이 시작되도록 촉진하고, 인슐린 저항성은 지방이 더 많이 쌓이도록 하며, 이윽고 지방 이외의 수단으로 열량을 저장하는 능력이 망가진다.

지방의 생산과 분포에는 테스토스테론, 에스트로겐, 호르몬 민감 지질분해효소hormone-sensitive lipase,* 코르티솔 등 다른 많은 호르몬이 관여한다. 코르티솔은 특히 강력하며, 피부밑 지방을 소비하는 (대체로 유익하다) 한편으로 더 해로운 내장 지방을 쌓는 양면 효과를 일으킨다. 바로 이것이 코르티솔 분비에 영향을 미치는 스트레스 수준과 수면이 대사와 관련이 있는 이유 중 하나다. 그러나 지방 축적을 촉진하는 데 가장 강력한 영향을 미치는 것은 인슐린인 듯하다. 인슐린은 지방을 세포로 들어가도록 만들면서 지방 세포에서 에너지가 방출되는 것을 방해하는(지질 분해라는 과정을 통해) 일종의 일방통행로 역할을 하기 때문이다.[17] 인슐린은 오로지 지방 저장에만 관여하며 지방 이용과는 무관하다.

인슐린 수치가 만성적으로 높은 상태로 지속될 때, 즉 고인슐린혈증일 때 더 많은 문제가 출현한다. 지방 증가와 비만은 이 질환의 그저 한 가지 증상에 불과하다. 더 나아가 나는 이것이 가장 심각한 증상에 속하지도 않는다고 주장하겠다. 뒤에서 살펴보겠지만 인슐린은 죽상경화증과 암의 진행에 기여하는 강력한 성장 신호 전달 호르몬이다. 그리고 인슐린 저항성이 발달하기 시작할 때 열차는 이미

---

* 지방 세포에서 생산되는 이 효소는 저장된 중성지방을 분해해 유리 지방산으로 전환하는 일을 한다.

2형 당뇨병을 향해 한참 달려간 상태며, 이 당뇨병은 여러 가지 안 좋은 결과를 낳는다.

우리 조상의 생존을 도운 유전자가 현대인의 건강을 위협한다

비알코올성 지방간 질환과 비알코올성 지방간염에 관한 인식이 서서히 확산되는 양상은 한 세기 전 2형 당뇨병이 세계적으로 유행하기 시작했을 때의 양상을 떠올리게 한다. 2형 당뇨병도 암, 알츠하이머병, 심장병처럼 '문명의 질병'으로 알려져 있다. 현대에 들어와서 두드러지게 유행한다는 의미다. 원시 부족 사회와 그 이전 시대에는 거의 없었던 질병에 속한다. 그래도 이 질병의 증상은 수천 년 전부터 알려져 있었다. 고대 이집트와 고대 인도에서도 기록을 찾아볼 수 있지만, 이 병에 'diabetes'(당뇨병)라는 이름을 붙인 사람은 고대 그리스 의사 카파도키아의 아레타이오스Aretaeus of Cappadocia다. 그는 "살과 팔다리가 녹아서 오줌이 되는" 병이라고 했다.[18]

당시에는 어쩌다가 한 번 나타나는 지극히 드문 병이었다. 2형 당뇨병은 1700년대 초부터 종종 나타나기 시작했는데 처음에는 고위 관료, 교황, 예술가, 부유한 상인, 귀족 등 당시 새로 유행하기 시작한 설탕이라는 사치품을 먹을 여유가 있는 이들에게서 주로 나타났다. 작곡가 요한 제바스티안 바흐Johann Sebastian Bach를 비롯한 여러 유명 인사가 이 병을 앓았다고 여겨진다.[19] 당시 퇴폐적인 상류층에서 더 흔히 나타나던 질병인 통풍과 함께 걸리기도 했다. 뒤에서 살펴보겠지만 이는 결코 우연의 일치가 아니었다.

20세기 초에 당뇨병은 대중의 질병이 되어가고 있었다. 1940년 저명한 당뇨병학자 엘리엇 조슬린Elliott Joslin은 300~400명에 1명 꼴로 당뇨병을 앓는다고 추정했다.[20] 겨우 수십 년 사이에 엄청나게 증가한 셈이지만 여전히 비교적 드물었다. 내가 태어날 즈음인 1970년에는 50명에 1명꼴로 늘었다.[21] 2022년 미국 질병통제센터 보고서에 따르면 지금은 미국 성인 중 약 11퍼센트, 즉 9명에 1명꼴로 2형 당뇨병을 앓고 있다고 한다.[22] 65세 이상의 성인만 따지면 29퍼센트가 넘는다. 그리고 미국 성인 중 38퍼센트, 즉 3분의 1 이상은 적어도 당뇨병 전단계의 기준 중 하나를 충족시킨다. 이는 인구의 거의 절반이 2형 당뇨병을 향해 가거나 이미 그 단계에 들어서 있음을 뜻한다.

여기서 한 가지 유념할 점이 있다. 미국에서 사망 원인 순위로 따지면 당뇨병은 콩팥 질환, 사고, 알츠하이머병에 이어서 7번째나 8번째에 속한다. 2020년에 2형 당뇨병으로 사망한 사람은 약 10만 명으로[23] 심혈관 질환이나 암으로 사망한 사람에 비하면 훨씬 적다.[24] 사망자로 따지면 '네 기사 질병'에 들 수준이 못 된다. 그러나 나는 실제 2형 당뇨병 사망자 수가 그보다 훨씬 많으며, 진정한 위험이 과소평가되고 있다고 믿는다.

당뇨병 환자는 심혈관 질환뿐 아니라 암, 알츠하이머병을 비롯한 치매 질환에 걸릴 위험이 훨씬 더 높다. 관련 대사 기능 이상을 동반한 당뇨병이 이 모든 질환의 한 가지 공통점이라고 주장할 수도 있다. 내가 여기서 대사 건강을 그토록 강조하는 이유, 미국뿐 아니라 전 세계에서 유행하는 대사 질환을 오래전부터 우려해온 이유도 바로 여기에 있다.

이 유행병은 왜 지금 일어나는 것일까?

가장 단순한 설명은 수천 년에 걸쳐서 진화한 우리 대사가 겨우 지난 한 세기 사이에 출현한 초현대식 식단에 대처할 준비가 되어 있지 않을 가능성이 높다는 것이다. 진화는 더 이상 우리 편이 아니다. 우리 환경은 유전체가 할 수 있는 것보다 훨씬 더 빨리 변해왔기 때문이다.

진화는 영양소가 풍부할 때 우리가 살을 찌우기를 원한다. 우리 조상들의 시대에는 에너지를 몸에 더 많이 저장할수록 생존하고 번식에 성공할 가능성이 더 높았다. 식량이 부족한 시기에 버틸 수 있어야 했기에 인류는 자연선택을 통해 지방 형태로 에너지를 보존하고 저장하는 데 도움을 주는 유전자를 갖추게 되었다. 이 덕분에 우리의 먼 조상들은 기근, 추위, 질병과 임신 같은 생리적 스트레스 요인을 겪으면서도 생존할 수 있었다. 그러나 이런 유전자는 현재의 환경에서는 그다지 유리하지 않은 것으로 드러났다. 오늘날 선진국의 많은 시민은 거의 무한정 열량을 섭취할 수 있다.

또 다른 문제는 이 모든 열량이 동일하게 생성되지 않으며, 동일한 방식으로 대사되는 것도 아니라는 사실이다. 현재 식단의 풍부한 열량 공급원 중 하나가 과당fructose(프럭토스)이다. 과당은 또한 지나치게 많이 섭취하면 대사 기능 이상을 초래하는 아주 강력한 물질로 밝혀졌다. 물론 과당은 새로운 영양소가 아니다. 거의 모든 과일에 들어 있는 당의 일종이며, 따라서 박쥐와 벌새에서부터 곰과 원숭이와 사람에 이르기까지 많은 종의 식단에 필수적인 성분이다. 그런데 우리 인간은 과당의 열량을 지방으로 바꾸는 특이한 능력을 지니고 있다.[25]

많은 이들은 과당을 으레 비난하곤 한다. 고과당 옥수수 시럽high-fructose corn syrup 형태일 때 더욱 그렇다. 그런데 사실 과당이 왜 그렇게 해로운지 이해하고 있는 사람은 그리 많지 않다. 이야기는 복잡하지만 흥미롭다. 여기서 핵심 요소는 과당이 다른 당들과 다른 방식으로 대사된다는 것이다. 다른 몇몇 유형의 식품들도 그렇지만 과당을 대사할 때는 요산이 대량 생산된다. 요산은 통풍의 원인으로 가장 잘 알려져 있지만 고혈압과도 관련이 있다.

20여 년 전 콜로라도대학교 콩팥 전문의 릭 존슨Rick Johnson은 과당 섭취가 혈압뿐 아니라 지방 증가의 아주 강력한 요인으로 보인다는 사실을 발견했다. "우리는 과당이 열량 함량만으로는 설명할 수 없는 효과를 미치고 있음을 알아냈다."[26] 범인은 요산인 듯했다. 다른 포유동물, 심지어 일부 영장류도 요산분해효소를 지니고 있어서 생성된 요산을 분해해 제거할 수 있다. 그러나 우리 인간은 이 중요하면서 유익해 보이는 효소가 없다. 그래서 요산이 몸에 쌓여 해로운 효과를 일으키곤 한다.

존슨 연구진은 영국 인류학자 피터 앤드루스Peter Andrews와 함께 인류의 진화사를 조사하기 시작했다.[27] 앤드루스는 런던 자연사 박물관의 영장류 진화 전문가였다. 우리 종이 오래전 진화 과정에서 무작위 유전자 돌연변이를 통해 요산분해효소를 잃었다는 사실은 이미 알려져 있었지만, 그 이유는 수수께끼로 남아 있었다. 존슨과 앤드루스는 진화와 화석 기록을 샅샅이 훑은 끝에 흥미로운 이론을 내놓았다. 이 돌연변이가 인류 종의 출현에 필수적인 역할을 했을 수 있다는 가설이었다.

그들이 내놓은 이야기에 따르면 수백만 년 전 우리 영장류 조상들은 아프리카 북부에서 지금의 유럽으로 이주했다고 한다. 당시 유럽은 숲이 무성한 아열대였는데, 그 뒤로 기온이 서서히 내려가면서 숲에도 변화가 일어났다. 열대림이 사라지고 낙엽수림과 초원이 들어섰다. 유인원이 즐겨 먹던 과일나무들, 특히 그들의 주식인 무화과나무가 사라지기 시작했다. 게다가 유인원들은 새로 찾아오는 불편한 추운 계절도 견뎌야 했다. 바로 '겨울'이었다. 이들은 살아남으려면 섭취한 열량 중 일부를 지방으로 저장할 수 있어야 했다. 그러나 그들은 지방을 저장하는 능력을 타고나지 않았다. 그들이 본래 진화한 아프리카에서는 1년 내내 식량을 구할 수 있었기 때문이다. 따라서 그들의 대사에서 지방 저장은 우선순위에 놓이지 않았다.

그러다가 어느 시점에 우리 영장류 조상에게 과당을 지방으로 전환하는 능력을 사실상 켜는 무작위 유전자 돌연변이가 일어났다. 요산분해효소를 만드는 유전자가 '침묵'함으로써, 즉 기능을 잃음으로써였다. 이제 우리 조상들은 과당을 먹으면 요산이 많이 생성되었고, 요산은 과당의 열량을 훨씬 더 많이 지방으로 저장할 수 있게 해주었다. 지방을 저장하는 이 새로운 능력 덕분에 그들은 더 추운 기후에서 생존할 수 있었다. 그들은 겨울을 대비해 여름에 과일을 많이 먹어서 살을 찌울 수 있었다.

이 유인원 종 또는 그들의 진화적 후손은 다시 아프리카로 이주했고, 그곳에서 시간이 흐르자 선행 인류로, 이어서 호모 사피엔스로 진화했다. 그러면서 요산분해효소를 침묵시키는 돌연변이를 우리 인간에게 전달했다. 이 덕분에 인류는 지구 전체로 퍼져나갈 수 있었다. 에너지를 저장할 수 있게 된 덕분에 식량이 부족한 추운 날씨와 계절에도 생존할 수 있었기 때문이다.

그러나 현대 세계에서 이 지방 저장 메커니즘은 유용성을 잃었다. 우리는 더 이상 추운 겨울에 살아남기 위해 과일을 채집하러 돌아다니거나 지방을 쌓아둘 필요가 없다. 현대 식량 기술의 기적 덕분에 우리는 거의 말 그대로 과당의 바다에서 헤엄치고 있다. 청량음료가 특히 그렇지만 샐러드드레싱과 요구르트 같은 아무 문제 없어 보이는 식품 속에도 과당이 잔뜩 들어 있다.•

어떤 형태를 취하든 간에 과당은 우리 조상들이 먹을 때는 아

• 과당 55퍼센트와 포도당 45퍼센트로 이루어진 고과당 옥수수 시럽을 원흉이라고 비난하는 분위기가 만연해 있다. 하지만 우리가 늘 먹는 설탕인 자당sucrose(수크로스)도 거의 다를 바 없다는 사실을 알아두자. 설탕은 과당 50퍼센트와 포도당 50퍼센트로 이루어져 있다. 따라서 둘은 사실상 그다지 다르지 않다.

무런 문제를 일으키지 않았다. 당이 아주 흔해지기 이전에는 말이다. 당시에 과당은 실제 과일이라는 형태로 존재했다. 예를 들어 사과를 아주 많이 먹어서 살이 찌기란 무척 어렵다. 사과에 든 과당은 섬유질 및 물과 섞여 있기에 비교적 천천히 몸에 흡수되며, 우리 창자(장)와 대사는 이 과당을 정상적으로 처리할 수 있다. 그러나 사과 주스를 벌컥벌컥 마신다면 다른 상황이 펼쳐진다. 이 이야기는 잠시 뒤에 하기로 하자.

요산이 과당에서만 생성되는 것은 아니다. 일부 육류, 치즈, 멸치, 맥주 등 퓨린purine이라는 화학물질이 많이 든 식품들도 요산을 생성한다. 요산 과다로 생기는 증상인 통풍이 예전에(지금도 그렇지만) 식도락을 즐기는 귀족들에게 흔했던 이유가 바로 이것이다. 나는 환자들의 요산 수치를 검사한다. 높은 요산 수치는 지방 저장을 촉진할 뿐 아니라 고혈압과도 관련이 있기 때문이다. 높은 요산 수치는 환자의 대사 건강이나 식단 또는 양쪽 모두를 살펴볼 필요가 있다는 조기 경보다.

또 다른 문제는 포도당과 과당이 세포 수준에서 전혀 다르게 대사된다는 것이다. 뇌세포, 근육 세포, 창자 세포 등이 포도당을 분해할 때면 거의 즉시 그 산물인 아데노신삼인산ATP이 늘어난다. 아데노신삼인산은 세포의 에너지 '통화'다. 그러나 이 에너지는 공짜가 아니다. 세포가 아데노신삼인산을 만들려면 어느 정도는 아데노신삼인산을 소모해야 한다. 돈을 벌기 위해 돈을 투자하는 것과 마찬가지다. 포도당 대사에서는 아데노신삼인산을 대사에 너무 많이 '지출하는' 것을 막는 효소가 이 에너지 지출을 조절한다.

그러나 과당을 대량으로 대사할 때는 다른 효소가 주도한다. 이 효소는 아데노신삼인산 '지출'에 제동을 걸지 않는다.[28] 그 결과 세포 안의 에너지(아데노신삼인산) 수치가 급격히 떨어진다. 에너지 수치가 이렇게 급격히 떨어지면 세포는 몸이 아직 허기가 가시지 않았다고 여기게 된다. 이 메커니즘은 좀 복잡한데, 요약하자면 에너지가 풍족한 데도 과당은 몸에 에너지가 고갈되고 있다고 대사에 착각을 일으킴으로써, 음식을 더 먹어서 더 많은 에너지를 지방으로 저장해야 한다고 유도한다.*

더 거시적인 수준에서 보면 액상 과당을 대량으로 섭취하면 창자의 처리 능력을 넘어서게 된다. 과다 유입된 과당은 간으로 들어가고, 이 열량 중 상당수는 간에서 지방으로 저장될 가능성이 높다. 나는 '건강한' 과일 스무디를 잔뜩 마셔대는 환자들이 같은 이유로 비알코올성 지방간 질환으로 치닫는 것을 본다. 과당을 너무 많이, 너무 빨리 섭취하기 때문이다. 따라서 이미 고열량인 현대 식단에다가 액상 과당을 거의 무한정 섭취할 수 있는 이 환경은 우리가 주의

---

* 세포 내 아데노신삼인산의 감소를 촉발하는 효소는 AMPD_{AMP deaminase}(AMP 탈아미노효소)로서, 앞장에서 논의한 연료 경고등 역할을 하는 효소인 AMPK의 일종의 사악한 쌍둥이에 해당한다. AMPK는 활성을 띠면 저장된 지방을 태우는 것을 포함해 생물이 식량 없는 상태에서 생존할 수 있도록 돕는 온갖 세포 생존 프로그램을 촉발한다. 반면에 과당이 AMPD의 활성을 촉발하면 지방 저장 경로가 가동된다(또 이 연쇄 반응은 포만 호르몬인 렙틴_{leptin}을 차단함으로써 허기를 더욱 부추긴다).

를 기울이지 않는다면(특히 신체 활동을 하지 않는다면) 대사 이상을 불러오기 십상이다.

대사 이상의 가장 중요한 신호, 인슐린 수치 증가

때때로 나는 지방간을 처음 접하게 해준 환자를 떠올리곤 한다. 이 환자와 하루에 콜라를 10여 병씩 마신 새뮤얼 젤먼의 0번 환자는 동일한 문제를 안고 있었다. 즉 그들은 필요한 양보다 훨씬 더 많은 열량을 섭취했다. 종합하자면 나는 지금도 과다 열량이 가장 큰 문제라고 생각한다.

물론 당시 내가 병원에서 만났던 환자는 비알코올성 지방간 질환 때문이 아니라 잘록창자암 때문에 입원했다. 수술은 아주 잘 되었다. 잘록창자에서 암에 걸린 부위를 제거한 뒤 그는 빠르게 회복되었다. 암은 꽤 자라 있지만 다른 부위로 전이되거나 퍼지지 않았다. 집도의가 수술에 매우 흡족해하던 모습이 떠오른다. 늦지 않게 암을 떼어냈으니까. 환자는 40~45세쯤이었기에 아직 살날이 많았다.

그런데 그는 왜 암에 걸렸을까? 그가 대사 질환의 초기 단계에 있다는 점은 뚜렷했다. 나는 그의 지방간과 암이 어떤 식으로든 연결되어 있지 않았을까 하는 생각을 계속한다. 수술을 받기 10년 전에 그의 대사는 어떠했을까? 8장에서 살펴보겠지만 비만과 대사 기능 이상은 둘 다 암의 강력한 위험 요인이다. 더 근본적인 차원에서 일어난 대사 이상이 어떤 식으로든 간에 암을 촉진했을 수 있지 않을까? 지방간을 통해 뚜렷이 드러났던 그의 근본적인 대사 문제가 10여 년 더 빨리 밝혀졌다면 어떻게 되었을까? 우리는 아예 만날 일도 없지 않았을까?

의학 2.0이 이 환자의 상태를 보고 어떤 조치를 취했을 가능성은 낮아 보인다. 1장에서 말한 표준 지침은 누군가의 당화혈색소 수치가 6.5퍼센트라는 마법의 문턱을 넘어설 때까지 기다렸다가 2형 당뇨병이라는 진단을 내린다. 그러나 이번 장에서 살펴보았듯이 그때쯤이면 그는 위험이 상당히 높아진 상태였을 것이다. 비알코올성 지방간 질환을 하나의 전조로 지닌 이 만연한 대사 이상이라는 유행병에 대처하려면 훨씬 더 일찍부터 행동에 나서야 한다.

내가 대사증후군 개념이 중요하다고 여기는 한 가지 이유는 이런 질환들을 하나의 이분법적 상태가 아니라 연속체의 일부로 보는 데 도움이 되기 때문이다. 비교적 단순한 대사증후군의 5가지 기준은 집단 수준에서 위험을 예측하는 데 유용하다. 그러나 나는 이 기준에 의존하는 것은 문제가 생길 때까지 하염없이 오래 기다린다는 의미라고 여전히 느낀다. 누군가가 5가지 표지 중 3가지를 지닐 때까지 왜 기다려야 하는 걸까? 5가지는 모두 나쁜 표지다. 의학 3.0은 훨씬 더 여러 해 전에 경고 표지를 찾아낼 것이다. 우리는 환자에게 실제로 대사증후군이 나타나기 이전에 개입하기를 원한다.

이는 문제가 있다는 신호가 언제 처음 나타나는지를 계속 지켜

본다는 의미다. 나는 환자들의 대사와 관련된 몇 가지 생체표지자를 계속 추적한다. 요산 수치 증가, 호모시스테인homocysteine 수치 증가, 만성 염증, 미미한 수준이라도 간 효소인 ALT 수치 증가 등을 꾸준히 살핀다. 다음 장에서 자세히 살펴볼 지질단백질, 특히 중성지방도 중요하다. 나는 중성지방 대 HDL 콜레스테롤의 비(2:1 미만이어야 하며, 1:1 미만이라면 더욱 좋다), 중성지방을 운반하는 지질단백질인 VLDLvery low-density lipoprotein(초저밀도 지질단백질) 수치도 추적한다. 이 모든 신호는 대사증후군의 교과서적인 정의를 환자가 충족시키기 여러 해 전에 나타날 수 있다. 이런 생체표지자들은 당화혈색소보다 환자의 전반적인 대사 건강을 훨씬 더 명확히 파악하는 데 도움을 준다. 당화혈색소 자체는 그다지 구체적이지 않다.

그러나 내가 가장 먼저 살펴보려는 것, 대사 이상이라는 탄광의 카나리아는 인슐린 수치 증가다. 앞서 살펴보았듯이 초기 인슐린 저항성에 몸이 보이는 첫 반응은 인슐린을 더 많이 만드는 것이다. 풍선 비유로 돌아가보자. 풍선(세포)에 공기(포도당)를 불어 넣기가 점점 힘들어질 때 우리는 더욱 힘들여서 불어넣어야 한다(즉 인슐린을 더 많이 생산해서). 처음에는 성공하는 듯하다. 몸은 여전히 혈당 항상성(포도당 항상성)을 유지할 수 있다. 즉 혈당 수치를 일정하게 유지할 수 있다. 그러나 인슐린, 특히 식후 인슐린은 이미 증가한 상태다.

내가 환자에게 으레 하는 검사 중 하나는 경구 포도당 부하 검사oral glucose tolerance test, OGTT다. 환자에게 보통 코카콜라보다 당이 약 2배 더 많은 순수한 포도당 75그램이 든 글루콜라Glucola라는 거의 먹기 힘든 아주 단 음료 약 300밀리리터를 마시도록 한다.* 그런 뒤 2시간 동안 30분 간격으로 환자의 포도당과 인슐린 수치를 측정한다. 대개 혈당 수치가 먼저 올라가고 인슐린 수치가 뒤따라 상승했다가, 인슐린이 일을 하면서 혈액에서 포도당이 제거됨에 따라 포도당 수치는 꾸준히 떨어진다.

언뜻 보면 아무런 문제가 없다. 인슐린은 자기 일을 함으로써 혈당 증가를 억제한다. 그러나 인슐린 저항성 초기 단계에 있는 사람은 처음 30분 사이에 인슐린 수치가 급격히 증가한 뒤 1시간에 걸쳐 그 상태로 지속되거나 더 올라가는 양상을 보인다. 이 식후 인슐린 수치 급증은 일이 원만하게 잘 진행되지 않는다는 것을 보여주는 가장 큰 조기 경고 신호 중 하나다.

2018년 89세의 나이로 세상을 떠난 제럴드 리븐도 동의했을 것이다. 그는 인슐린 저항성이 2형 당뇨병의 주된 원인이라는 주장을 인정받기 위해 수십 년 동안 싸워야 했다. 지금은 널리 받아들여진 개념이다. 그러나 당뇨병은 인슐린 저항성이 야기하는 위험 중 하나일 뿐이다. 인슐린 저항성이 암 위험(12배까지), 알츠하이머병(5배), 심혈관 질환 사망률(거의 6배) 같은 질병의 위험도 대폭 증가시킨다는 연구 결과들이 나와 있다.[29] 이 모두는 대사 기능 이상을 치료하거나 더 나아가 예방하는 것이 내 장수 접근법의 한 주춧돌이 된다

---

* 비교하자면 350밀리리터 코카콜라 캔에는 고과당 옥수수 시럽이 39그램 들어 있으며, 이 시럽의 약 절반은 포도당이고 나머지 절반은 과당이다

　　　　　　　　　　　　　　　　　　　　질병 해방

는 사실을 강조한다.

지방간이 있던 내 환자는 수술을 받기 오래전에 인슐린 수치가 상승했다는 쪽이 적어도 설득력 있어 보인다. 그러나 의학 2.0이 그를 치료할 생각이나마 했을 가능성은 지극히 낮으며, 나는 바로 이 점에서 심란해진다. 갑상샘(갑상선) 호르몬이나 더 나아가 코르티솔 등 다른 호르몬이 이런 식으로 균형을 잃으면 의사들은 재빨리 상황을 바로잡기 위해 조치를 취할 것이다. 전자는 그레이브스병Graves' disease이나 다른 어떤 갑상샘항진증의 징후일 수 있으며, 후자는 쿠싱병Cushing's disease의 증상일 수 있다. 이 두 내분비계(호르몬) 질환은 진단을 내리자마자 치료해야 한다. 아무것도 하지 않는다면 의료 과실에 해당할 것이다. 그러나 이유가 뭔지 몰라도 고인슐린혈증은 아무런 치료도 하지 않은 채 그냥 놔둔다. 2형 당뇨병이라는 진단이 나온 뒤에야 비로소 진지하게 치료에 나선다. 이는 그레이브스병으로 눈돌출증이 생길 때까지 마냥 기다리는 것과 같다. 눈돌출증은 갑상샘항진증을 치료하지 않을 때 눈알이 불룩해지는 것을 말한다.

고인슐린혈증을 별도의 진정한 내분비 질환으로 치료하지 않는 것은 잘못된 일이다. 나는 고인슐린혈증을 이렇게 방치하는 것이야말로 다른 어떤 치료 표적보다 건강과 장수에 더 큰 영향을 미칠 수 있다고 주장하겠다. 다음 3개 장에 걸쳐서 우리는 노화의 다른 세 주요 질병—심혈관 질환, 암, 신경퇴행성 질환—도 살펴볼 텐데, 모두 어떤 식으로든 대사 기능 이상이 기여한다. 이제 나와 마찬가지로 당신도 죽음을 지연시키려는 노력의 논리적 첫 단계가 대사 건강을 온전히 보전하는 것임을 명확히 알아차렸기를 바란다.

좋은 소식은 우리가 이 문제에 엄청난 힘을 발휘할 수 있다는 것이다. 운동하고, 먹고, 자는 방식(3부 참조)을 바꿈으로써 우리는 판세를 우리에게 유리한 쪽으로 완전히 뒤집을 수 있다. 나쁜 소식은 과식, 운동 부족, 수면 부족을 통해 오랜 옛날부터 내려온(그리고 과거에는 유용했던) 지방 저장 유전자에 맞서 음모를 꾸미는 현대 환경에서 벗어나려면 엄청난 노력을 해야 한다는 것이다.

7장

심장병이 급습할 때
지구상에서 가장 치명적인 살인마에 맞서기

행동에는 언제나 어느 정도 위험이 따른다.
그러나 행동하지 않을 때의 위험이 훨씬 더 크다.

―해리 S. 트루먼Harry S. Truman

36세 내 동맥의 나이는 55세였다

내 직업의 한 가지 단점은 너무 많은 지식이 일종의 저주가 될 수 있다는 것이다. 기업 세계를 잠시 유람하고 다시 의학계로 돌아왔을 때 나는 내가 어떤 식으로 죽음을 맞이할 가능성이 높은지 이미 알고 있음을 깨달았다. 나는 심장병으로 죽을 운명인 듯했다.

이 단서를 얻는 데 얼마나 오래 걸렸을까? 내가 다섯 살 때 큰아버지인 프랜시스—8남매 중에서 아버지가 가장 좋아했던—가 급성 심근경색으로 46세를 일기로 세상을 떠났다. 이틀 뒤 내 동생인 폴이 태어나자 슬픔에 잠겨 있던 아버지는 동생의 중간 이름을 프랜시스로 지었다. 특정한 이름이 대물림되듯이 우리 집안에는 일찍 심장병에 걸리는 성향도 대물림되는 듯하다. 또 다른 숙부도 42세에 치명적인 심근경색을 겪었고, 다른 한 분도 69세에 심장병으로 사망했다. 69세라면 좀 더 전형적인 양상이지만 그래도 여전히 죽음이 너무 일찍 찾아왔다.

아버지는 운이 좋은 편이다. 85세까지 살고 계시니까. 그러나 60대 중반에 가벼운 심근경색을 겪으면서 기념품처럼 심장동맥에 스텐트를 하나 박았다. 어느 날 아버지는 일하고 있던 석회암 채석장에서 가슴 통증을 느껴 응급실로 실려 갔는데 심근경색이 일어났다는 진단을 받았다. 그리고 1년쯤 뒤 작은 금속 철망인 스텐트를 하나 삽입했다. 사실 나는 그 스텐트가 굳이 필요했는지 확신하지 못한다. 삽입할 무렵에는 아무런 증상도 없었으니까. 하지만 아마 아버지에게 경각심을 일으켜서 더 열심히 약을 먹고 식단을 조절하도록 했을 가능성은 있다.

따라서 설령 내가 콜레스테롤 수치가 아주 좋고, 음식을 가려먹고, 흡연한 적이 없고, 혈압이 정상이고, 술을 거의 마시지 않는다고 해도 나는 여전히 위험을 안고 있다. 나는 자신이 죽음을 맞이할 곳을 알아내어 그곳에는 절대 가지 않으려 한 찰리 멍거Charlie Munger의

질병 해방

일화 같은 상황에 빠져서 옴짝달싹 못 하는 양 느껴진다. 안타깝게 도 심장병은 너무 많은 이들에게 찾아온다.

내가 의대에 들어간 첫해에 병리학 교수님은 교묘한 질문을 던 지곤 했다. "심장병의 가장 흔한 '표시'(증상)는 무엇일까?" 가슴 통 증도, 왼팔 통증도, 가쁜 호흡도 아니었다. 가장 일반적인 답은 '돌연 사'였다. 우리는 환자가 심장병에 걸렸다는 것을 안다. 갑작스럽게 심장마비로 사망했기 때문이다. 교수님은 그래서 심혈관 질환을 진 정으로 이해하는 의사는 오로지 병리학자뿐이라고 주장했다. 병리 학자야말로 죽은 환자의 동맥 조직을 살펴보고 사망 원인을 알아내 기 때문이라는 것이 교수님의 요지였다.

지금은 응급 심장 소생술과 심장 도관 삽입술, 혈전 용해제 등 제때 조치하면 심근경색을 멈출 수 있는 기술들이 발전함에 따라 이 런 첫 급성심근경색을 일으켰을 때의 사망률은 대폭 줄어들었다. 하 지만 오클랜드아동병원연구소의 죽상경화증 연구 책임자이자 선임 과학자인 론 크로스Ron Krauss는 그래도 여전히 사망률이 약 3분의 1 에 달한다고 말한다.

세계적으로 보면 심장병과 뇌졸중(뇌혈관 질환)은 사망의 주된 원인이다.[1] 나는 이 둘을 하나로 묶어서 죽상경화 심혈관 질환athero-sclerotic cardiovascular disease, ASCVD이라고 부르는데, 미국 질병통제센터에 따르면 미국에서는 매일 약 2300명씩 이 질환으로 사망한다고 한 다.[2] 암을 비롯한 다른 어떤 원인보다 큰 비중을 차지한다. 남성만 위험한 것이 아니다. 미국 여성은 유방암보다 죽상경화 질환으로 사망할 가능성이 최대 10배 더 높다[3](잘못 쓴 것이 아니다. 30명 중 1명 대 3명 중 1명이다). 그러나 유방암 위험성을 알리는 분홍 리본이 미국심장협회American Heart Association, AHA가 여성들의 심장병 위험성을 알리는 데 쓰는 붉은 리본보다 훨씬 더 많이 보인다.

삼촌들의 죽음은 내게 수수께끼로 남아 있다. 그분들은 이집트에 살았기에 나는 혈액 검사가 어떻게 나왔는지, 아니 더 중요하게는 심장동맥이 어떤 모습이었는지 전혀 모르기 때문이다. 그분들이 담배를 피웠다는 것은 확실하지만 아버지가 그랬듯이 아마 더 나은 진료를 받을 수 있었다면 심근경색이 일어났을 때 생존했을 수도 있었을 것이다. 또는 그분들의 운명이 유전자와 관련이 있어서 불가피했을 수도 있다. 내가 아는 것은 42세가 심근경색으로 쓰러지기에는 너무나 젊은 나이인 듯하다는 것이다.

나는 삼촌들 이야기를 잘 알고 있었다. 그러나 그 이야기에 어떤 의미가 함축되어 있는지를 진정으로 실감하기 시작한 것은 30대 중반에 내가 아버지가 되면서였다. 장거리 수영을 할 때 갑자기 들이닥치는 너울성 파도처럼, 나 자신의 사망 위험에 관한 인식이 뇌리를 강타했다. 아마 그런 가족력이 없었다면 이 책을 쓰는 일도 없지 않았을까?

36세인 사람들 대부분이 그렇듯이 살이 좀 찐 피터도 심장병 걱정은 거의 한 적이 없었다. 걱정을 할 이유가 어디 있겠는가? 14시간 넘게 꾸준히 헤엄쳐서 34킬로미터에 달하는 카탈리나해협을 건널 수 있을 만치 내 심장은 튼튼했다. 가슴 속에서 매끄럽게 돌아가는 메르세데스벤츠 디젤 엔진 같았다. 또 나는 아주 건강체라고 생각했다. 그럼에도 가족력을 생각할 때면 걱정이 되곤 했다. 그래서 의사에게 심장 CT(컴퓨터단층촬영)를 찍어보자고 우겼고, 그 결과 삶을 바라보는 관점 전체가 바뀌었다.

영상은 내 심장동맥에 석회화calcification가 일어나고 있음을 보여주었다. 죽상경화증이 진행되고 있다는 징후였다. 검사 결과 내 석회화 지수calcium score(칼슘 수치)는 6점이었다. 낮아 보였다. 절대적인 수치로 따지면 분명히 그랬다. 중증인 사람은 1000점이 훨씬 넘을 수도 있기 때문이다. 그러나 36세라면 0점이어야 마땅했다. 내가 6점이라는 것은 같은 나이 사람 중 75~90퍼센트보다 내 심장동맥에 칼슘이 더 많이 쌓였다는 의미였다. 이 질병의 병리학을 더 깊이 살펴볼수록 내 상태가 이미 꽤 진행되었다는 사실을 알고서 나는 당황했다. 석회화 지수는 미래의 위험을 예측하는 지표지만 과거와 현재의 손상을 측정하는 척도이기도 하다. 나는 이미 병이 진행된 상태였다. 겨우 30대 중반이었지만 내 동맥 나이는 55세였다.

이 사실을 알고 나는 충격에 휩싸였다(물론 지금 알고 있는 내용을 그때 알았더라면 전혀 놀라지 않았겠지만). 당시 나는 과체중이었고 인슐린 저항성의 문턱에 다다라 있었다. 둘 다 죽상경화증 병터lesion(병소, 병변)를 생기게 하고 더 진행시키는 환경을 조성하는 데 기여하는 크나큰 위험 요인이었다. 그러나 내 석회화 지수는 '고작' 6점이었고, 너무나 중요한 LDL('나쁜') 콜레스테롤은 '정상'이었기에, 내가 받은 의학적 조언은 그냥 놔두라는, 아무것도 할 필요 없다는 것이었다. 익숙하게 들리지 않는가?

최악의 질병에서 살아남는 법

지금쯤 알아차렸겠지만 아무것도 하지 않는 것은 내 방식이 아니다. 나는 내가 좋은 궤적에서 벗어났음을 알아차렸기에 어떻게 하면 상황을 바꿀지 알아내야 했다. 호기심이 동한 나는 꼬박 1년 동안 죽상경화증을 제대로 이해하고자 탐구를 이어갔다. 심장 병리학과 지방 연구 분야의 세계적인 전문가들인 톰 데이스프링Tom Dayspring, 앨런 스나이더먼Allan Sniderman, 론 크로스를 비롯한 멘토들의 아낌없는 도움을 받아서 내가 밝혀낸 이야기는 경악스러웠다.

심장병은 가장 만연한 노화 관련 질환이지만 암이나 알츠하이머병보다 예방하기가 더 쉽다. 우리는 심장병이 어떻게 왜 시작되고 어떤 양상으로 진행되는지를 꽤 많이 안다. 2형 당뇨병과 똑같이 (종종) 완치하거나 되돌릴 수는 없지만 영리하게 일찍 대처하면 발병을 늦추기가 비교적 쉽다. 또 만성 질환 중에서 의학 2.0이 이미 어느 정도 예방에 초점을 맞추고 있는 드문 사례이기도 하다. 우리는 많은 환자의 사망 위험을 정말로 낮추는 혈압과 콜레스테롤 저하 약물들, 그리고 흐릿하긴 하지만 적어도 단편적으로나마 심혈관의 건강 상태를 알려줄 수 있는 혈액 검사와 영상 검사(예를 들어 나의 석회화 영상 검사) 설비를 갖추고 있다. 이것들은 출발점에 해당한다.

죽상경화증과 그 진행 양상을 얼마나 잘 이해하고 예방 도구를 얼마나 지니고 있든, 해마다 미국에서 이 병으로 죽는 사람이 암으로 죽는 사람보다 더 많으며, 게다가 그들 중 다수는 돌연사한다. 우리는 전쟁에서 지고 있다. 나는 모든 답을 알고 있다고 주장하는 것이 아니다. 하지만 무엇이 이 병의 위험을 진정으로 부추기고, 이 병이 어떻게 발달하고, 무엇보다 이 병의 진행을 억제하는 데 필요한 조치를 언제 취해야 할지를 우리가 제대로 모른다는 사실이 적어도 이런 상황에 기여한다고 본다.

나는 기존의 의학 2.0이 근본적인 문제라고 본다. 이 병이 오랜 시간에 걸쳐서 서서히 진행되고 있음에도 심혈관 위험을 관리하는 지침이 염두에 두는 기간은 지나치게 짧다. 우리는 훨씬 더 일찍부터 대처하고 예방하는 일을 시작해야 한다. 제대로 할 수 있다면 보상은 엄청날 것이다. 예를 들어 사르디니아섬island of Sardinia에 남성 백세인이 많은 것은 대체로 그들이 순환계 질환을 피하거나 늦출 수 있었기 때문이다. 이탈리아의 다른 지역들보다 사르디니아의 80~100세 남성은 심장병으로 사망하는 비율이 낮다.[4]

우리는 그 근처에도 가지 못한다. 심장병은 우리의 가장 치명적인 살인마인 '네 기사 질병' 중 최악의 질병으로 남아 있다. 나는 우리가 이런 상태로 남아 있을 필요가 없다는 사실을 다음 몇 쪽에 걸쳐 설득하고자 한다. 올바른 전략을 채택하고 올바른 시간에 올바른 위험 요인에 초점을 맞춘다면 죽상경화 심혈관과 뇌혈관 질환 그리고 이와 관련된 이환율과 사망률을 대폭 줄일 수 있을 것이다.

한마디로 이 질환은 첫 번째가 아니라 10번째 사망 원인이 되어
야 한다.

콜레스테롤과 심장병에 관한 오해와 진실

시인이 비유적으로 심장의 깊이를 탐색한 기간에 못지않게 과
학자들도 사람 심장의 의학적 수수께끼를 탐색해왔다. 심장은 경이
로운 기관이다. 우리가 살아 있는 매 순간 지치지 않고 온몸으로 계
속 피를 뿜어낸다. 운동을 할 때면 더 세차게, 잠을 잘 때면 더 느리
게 고동치며, 뛰는 사이사이에 미세 조정까지 이루어진다. 이런 변
화 능력은 대단히 중요하며, 심박 변이도heart rate variability라는 이름까
지 붙어 있다. 그리고 심장이 멈출 때 우리도 멈춘다.

우리 혈관망도 마찬가지로 기적이나 다름없다. 이 그물을 이루
는 정맥, 동맥, 모세혈관을 한 가닥으로 죽 이어 붙이면 지구를 2바
퀴 이상 감을 수 있다(약 9만 7000킬로미터). 각 혈관은 물질의 과학
과 공학의 경이다. 거의 피로를 느끼지 않으면서 1분에 수십 차례 팽
창과 수축을 할 수 있고, 중요한 성분들이 막 안팎으로 통과할 수 있
도록 하면서 유체 압력의 엄청난 변화를 견딜 수 있다. 사람이 만든
어떤 물질도 이런 능력에 근접조차 할 수 없다. 한 혈관이 손상되면
다른 혈관이 자라서 대신함으로써 온몸으로 계속 피가 흐를 수 있도
록 한다.[5]

이렇게 경이롭긴 해도 우리 순환계는 완벽함과는 거리가 멀다. 사실 매일 생활하는 과정에서 죽상경화 질환에 걸리기 좋게 거의 완벽하게 고안되어 있다. 주된 이유는 혈관의 또 다른 중요한 기능 때문이다. 혈액은 조직으로 산소와 영양소를 운반하고 노폐물을 수거할 뿐 아니라 세포 사이에 콜레스테롤 분자도 옮긴다.

콜레스테롤은 으레 비난의 대상이 된다. 의사는 아마 이 단어를 입에 올릴 때 인상을 찌푸릴 것이다. 누구나 알다시피 콜레스테롤은 안 좋기 때문이다. 아니, 콜레스테롤 중 일부인 LDL 콜레스테롤(저밀도 지질단백질 콜레스테롤)이 '나쁜' 콜레스테롤이다. 따라서 당연히 '좋은' 콜레스테롤인 HDL 콜레스테롤high-density lipoprotein cholesterol(고밀도 지질단백질 콜레스테롤)도 있다.

그러나 나는 이런 말을 들을 때면 자제력을 발휘하기 위해 애쓴다. 사실상 무의미한 말이기 때문이다. 그리고 심장병을 이야기할 때 사람들이 으레 내놓는 첫 번째 수치인 우리의 '총콜레스테롤'은 사실 심혈관 위험과의 관련성을 따지면 그저 눈 색깔보다 조금 더 관련이 있을 뿐이다. 따라서 맨 처음으로 돌아가서 콜레스테롤이 정말로 무엇이고, 무슨 일을 하고, 심장병에 어떻게 관여하는지를 살펴보기로 하자.

콜레스테롤은 살아가는 데 꼭 필요하다. 세포막을 비롯해 몸에서 가장 중요한 일부 성분들을 만드는 데 필요하다. 테스토스테론, 프로게스테론, 에스트로겐, 코르티솔 같은 호르몬 생산에도 쓰이고, 음식물 소화에 필요한 쓸개즙(담즙) 생산에도 이용된다. 모든 세포는 스스로 콜레스테롤을 합성할 수 있지만, 몸 전체에 공급되는 콜레스테롤의 약 20퍼센트는 간에 들어 있다. 간은 일종의 콜레스테롤 창고 역할을 한다. 필요할 때는 세포로 내보내고, 필요하지 않으면 혈액을 통해 되돌려받는다.

콜레스테롤은 지질(지방)에 속하므로 물에 녹지 않기에 포도당이나 나트륨처럼 혈장에 녹아서 자유롭게 혈액을 타고 돌아다닐 수가 없다. 그래서 소형 잠수함 역할을 하는 '지질단백질'이라는 작은 공 모양의 입자를 통해 운반되어야 한다. LDL과 HDL의 마지막 L은 이 지질단백질을 가리킨다. 이름에서 짐작하겠지만 지질단백질은 지질(안쪽)과 단백질(바깥쪽)의 결합체. 본질적으로 잠수함 역할을 하는 것은 바깥에 있는 단백질이다. 지질단백질은 안쪽에 담긴 물에 녹지 않는 지질들, 즉 콜레스테롤, 중성지방, 인지질뿐 아니라 비타민 및 다른 단백질도 혈장을 통해 멀리 떨어진 조직까지 운반한다.

지질단백질을 고밀도high-density와 저밀도low-density로, 즉 HDL과 LDL로 나누는 이유는 운반하는 지질과 단백질의 상대적 비율과 관련이 있다. LDL은 지질을 더 많이 운반하는 반면, HDL은 지질에 대한 단백질의 비율이 더 높아서 더 치밀하다. 또 이 두 지질단백질(그리고 다른 지질단백질들)은 서로 종종 화물을 교환하곤 한다. 바로 이점이 내가 '좋은'과 '나쁜'이라는 꼬리표를 붙이는 것을 지독히 싫어하는 이유 중 큰 부분을 차지한다. HDL이 갖고 있던 '좋은 콜레스테롤'을 LDL에 전달하면 이 콜레스테롤은 갑자기 '나쁜' 것이 될까? 답은 "아니요"다.

문제를 일으키는 것은 콜레스테롤 자체가 아니라 운반하는 입자의 특성이기 때문이다. 각 지질단백질 입자는 아포지질단백질apo-lipoprotein이라는 하나 이상의 커다란 분자에 감싸여 있다. 아포지질단백질은 입자에 구조, 안정성, 그리고 가장 중요한 용해성을 제공한다. HDL 입자는 apoA(아포지질단백질 A)라는 분자로 감싸여 있고, LDL은 apoB(아포지질단백질 B)라는 분자로 감싸여 있다. 이 구분은 사소한 것 같지만 사실은 죽상경화 질환의 근본 원인이다. 죽상경화증에 기여하는 모든 지질단백질—LDL뿐 아니라 다른 몇몇 종류의 지질단백질*—은 이 apoB 단백질 표지를 지닌다.

또 한 가지 주요 오해는 우리가 음식으로 먹는 콜레스테롤이 어떤 식으로든 심장병을 일으킨다는 생각이다. 이 낡고 단순한 견해는 콜레스테롤이 풍부한 음식을 먹으면 이른바 나쁜 콜레스테롤의 혈중 농도가 올라가서 동맥벽에 쌓인다고 본다. 마치 아침 식사를 요리할 때마다 주방 배수구에 베이컨 기름을 쏟아붓는 것처럼 말이다. 머지않아 싱크대 배수구가 꽉 막히지 않겠는가?

특히 1968년 미국심장협회는 달걀이 콜레스테롤 함량이 높으므로 심장병을 일으킨다고 꼭 집어서 선언했다.[6] 그 뒤로 달걀은 수

---

* 앞장에서 말한 VLDL(초저밀도 지질단백질)도 있고 IDLintermediate-density lipoprotein(중밀도 지질단백질)도 있다. 이것들은 LDL보다 더 많은 지방을 운반하는데 그중 상당수는 중성지방이다. 이들도 apoB로 감싸여 있다. 한 가지 더. HDL 입자는 여러 개의 apoA로 감싸여 있는 반면, LDL(또는 VLDL, IDL)은 단 1개의 apoB로 감싸여 있어서 농도를 측정하기가 더 쉽다.

십 년 동안 영양학적 연옥에 갇혀 있었다. 음식의 콜레스테롤(특히 달걀)이 심장병과 별 관련이 없을 수 있다는 연구 결과가 무수히 발표되었음에도 그랬다. 포화 지방을 많이 먹으면 죽상경화증을 일으키는 지질단백질의 혈중 농도가 증가할 수 있지만,[7] 우리가 음식을 통해 섭취하는 콜레스테롤은 대부분 항문으로 그대로 배설된다.[8]

우리 혈액을 타고 돌아다니는 콜레스테롤 대다수는 사실 우리 자신의 세포가 생산한 것들이다. 그럼에도 미국 식생활 지침은 사람들에게 콜레스테롤이 많은 음식을 줄이라고 수십 년 동안 경고를 계속했고, 식품 포장지마다 콜레스테롤 함량이 얼마나 되는지 계속 적혀 있다.

포화 지방이 심장병의 원인이라는 개념을 정립하는 데 기여한 인물인 저명한 영양학자 앤설 키스Ancel Keys조차 그런 주장이 헛소리임을 알고 있었다. 그가 인식한 문제점은 콜레스테롤과 죽상경화증의 기초 연구 중 상당수가 토끼를 대상으로 이루어졌는데, 토끼는 먹이에 든 콜레스테롤을 혈액으로 흡수하고 이 콜레스테롤이 죽상경화판atherosclerotic plaque을 형성하는 독특한 특성을 지닌다는 점이었다. 사람도 음식의 콜레스테롤을 그렇게 쉽게 흡수한다고 가정한 것이 바로 오류였다. 키스는 1997년 인터뷰에서 이렇게 말했다. "음식의 콜레스테롤과 혈액의 콜레스테롤은 아무 관계도 없습니다. 전혀요. 그리고 우리는 그렇다는 사실을 줄곧 알고 있었죠. 우리가 닭이나 토끼가 아니라면 음식의 콜레스테롤은 중요하지 않습니다."[9]

거의 20년이 더 지난 뒤에야(2015년에) 미국 정부의 식생활 지침을 마련하는 자문 위원회는 마침내 "콜레스테롤은 과소비를 걱정할 영양소가 아니다"[10]라고 물러섰다. 이렇게 결정이 나니 기뻤다.

우리가 맞서야 할 마지막 속설은 심혈관 질환이 주로 '노년층'에서 나타나며, 따라서 20대나 30대, 더 나아가 40대는 예방에 굳이 신경 쓸 필요가 없다는 개념이다. 이 말은 사실이 아니다. 나는 2014년 댈러스공항에서 식사를 할 때 앨런 스나이더먼이 툭 던진 퀴즈를 결코 잊지 못할 것이다. "65세 미만인 사람 중 몇 퍼센트가 심근경색을 겪는지 아나?" 나는 높을 것이라고, 4명 중 1명이라고 추정했지만 너무 낮게 잡았다. 65세 이전에 심근경색, 뇌졸중, 스텐트나 다른 어떤 이식 수술 등 온갖 주요 급성 심혈관 질환 사건을 겪은 사람이 남성은 꼬박 절반, 그리고 여성은 3분의 1이었다. 이런 일을 겪은 남성 중 4분의 1은 54세 이전에 겪었다.[11]

그러나 이런 사건 자체가 갑작스럽게 일어나는 듯 보일지라도 이 문제는 여러 해 동안 숨어서 진행되었을 가능성이 높다. 죽상경화증은 서서히 은밀하게 진행되는 병이며, 이것이 바로 내가 이 문제에 적극적으로 매달리는 이유다. 이런 '사건'의 위험은 생애 후반기에 급증한다. 그러나 일부 과학자는 이 사건의 토대를 이루는 과정이 청소년기 말에, 심지어 10대 초반에 시작된다고 믿는다. 이 위험은 평생에 걸쳐서 누적되며, 시간이 핵심 요인이다. 따라서 심장병이 어떻게 발전하고, 어떻게 진행되는지를 이해함으로써 진행을 늦추거나 멈추려고 시도하는 전략을 개발할 수 있도록 하는 것이 매우 중요하다.

코로나가 유행하기 전 사무실에 있을 때 나는 대개 책상 위를 말끔히 비워놓곤 했지만 늘 놓여 있는 책이 한 권 있었다. 허버트 C. 스타리Herbert C. Stary가 쓴《죽상경화증의 진행과 퇴행 도해Atlas of Atherosclerosis Progression and Regression》였다.[12] 결코 베스트셀러가 되지 못하겠지만 심혈관 병리학 분야에서는 전설적인 책이다. 또 동맥의 병터가 형성되고 발달하고 파열하는 소름 끼치는 사진들이 잔뜩 실려 있어서 내 환자들에게 이 병의 심각성을 알리는 데도 매우 효과적인 도구가 되어준다. 모두 죽은 사람들의 동맥을 찍은 사진이었는데 그중에는 20대와 30대도 많았다. 이 책을 펼쳐가면서 나는 흥미로운 한편으로 섬뜩한 이야기를 상세히 풀어놓는다. 이야기를 끝낼 때쯤이면 환자들은 마치 자신의 죽음을 기록한 책자를 막 훑은 양 얼굴이 핼쑥해져 있곤 한다.

완벽한 비유라고는 할 수 없지만 나는 죽상경화를 일종의 사건 현장이라고 생각한다. 다소 부서지고 침입한 흔적이 있는 곳이다. 우리가 거리에 있다고 하자. 거리는 혈관을 나타낸다. 그리고 거리를 따라 집들이 죽 늘어서 있다. 바로 동맥벽이다. 집 앞쪽 울타리는 내피endothelium에 해당한다. 우리의 동맥과 정맥뿐 아니라 콩팥 같은 조직에서 안쪽 경계선을 만드는 섬세하면서 중요한 조직층이다.

단 한 층의 세포로 이루어진 내피는 혈액이 흐르는 통로(거리)에 해당하는 혈관 속공간(내강)과 동맥벽을 구분하는 반투과성 장벽 역할을 한다. 물질과 영양소, 백혈구가 혈류(혈액 흐름)로 드나드는 양상을 조절한다. 또 전해질과 체액의 균형을 유지하는 일도 돕는다. 내피에 문제가 생기면 부종과 종창이 생길 수 있다. 내피가 하는 또 한 가지 아주 중요한 일은 팽창하거나 수축함으로써 혈류의 양이 늘어나거나 줄어들도록 하는 것이다. 이 과정은 산화질소를 통해 조절된다. 마지막으로 내피는 혈액 응고 과정을 조절한다. 실수로 어딘가 베인다면 대단히 중요한 역할을 하는 과정이다. 그러니 내피는 아주 중요한 구조다.

이 거리는 아주 바쁘다. 혈구와 지질단백질과 혈장을 비롯해 우리 순환계가 운반하는 모든 것이 내피를 스치면서 끊임없이 흐른다. 이 과정에서 콜레스테롤을 담은 지질단백질 분자 중 일부는 이 내피 장벽을 뚫고 내피밑 공간subendothelial space, 비유하자면 현관 베란다로 침투하기 마련이다. 잠시 들르는 손님처럼 들어왔다가 다시 떠나기 때문에 대개는 아무 문제도 일어나지 않는다. HDL 입자는 대체로 이렇게 한다. apoA와 결합한 HDL 입자는 내피 장벽 안팎으로 쉽게 통과해 오갈 수 있다. 반면에 apoB와 결합한 LDL을 비롯한 입자들은 들어갔다가 걸려서 빠져나오지 못하는 일이 훨씬 잦다.

HDL 입자가 '좋은' 것이고 LDL 입자가 '나쁜' 것이 될 가능성이 높은 이유는 바로 이 때문이다. 콜레스테롤이 아니라 운반하는 입자가 이 차이를 낳는다. 문제는 LDL 입자가 동맥벽에 틀어박힌 뒤 산화가 일어나면서 시작된다. 즉 그 안에 든 콜레스테롤(그리고 인지질) 분자가 산화 스트레스를 일으키는 활성산소 종reactive oxygen species,

ROS이라는 반응성이 강한 분자와 접촉해 변질된다는 의미다. LDL에 들어 있는 지질의 산화는 죽상경화 연쇄 반응 전체를 촉발한다.

LDL/apoB 입자는 내피밑 공간에 틀어박혀서 산화되면 독성을 좀 띠게 된다. 이제 정중한 손님처럼 행동하지 않고 떠나기를 거부한다. 게다가 다른 LDL 친구들도 파티를 열자며 불러 모은다. 몰려든 친구들도 많이 틀어박힌 채 산화된다. 심장병의 두 최대 위험 요인인 흡연과 고혈압이 내피에 손상을 일으키는 것은 결코 우연이 아니다. 흡연은 화학적으로 손상시키고, 고혈압은 기계적으로 손상시키지만 내피가 손상된다는 결과는 동일하다. 이런 손상을 입으면 LDL이 더욱더 틀어박히게 된다. 산화한 LDL이 축적될수록 내피는 더욱더 손상된다.

지금까지 LDL 이야기를 했지만, 여기서 핵심 요소는 시간이 흐르면서 apoB 표지가 달린 입자들에 노출되는 것이다. apoB 표지가 달린 LDL뿐 아니라 VLDL을 비롯한 다른 입자들이 혈액에 더 많이 들어 있을수록 그중 일부가 내피 안으로 침투해 달라붙을 위험이 더 커진다. 거리 비유로 돌아가서 콜레스테롤 1톤이 트럭 4대에 실려서 운반된다고 상상해보자. 여기서 사고가 일어날 가능성은 꽤 낮다. 그러나 같은 양의 콜레스테롤이 내가 사는 오스틴 같은 도시에서 잔뜩 몰려다니는 공유 전동 킥보드 500대에 나뉘어서 운반된다면 대혼란이 벌어질 것이다.* 따라서 위험의 진정한 범위를 헤아리려면

---

* 확률적stochastic이라는 과학 용어를 풀어쓴 것이다. 대체로 무작위 과정을 의미한다.

혈액에 apoB 입자가 얼마나 돌아다니는지를 알아야 한다. 이 수치가 apoB 입자가 운반하는 콜레스테롤의 총량보다 훨씬 더 관련이 깊다.

건강한 심장동맥을 고농도의 apoB 입자에 충분히 오랜 시간 노출시키면 일정량의 LDL(그리고 VLDL)이 내피밑 공간에 틀어박혀서 산화될 것이다. 그리고 시간이 흐르면서 서로 들러붙어서 덩어리나 응집체가 된다. 이 침입에 대응하기 위해 내피는 119의 생화학 버전에 해당하는 신호를 보내어 침입자를 처리하라고 단핵구monocyte라는 특수한 면역 세포를 현장으로 부른다. 커다란 백혈구의 일종인 단핵구는 내피밑 공간으로 들어가서 대식세포macrophage로 변한다. 비디오 게임 팩맨Pac-Man에 비교되곤 하는 더 크고 더 허기진 면역 세포다. 말 그대로 '커다란 포식자' 같은 이 세포는 뭉쳤거나 산화한 LDL을 먹어 치워서 동맥벽에서 제거하려고 애쓴다.

그러나 대식세포가 콜레스테롤을 너무 많이 먹으면 팽팽하게 부풀어서 거품 세포foam cell가 된다. 현미경으로 보면 거품이나 비눗방울로 뒤덮인 듯하기에 이런 이름이 붙었다. 거품 세포들은 충분히 많이 모이면 일종의 '지방 줄무늬fatty streak'를 만든다. 말 그대로 지방이 흘러내리는 것 같은 무늬다. 부검 때 심장동맥을 가르면 맨눈으로도 볼 수 있다.

지방 줄무늬는 죽상경화판(죽상판)의 전구체다. 이 글을 읽고 있는 당신이 15세 이상이라면 이미 동맥에 이런 것이 숨어 있을 가능성이 꽤 있다. 그렇다, '50세'가 아니라 '15세'다. 이 과정은 평생에

7-1 | 23세 젊은이의 죽상경화 질환

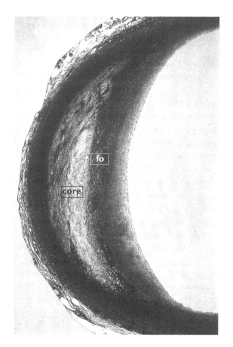

심장으로 혈액을 공급하는 주요 혈관 중 하나인 몸쪽 왼앞 내림 동맥proximal left anterior descending artery의 단면. 자살한 23세 남성의 것이다. 그는 이미 이 동맥의 벽에 폭넓게 죽상경화 손상을 입은 상태이다. 내피밑 공간에 축적된 지질로 이루어진 커다란 '핵core', 대식세포, 거품 세포fo가 혈액이 흐르는 통로인 속공간을 잠식하기 시작한 상태다. 언제든 곧 심근경색을 일으킬 가능성이 있다는 것은 아니지만 그럼에도 증상이 상당히 진행된 상태다.
출처: Stary(2003).

걸쳐서 진행되며 아주 일찍 시작되기 때문이다. 사고, 자살, 비심혈관계 원인으로 사망한 젊은이들을 부검한 자료를 보면 16~20세 사망자 중 3분의 1은 이미 심장동맥에 죽상경화 병터나 죽상경화판이 형성되어 있었다.[13] 10대 때 벌써 생긴 것이다.

이 젊은이들이 곧 심근경색을 일으킬 것 같지는 않다. 죽상경화 과정은 아주 느리게 진행된다. 이는 어느 정도는 HDL의 작용 덕분이다. HDL 입자는 거품 세포와 지방 줄무늬가 있는 사건 현장에 도착하면 탈지delipidation라는 과정을 통해 대식세포에서 콜레스테롤을 빨아들일 수 있다. 그런 뒤 내피층을 통과해 혈류로 빠져나가 이 과다 콜레스테롤을 재활용할 수 있도록 간을 비롯한 조직들(지방 세포와 호르몬 생산 샘을 포함한 조직들)로 전달한다.

이러한 '콜레스테롤 유출' 과정에서 하는 역할 덕분에 HDL이 '좋은' 것으로 여겨지지만, 하는 일이 이것만은 아니다. 더 새로운 연구 결과들에 따르면 HDL은 동맥 내피의 통합성을 유지하고, 염증을 줄이고, 일종의 동맥 산화 방지제처럼 LDL의 산화를 중화하거나 중단시키는 데 기여하는 것을 포함해 죽상경화를 막는 여러 기능을 한다.

HDL이 어떤 일을 하는지는 LDL보다 훨씬 덜 알려져 있다. LDL 입자의 콜레스테롤 함량, 즉 '나쁜' 콜레스테롤 수치를 LDL-C라고 한다. LDL-C는 LDL의 생물학적 영향을 나타내는 불완전하지만 꽤 괜찮은 대리 지표다.* 많은 연구가 LDL-C와 급성 발작 사건 위험 사이에 강한 상관관계가 있음을 보여준다. 그러나 혈액 검

---

* 여기 나오는 용어들을 잠깐 설명하면 이렇다. LDL이나 HDL은 대개 입자의 종류를 가리킨다. LDL-C나 HDL-C는 이런 입자에 든 콜레스테롤의 농도를 실험실에서 측정한 값을 가리킨다.

사 때 너무나 중요하다고 하는 '좋은 콜레스테롤' 수치인 HDL-C는 전반적인 위험 양상에 관해 실제로 알려주는 것이 그리 많지 않다. 위험은 HDL-C가 백분위수 약 80까지 오르면 줄어드는 듯하다. 그러나 특수한 약물처럼 그냥 무작정 HDL 콜레스테롤 농도를 높이는 방식은 심혈관 위험을 전혀 줄이지 못하는 것으로 나타났다. 핵심은 HDL 입자의 기능성을 높이는 것인 듯하다. 그러나 아직 우리는 그렇게 하는 방법을(측정하는 방법도) 전혀 모른다.

HDL은 백세인이 평균보다 20년 뒤에야 심장병에 걸리는 이유를 설명할 수도 있고 설명하지 못할 수도 있다. 현재까지 발견된 가장 두드러진 '장수 유전자' 중 3가지(*APOE*, *CETP*, *APOC3*)는 콜레스테롤의 운반과 처리에 관여하는 것들임을 명심하자. 그리고 백세인만이 아니다. 내 환자 중에는 지질단백질 검사 결과로는 LDL-C와 apoB 수치가 매우 높아서 이미 사망 선고를 받은 듯하지만 다른 모든 척도—석회화 지수, CT혈관조영술CT angiography 영상 등—에서는 질병의 증상이 전혀 나타나지 않는 이들도 있다. 그러나 아직 우리는 그 이유를 흡족하게 설명할 수가 없다. 우리가 심혈관 질환을 약물로 치료하는 쪽으로 더 발전을 이루려면 HDL을 더 잘 이해하고 그 기능을 강화하는 방법을 찾아내는 것부터 시작해야 한다고 나는 강하게 느낀다.

눈에 드러나지 않는 심장병 위험

다시 본론인 사건 현장으로 돌아가보자. 점점 늘어나는 거품 세포들이 뭉쳐서 스며 나오는 지질 덩어리처럼 보이기 시작한다. 마치 집 앞에 버려진 쓰레기 봉지 더미에 담긴 액상 쓰레기가 부풀어 스며 나오는 듯하다. 이것이 죽상경화판의 핵이 된다. 그리고 바로 이 시점에 부수고 침입한 곳에서 전면적인 약탈이 자행되기 시작한다. 동맥벽의 '민무늬근' 세포들은 이러한 손상을 억제하기 위해 이 독성 노폐물 집하장으로 이동한 뒤 일종의 바탕질을 분비해 그 주위에 장벽을 쌓으려고 시도한다. 흉터가 생기는 것과 비슷하다. 이 바탕질은 결국 동맥에 생긴 새로운 죽상경화판을 감싸는 섬유질 덮개가 된다.

더 안 좋은 소식도 있다. 상황이 여기까지 진행되는 동안 우리가 환자들의 심혈관 위험을 평가할 때 으레 쓰는 다양한 검사들은 거의 아무것도 검출하지 못한다. 널리 쓰이는(하지만 잘 들어맞지 않는) 동맥 염증의 대리 지표인 C 반응 단백질c-reactive protein의 수치 상승 같은 염증의 증거가 나타날 것이라고 예상할지도 모른다. 그러나 여전히 대개는 의학적 레이더에 걸리지 않은 채 날고 있다. 이 초기 단계에서 심장동맥의 CT 영상을 찍더라도 칼슘이 쌓이는지만 살펴본다면 이러한 손상을 놓칠 가능성이 높다(더 첨단 유형의 CT 영상인 CT혈관조영술 영상을 쓰면 손상 수준을 간파할 기회가 더 높다. 칼슘 침착이 이루어지기 전의 비석회화 판인 '부드러운' 판도 찾아낼 수 있기에 나는 다른 여러 석회화 검출 영상보다 이 영상을 선호한다).*

이처럼 효과 없는 수선이나 재형성 과정이 지속될 때 죽상경화판은 계속 자랄 것이다. 처음에 이 팽창은 동맥벽으로 뻗어나가지만 계속 진행됨에 따라 속 공간인 피가 흐르는 통로를 좁힐 수 있다. 우리 비유에 따르면 거리의 통행을 방해한다. 이렇게 통로가 좁아지는 '협착stenosis'은 혈관 조영상에서도 볼 수 있다.

이 과정의 어느 시점에서 판에 석회화가 일어나기 시작할 것이다. 그런 뒤에는 보통 석회화 영상에서도 검출된다(드디어). 석회화는 몸이 판을 안정시킴으로써 대단히 중요한 동맥을 보호하려고 하는, 다시 말해 손상을 수선하려고 시도하는 방법 중 하나일 뿐이다. 그러나 이것은 체르노빌 원자로에 콘크리트를 퍼붓는 것과 비슷하다. 거기에 없었으니 다행이지만, 우리는 체르노빌 지역에 워낙 엄청난 피해가 일어났기에 그런 조치를 내릴 수밖에 없었음을 안다. 이제 석회화 지수 증가는 안정화(석회화)가 이루어졌거나 그렇지 않은 판이 더 존재하는 것이 거의 확실하다고 말해준다.

죽상경화판이 불안정해져서 깎여나가거나 파열된다면 정말로

---

* CT혈관조영술 영상은 비용이 좀 더 들고, 정맥으로 염료를 투여해야 하고, 방사선에 조금 더 노출되긴 하지만 이용을 반대할 믿을 만한 논증을 찾기는 어렵다. 석회화 지수가 정상(0)인 사람 중 약 15퍼센트는 CT혈관조영술 영상에서 부드러운 판이나 약간 석회화가 이루어진 판이 발견되며, 석회화 지수가 0이면서 CT혈관조영술 영상에서 고위험 판이 발견되는 사람도 2~3퍼센트에 이른다.[14] 그래서 나는 영상 촬영을 통해 질병의 증거를 찾는 쪽을 택할 때면 거의 언제나 석회화 영상보다 CT혈관조영술 영상을 찍는 쪽을 택한다.

문제가 발생한다. 손상된 판은 궁극적으로 혈전clot(피떡)을 형성할 수 있으며, 이 혈전은 혈관 속 통로를 좁히고 이윽고 막을 수 있다. 더 심하면 떨어져 나와서 심근경색이나 뇌졸중을 일으킬 수도 있다. 우리가 석회화 판보다 비석회화 판을 더 우려하는 이유가 바로 여기에 있다.

그러나 대개 대부분의 죽상경화판은 그렇게 극적인 행동을 그다지 하지 않는다. 조용히 눈에 띄지 않게 자라면서 서서히 혈관을 좁히며, 이윽고 판 자체나 판에서 생긴 혈전 때문에 혈관이 막히면서 문제가 생긴다. 예를 들어 앉아서 생활하는 사람은 밖에 쌓인 눈을 힘들게 치울 때까지 자신의 심장동맥이 일부 막혀 있다는 사실을 알아차리지 못할 수 있다. 갑작스럽게 순환계에 부담이 가해지면 허혈(혈액의 산소 공급량 감소)이나 경색(혈액이 공급되지 못해서 조직이 죽는 현상)이 일어날 수 있다. 더 쉬운 말로 심장마비나 뇌졸중이 일어날 수 있다.

이런 일은 갑자기 일어날 수 있지만 위험은 줄곧 숨어 있었다.

30대에 나 자신의 심혈관 위험을 마침내 인지했을 즈음에 나는 이 복잡한 질병 과정이 어떻게 진행되는지를 거의 알지 못했다. 돌이켜보면 내가 크고 작은 위험 요인을 이미 많이 검토했다는 사실을 명확히 알 수 있다. 나는 아마 가장 강력한 환경 위험 요인일 담배를 피우지 않았고 혈압도 정상이었지만 다른 문제들을 지니고 있었다. 그리고 내 석회화 지수가 보여주었듯이 나는 이미 심장으로 연결된 주요 동맥 중 하나인 왼앞 내림 동맥LAD의 위쪽에 석회화가 진행된 작은 판이 형성되어 있었다. 그곳에서 또 다른 나쁜 일들이 벌어지고 있었을 수 있지만, 당시에는 CT혈관조영술 영상을 찍지 않았기에 내 심장동맥의 다른 곳에 어떤 손상이 일어났는지 여부를 전혀 알지 못했다. 어쨌든 석회화가 일어나지 않은 판은 석회화 지수로 나타나지 않는다.

살이 좀 찐 피터는 분명히 심장병으로 향한 길을 이미 걷고 있었다. 내 허리둘레는 40세에 들어설 무렵 102센티미터(40인치)에 다다랐고, 이것은 대사 기능 이상이 있음을 알리는 뚜렷한 표시였다. 허리띠 안쪽에서는 내장 지방이 쌓이고 있을 가능성이 높았다. 나는 인슐린 저항성도 있었다. 심혈관 질환의 엄청난 위험 요인이었다. 혈압은 괜찮았지만 우리 집안에 고혈압이 만연한 듯한 것 같기에 나이를 먹을수록 꽤 빠르게 나빠질 것이라고 추측한다. 또 아마 요산 수치도 높았을 것이다. 앞장에서 살펴보았듯이 요산 수치는 고혈압을 비롯한 여러 대사 기능 이상의 징후를 수반하곤 한다. 이 모든 것은 죽상경화증과 염증이 발달하는 데 필요한 또 다른 필요조건(하지만 충분조건은 아닌)을 낳는다. 특히 내피 장벽은 염증으로 생기는 손상에 유달리 취약하다.

그러나 이런 나를 치료하겠다고 나설 의사는 아무도 없었을 것이다. 혈액 검사에서는 어떤 위험이 있다는 징후가 전혀 보이지 않았다. LDL-C는 110~120밀리그램/데시리터로서 정상보다 약간 높았지만 걱정할 요인은 아니었다. 젊은 사람에게서는 더욱 그랬다. 내 중성지방 수치는 150밀리그램/데시리터를 조금 넘었지만 마찬가지로 우려할 수준은 아니었다. 지금은 이런 수치들이 거의 확실히 죽상경화를 일으키는 apoB 입자의 농도가 높음을 시사한다는 것을 알고 있지만, 굳이 내 apoB 수치를 검사하겠다고 나설 의사는 아무도 없었을 것이다.

거의 15년 전인 당시에 apoB 검사(단순히 apoB 표지를 지닌 입자의 농도를 재는 것)는 흔치 않았다. 그 뒤로 '나쁜 콜레스테롤'의 표준 척도인 LDL-C보다 apoB가 심혈관 질환을 예측하는 데 훨씬 낫다는 증거가 쌓였다. 2021년《미국의사협회지 심장병학JAMA Cardiology》에 실린 분석에 따르면, apoB 수치에서 표준편차가 1씩 증가할 때마다 심근경색을 일으킨 적이 없거나 심혈관 질환 진단을 받지 않은 사람들(즉 1차 예방 대상자)의 심근경색 위험이 38퍼센트씩 증가한다고 한다.[15] 이 상관관계는 강하다. 그러나 미국심장협회 지침은 지금도 여전히 apoB가 아니라 LDL-C 검사를 더 선호한다. 나는 내 모든 환자의 apoB를 정기적으로 검사하며, 다음번에 검진을 받으러 간다면 이 검사를 요청하라고 권한다.('비용'이 많이 든다는 헛소리에 흔들리지 말자. 20~30달러에 불과하다.)

나는 아직 30대였지만 이미 심장병의 주요 필수 조건 3가지를 모두 지니고 있을 가능성이 높았다. 지질단백질이나 apoB 수치 증가, LDL 산화 또는 변형(내 석회화 영상에서 드러난 판 형성으로 이어지는), 높은 배경 염증 수준이었다. 물론 그중 어느 것도 심장병을 일으킨다고 보장할 수는 없지만, 모두 심장병을 일으키는 데 필수적인 요인이다. 다행히 우리는 생활습관 변화와 약물 처방을 통해 이런 조건 중 상당수—apoB를 포함해—를 조절하거나 거의 제거할 수 있다. 마지막 절에서 다루겠지만 나는 이 모든 문제를 일으키는 입자인 apoB에 매우 강경한 태도를 취한다. 요약하면 이렇다. apoB는 최대한 일찍부터, 최대한 낮추어야 한다.

그러나 그 이야기를 하기 전에 기존의 콜레스테롤 검사나 위험 요인 점검표에서 아무런 이상이 없다고 나온 사람들에게 급성심근경색을 일으켜 죽음을 불러올 가능성이 높은 또 하나의 위험하지만 상대적으로 덜 알려진 지질단백질 이야기를 하고 싶다. 다행히 나 자신은 이 문제를 안고 있지 않다. 하지만 내 아주 좋은 친구 한 사람은 이 문제를 안고 있었으며 늦지 않게 알아낸 덕분에 목숨을 구했을 가능성이 매우 높다.

가장 치명적인 지질단백질 Lp(a) 수치

나는 프랑스미국재단French-American Foundation의 호의로 2012년 프랑스로 관광을 갔다가 애너해드 오코너Anahad O'Connor를 만났다. 우리 둘 다 같은 상을 받았는데 만나자마자 절친이 되었다. 아마 함께 관광하는 동안 초콜릿이 잔뜩 든 빵을 안 먹고 남는 시간을 헬스장에서 보낸 사람이 우리 둘뿐이었기 때문이라고 생각한다. 또 그가《뉴욕타임스》에 건강과 과학 분야의 기사를 쓰고 있었기에 서로 할 이야기가 많았다.

콜레스테롤에 광적으로 집착하는 사람인 나는 뉴욕으로 돌아왔을 때 애너해드에게 종합적인 지질단백질 검사를 받으라고 재촉했다. 그는 피식거리면서 나를 쳐다보았다. "굳이 왜?" 그는 30대 초반에다 체지방률이 6~7퍼센트에 불과한 지극히 건강한 채식주의자였다. 한마디로 지방 쪽으로는 아주 괜찮아야 마땅했다. 그러나 누가 알겠는가? 그의 아버지는 동맥류로 사망했는데, 이는 순환계에 문제가 있었음을 나타내는 징후일 수 있었다.

예상한 대로 그의 표준 지질 수치는 아주 좋았다. 그런데 딱 한 가지가 기준 범위를 벗어나 있는 듯했다. 그래서 나는 그에게 석회화 영상을 찍어야겠다고 우겼고, 영상을 찍자 그의 동맥 상태를 더 잘 파악할 수 있었다. 바로 그 시점부터 상황은 흥미로워졌다. 앞서 내 석회화 지수가 6이어서 동년배보다 위험도가 75~90퍼센트 더 높았다고 이야기했다. 그런데 애너해드의 석회화 지수는 무려 125였다. 젊고 건강한 사람치고는 너무나 의외의 값이었다. "이거 정말 맞아?" 그가 못 믿겠다는 양 물었다.

정말이었다. 거의 알려지지 않았지만 매우 위험한 유형의 입자인 Lp(a)('엘피 리틀 에이'라고 발음한다)가 원흉임이 드러났다. 이 말썽 많은 지질단백질 덩어리는 평범한 LDL 입자가 아포지질단백질(a), 줄여서 apo(a)라는 더 희귀한 종류의 단백질과 결합함으로써 형성된다(HDL 입자에 표지를 붙이는 아포지질단백질A, 즉 apoA와 혼동하지 말자). apo(a)는 '크링글kringle'이라는 아미노산으로 이루어진 여러 개의 고리 모양 구조로 LDL 입자를 느슨하게 감싼다. 고리 모양인 덴마크 빵 크링글과 비슷하다고 해서 따온 이름이다. Lp(a)가 위험한 것은 바로 크링글 때문이다. LDL 입자가 혈류에 실려 돌아다닐 때 크링글은 산화된 지질 분자 조각을 긁어 떼어내 운반하는 역할을 한다.

지방 전문가인 톰 데이스프링이 지적하듯이 이런 활동이 전적으로 나쁜 것만은 아니다. Lp(a)가 일종의 세정제 역할을 하는 것일 수 있다는 증거가 있기 때문이다. 거리 청소차처럼 안 좋을 뿐 아니라 해를 끼칠 수 있는 지질 쓰레기를 모아서 간으로 운반하는 것일 수 있다. 그러나 Lp(a)은 apoB 입자에 속하므로 내피로 침투해 동맥벽에 틀어박힐 수 있다. 이 고리 모양 구조 단백질 때문에 Lp(a)는 정상적인 LDL 입자보다 틀어박힐 가능성이 더 높다. 안 좋게 변형된 지질까지 지닌 채로. 게다가 일단 틀어박히면 혈전 인자 또는 응고 인자로 작용해 죽상경화판 형성을 촉진한다.

Lp(a)는 종종 갑작스럽게 뜬금없이 심근경색을 일으킴으로써 자신의 존재를 드러내곤 한다. 다이어트 리얼리티 쇼인 〈도전! FAT 제로The Biggest Loser〉의 사회자 밥 하퍼Bob Harper가 바로 그런 일을 겪었다. 그는 2017년 뉴욕의 한 헬스장에서 52세의 나이에 심장마비를 일으켰다. 다행히 옆에 있던 사람이 구급대가 올 때까지 심폐소생술을 해준 덕분에 목숨을 구할 수 있었다. 그는 이틀 뒤 병원에서 깨어났고, 자신에게 무슨 일이 일어났는지 설명을 들었다. 문제를 일으킨 것은 아주 높은 Lp(a) 수치였다. 그는 자신이 위험에 처해 있으리라고는 생각도 하지 못했다.

이 시나리오는 결코 특이한 것이 아니다. 어떤 환자가 자신의 아버지나 할아버지나 고모 또는 세 사람 모두가 '때 이른' 심장병으로 세상을 떠났다고 말하면 나는 가장 먼저 Lp(a) 수치가 높은지를 검사한다. 이것이 심장병의 가장 주된 유전적 위험 요인이며, 비록 지금은 바뀌기 시작하고 있지만 아직도 이것이 의학 2.0의 레이더에 대체로 걸리지 않은 채 날고 있다는 사실은 위험을 증폭시키는 역할을 한다.

대부분의 사람은 이 입자의 농도가 비교적 낮지만 남들보다 많으면 100배까지 더 높은 사람들도 있다. 이 차이는 대체로 유전적이며, 미국 인구의 20~30퍼센트는 위험을 증가시킬 만치 수치가 높다고 추정된다.[16] 또 아프리카계 사람이 평균적으로 백인계 사람보다 Lp(a) 수치가 더 높은 경향이 있다. 집안에 때 이르게 심장마비를 겪은 이들이 있다면 Lp(a) 검사를 꼭 받아야 한다고 내가 말하는 이유가 이것이다. 우리는 처음 혈액 검사를 할 때 모든 환자의 Lp(a)를 살핀다. 높은 Lp(a) 수치는 대체로 유전적이므로 검사는 한 번으로 충분하다(그리고 어쨌거나 심혈관 질환 권장 지침에서도 평생에 한 번은 하라고 조언하기 시작했다).

애너해드는 다행히 검사를 받고 자신이 처한 상황을 알아차렸다. 그의 석회화 지수는 Lp(a) 때문에 동맥이 죽상경화 손상을 이미 상당히 입었음을 시사했다. Lp(a)는 심장동맥에 피해를 입힐 뿐 아니라 특히 심장에서 더욱 중요한 구조 중 하나인 대동맥 판막에 손상을 입힌다. 이 판막에 미세한 뼈 입자가 쌓이도록 함으로써 대동맥 출구를 좁히는 협착 효과를 일으킨다.

애너해드를 비롯해서 Lp(a) 수치가 높은 이들에게 쓸 만한 단기 치료법은 전혀 없다. 운동이나 식사요법 등이 LDL-C를 줄이는 데 도움이 되는 것과 달리 이 수치는 행동 개입에 반응을 하지 않는 듯하다. apoB 농도를 줄이는 데 쓰이는 PCSK9 억제제라는 약물은 Lp(a) 수치를 약 30퍼센트 떨어뜨릴 수 있는 듯하지만,[17] 이 입자로 야기되는 과잉 사건(심장마비)을 줄인다고 시사하는 데이터는 아직까지 전혀 없다. 따라서 현재로서는 apoB를 전반적으로 공격적으로 관리하는 것이 높은 Lp(a) 수치의 유일한 실질적인 치료법인 셈이다. PCSK9 억제제로 할 수 있는 것 외에 Lp(a)를 직접 줄일 수는 없지만, 다른 apoB 농도를 충분히 낮춤으로써 전반적인 위험을 줄일 수는 있다.* 애너해드는 비교적 젊으므로 자신의 다른 위험 요인에 대처할 시간도 더 많다.

다행히 우리는 문제가 그를 찾아내기 전에 문제를 찾아냈다.

---

* 역배열 올리고핵산antisense oligonucleotide, ASO이라는 새로운 유형의 약도 있다. 현재 순환계에서 Lp(a)를 실질적으로 제거하는지를 놓고 임상 시험이 이루어지고 있다. 지금까지는 Lp(a) 농도를 대폭 줄이는 유망한 효과를 보이고 있지만, 가장 중요한 심혈관 사건을 줄이는 데 효과가 있는지 말하기에는 아직 이르다.

심혈관 위험을 줄이는 방법

살이 좀 찐 피터와 애너해드 오코너는 어느 면에서는 동전의 양면 같았다. 우리 이야기는 공통점이 그리 맞지 않은 양 보이지만, 둘다 심장병의 드러나지 않게 진행되는 교활하고 은밀한 속성을 잘 보여준다. 내 위험은 가족력을 고려할 때 명백해 보일지 모르지만, 애너해드의 병은 석회화 영상을 촬영하기 전까지 거의 보이지 않은 채로 남아 있었다. 그리고 30대의 건강해 보이는 사람은 대개 이런 영상을 찍지 않는다. 우리는 그저 운이 좋았기에 이 위험을 알아차렸다. 우리 나이에 심장병이 있는지 알아보겠다고 영상을 찍어보자고 나설 의사는 거의 없을 것이기 때문이다.

우리 두 사람의 사례는 죽상경화 질환을 다루는 의학 2.0의 3가지 맹점을 잘 보여준다. 첫째, 총지질단백질 농도(apoB)의 중요성과 진정으로 위험을 줄이려면 이것을 얼마나 줄여야 하는지 제대로 이해하지 못하는 지나치게 단순한 지질 관점을 갖고 있다. 둘째, Lp(a) 등 다른 나쁜 원인 물질을 전반적으로 알지 못한다. 셋째, 죽상경화 질환의 진행에 아주 긴 시간이 걸리며, 진정한 예방법을 찾으려면 이 긴 시간을 고려해야 한다는 점을 제대로 이해하지 못한다.

환자의 혈액 검사 결과를 처음 들여다볼 때면 나는 apoB와 Lp(a) 수치부터 살핀다. 다른 수치들도 살펴보지만 죽상경화 심혈관 질환 위험을 예측할 때는 이 두 수치가 가장 많은 것을 알려준다. apoB는 LDL 입자의 농도(앞서 말했듯이 LDL 입자에 든 콜레스테롤의 농도인 LDL-C보다 이 병을 더 잘 예측하는 지표다)뿐 아니라, 죽상경화증에 기여할 수 있는 apoB 군의 다른 구성원인 VLDL 입자의 농도도 포착한다. 게다가 apoB 수치가 낮으면서 Lp(a) 수치가 위험할 만치 높은 사람도 존재할 수 있다.

apoB가 중추적인 역할을 한다는 점을 이해하면 다음 질문은 이것이다. "의미 있는 수준으로 위험을 줄이려면 apoB(또는 대리 지표인 LDL-C)를 얼마나 낮추어야 할까?"

다양한 치료 지침은 위험이 정상 수준인 사람에게는 LDL-C를 대개 100밀리그램/데시리터, 고위험군인 사람에게는 70밀리그램/데시리터로 낮추라고 권한다. 내가 보기에 이 수치도 여전히 너무 높다. 한마디로 나는 치료의 부작용이 전혀 없는 한 apoB와 LDL-C를 훨씬 더 낮추지 않을 이유가 없다고 본다. 최대한 낮게 유지해야 한다.

심혈관 질환 분야의 권위자인 피터 리비Peter Libby 연구진은 2019년 《네이처리뷰스Nature Reviews》에 이렇게 썼다. "죽상경화증은 LDL-C 농도가 생리적으로 필요한 수준(10~20밀리그램/데시리터)을 초과하지 않는다면 아마 생기지 않을 것이다." 더 나아가 이렇게 덧붙였다. "인구 전체가 LDL 농도를 신생아(또는 다른 대다수 동물 종의 성체) 수준에 가깝게 유지한다면 죽상경화증은 희귀 질환orphan disease

---

•   LDL 입자가 Lp(a) 입자보다 총량은 훨씬 더 많지만, Lp(a)가 비교적 적은 수에도 큰 손상을 입힐 수 있기 때문이다.

으로 남을 것이다."[18]

풀어 쓰면 이렇다. 우리 모두가 apoB 수치를 태어날 때의 수준으로 유지한다면 지구상에는 심장병이 무엇인지조차 모를 정도로 이 병을 앓는 사람이 드물어질 것이라는 뜻이다. 3-하이드록시이소뷰티르산뇨증3-hydroxyisobutyric aciduria처럼. 이 병을 들어본 적이 없을 것이다. 지금까지 보고된 환자가 13명에 불과하기 때문이다.[19] 그래서 희귀 질환이 된다. 좀 농담하듯이 말하긴 했지만, 내 요지는 우리가 더 공격적으로 치료한다면 죽상경화 질환이 사망의 10대 원인에도 끼지 못하게 된다는 것이다. 그러나 지금은 전 세계에서 연간 1800만 명이 넘는 사람이 치명적인 죽상경화 질환에 걸린다.[20]

많은 의사 그리고 이 책을 읽고 있는 사람 중 상당수는 사실 이런 낮은 LDL-C 목표를 보고 충격을 받을지 모른다. 10~20밀리그램/데시리터라고? 대다수 지침은 이미 심근경색을 일으킨 적이 있는 사람들 같은 고위험군을 위한 2차 예방 목표치조차 LDL-C를 70밀리그램/데시리터로 낮추는 것을 '공격적'이라고 여긴다. "이런 극도로 낮은 LDL-C와 apoB 수치가 과연 안전할까?"라는 질문이 나오는 것은 당연하다. 인체에 콜레스테롤이 흔하면서 중요하다는 점을 생각하면 특히 그렇다.

그러나 이렇게 생각해보라. 빠르게 성장하는 중추 신경계의 엄청난 수요를 충족시키기 위해 콜레스테롤이 가장 많이 필요한 때가 아마 유아기일 것이다. 그런데 이 시기에 순환계에 콜레스테롤이 그토록 낮은 수준으로 유지됨에도 발달에는 아무런 지장이 없다. 왜일까? 우리의 모든 지질단백질—LDL뿐 아니라 HDL과 VLDL도 포함한—에 들어 있는 콜레스테롤의 총량은 몸에 있는 콜레스테롤의 약 10~15퍼센트에 불과하기 때문이다. 따라서 극도로 낮은 LDL 농도가 전혀 해를 끼치지 않는다는 수십 편의 연구 논문이 보여주듯이[21] 걱정할 필요가 없다.

애너해드 같은 사람(한 가지 두드러진 위험 요인을 지닌 사람)이든 나 같은 사람(더 작은 위험 요인을 여럿 지닌 사람)이든 환자를 대할 때면 나는 여기에서부터 시작한다. apoB 입자의 양, 주로 LDL뿐 아니라 나름 위험할 수 있는 VLDL의 양을 줄이는 것을 첫 번째 목표로 삼는다. 그것도 찔끔 또는 점진적으로가 아니라 대폭 줄이는 것이다. 우리는 최대한 일찍부터 최대한 낮추기를 원한다. 다른 위험 표지들, 특히 인슐린, 내장 지방, 아미노산인 호모시스테인 같은 대사 건강과 관련된 위험 표지들에도 주의를 기울여야 한다. 높은 호모시스테인 수치는 심근경색, 뇌졸중, 치매 위험 증가와 관련이 깊다.•

당신은 내가 HDL-C에는 별 관심을 두지 않는다는 사실을 알아차렸을 것이다. 아주 낮은 HDL-C가 위험 증가와 관련이 있긴 하지만 '인과관계'는 아닌 듯하기 때문이다. HDL-C를 증가시키는 약물이 임상 시험에서 대개 위험과 발작 사건을 줄이는 효과가 나타나지 않는 것은 바로 이 때문이다. 왜 그런지는 HDL-C 관련 질문의 양

• 비타민 B는 호모시스테인을 분해한다. 그래서 비타민 B 결핍증에 걸리거나 비타민 B 대사에 관여하는 MTHFR 같은 효소에 유전자 돌연변이가 일어나면 호모시스테인 수치가 증가할 수 있다.

쪽을 살펴본 두 우아한 멘델 무작위화 연구의 결과가 보여주는 듯하다. 낮은 HDL-C 수치는 심근경색 위험을 '인과적으로' 증가시킬까?[22] "아니요." HDL-C 증가는 심근경색 위험을 '인과적으로' 낮출까?[23] "아니요."

왜 그럴까? 아마 HDL이 동맥의 주도권을 차지하려는 전투에서 어떤 혜택을 제공하든 간에 그것이 '기능'을 통해(앞서 말했듯이) 이루어지는 듯하기 때문일 것이다. 다시 말해 지닌 콜레스테롤 함량과는 관련이 없는 듯하다. 그러나 우리는 HDL의 기능성을 검사할 수가 없다. 따라서 실제로 어떻게 작동하는지 더 잘 이해하기 전까지 HDL은 치료의 표적으로 삼기에는 애매한 상태로 남아 있을 가능성이 높다.

지질단백질이 심혈관 질환의 유일하게 중요한 위험 요인은 아니다. 앞서 말했듯이 흡연과 고혈압은 둘 다 내피를 직접 손상시킨다. 따라서 금연과 혈압 조절도 단연코 심혈관 위험을 줄이기 위한 첫 단계 조치에 속한다.

뒤에서 영양을 훨씬 더 자세히 다룰 예정이지만, 심혈관 위험을 억제하기 위해 내가 가장 먼저 한 일은 식단을 바꿈으로써 중성지방을 낮추고(내 사례에서처럼 높을 때 apoB에 기여한다), 더 중요하게는 인슐린 수치를 관리한 것이다. 내 대사를 정돈할 필요가 있었다. 당시 나 자신의 해결책이었던 케톤 생성 식단ketogenic diet(키토제닉 식단, 케톤식, 저탄수화물 고지방 식단)이 모든 이들에게 효과가 있으리라는 법은 없으며, 내가 계속 유지할 수 있는 식단도 아니라는 점을 말해

두어야겠다. 내 임상 경험에 비추어 볼 때 포화 지방을 많이 섭취하는(때로는 케톤 생성 식단을 병행하는) 사람 중 약 절반에서 3분의 1은 apoB 입자의 대폭 증가를 겪을 것이고, 이 점은 우리가 원하는 바가 결코 아니다.˚ 엑스트라버진 올리브유, 마카다미아, 아보카도 등에 많이 들어 있는 불포화 지방은 이 효과를 일으키지 않는다. 그래서 나는 환자들에게 이런 식품을 더 많이 섭취하라고, 총지방 섭취량의 약 60퍼센트까지 늘리라고 권하곤 한다. 요점은 지방을 전체적으로 줄이는 것이 아니라 지방 비율이 더 바람직해지도록 섭취하는 지질의 프로파일을 바꾸라는 것이다.

그러나 대다수까지는 아니라도 많은 이들은 apoB를 우리가 목표하는 수준—아동의 생리적 수준—까지 낮추는 것이 식단만으로는 불가능하다. 그래서 영양 개입과 약물을 병행해서 쓸 필요가 있다. 이 부분에서 우리는 운이 좋다. 암이나 신경퇴행성 질환보다 쓸 수 있는 예방 수단이 더 많기 때문이다. 스타틴은 지질 관리를 위해 월등한 격차로 가장 많이 처방되는 약물이다. 하지만 사람에 따라서는 더 적합할 수 있는 몇몇 다른 약물도 있고, 때로 몇 가지 약물을 조합해 써야 할 때도 있기에 서로 다른 메커니즘으로 작용하는 2가지 지질 저하제를 함께 투여하는 사례가 드물지 않다. 이런 약물들은 흔히 '콜레스테롤 저하제'라고 여겨지지만, 나는 이것들을 apoB

˚ 여기에는 적어도 2가지 이유가 있다. 첫째, 포화 지방은 과잉 콜레스테롤의 합성에 직접 기여하는 듯하다. 둘째, 더 직접적으로 과잉 포화 지방은 간에서 LDL 수용체의 발현을 감소시켜 혈액의 LDL을 제거하는 능력을 떨어뜨린다.

를 더 많이 제거한다는 관점에서, 즉 몸이 혈액에서 apoB를 제거하는 능력을 증진시킨다는 관점에서 생각하는 편이 더 낫다고 본다. 이것이야말로 우리의 진정한 목표다. 이 목표는 주로 간의 LDL 수용체LDLR 활성을 증진시킴으로써 이루어진다. 혈액에 든 콜레스테롤을 흡수하는 수용체다.

서로 다른 약물은 서로 다른 경로를 통해 이 효과를 일으킨다. 대개 우리의 1차 방어선(또는 공격선)인 스타틴은 콜레스테롤 합성을 억제함으로써 간이 LDL 수용체의 발현을 증진시켜 혈액에서 LDL을 더 많이 흡수하도록 한다. 나는 일부에서 주장하듯이 스타틴을 수돗물에 첨가해야 한다고는 생각하지 않는다. 하지만 항염증 효과를 비롯해 다른 여러 혜택도 제공할 수 있으므로 많은 환자의 apoB와 LDL 수치를 떨어뜨리는 데 매우 유용한 약물이라고 생각한다.

그러나 스타틴이 몸에 맞지 않는 사람들도 있다. 환자 중 약 5퍼센트는 심각한 부작용을 겪는다.[24] 대개 스타틴 연관 근육통이 가장 많다. 또 드물긴 하지만 포도당 항상성이 교란되는 환자들도 나타난다. 스타틴이 2형 당뇨병 위험을 조금 증가시키는 이유를 이것으로 설명할 수 있을지 모른다.[25] 또 증상 없이 간 효소가 증가하는 환자들도 있다.[26] 이 변화는 에제티미브ezetimibe를 복용하는 환자들에게서 더 흔하다. 이 모든 부작용은 약을 끊으면 금세 완전히 사라진다. 그러나 나는 이런 약들을 충분히 견딜 수 있는 사람들(즉 대다수)에게 일찍 자주 이런 약들을 처방한다.(스타틴을 비롯한 apoB 저하제에 관한 더 상세한 내용은 이번 장 맨 뒤쪽 상자 글을 참조하기 바란다.)

저위험인 사람은 아무도 없다

이제 의학 2.0의 마지막이자 아마 가장 큰 맹점을 살펴볼 차례다. 바로 시간이다.

내가 이번 장에서 개괄한 과정은 아주 느리게 진행된다. 2~3년 또는 5년이 아니라 수십 년에 걸쳐서 펼쳐진다. 별다른 사건을 겪지 않은 젊은 사람들에게 병터와 판이 발견되곤 한다는 사실은 심장병이 해를 끼치지 않은 채로 상당 기간 존속할 수 있음을 말해준다. 심혈관 질환으로 사망하는 일이 분명히 필연적인 것은 아니다. 백세인은 이 과정을 수십 년 동안 지연시키고, 아예 피하는 이들도 많다. 그들의 동맥은 한 세대 더 젊은 사람들의 것처럼 깨끗한 상태로 남아 있다. 즉 그들은 어떤 식으로든 이 과정을 늦춘다.

젊고 활기 넘치는 듯 보일지라도, 영상에서 동맥이 아무리 말끔해 보일지라도 거의 모든 성인은 어느 정도 혈관 손상이 일어나 있다. 특히 혈관이 굽거나 갈라지는 지점처럼 국부적으로 밀어대는 스트레스를 받거나 혈압이 높아지는 부위는 더욱 그렇다. 죽상경화증은 어떤 형태로든 간에 평생에 걸쳐서 우리와 함께한다. 그러나 대다수 의사는 환자가 10년 사이에 심장에 안 좋은 큰 사건(심장마비나 뇌졸중 같은)이 일어날 위험이 5퍼센트 미만이라고 나온다면 개입하는 것을 '과잉 진료'라고 여긴다. 혜택이 위험보다 그다지 크지 않다거나 치료비가 너무 많이 든다는 이유에서다. 내가 볼 때 이는 심장병이 장기적으로 가차없이 진행된다는 사실을 그들이 대체로 모른다는 것을 보여준다. 10년은 너무 짧은 기간이다. 심혈관 질환 사망자를 줄이고 싶다면 40대나 더 나아가 30대부터 예방 조치를 할 생각을 해야 한다.

이 모든 것을 다른 방식으로 생각해볼 수도 있다. 누군가를 특정 시점에서 '저위험'이라고 말할 때 염두에 두는 예상 기간은 과연 얼마일까? 10년이 표준이다. 그런데 이 기간이 '여생'이라면 어떻게 될까?

그러면 저위험인 사람은 아무도 없다.

내가 2009년 36세의 나이에 처음으로 석회화 영상을 찍었을 때 내 10년 위험은 계산조차 할 수 없이 낮았다. 말 그대로다. 위험 평가에 주로 쓰이는 수학 모형들은 40세나 45세를 하한선으로 잡는다. 내 매개변수들은 모형에 입력조차 할 수 없었다. 따라서 내 검사 결과를 보고 우려한 사람이 아무도 없었던 것은 당연했다. 내 석회화 지수는 6이었지만 심근경색의 10년 위험은 5퍼센트에도 미치지 못했다.

첫 석회화 영상을 찍은 지 7년 뒤인 2016년에 나는 CT혈관조영술 영상(더 개선되고 해상도가 더 향상된 CT 영상)을 찍었다. 같은 부위에 칼슘이 쌓인 작은 얼룩이 보였지만 다른 부위에 부드러운 판이 추가로 생겼다는 증거는 전혀 없었다. 나는 2022년에 다시 CT혈관조영술 영상을 찍었는데 결과는 동일했다.

이번에도 부드러운 판이 새로 늘어났다는 증거는 전혀 없었고 2009년에 찍힌 작은 칼슘 얼룩만이 남아 있었다. 따라서 적어도 현재 쓰이고 있는 가장 선명한 CT 영상으로 볼 때 내 죽상경화증이 13년 동안 진행되었다고 믿을 만한 이유는 전혀 없다.*

이것이 내가 위험에서 해방되었다는 의미라고는 전혀 생각하지 않는다─솔직히 말해 나는 지금도 위험이 있다고 본다. 그러나 예전에 했던 식으로 심혈관 질환으로 죽을지 모른다는 걱정은 더 이상 하지 않는다. 내가 오랜 기간 지속한 포괄적인 예방 프로그램이 성과가 있는 듯하다. 36세 때보다 50세인 지금 나는 훨씬 더 건강하다고 느끼며, 나이 말고는 모든 척도에서 위험이 훨씬 더 낮게 나온다. 주된 이유 중 하나는 내가 일찍, 그러니까 의학 2.0이 어떤 개입을 제안하기 훨씬 전에 예방 조치를 시작했기 때문이다.

그러나 대다수 내과 의사와 심장 전문의는 여전히 30대가 심장병의 1차 예방에 초점을 맞추기 시작하기에는 너무 젊다고 주장할 것이다. 2018년 앨런 스나이더먼 연구진은 이 견해에 정면으로 도전하는 연구 결과를 《미국의사협회지 심장학》에 발표했다.[27] 그들은 예방 관점에서 10년 대 30년이라는 위험 기간을 비교했다. 연구진은 표준 10년이 아니라 30년을 상정해 일찍 공격적인 예방 조치를 취하면─특정 환자에게 더 일찍 스타틴 치료를 시작하는 것처럼─심장 사건 수십만 건을 예방할 수 있다는, 따라서 수많은 목숨을

---

* 유일한 차이점은 2016년 검사에서는 석회화 지수가 0으로 나왔다는 것이다. 2022년에 내 석회화 지수는 2였는데, 처음의 CT 영상에서는 똑같은 작은 판에 6이라는 점수를 매겼다. 이 사례는 석회화 지수가 유용하긴 하지만 그 자체로 충분하지는 않다는 내 믿음을 강화한다.

구할 수 있다는 분석 결과를 내놓았다.

1차 예방(첫 심장 사건의 예방) 목적으로 스타틴을 연구한 사례들은 대부분 연구 기간을 약 5년으로 정하며, 환자의 위험 수준을 감안해 '최소 치료 환자 수number needed to treat, NNT'(1명을 구하는 효과가 나타나려면 해당 약물을 최소한 환자 몇 명에게 투여해야 하는지를 나타내는 값)가 대개 약 33명에서 130명이라고 파악한다(놀랍게도 지금까지 가장 오래 지속한 스타틴 임상 시험은 겨우 7년이었다). 그런데 스나이더먼 연구진이 30년을 상정해 위험 저감 가능성을 살펴보자 최소 치료 환자 수가 7명 미만으로 떨어졌다. 이렇게 일찍부터 스타틴을 투여하면 7명 중 1명꼴로 목숨을 구한다는 뜻이다. 이유는 수학적으로 단순하다. 위험이 apoB에 노출된 시간에 비례하기 때문이다. apoB 노출을 더 일찍부터 줄일수록, 따라서 위험을 더 일찍부터 낮출수록 혜택은 시간이 흐르면서 더 커지고, 전반적인 위험 감소 효과도 더 커진다.

이는 심혈관 질환 방면에서 의학 2.0과 의학 3.0의 근본적인 차이를 요약한다. 전자는 예방을 대체로 비교적 단기적인 위험을 관리하는 문제로 본다. 의학 3.0은 훨씬 더 긴 관점을 취한다. 더욱 중요한 차이점은 질병의 진행을 추진하는 '일차적인 원인'을 찾아내어 제거하고자 한다는 것이다. 일차적인 원인은 바로 apoB다. 이는 질병의 치료에 접근하는 방식을 완전히 바꾼다. 예를 들어 apoB 수치가 높은 45세 여성은 수치가 낮은 75세 여성보다 10년 위험이 더 낮다. 의학 2.0은 75세 여성에게 치료하라고 말하겠지만(나이 때문에)

45세 여성에게는 그런 말을 하지 않을 것이다. 의학 3.0은 10년 위험을 무시하고 대신에 두 사람 다 원인을 치료하라고 말한다. 즉 45세의 apoB도 최대한 낮추라고 말한다.

일단 apoB 입자—LDL, VLDL, Lp(a)—가 죽상경화 심혈관 질환과 '인과적으로' 연관되어 있음을 이해한다면 대응 방식이 완전히 달라진다. 심장병을 막는 방법은 오로지 병의 원인을 제거하는 것뿐이며, 이 일을 하기에 가장 좋은 시점은 바로 지금이다.

아직 이 개념을 받아들이기가 망설여진다고? 그러면 이런 사례를 생각해보자. 우리는 흡연이 폐암과 인과관계가 있다는 것을 안다. 그런데 흡연자에게 폐암의 10년 위험이 어떤 문턱값에 다다른 뒤에야 비로소 담배를 끊으라고 권해야 할까? 다시 말해 65세까지 흡연을 계속한 뒤에 끊어도 괜찮다고 생각하는가? 아니면 흡연 습관을 이제 막 들이기 시작한 젊은이들이 담배를 끊을 수 있도록 가능한 한 모든 도움을 주어야 할까?

이런 식으로 보면 답은 명확하다. 뱀의 머리를 일찍 자를수록 뱀에 물릴 위험은 더 낮아질 것이다.

당신이 알아야 할 지질 저하제에 대한 거의 모든 것

현재 판매되는 스타틴은 7종류인데, 나는 처음에 로수바스타틴 rosuvastatin, 제품명 크레스토Crestor를 처방하며, 이 약에 부정적인 효과가 나타날 때만(증상이든 생체표지자든 간에) 다른 약으로 바꾼다. 내 목표는 공격적이다. 피터 리비가 합리적으로 설명했듯이 나는 사람들의 apoB 농도를 아이 때의 수준인 20~30밀리그램/데시리터까지 낮추고 싶다.

나는 스타틴의 부작용이 심한 사람들에게는 더 새로운 약물인 벰페도산bempedoic acid, 제품명 넥슬레톨Nexletol을 처방하곤 한다. 이 약은 다른 경로를 조작해 거의 동일한 결과를 빚어낸다. 콜레스테롤 합성을 억제함으로써 간이 LDL 수용체 생산을 늘려 LDL을 제거하도록 한다. 그런데 스타틴이 몸 전체, 특히 근육에서 콜레스테롤 합성을 억제하는 반면, 벰페도산은 간에서만 작용한다. 따라서 스타틴과 관련된 부작용, 특히 근육 통증을 일으키지 않는다. 이 약의 주된 문제점은 비용이다.

또 다른 약물인 에제티미브, 제품명 제티아Zetia는 위장관GI tract(위, 큰창자, 작은창자를 포함하는 소화 계통-옮긴이)에서 콜레스테롤® 흡수를 차단한다. 그러면 간에서 콜레스테롤의 양이 줄어들어 LDL 수용체 발현이 증가하면서 apoB 입자가 더 많이 제거

● 우리가 음식을 통해 섭취하는 콜레스테롤이 아니다. 그 콜레스테롤은 어차피 몸에 흡수되지 않는다. 우리 몸이 간과 쓸개 계통을 통해 생산하고 재순환하는 콜레스테롤을 말한다.

된다. 즉 우리가 바라는 결과가 나타난다. 에제티미브는 스타틴과 함께 쓰면 효과가 좋다. 스타틴이 콜레스테롤 합성을 차단하면 몸은 창자에서 콜레스테롤 재흡수를 증진시켜 대처하는 경향을 띠는데, 에제티미브는 바로 이 재흡수를 효과적으로 막는다. LDL 수용체는 앞서 말한 PCSK9 억제제라는 약물을 써서 조절할 수 있다. 이 억제제는 LDL 수용체를 분해하는 PCSK9이라는 단백질을 공격한다. 그러면 수용체의 반감기가 늘어나고, 그리하여 간의 apoB 청소 능력이 향상된다. 단독으로 썼을 때 스타틴을 고용량으로 복용할 때와 거의 동일한 수준으로 apoB 또는 LDL-C를 저하시키는 효과를 보이지만, 대개는 스타틴과 함께 처방한다. 스타틴에다 PCSK9 억제제를 추가한 조합은 apoB에 맞서는 가장 강력한 약학적 도구다. 안타깝게도 스타틴은 Lp(a)를 줄이지 못하지만 PCSK9 억제제는 대다수 환자에게서 대개 약 30퍼센트까지 줄인다.

중성지방도 apoB 입자 농도에 기여한다. 대체로 VLDL을 통해 운반되기 때문이다. 우리의 식사요법은 중성지방을 줄이는 것을 목표로 한다. 그러나 영양학적 변화만으로 부족한 환자들, 특히 유전자 때문에 식단 개입이 효과가 없는 환자들에게는 피브린산 유도체인 피브레이트fibrate를 처방한다.

에틸에이코사펜테노산ethyl eicosapentaenoic acid, 제품명 바세파Vascepa는 생선 기름fish oil(어유)에서 유래한 약물로, 의약품 등급의 에이코사펜테노산eicosapentaenoic acid, EPA 4그램으로 이루어져 있다. 중성지방 수치가 높은 환자들의 LDL을 줄이는 용도로 미국 식품의약국 승인을 받았다.

8장

암, 고삐 풀린 세포
악성 종양이라는 살인마에 맞서는
새로운 방법

이기려면 두 번 이상 싸워야 할 수도 있다.

—마거릿 대처Margaret Thatcher

환자 자신의 몸이 암을 완치시켰다고?

스티븐 로젠버그Steven Rosenberg는 젊은 전공의 시절에 한 환자를 만난 일을 계기로 진로를 바꾸겠다는 결정을 내렸다. 그 결과 아마 암 치료 분야 전체의 경로도 바뀌었을 것이다. 그는 1968년 매사추세츠주의 보훈 병원에서 일할 때 비교적 간단한 쓸개 수술을 받을 예정인 60대 남성을 만났다. 제임스 디앤절로James DeAngelo라는 이 환자는 이미 배에 커다란 흉터가 나 있었다. 오래전 위 종양을 제거하는 수술을 받았을 때 생긴 것이라고 했다. 또 그는 간으로 퍼진 전이 종양도 있었는데 의사가 그냥 놔두었다고 덧붙였다.

로젠버그는 환자가 혼란스러웠을 것이라고 확신했다. 전이성 위암에 걸린 사람이 6개월까지라도 생존한다면 기적이었을 것이다. 그런데 디앤절로의 병원 기록을 보면 바로 그런 기적이 일어났다. 환자는 12년 전에 이 병원을 찾아와 몸이 좀 안 좋고 기운이 없다고 말했다. 당시의 진료 기록에는 그가 일주일에 위스키를 서너 병씩 마시고 매일 담배를 한두 갑씩 피운다고 적혀 있었다. 의료진은 그의 위에서 주먹만 한 종양을 발견했고, 간에서도 전이된 더 작은 종양들을 찾아냈다. 의료진은 위 종양을 떼어내면서 위도 절반 잘라냈지만 간 종양은 그냥 놔두었다. 그것까지 함께 떼어내는 것은 너무 위험하다고 판단했기 때문이다. 의료진은 그의 배를 꿰맨 뒤 임종을 준비하라고 집으로 돌려보냈다. 그런데 어쩐 일인지 그는 생존했다.

쓸개 수술에 참여한 로젠버그는 수술할 때 환자의 뱃속을 살펴보기로 했다. 그는 아직 남아 있는 종양 덩어리가 만져질 것이라고 예상하고서 부드러운 자주색 엽 아래쪽으로 조심스럽게 손을 넣어서 훑었다. 분명 딱딱하고 둥글고 거의 이질적인 덩어리가 만져져야 했는데 이상하게도 종양이 자란 흔적이 전혀 없었다. 그는 1992년 출간한《암의 신비를 푼다The Transformed Cell》에 이렇게 썼다. "이 사람은 치료 불가능한 악성 암을 지니고 있었기에 곧 사망했어야 했다.

그는 우리나 다른 누구로부터 아무런 치료도 받지 않았다. 그런데 완치되어 있었다."[1]

어떻게 그럴 수 있었을까? 로젠버그는 의학 문헌을 샅샅이 뒤졌는데 전이성 위암이 완전히 저절로 나은 사례는 4건에 불과했다. 그는 도무지 이해가 가지 않았다. 그러나 이윽고 그는 가설을 하나 내놓았다. 그는 디앤절로의 면역계가 암과 맞서 싸워서 간에 있던 종양을 죽인 것이라고 믿었다. 우리가 감기를 물리치듯이 말이다. 환자 자신의 몸이 암을 완치시켰다. 어떤 식으로든 간에.

당시 이 개념은 암 연구의 주류에서 한참 벗어나 있었다. 그러나 로젠버그는 자신이 중요한 뭔가를 알아냈다고 생각했다. 《암의 신비를 푼다》에는 면역계를 다스려서 암과 싸우게 하려는 로젠버그의 탐구 과정이 담겨 있었다. 처음에 그는 여기저기서 작은 성과를 내긴 했지만 디앤절로의 종양을 없앤 현상이 무엇인지는 여전히 너무나 모호했다. 처음 10년 동안 로젠버그의 환자들 중 살아남은 사람은 1명도 없었다. 단 1명도. 그래도 그는 탐구를 계속했다.

로젠버그는 암 연구자보다 암 외과의로서 더 성공 가도를 달렸다. 그는 1985년 로널드 레이건 대통령의 잘록창자에서 종양성 용종polyp(폴립)을 떼어내는 수술을 했고 결과는 아주 좋았다. 그러나 로젠버그의 목표는 암 수술의 필요성 자체를 없애는 것이었다. 영원히. 마침내 1980년대 중반에 그는 어렴풋이 성공 가능성을 엿보았다. 그것만으로도 연구를 계속하기에 충분했다.

의대생 때 《암의 신비를 푼다》를 읽자마자 나는 외과 종양학자가 되고 싶어졌고 스티븐 로젠버그와 일해야 한다는 것을 깨달았다. 심지어 암은 내가 의대에 지원하기 전부터 내 마음속에 있었다. 의학대학원을 준비하던 해에 나는 의대 필수 과목을 듣는 한편으로 온타리오주에 있는 킹스턴종합병원의 소아암 병동으로 자원봉사를 나가서 암 치료를 받는 아이들과 시간을 보내곤 했다. 감사하게도 소아 백혈병은 의학 2.0이 진정으로 발전을 이룬 분야에 속한다. 그러나 모든 아이가 살아남는 것은 아니었다. 그리고 이 아이들의 용기, 그들과 부모가 견디는 고통, 의료진의 연민은 그 어떤 공학적 또는 수학적 문제보다 깊이 내 심금을 울렸다. 이 일을 계기로 나는 공학에서 의학으로 전공을 바꾸겠다는 결심을 굳혔다.

의대 3학년 때 나는 미국 암 연구의 중심지인 로젠버그의 연구실에서 4개월 동안 지낼 기회를 얻었다. 내가 들어간 때는 1971년 리처드 닉슨 대통령이 암과의 전쟁을 선포한 지 거의 30년이 흐른 뒤였다. 그 선전포고를 할 시점에는 암이 5년 이내에, 미국 건국 200주년이 되기 전에 '완치'될 것이라는 희망에 부풀어 있었다. 그러나 암은 1976년에도 완강하게 버티고 있었고, 내가 의대를 졸업한 2001년에도 여전히 그랬다. 그리고 지금도 어느 모로 보나 마찬가지다.

미국 국립암연구소National Cancer Institute, NCI를 통해 1000억 달러

8-1 | 미국의 연령별 암 환자 수

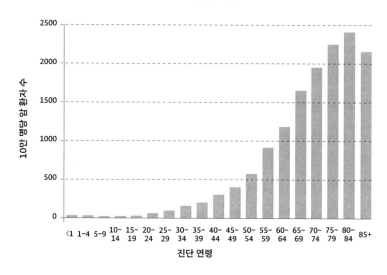

출처: NCI(2021).

가 넘는 연구비가 투입되고 민간 기업과 자선 단체가 수십억 달러를 쏟아부었다. 하지만—분홍 리본과 노란 팔찌와 검색 엔진 펍메드 PubMed 데이터베이스에 담긴 말 그대로 수백만 편의 논문에도 불구하고—암은 현재 미국에서 심장병 다음으로 두 번째 사망 원인이다. 미국에서 거의 2명 중 1명은 이 두 질환으로 사망한다. 양쪽의 차이점을 찾자면 심장병은 발생과 진행 과정이 꽤 많이 밝혀져 있고, 예방하고 치료하는 효과적인 도구도 몇 가지 나와 있다. 그 결과 20세기 중반 이래로 심혈관 질환과 뇌혈관 질환의 사망률은 3분의 2가 감소했다. 그러나 암은 50년 전과 거의 똑같은 비율로 여전히 미국인을 죽이고 있다.

몇몇 특정한 암 치료 쪽으로는 어느 정도 발전이 이루어졌다. 백혈병, 특히 앞서 말한 소아 백혈병이 한 예다. 성인 백혈병은 1975년부터 2000년 사이에 10년 생존율이 23퍼센트에서 44퍼센트로 거의 2배 늘었다.[2] 호지킨 림프종Hodgkin's lymphoma과 비호지킨 림프종non-Hodgkin's lymphoma의 생존율도 마찬가지로 높아졌으며, 특히 전자가 그랬다. 그러나 이런 사례는 그다지 성과가 없는 '전쟁'에서 거둔 비교적 작은 승리일 뿐이다.

심장병처럼 암도 노화의 질병이다. [8-1]에 나와 있듯이 10년 단위로 환자 수가 기하급수적으로 늘어난다. 그러나 암은 거의 어떤 연령에서든 치명적일 수 있으며 중년에 더욱 그렇다. 암 진단의 중위 연령은 66세지만 2017년 자료를 보면 45세와 64세 사이의 암 사망자가 심장병, 간 질환, 뇌졸중 사망자를 합친 것보다 많았다.[3] 국립암연구소에 따르면 최근 추세가 지속된다면 미국에서 올해 새로 암 진단을 받을 170만 명 중에서 이 연령 집단이 거의 40퍼센트를 차지할 것이라고 한다.[4] 그러나 암은 검출될 무렵이면 이미 몇 년 또는 수십 년째 진행되어왔을 것이다. 이렇게 쓰고 있자니 지난 10년 사이에 슬프게도 내 고등학교 친구 중 3명이 암으로 세상을 떠난 일이 떠오른다. 모두 45세가 되기 전이었다. 나는 그들 중 한 친구에게만 작별 인사를 할 수 있었다. 이 책을 읽는 많은 이들도 아마 비슷한 일을 겪었을 것이다.

우리가 직면한 첫 번째 문제는 일단 자리를 잡은 암에는 효과가 뛰어난 치료법이 없다는 것이다. 우리에게는 쓸 만한 도구가 많지 않다. 많은(비록 전부 다는 아니지만) 고형 종양은 수술로 제거할 수 있으며, 이 전술은 고대 이집트 시대에도 쓰였다. 대다수의 국부적인 고형 종양 형태의 암에는 수술과 방사선요법의 조합이 꽤 효과가 있다. 우리는 이 접근법을 꽤 능숙하게 적용할 정도가 되었지만 이런 식으로 암을 치료하는 능력은 근본적으로 한계에 다다랐다. 즉 쥐어짤 만큼 쥐어짠 상태다. 그리고 수술은 다른 부위로 퍼지는 전이성 암에는 적용하는 데 한계가 있다. 전이성 암은 화학요법으로 진행을 늦출 수 있지만 거의 언제나 반발이 일어난다. 이 요법에 더욱 내성을 띠는 형태로 재발하곤 한다. 우리는 대개 5년 생존을 성공, 아니 완화의 기준으로 삼는다. 완치라는 단어는 감히 꺼내지도 못한다.

두 번째 문제는 암을 조기에 검출하는 능력이 여전히 미흡하다는 것이다. 종양이 다른 증상들을 일으킬 때야 비로소 암에 걸렸음을 알아차릴 때가 너무나 많다. 그때쯤에는 국부적으로 너무 커져서 제거하기가 어렵거나, 더 심하면 이미 다른 부위로 퍼져 있곤 한다. 나는 전공의 때 이런 사례를 많이 목격했다. 우리는 환자의 종양(또는 종양들)을 제거했지만 환자는 1년 뒤 간이나 허파 등 다른 부위에 생긴 암으로 사망하곤 했다.

이런 경험은 암과 싸울 때 세 부분으로 이루어진 전략을 써야 한다는 것을 알려준다.

우리의 첫 번째 전략이자 명백히 가장 바라는 소망은 백세인처럼 암에 아예 걸리지 않는 것이다. 다시 말해 '예방'이다. 그러나 암 예방은 까다롭다. 죽상경화증의 사례와 같은 수준으로 암의 시작과 진행을 추진하는 것이 무엇인지 아직 제대로 이해하지 못했기 때문이다. 게다가 이 대체로 통계학적인 과정에서는 불운도 주된 역할을 하는 듯하다. 그래도 우리는 어느 정도 단서를 찾아냈으며, 이 이야기는 다음 두 절에 걸쳐서 할 예정이다.

두 번째 전략은 빠르게 성장하는 암세포의 만족할 줄 모르는 대사적 허기를 비롯한 암의 여러 약점을 겨냥한 더 새롭고 영리한 치료법을 쓰는 것이다. 스티븐 로젠버그 같은 과학자들이 수십 년 동안 연구한 끝에 내놓은 새로운 면역 기반 요법이 한 예다. 특히 나는 면역요법이 엄청난 잠재력을 지녔다고 느낀다.

세 번째 전략이자 아마 가장 중요할 일은 치료법이 더 효과를 발휘할 수 있도록 최대한 일찍 검출하려고 노력해야 한다는 것이다. 나는 환자들에게 일찌감치, 공격적으로, 더 폭넓게 검사를 하자고 주장한다. 예를 들어 표준 지침은 45세나 50세에 대장 내시경 검사 colonoscopy나 다른 방식의 대장암 검진을 받으라고 권한다. 하지만 나는 40세에 받으라고 권한다. 대부분의 암은 초기에 발견할수록 치료하기가 훨씬 쉽다는 증거가 압도적으로 많기 때문이다. 또 나는 이런 입증된 암 검진 방법들을 새로운 방법들과 짝짓는 것도 좋다고 신중하게 낙관론을 편다. 단순한 혈액 검사를 통해 미량의 암세포 DNA를 검출할 수 있는 액체 생검liquid biopsy이 한 예다.

암과의 전쟁을 펼친 지 50년이 지난 지금 어떤 단일한 '완치법'

이 나올 가능성은 없다는 것이 명백해지는 듯하다. 오히려 예방, 더 명확하게 표적을 겨냥한 효과적인 치료법, 포괄적이면서 정확한 조기 검출이라는 이 세 전선 모두에서 암을 공략하는 더 나은 방법을 찾아내는 쪽이 가장 희망이 있어 보인다.

암이란 무엇인가

암이 그토록 치명적인—그리고 그토록 무서운—한 가지 주된 이유는 암이 어떻게 시작되고 왜 퍼지는지를 우리가 여전히 비교적 잘 모르기 때문이다. 암세포는 2가지 중요한 측면에서 정상 세포와 다르다.

첫 번째, 많은 이들이 믿고 있는 바와 달리 암세포는 정상 세포보다 더 빨리 자라는 것이 아니다. 그저 '성장을 멈춰야 할 때 멈추지 않는 것'일 뿐이다. 어떤 이유로든 암세포는 언제 성장하고 언제 멈추라고 말하는 몸의 신호를 무시한다.

이 과정은 정상 세포에 특정한 유전자 돌연변이가 일어나면서 시작된다고 여겨진다. 예를 들어 *PTEN*이라는 유전자는 본래 세포가 성장하거나 분열하는 것(그리고 궁극적으로 종양이 되는 것)을 막는 역할을 하는데, 암 환자에게서는 돌연변이가 일어나 이 기능을 상실할 때가 많다.[5] 전립샘암(전립선암) 환자는 약 31퍼센트, 전이성 전립샘암 환자는 약 70퍼센트가 그렇다. 이런 '종양 억제tumor suppressor'

유전자는 암 이해에서 대단히 중요하다.

암세포를 정의하는 두 번째 특성은 몸의 한 부위에서 가지 말아야 할 먼 부위까지 여행하는 능력이다. 이를 '전이metastasis'라고 한다. 유방의 암세포가 허파로 퍼지는 것은 이 능력 때문이다. 이 전파 때문에 암은 국부적인 관리 가능한 문제에서 치명적인 전신 질환으로 변한다.

그러나 이 두 공통 특성을 제외하면 다양한 암들 사이에 유사성을 찾아보기는 어렵다. '완치'의 가장 큰 장애물 중 하나는 암이 단순하면서 파악하기 쉬운 하나의 질병이 아니라 대단히 복잡한 질환이라는 사실이다.

약 20년 전 국립암연구소는 암 유전체 지도The Cancer Genome Atlas 라는 야심에 찬 대규모 연구에 착수했다. 유방암, 콩팥암, 간암 같은 다양한 유형의 암을 일으키는 유전적 변화가 정확히 무엇인지를 찾아낼 수 있을 것이라는 희망을 품고 암세포의 유전체 서열을 분석한다는 계획이었다. 이 지식으로 무장한다면 과학자들은 바로 그 돌연변이를 표적으로 한 치료법을 개발할 수 있지 않을까? 이 계획을 제안한 과학자 중 한 사람은 이렇게 말했다. "완치법을 개발하는 데 필요한 첫 번째 주춧돌이다."[6]

그러나 2008년부터 잇달아 논문으로 발표된 암 유전체 지도의 초기 결과들은 문제를 명쾌하게 만들기보다는 혼란을 더 부추겼다. 각 유형의 암을 일으키는 유전적 변화가 명확한 양상을 띠는 것이 아니라 엄청나게 복잡하다는 것이 드러났기 때문이다. 각 종양은 평균 100가지가 넘는 돌연변이를 지니고 있었고 이런 돌연변이는 거의 무작위로 출현하는 듯했다. *TP53*(*p53*이라고도 하며 모든 암의 약 절반에서 발견된다), *KRAS*(췌장암에 흔하다), *PIC3A*(유방암에 흔하다), *BRAF*(흑색종에 흔하다) 등 암 유발자로 드러난 유전자도 소수 있었다. 하지만 이런 잘 알려진 돌연변이 중에서 모든 암에 공통된 것은 거의 없었다. 사실상 어떤 한 유전자가 암을 '일으킨다'라고 꼭 집을 수가 없는 듯했다. 대신에 무작위 체세포 돌연변이들이 '조합'되어서 암을 일으키는 듯했다.

따라서 유방암은 잘록창자암과 유전적으로 구별될 뿐 아니라 (연구자들이 예상했듯이) 두 유방암 종양조차 그다지 닮지 않았다. 두 여성이 진행 단계가 동일한 유방암을 앓고 있다고 해도 서로의 종양 유전체는 전혀 다를 가능성이 높다. 그러므로 종양의 유전자 프로파일을 토대로 두 여성에게 동일하게 적용되는 치료법을 고안하기란 설령 불가능하지는 않다고 해도 어려울 것이다. 즉 암 유전체 지도는 숲 전체를 보여주기보다는 나무들이 미로처럼 얽힌 숲속으로 우리를 더 깊이 끌고 들어갔다.

아니, 당시에는 그렇게 보였다. 하지만 궁극적으로 유전체 서열 분석은 암에 맞서는 아주 강력한 도구임이 드러났다. 다만 20년 전에 상상했던 방식이 아니었을 뿐이다.

국부 암을 치료하는 데 성공한다고 해도 우리는 암이 완전히 사라졌다고 결코 확신할 수 없다. 암세포가 이미 다른 기관으로 퍼져 숨어 있으면서 자리를 잡을 때까지 기다리고 있는지 알 방법이 전혀 없다. 암 사망의 대부분은 바로 이 전이성 암 때문이다. 암 사망률을 대폭 줄이고 싶다면 전이성 암을 예방하고 검출하고 치료하는 일을 더 잘해야 한다.

아교모세포종이나 다른 공격적인 뇌종양, 특정한 폐암이나 간암처럼 예외적인 사례도 소수 있지만 고형 장기에 생기는 종양은 대개 다른 기관들로 퍼진 뒤에야 사망으로 이어진다. 유방암은 전이성으로 발달해야 죽음을 초래한다. 전립샘암도 전이성을 띠어야만 죽음으로 이어진다. 우리는 이 두 기관이 없어도 살아갈 수 있다. 따라서 누군가가 유방암이나 전립샘암으로 또는 췌장암이나 잘록창자암으로 사망했다는 슬픈 소식을 듣는다면 해당 암이 뇌, 허파, 간, 뼈 같은 더 중요한 기관으로 전이되어 사망한 것이라고 봐야 한다. 암이 그런 부위로 전파되면 생존율은 급격히 떨어진다.

그런데 암이 전이되는 원인은 무엇일까? 우리는 사실상 알지 못하며 조만간 발견할 가능성도 낮다. 미국 암 연구비 중 약 5~8퍼센트만이 전이 과정 연구에 쓰이기 때문이다.[7] 암 전이를 검출하는 능력도 매우 부족하다. 비록 뒤에서 논의하듯이 나는 암 검진에서 몇 가지 중요한 돌파구가 일어나려 한다고 믿고 있지만 말이다. 우리는 전이성 암을 치료하는 쪽으로 대부분의 노력을 집중해왔다. 이 문제는 극도로 어렵다. 암이 일단 전이되면 대처 양상은 완전히 바뀐다. 국부 질환이 아니라 전신 질환으로 치료해야 한다.

현재로서는 대개 화학요법으로 옮겨간다는 의미가 된다. 널리 믿는 것과 반대로 암세포는 사실 아주 쉽게 죽일 수 있다. 내 차고와 주방 싱크대에도 강력한 화학요법제가 10여 가지나 있다. 유리 세정제나 배수구 청소제 같은 이름이 붙어 있지만 암세포도 쉽게 죽일 수 있는 약품들이다. 물론 문제는 이런 독물이 모든 정상 세포들까지 함께 죽이며, 따라서 치료 과정에서 환자를 죽일 가능성이 높다는 것이다. 따라서 정상 세포를 놔둔 채 암세포만 죽이는 방법을 찾아내야 한다. '선택적' 살해야말로 승리의 열쇠다.

전통적인 화학요법은 독과 약 사이의 모호한 영역에 놓여 있다. 1차 세계대전 때 무기로 쓰였던 독가스인 머스터드가스는 최초로 쓰인 몇몇 화학요법제의 직계 조상이었고, 이런 화학요법제 중 일부는 지금도 쓰이고 있다. 이런 약물들은 세포의 복제 주기를 공격하며, 암세포는 빠르게 분열하므로 화학요법제에 더 심각한 피해를 입는다. 그러나 암세포가 아닌 많은 중요한 세포들도 자주 분열을 한다. 입과 창자의 내층, 털집(모낭), 손발톱 뿌리에 있는 세포들이 그렇다. 전형적인 화학요법제가 탈모와 위장관 질환 같은 부작용을 일으키는 것은 이 때문이다. 한편 암 연구자 로버트 게이튼비Robert Gatenby가 지적하듯이 화학요법에도 어떻게든 살아남은 암세포는 살충제에 내성을 갖게 된 바퀴벌레처럼 더욱 강한 돌연변이를 획득하곤 한다.

크리스토퍼 히친스Christopher Hitchens가 암과 싸우면서 쓴 회고록인 《신 없이 어떻게 죽을 것인가Mortality》에서 썼듯이 화학요법의 부작용은 "유용한 몇 년을 더 살 기회"를 얻기 위한 대가처럼 보일 수도 있다. 그러나 전이성 식도암 치료를 받으면서 지쳐갈 때 그는 생각을 바꾸었다. "나는 삼켜야 할 순간을 미루려고 헛되이 시도하면서 며칠 동안 마냥 누워 있었다. 매번 삼킬 때마다 목에서 지독한 통증이 밀려 올라오다가 목 뒤쪽의 한 부위를 당나귀에게 걷어차이는 듯한 충격을 받았다. … 그런 뒤 문득 이런 생각이 저절로 떠올랐다. 이런 일들을 겪으리란 말을 미리 들었다면 과연 치료를 받겠다고 했을까?"[8]

히친스는 현대 화학요법의 주요 결함을 대면하고 있었다. 화학요법은 전신 치료법이지만 건강한 정상 세포는 놔둔 채 암세포만 공략하는 특이성을 아직 갖추지 못했다. 그가 끔찍한 부작용에 시달린 것은 이 때문이었다. 궁극적으로 전신성이면서 특정한 암 유형에 특이성을 갖춘 치료법이 나와야 할 것이다. 대체로 정상 세포는(그리고 환자 자신은) 놔둔 채 암세포의 약점을 공략할 수 있어야 한다. 그런데 그런 약점이 무엇일까?

암이 강력하다고 해서 반드시 무적이라는 의미는 아니다. 2011년 손꼽히는 암 연구자인 더글러스 해너핸Douglas Hanahan과 로버트 와인버그Robert Weinberg는 새로운 치료법이자 암 위험을 줄일 가능성이 있는 방법으로 이어질 수 있는―사실상 이어져왔다―암의 2가지 핵

질병 해방

심 특징을 찾아냈다.[9] 첫 번째 특징은 많은 암세포가 포도당을 대량으로 소비하는 변형된 대사를 지닌다는 사실이다. 두 번째는 암세포가 손상되거나 위험한 세포—암세포 같은—를 찾아서 파괴하는 면역계를 회피하는 기이한 능력을 지닌 듯하다는 것이다. 두 번째 특징은 스티븐 로젠버그를 비롯한 이들이 수십 년째 해결하고자 애써온 것이기도 하다.

나는 대사와 면역 감시를 이용하는 방식이 전신성이라는 점에, 즉 전이성 암과 맞서 싸울 새로운 치료법의 필요조건이라는 점에 매우 끌린다. 둘 다 단순히 고삐 풀린 세포 복제라는 특징이 아니라 종양에 더 특이성을 띨 수 있는 암의 특징을 활용한다. 그러나 대사 기반 접근법도 면역 기반 접근법도 완전히 새로운 것은 아니다. 양쪽 분야에서 수십 년 전부터 끈기 있는 연구자들이 발전의 토대를 마련해왔기 때문이다.

암세포의 특이한 대사
: 바르부르크 효과

지금쯤 짐작하고 있겠지만, 우리는 암을 주로 미지의 원인으로 생긴 돌연변이가 일으키는 유전 질환이라고 생각하는 경향이 있다. 암세포는 분명히 사람의 정상 세포와 유전적으로 구별된다. 그러나 지난 한 세기 동안 암세포의 또 다른 독특한 특징을 살펴본 소수의 연구자가 있었다. 그들은 암세포의 대사에 초점을 맞추었다.

1920년대에 오토 바르부르크Otto Warburg라는 독일 생리학자는 암세포가 건강한 조직보다 최대 40배까지 포도당을 게걸스럽게 먹어 치우는 기이한 식욕을 드러낸다는 것을 발견했다.[10] 그런데 이 암세포는 정상 세포가 하는 식으로 '호흡'을 하지 않고 있었다. 즉 미토콘드리아를 통해 산소를 써서 세포의 에너지 통화인 아데노신삼인산을 다량 생산하고 있지 않았다. 대신에 세포가 대개 혐기성 조건에서 에너지를 생산할 때 쓰는 경로를 이용하는 듯했다. 그러니까 달리기를 할 때처럼 산소가 부족할 때 쓰는 대안 경로를 이용한다는 의미였다. 이상한 점은 암세포가 주변에 산소가 충분히 있음에도 이 비효율적인 대사 경로에 의존한다는 것이었다.

바르부르크는 이 점을 아주 기이하게 여겼다. 정상적인 호기성 호흡 때 세포는 포도당 분자 하나를 써서 많으면 36개에 이르는 아데노신삼인산을 생산할 수 있다. 그러나 혐기성 조건에서는 호흡 과정에서 소비되는 양을 감안할 때 포도당 분자 하나로 겨우 아데노신삼인산 2개를 생산한다. 이 현상에는 '바르부르크 효과Warburg effect'라는 이름이 붙었고, 지금도 종양의 위치를 찾아내는 한 방법으로 응용되고 있다.[11] 방사성 표지를 붙인 포도당을 주사한 뒤 PET(양전자방출단층촬영) 영상을 써서 그 포도당이 주로 어디로 향하는지 살펴본다. 포도당 농도가 비정상적으로 높은 부위는 종양이 존재할 가능성을 시사한다.

바르부르크는 전자전달계electron transport chain, ETC(세포에서 에너지를 생산하는 핵심 기구)에 속하는 한 중요한 효소를 발견한 공로로 1931년 노벨 생리의학상을 받았다. 1970년 바르부르크가 세상을 떠날 즈음에는 그가 발견한 암 대사의 별난 특성은 거의 잊힌 상태였다.[12] 제임스 왓슨James Watson, 프랜시스 크릭Francis Crick, 모리스 윌킨스 Maurice Wilkins, 로절린드 프랭클린Rosalind Franklin이 1953년 DNA의 구조를 발견한 뒤로 암 연구뿐 아니라 생물학 전반에 지각 변동 수준의 패러다임 변화가 일어났기 때문이다.

왓슨은 2009년 《뉴욕타임스》에 실린 글에서 이렇게 설명했다. "1940년대 말 내가 박사 과정에 있을 때 생물학의 최정상에는 대사의 중간 분자들이 어떻게 만들어지고 분해되는지를 발견하려고 애쓰는 생화학자들이 있었다. 동료들과 내가 DNA 이중 나선을 발견한 뒤에는 분자생물학자들이 생물학의 최정상을 차지했고, 그들의 주된 역할은 DNA 서열에 담긴 정보가 어떻게 세포의 핵산과 단백질 구성 성분을 만드는지를 밝혀내는 것이었다."[13]

그러나 암과의 전쟁을 벌인 지 거의 40년 뒤 왓슨은 유전학이 암 치료의 열쇠를 갖고 있지 않다는 생각을 하고 있었다. "우리는 암의 배후에 놓인 유전자 명령문을 해독하는 쪽에서 암세포 내의 화학 반응을 이해하는 쪽으로 연구의 초점을 옮겨야 할지 모른다." 그는 암의 유전학뿐 아니라 대사를 표적으로 하는 치료법을 찾는 일을 시작할 때가 되었다고 주장했다.

한편 암의 대사 측면을 계속 연구한 소수의 과학자가 있었다. 하버드 대너파버암연구소Dana-Farber Cancer Institute의 루이스 캔틀리Lewis Cantley는 이 개념이 인기가 없던 시절인 1980년대부터 계속 암 대사를 연구해왔다. 그가 씨름하고 있던 더 수수께끼 같은 의문 중 하나는 암세포가 이 매우 비효율적인 방식으로 에너지를 생산해야 할 이유가 무엇일까였다. 캔틀리, 매슈 밴더 하이든Matthew Vander Heiden, 크레이그 톰프슨Craig Thompson은 2009년 논문에서 바르부르크 효과의 비효율성이야말로 이유일 수 있다고 주장했다.[14] 그들은 바르부르크 효과가 에너지를 많이 생산하지는 않을지 모르지만 젖산을 비롯한 많은 부산물을 생산한다는 것을 알아차렸다. 젖산은 격렬한 운동을 할 때도 생산된다. 사실 포도당을 젖산으로 만드는 과정에서 아주 많은 분자가 생성되기에 연구진은 상대적으로 적게 생산되는 에너지 자체가 실은 '부산물'일 수 있다고 주장했다.

이 말도 안 되는 양 들리는 주장에는 나름의 논리가 있다. 세포는 분열할 때 단순히 더 작은 세포 2개로 쪼개지는 것이 아니다. 이 과정에는 핵의 분열을 비롯해 우리가 고등학교 생물 시간에 배운 모든 일뿐 아니라 새로운 세포를 만드는 데 필요한 온갖 물질도 필요하다. 이런 물질들은 갑자기 생겨나는 것이 아니다. 정상적인 호기성 세포 호흡은 아데노신삼인산라는 형태의 에너지에다 물과 이산화탄소를 생산하는데, 물과 이산화탄소는 건축 재료로 별 쓸모가 없다(또 우리는 호흡을 통해 몸 밖으로 배출한다).

반면에 혐기성 해당 작용이라고도 하는 바르부르크 효과는 같은 양의 포도당으로 약간의 에너지와 아주 많은 화학적 구성 성분들을 만든다. 암세포는 이 성분들을 써서 새로운 세포를 빨리 만들 수 있다. 따라서 바르부르크 효과는 암세포가 증식을 추진하는 방식이다.[•] 그런 한편으로 이 효과는 암의 갑옷에 있는 취약점을 하나 드러낸다.

비만, 당뇨병과 암의 관계

이 견해는 주류 암 의학계에서 아직 논쟁거리지만 암과 대사 기능 이상의 연관성은 무시하기가 점점 힘들어져왔다. 1990년대와 2000년대 초에 흡연율과 흡연 관련 암 발병률이 낮아짐에 따라 흡연을 대신하는 새로운 위협이 출현했다. 바로 비만과 2형 당뇨병이다. 비만과 당뇨병은 국가적인, 더 나아가 세계적인 유행병이 되었고 식도암, 간암, 췌장암을 비롯한 여러 암의 위험을 증가시키는 듯했다. 미국암협회는 과체중이 흡연 다음으로 암과 사망의 주된 위험 요인이라고 본다.

세계적으로 볼 때 암 환자의 약 12~13퍼센트는 비만에서 비롯

[•] 바르부르크 효과가 암세포에 어떻게 혜택을 주는지를 설명하는 이론이 이것만은 아니다. 젖산과 활성 산소 종을 생성함으로써 암세포의 pH(폐하, 수소 이온 농도 지수. 7이면 중성, 7보다 낮으면 산성, 높으면 염기성이다–옮긴이)가 더 낮아지기 때문에(즉 더 산성을 띠기 때문에) 면역 세포가 활동하기 더 어려운 미시 환경이 형성됨으로써 면역계로부터 종양을 보호하는 데 기여한다는 이론도 있다. 더 자세한 내용은 다음을 참조하라. Liberti and Locasale(2016).

8-2 | 과체중 및 비만과 관련된 암

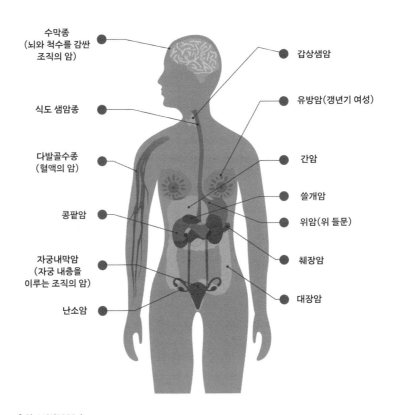

수막종
(뇌와 척수를 감싼
조직의 암)

갑상샘암

식도 샘암종

유방암(갱년기 여성)

다발골수종
(혈액의 암)

간암

쓸개암

콩팥암

위암(위 들문)

자궁내막암
(자궁 내층을
이루는 조직의 암)

췌장암

대장암

난소암

출처: NCI(2022a).

된다고 여겨진다.[15] 비만 자체는 췌장암, 식도암, 콩팥암, 난소암, 유방암뿐 아니라 다발골수종을 비롯한 13가지 암과 강한 연관성을 보인다([8-2] 참조). 2형 당뇨병도 특정한 암들의 위험을 증가시키며 췌장암과 자궁내막암 등 몇몇 사례에서는 2배까지 늘린다.[16] 그리고 고

질병 해방

도 비만extreme obesity(체질량지수 40 이상)일 때 모든 암의 총 사망 위험은 남성이 52퍼센트, 여성이 62퍼센트 증가한다.

나는 비만, 당뇨병, 암 사이의 연관성이 주로 인슐린 같은 성장 인자와 염증을 통해 이루어지는 것이 아닐까 추측한다. 비만, 특히 내장 지방(그리고 피부밑 저장소가 아닌 다른 곳에 쌓이는 지방)의 축적이 수반되는 비만은 염증을 촉진한다. 죽어가는 지방 세포가 다양한 염증성 사이토카인을 혈액으로 분비하기 때문이다(6장의 [6-1] 참조). 이 만성 염증은 세포를 발암성으로 유도할 수 있는 환경을 조성하는 데 기여한다. 또 인슐린 저항성이 생기도록 부추김으로써 인슐린 수치가 서서히 상승하도록 만든다. 그리고 잠시 뒤 살펴볼 텐데 인슐린 자체는 암 대사에서 악당 역할을 한다.

이 깨달음은 루이스 캔틀리의 후속 연구를 통해 나왔다. 그의 연구진은 PI3K(PI3-키나아제)라는 효소 집단이 포도당이 세포로 흡수되도록 촉진함으로써 바르부르크 효과를 부추기는 데 주된 역할을 한다는 것을 발견했다.[17] PI3K은 사실상 세포막의 통로를 열어서 암세포의 성장에 쓰일 포도당이 왈칵 쏟아져 들어오도록 돕는다. 암세포는 PI3K 활성을 유지하고 앞서 말한 종양 억제 단백질인 PTEN의 생산을 억제하는 돌연변이들을 지니고 있다. PI3K가 인슐린과 인슐린 유사 성장 인자인 IGF-1에 자극받아서 활성을 띠면 세포는 포도당을 대량으로 빨아들여서 성장에 쓸 수 있다. 따라서 인슐린은 암의 성장을 촉진하는 일종의 암 조력자 역할을 한다.

그런데 이는 인슐린 수치를 낮추는 식단 조절 등의 대사요법이 일부 암의 성장을 늦추고 암 위험을 줄이는 데 도움이 될 수 있음을 시사한다. 이미 대사 조절이 암 발병률에 영향을 미칠 수 있다는 증거가 일부 나와 있다. 앞서 말했듯이 열량 제한 식사를 한 실험동물들은 원하는 대로 마음껏 먹도록 한 대조군보다 암으로 죽는 비율이 훨씬 낮은 경향을 보인다. 덜 먹으면 어느 정도 보호 효과가 나타나는 듯하다. 사람도 마찬가지인 듯하다. 사람에게서 열량 제한의 효과를 살펴본 한 연구에서는 열량 섭취 제한이 비록 근육(암에 잘 걸리지 않는 부위)에서지만 PI3K 관련 경로를 직접 억제하는 듯하다고 나왔다.[18] 이는 혈당 수치 저하보다는 인슐린 수치 저하의 함수일 수도 있다.

암 발생에 기여하는 유전자 돌연변이는 피하거나 막기가 까다롭거나 불가능하다. 그러나 암을 유발하는 대사 요인에 대처하기는 비교적 쉽다. 나는 암을 '굶기는' 것이 가능하다거나 어떤 특정한 식단이 마법처럼 암을 피하게 해준다고 주장하는 것이 아니다. 암세포는 자신에게 필요한 에너지를 언제든 얻을 수 있는 듯 보이기 때문이다.

내 말은 우리가 인슐린 저항성에서부터 2형 당뇨병에 이르는 스펙트럼상의 어느 지점에 놓이지 말아야 한다는 것이다. 그럴 때 암 위험이 뚜렷이 증가한다. 나는 이것이 쉽게 할 수 있는 암 예방법이라고 생각한다. 담배를 끊는 것과 비슷하다. 우리의 대사 건강을 바로잡는 것, 이것이야말로 우리의 항암 전략이다.

다음 절에서는 대사 개입이 어떻게 다른 유형의 암 치료에도 기여해왔는지 살펴보기로 하자.

새로운 치료법
: 약물 치료와 식단 결합하기

　루이스 캔틀리의 PI3K 경로 발견은 암 대사를 표적으로 삼는 새로운 범주의 약물 개발로 이어졌다. PI3K 억제제라고 하는 이 약물 중 3가지가 현재 특정한 재발성 백혈병과 림프종의 치료제로 미국 식품의약국 승인을 받았고, 다른 한 가지는 2019년 말에 유방암 치료제로 승인을 받았다. 그러나 PI3K가 암세포의 성장 경로에서 중요한 역할을 한다는 점을 토대로 예측했던 것보다는 효과가 약한 듯하다. 혈당 증가라는 성가신 부작용도 일으켰다. 세포가 PI3K를 억제하려고 애쓰고 있는데, 이렇게 혈당이 증가하는 바람에 인슐린 수치와 인슐린 유사 성장 인자인 IGF-1 수치가 덩달아 급증하는 양상이 나타났다. 이 이론을 토대로 우리가 막으려고 했던 바로 그 일이 오히려 일어나버렸다.

　2014년 내가 당시 뉴욕의 코넬대학교 의과대학 메이어암센터 소장으로 있던 캔틀리 그리고 싯다르타 무케르지Siddhartha Mukherjee와 함께 저녁 식사를 할 때 이 문제가 화제에 올랐다. 종양 전문의이자 연구 과학자인 무케르지는 퓰리처상을 받은 암의 '전기'인 《암: 만병의 황제의 역사The Emperor of All Maladies: A Biography of Cancer》[19]의 저자다.

나는 그 책의 열렬한 애독자였기에 종양학의 이 두 거인과 한자리에 앉아 있다는 사실에 무척 흥분했다.

식사를 하면서 나는 PI3K 억제제 약물 치료를 일종의 대사요법으로 강화한 환자의 사례를 들려주었다. 그 이야기를 하고 싶어서 입이 근질거렸다. 환자가 내 절친의 아내였기 때문이다. 그녀를 샌드라라고 하자. 샌드라는 6년 전에 유방암 진단을 받았다. 암은 이미 림프절과 뼈로 퍼진 상태였다. 예후가 안 좋았기 때문에 그녀는 한 실험용 PI3K 억제제를 표준 요법과 결합한 임상 시험에 참가할 수 있었다.

샌드라는 아주 의욕적인 환자였다. 진단을 받은 날부터 그녀는 생존 확률을 높이는 데 도움이 되는 일이라면 뭐든지 하려고 나섰다. 영양이 암에 미치는 영향을 다룬 문헌들을 모조리 찾아 읽었고, 인슐린과 IGF-1을 줄이는 식단이 치료에 도움이 될 것이라고 결론지었다. 그래서 그녀는 잎채소, 올리브유, 아보카도, 견과, 주로 생선과 달걀과 가금류의 고기인 적당한 양의 단백질로 이루어진 식사를 했다. 이 식단은 빠진 것만 보아도 두드러졌다. 가당과 정제 탄수화물이 빠져 있었다. 또 그녀는 인슐린과 IGF-1 수치가 낮게 유지되는지 확인하기 위해 자주 혈액 검사를 받았는데, 실제로 낮게 유지되었다.

그 뒤로 몇 년이 흐르는 동안 같은 임상 시험에 참가한 다른 여성들은 모두 사망했다. 모두. 첨단 화학요법에다가 PI3K 억제제까지 투여했지만 전이성 유방암 앞에서는 무력했다. 그 임상 시험은 그만 접어야 마땅했다. 약이 효과가 없다는 것이 명백했기 때문이

질병 해방

다. 샌드라만 예외였다. 같은 병의 같은 단계에 있던 다른 수백 명이 모두 사망했는데 왜 그녀만 아직 살아 있는 것일까? 그저 운이 좋아서였을까? 아니면 인슐린과 IGF-1을 억제했을 가능성이 높은 그녀의 아주 엄격한 식단이 어떤 기여를 한 것일까?

나는 식단이 기여했을 것이라고 짐작했다. 나는 우리가 이런 동떨어진 사람들, '기적 같은' 생존자들에게 주의를 기울여야 한다고 믿는다. 설령 일화에 불과한 사례일지라도 그들의 이야기는 이 치명적이면서 수수께끼 같은 질병에 어떤 유용한 통찰을 제공할 수 있다. 스티븐 로젠버그가 으레 하는 말이 있다. "이 환자들은 우리가 올바른 질문을 하도록 돕는다."

그러나 무케르지가 2010년에 내놓은 592쪽에 달하는 걸작에 대사와 대사요법은 거의 언급되어 있지 않다. 그는 내게 당시에는 그 내용을 포함시키는 것이 시기상조처럼 여겨졌다고 말했다. 내가 친구 부인의 이야기를 들려주자 그는 흥미를 느끼면서도 좀 회의적인 태도를 비쳤다. 그때 캔틀리가 냅킨을 펼치더니 그래프를 그리기 시작했다. 그는 PI3K 억제제의 문제점은 인슐린 관련 PI3K 경로를 억제함으로써 오히려 인슐린과 혈당 수치를 높이는 것이라고 말했다. 세포로 들어가는 통로가 막히는 바람에 포도당이 혈액에 더 많이 머물러 있게 됨으로써 나타난 결과였다. 그러면 몸은 혈당을 제거하기 위해 인슐린을 더 많이 생산해야 한다고 여길 것이고, 이 때문에 PI3K가 활성화함으로써 약물의 효과가 일부 상쇄되는 것일 수 있었다. 그렇다면 PI3K 억제제를 인슐린 생산 최소화 식단 또는 케톤 생성 식단과 결합한다면?

이 냅킨에 대충 적은 그래프로부터 한 연구가 탄생했다. 무케르지와 캔틀리를 비롯한 연구진은 2018년 《네이처》에 케톤 생성 식단과 PI3K 억제제의 결합이 사람 종양을 이식한 생쥐에게서 치료 효과를 상승시키는 효과가 나타났다는 논문을 발표했다.[20] 이 결과는 중요하다. 암세포의 대사가 치료의 타당한 표적일 뿐 아니라 환자의 대사 상태가 약물의 효과에 영향을 미칠 수 있음을 보여주기 때문이다. 이 사례에서 생쥐의 케톤 생성 식단은 다소 실망스러운 효과를 낳았을 치료법과 상승 작용을 일으킴으로써, 각각 따로 적용했을 때보다 훨씬 더 강력하다는 것이 드러났다. 권투에서 한 차례의 주먹보다 연타가 훨씬 더 효과 있는 것과 비슷하다. 첫 번째 주먹이 빗맞는다고 해도 두 번째 주먹이 상대방이 움직일 것이라고 예상한 지점을 향해 이미 뻗어나가고 있다.(그 후 무케르지와 캔틀리는 약물 치료를 영양 개입과 결합한다는 이 개념을 더욱 탐구하는 기업을 공동 창업했다.)

화학요법의 효과 개선에 도움을 주는 한편 건강한 조직이 부수적으로 입는 손상을 줄이는 다른 유형의 식단 개입도 있다. 서던캘리포니아대학교의 발터 롱고Valter Longo를 비롯한 이들은 단식 또는 단식에 가까운 식사가 정상 세포가 화학요법에 저항하는 능력을 증진시키는 한편 암세포를 치료제에 더 취약하게 만든다는 것을 알아냈다. 암 환자에게 단식을 권하는 것이 직관에 반하는 양 여겨질 수 있다. 하지만 연구자들은 단식이 화학요법을 받는 환자들에게 눈에 띄는 피해를 전혀 일으키지 않으며, 환자의 삶의 질을 개선하기까지

한다는 것을 알아냈다. 화학요법을 받는 암 환자 131명을 대상으로 한 무작위 임상 시험에서 '단식 모방 식단fasting-mimicking diet'(기본적으로 필수 영양소를 제공하면서 허기를 줄이도록 고안된 아주 저열량 식단)을 따른 이들이 대조군보다 화학요법에 더 잘 반응하고 몸과 기분도 더 낫다고 대답했다.[21]

이는 전통적인 방식과 반대된다. 기존 방식은 화학요법을 받는 환자들에게 더 잘 버틸 수 있도록 가능한 한 많이 먹이려고 한다. 대개 고열량에다가 당 함량이 높은 식사를 하도록 한다. 미국암협회는 식후에 아이스크림까지 먹으라고 권장한다.[22] 그러나 위와 같은 연구들은 암에 걸린 사람의 인슐린 수치를 높이는 것이 그다지 좋은 생각이 아닐 수 있다고 시사한다. 더 많은 연구가 필요하겠지만 현재로서는 암세포가 대사 쪽으로 매우 탐식이 강하므로 영양소 감소가 일어날 때 정상 세포보다 더 취약해지는 것으로 보인다. 아니, 더 정확히 말하면 바르부르크 효과에 핵심적인 PI3K 경로를 활성화하는 인슐린이 감소할 때 더 취약한 것으로 보인다.

또 이 연구와 앞서 말한 무케르지-캔틀리 연구는 이번 장에서 강조하는 또 한 가지 중요한 점을 지적한다. 어느 한 가지 방법으로 암 치료에 성공할 가능성은 거의 없다는 것이다. 매사추세츠종합병원의 종양 전문의이자 치료제 개발 책임자인 키스 플래허티Keith Flaherty는 암을 겨냥한 최선의 전략이 한꺼번에 또는 순차적으로 암의 여러 취약점을 공격하는 것일 가능성이 높다고 내게 설명했다.

PI3K 억제제를 케톤 생성 식단과 조합하는 것처럼 서로 다른 요법을 병용함으로써 우리는 여러 전선에서 암을 한꺼번에 공격할 수 있고, 암이 어느 한 치료법에 내성을 띠게 될(돌연변이를 통해) 가능성을 최소화할 수 있다. 이렇게 기존 화학요법에 다른 치료법을 조합하는 사례가 점점 늘어나고 있다. 그러나 이런 방식이 진정으로 효과가 있으려면 애초에 더 효과가 좋은 치료법이 필요하다. 건강한 세포와 환자에게 해를 끼치지 않으면서 암세포만 쏙 골라서 파괴하는 일을 잘하는 치료법이다.

다음 절에서는 한때 외면당했던 면역요법이라는 개념이 어떻게 이 조건에 딱 들어맞을 수 있는 여러 획기적인 암 치료법을 낳았는지 살펴보자.

면역요법의 발전
: 키메라 항원 수용체 T세포

면역요법도 대사처럼 《암: 만병의 황제의 역사》에서 언급되지 않았다. 2010년 이 책이 나올 즈음에는 레이더에 거의 걸리지 않았기 때문이다. 그러나 켄 번스Ken Burns가 5년 뒤 이 책을 토대로 다큐멘터리를 제작할 때는 면역요법과 스티븐 로젠버그가 매우 중요하게 다루어졌다. 이는 암, 특히 면역요법을 바라보는 관점이 겨우 10년 사이에 확연히 변하기 시작했음을 의미한다.

면역계는 '자기self'와 '비자기nonself'를 구별하도록 짜여 있다. 즉 우리 자신의 건강한 세포들 사이에 숨어 있는 침입한 병원체와 외래 물질을 인식하고, 이 해로운 것들을 죽이거나 무력화하도록 되어 있다. 면역요법은 감염이나 다른 조건에 맞서 싸우도록 환자의 면역계를 강화하거나 이용하는 요법을 말한다(백신 등). 이런 식으로 암을 치료하고자 할 때의 문제는 암세포가 비정상적이고 위험하긴 하지만 여전히 우리 세포('자기')라는 점이다. 암세포는 면역계, 특히 외래 세포를 죽이는 면역계의 암살자인 T세포로부터 자신을 숨기는 쪽으로 탁월하게 진화했다. 따라서 암 면역요법이 성공하려면 면역계에 암으로 변한 우리 자신의 세포를 인식하고 죽이는 법을 가르쳐야 한다. '나쁜 자기'(암)와 '좋은 자기'(다른 모든 세포)를 구별할 수 있도록 해야 한다.

면역계를 암과 싸우도록 만들고자 시도한 사람이 로젠버그가 처음은 아니다. 19세기 말에 하버드 출신의 외과의 윌리엄 콜리William Coley는 위중한 종양을 지닌 환자가 기적처럼 완치된 사례를 접했다. 수술 후 감염의 결과처럼 보였다. 콜리는 다른 환자들에게서 비슷한 면역 반응이 촉발되기를 바라면서 세균을 접종하는 실험을 시작했다. 하지만 환자에게 병균을 주사하겠다는 말에 동료 의사들은 화들짝 놀랐고, 다른 이들이 콜리의 결과를 재현하는 데 실패하자 그의 개념은 외면당하고 엉터리라고 비난받았다. 그러나 로젠버그가 젊은 전공의 때 목격했던 것처럼 암이 저절로 완화되는 사례는 계속 나타났다. 게다가 아무도 이 현상을 설명할 수가 없었다. 인체의 치유력을 감질나게 언뜻 보여주는 사례일 뿐이었다.

이 문제는 풀기가 쉽지 않았다. 로젠버그는 이런저런 접근법을 잇달아 시도했지만 모두 실패했다. 암 '백신'은 도무지 가능성이 보이지 않았다. 그는 면역 반응에서 중요한 역할을 하는 면역 단백질 사이토카인_{cytokine}의 한 종류인 인터류킨-2_{interleukin-2, IL-2}(기본적으로 감염에 맞서는 백혈구의 일종인 림프구의 활성을 증폭시킨다)를 붙들고 여러 해 동안 씨름했다. 이 물질은 전이성 암의 동물 모형에서는 효과가 있었지만 사람을 대상으로 한 연구에서는 결과가 더 애매했다. 환자들은 응급실에서 몇 주까지는 아니라고 해도 며칠을 보내야 했고, 심각한 부작용으로 사망할 수 있었다. 그러다가 마침내 1984년에 린다 테일러_{Linda Taylor}라는 말기 흑색종 환자가 고용량의 인터류킨-2 투여만으로 완화 상태에 도달하는 일이 일어났다.

이는 엄청난 전환점이었다. 면역계가 암과 싸울 수 있음을 보여주었기 때문이다. 그러나 여전히 실패 사례가 성공 사례보다 훨씬 많았다. 고용량 인터류킨-2는 흑색종과 콩팥세포암에만, 게다가 이 두 암에 걸린 환자 중 10~20퍼센트에만 효과가 있는 듯했다.[*] 정밀 사격을 요구하는 문제에 산탄총_{shotgun}을 쏘아대는 접근법이었다. 그래서 로젠버그는 T세포를 직접 다루는 쪽으로 관심을 돌렸다. 어떻게 하면 T세포가 암세포를 식별해 공격하도록 훈련시킬 수 있을까?

여러 해에 걸쳐서 몇 번이나 반복 시도한 끝에 로젠버그 연구진

---

* 당시에는 이유가 불분명했지만 지금은 이 두 암이 아주 많은 유전자 돌연변이를 지니는 경향이 있어서 이 접근법이 효과가 있었다는 사실이 밝혀졌다. 면역계가 암세포를 해롭다고 인식해 표적으로 삼을 가능성이 더 높다는 뜻이다.

은 이스라엘에서 개발된 기술을 채택해, 환자의 혈액에서 T세포를 채취한 뒤 환자의 종양을 표적으로 삼는 항원 수용체를 유전공학을 써서 덧붙이는 방법을 고안했다. 이제 T세포는 환자의 암을 공격하도록 설계되었다. 키메라 항원 수용체 T세포chimeric antigen receptor T cell, CAR-T라는 이름의 이 변형된 T세포는 연구실에서 증식시켜 환자에게 투여할 수 있었다.

2010년 로젠버그 연구진은 전이성 소포림프종 환자에게 키메라 항원 수용체 T세포를 투여해 처음으로 성공을 거두었다고 발표했다.[23] 화학요법을 비롯한 기존 치료뿐 아니라 다양한 면역요법을 여러 차례 썼음에도 효과가 없었던 환자였다. 그 뒤로 다른 연구진들이 이 기술을 채택했고, 드디어 2017년 미국 식품의약국은 처음으로 키메라 항원 수용체 T세포 기반 치료법 2가지를 승인했다. 미국 식품의약국이 승인한 최초의 세포요법과 유전자요법이기도 했다. 하나는 성인 림프종, 다른 하나는 어린이에게 가장 흔한 암인 급성 림프모구 백혈병의 치료법이었다. 거의 50년이 걸리긴 했지만 스티븐 로젠버그의 외면받았던 이론은 마침내 돌파구를 열었다.

면역요법 기반 약물 치료
: 면역관문 억제제

그러나 훌륭해 보이긴 하지만 키메라 항원 수용체 T세포 치료는 B세포 림프종이라는 특정한 유형의 암에만 효과가 있다는 것이 드러났다. 정상이든 암으로 변했든 간에 모든 B세포는 CD19이라는 단백질을 만들며, 키메라 항원 수용체 T세포는 이 단백질을 표적으로 삼아서 B세포를 찾아내 죽인다. 우리는 B세포 없이도 살 수 있으므로 키메라 항원 수용체 T세포는 CD19 표지를 지닌 모든 세포를 없앰으로써 효과를 일으킨다. 안타깝게도 우리는 아직 다른 암들에서는 비슷한 표지를 찾아내지 못했다.

암 사망률을 전반적으로 낮추려면 여러 암에 걸쳐 더 폭넓게 성공을 거두는 치료법이 필요하다. 다행히 면역요법 접근법은 발전을 거듭했다. 10년 남짓 지난 현재 소수의 면역요법 기반 암 약물이 승인을 받은 상태다. 키메라 항원 수용체 T세포뿐 아니라 '면역관문 억제제immune checkpoint inhibitor'라는 약물도 있다. 이 약물은 T세포 기반 요법과 정반대의 접근법을 취한다. 암을 죽이도록 T세포를 활성화하는 대신에 암이 면역계의 눈에 띄도록 돕는다.

아주 길고 흥미로운 이야기를 짧게 줄이자면 이렇다. 텍사스대학교의 제임스 앨리슨James Allison은 거의 스티븐 로젠버그만큼 오래 면역요법을 연구했다.[•] 그는 평소에 T세포를 제어하고 T세포가 마구 날뛰어서 우리의 정상 세포를 공격하지 못하게 막는 일을 하는 이른바 면역관문immune checkpoint을 암세포가 어떤 식으로 이용해 면

[•] 면역요법에 대해 더 알고 싶다면 찰스 그레이버Charles Graeber가 2018년 출간한 《암 치료의 혁신, 면역항암제가 온다The Breakthrough: Immunotherapy and the Race to Cure Cancer》를 추천한다. 제임스 앨리슨의 면역관문 억제제 연구를 상세히 다루고 있다.

역계로부터 숨는지를 알아냈다. 참고로 T세포가 우리 세포를 공격하면 자가면역 질환이 생긴다. 기본적으로 면역관문은 막판에 T세포에 이렇게 묻는다. "이 세포를 정말로 죽이길 원해?"

앨리슨은 특정한 면역관문, 특히 CTLA-4라는 것을 차단한다면 암세포의 가면을 사실상 벗길 수 있으며, 그러면 T세포가 암세포를 파괴한다는 것을 알아냈다. 그는 암에 걸린 생쥐에게 이 방법을 적용했다. 한 초기 실험에서 아침에 연구실로 온 그는 면역관문 억제 치료법을 받은 생쥐들은 모두 살아 있는 반면 다른 생쥐들은 모두 죽은 것을 발견했다. 결과가 너무나 명백했기에 사실상 통계 분석을 할 필요조차 없었다.

2018년 앨리슨은 일본 과학자 혼조 다스쿠本庶佑와 노벨 생리의학상을 공동 수상했다. 혼조는 PD-1라는 좀 다른 면역관문을 연구했다. 이 두 과학자의 연구는 각각 CTLA-4와 PD-1을 표적으로 한 두 면역관문 억제제, 제품명이 여보이Yervoy인 이필리무맙ipilimumab과 제품명이 키트루다Keytruda인 펨브롤리주맙pembrolizumab이라는 승인된 약물로 이어졌다.

모든 노벨상은 인상적이지만 나는 이 수상이 특히 마음이 든다. 면역관문 억제제는 또 다른 노벨상 수상자인 전 미국 대통령 지미 카터Jimmy Carter의 목숨을 구했다. 그는 2015년 전이성 흑색종을 키트루다로 치료했다. 또 내 아주 친한 친구이자 예전 동료의 목숨도 구했다. 그를 마이클이라고 하자. 마이클은 겨우 40대 초일 때 잘록창자에 즉시 수술이 필요한 아주 커다란 종양이 있다는 진단을 받았다. 그가 수술을 받는 동안 대기실에 앉아서 초조한 심경으로 그냥 넘기고 있던 잡지의 표지가 지금도 기억난다. 마이클은 내가 아는 사람 중 가장 친절하며, 함께 일하던 시절에는 최악의 하루도 그의 명석함과 재치 덕분에 즐겁게 느껴질 정도였다. 그를 잃는다는 것은 도저히 상상할 수조차 없었다.(보통 잘록창자암[결장암]과 곧창자암 [직장암]을 합쳐서 대장암이라고 통칭한다. 큰창자[대장]는 막창자[맹장], 잘록창자[결장], 곧창자[직장], 항문관으로 이루어져 있다-옮긴이)

수술이 잘 끝나고 병리 검사에서 1차 종양이 상당히 진행된 상태였음에도 가까운 림프절에 암 징후가 전혀 나타나지 않자 가족과 친구 모두 무척 기뻐했다. 그러나 몇 달 뒤 마이클의 암이 린치증후군Lynch syndrome(유전성 비용종성 대장암, 유전성 비폴립 대장암)이라는 유전 질환의 결과임을 알게 되면서 우리는 다시 절망에 빠져들었다. 린치증후군 환자는 대개 자신에게 그 병이 있음을 안다. 우성 유전 되기 때문이다. 그러나 마이클은 입양되었기에 자신에게 그런 위험 이 있는지 전혀 몰랐다. 린치증후군을 규정하는 돌연변이를 지닌 사 람은 마이클처럼 조발성 잘록창자암에 걸릴 가능성이 거의 확실하 고 다른 암들에 걸릴 위험도 아주 컸다. 처음 잘록창자암 진단을 받 은 지 5년 뒤 그는 췌장샘암종에 걸렸다. 더욱 암울한 상황이었다. 이 암은 거의 언제나 사망으로 이어진다는 사실을 우리 둘 다 잘 알 고 있었기 때문이다.(췌장샘암종은 가장 흔한 췌장암으로 전체 췌장암의 약 90퍼센트를 차지한다-옮긴이)

마이클은 자기 지역 최고의 췌장 외과의를 찾아갔는데 최악의

질병 해방

상황과 맞닥뜨렸다. 수술이 불가능하다는 것이었다. 암이 너무 진행된 상태였다. 살날이 길어야 9~12개월이라고 했다. 마이클 부부가 그해에 첫 자녀로 쌍둥이 딸을 막 얻었다는 사실 때문에 더욱 가슴이 미어졌다. 그런데 린치증후군에 흔한 불일치 복구 결함mismatch-repair deficiency(DNA 복제 중에 일어나는 불일치 오류를 복구하는 단백질이 없거나 복구 기능이 손상된 경우-옮긴이)을 지닌 환자들을 PD-1을 표적으로 하는 약물인 키트루다로 치료하는 데 성공했다는 논문이 당시 《뉴잉글랜드의학지The New England Journal of Medicine》에 실렸다.[24] 아주 막연하긴 했지만 적어도 마이클이 이 약물의 혜택을 볼 가능성은 있어 보였다. 의료진은 그를 검사하기로 했고, 검사 결과 실제로 마이클이 키트루다로 치료하기에 적합하다고 판명 났다. 그는 즉시 임상시험에 참가했다. 모든 환자에게 효과가 있다고는 장담할 수 없지만 이 치료는 마이클에게는 효과가 있었다. 그의 면역계는 종양을 공격하기 시작했고, 이윽고 몸에서 췌장암의 모든 징후를 제거했다.

그리하여 현재 그는 두 번째로 암에서 해방된 상태로 살아가고 있다. 쌍둥이가 기저귀를 차고 있을 때 목숨을 앗아갔을 질병에서 살아남았기에 더욱 기쁘다. 지금 그는 딸들이 자라는 모습을 보고 있다. 그가 치른 대가는 면역계가 암을 공격할 때 좀 의욕이 넘치는 바람에 췌장까지 파괴했다는 것이다. 그래서 그는 현재 1형 당뇨병을 앓고 있다. 인슐린을 더 이상 생산할 수 없기 때문이다. 그는 췌장을 잃었지만 목숨을 구했다. 따지고 보면 괜찮은 거래 같다.

마이클은 운이 좋은 편이었다. 아직까지 극히 적은 비율의 환자만이 승인받은 여러 면역요법의 혜택을 볼 수 있다. 면역요법은 암 환자 중 약 3분의 1에 적용할 수 있으며, 그중 4분의 1만이 실제로 혜택을 볼(즉 생존할) 것이다. 종양학자 네이선 게이Nathan Gay와 비나이 프라사드Vinay Prasad의 분석에 따르면 이는 암으로 사망할 사람 중 8퍼센트만이 면역요법 덕분에 생존할 수 있다는 뜻이다.[25] 요컨대 면역요법은 효과가 있긴 하지만 소수의 환자에게만 그러하며 비용도 만만치 않다. 그렇긴 해도 20년 전 내가 암 외과 전공의로 일하면서 좌절을 느끼던 시기였다면 지미 카터나 내 친구 마이클 같은 환자들은 모두 사망했을 것이다.

그러나 나는(그리고 나보다 훨씬 더 많이 알고 있는 사람들은) 지금 우리가 면역요법을 통해 이룰 수 있는 것을 그저 살짝 맛보고 있을 뿐이라고 확신한다.

현재는 면역요법을 다른 치료법들과 결합하는 쪽으로 많은 연구가 이루어지고 있다. 백금 기반 화학요법Platinum-based chemotherapy을 면역관문 억제제와 병용하는 임상 시험에서 폐암 환자들의 전체 생존율이 높아졌다는 논문이 최근에 나왔다.[26] 면역관문 억제제만 썼을 때는 별 효과가 없던 환자들이었는데 화학요법을 함께 쓰자 암이 면역요법에 더 반응을 보였다. 면역계에 '더 잘 보이게' 되었다는 뜻이다. 앞서 말한 치료법 병용 개념의 확장판이다.

면역요법이 더 폭넓게 효과를 나타내도록 하려면 면역 세포가 단지 몇 가지 특정한 유형의 암만이 아니라 더 다양한 암들을 알아보고 죽이도록 도울 방법을 고안해야 한다. 유전자 분석 결과 상피암epithelial cancer(즉 고형 기관 종양)의 약 80퍼센트는 면역계가 식별할 수 있는—따라서 면역 기반 요법에 더 취약하게 만들 수 있는—돌연변이를 지닌다는 것이 드러났다.[27]

한 가지 아주 유망한 기법은 입양세포요법adoptive cell therapy(적응세포요법) 또는 입양세포전달adoptive cell transfer, ACT(적응세포전달)이라는 것이다. 입양세포요법은 증원 부대를 군대에 투입하는 것처럼 T세포를 추가로 환자에게 투여해 자신의 종양과 싸우는 능력을 증진하는 면역요법의 일종이다. 추가로 투입한 T세포는 환자의 종양 유형이 지닌 항원을 공격하도록 유전적으로 프로그래밍한 것이다. 앞서 다룬 키메라 항원 수용체 T세포 요법과 비슷하지만 범위가 훨씬 넓다. 암이 자랄수록 암을 인식하고 죽이는 면역계는 곧 감당할 수 없는 지경에 이른다. 이 일을 할 T세포가 부족하기 때문이다. 암이 임상적으로 검출될 수준에 이를 때면 더욱 그렇다. 제임스 디앤절로에게 일어났던 것 같은 자연스러운 완화가 그토록 드문 이유가 바로 여기에 있다. 입양세포요법의 배후에 있는 개념은 기본적으로 군대에 노련한 암살 부대를 증원하는 것처럼 표적을 정한 T세포를 대량 투입해 암세포를 궤멸시킨다는 것이다.

입양세포요법에는 2가지 방법이 있다. 하나는 환자의 종양 표본을 채취해 그 종양을 위협으로 인식하는 T세포를 분리한다. 이를 종양 침윤 림프구tumor-infiltrating lymphocyte, TIL라고 하는데, 몸에는 이 림프구가 수백만 개에 불과할 수 있다. 종양에 맞서기에는 부족한 수준이다. 따라서 종양 침윤 림프구를 몸에서 채취해 1000배쯤 증식시킨 뒤 몸에 다시 투여한다면 훨씬 더 강력하게 반응이 일어날 것이라고 예상할 수 있다. 또 다른 방법은 환자의 혈액에서 채취한 T세포에 종양을 인식하도록 유전자 변형을 일으키는 것이다. 이 두 접근법은 나름의 장단점이 있다.* 하지만 여기서 흥미로운 부분은 입양세포요법이 사실상 각 환자에게 적합한 새로운 맞춤 항암제를 설계한다는 의미라는 것이다.

이 일은 분명히 비용이 많이 들며 많은 작업이 필요한 과정이지만 전망은 아주 밝다. 원리상으로는 타당하다는 것이 입증되었지만 이 방법의 효율을 개선하고 더 폭넓고 쉽게 적용할 수 있으려면 훨씬 더 많은 연구가 필요하다. 그리고 비용이 처음에는 엄두가 안 날 정도처럼 여겨질지 모르지만 나는 기존의 화학요법도 매우 비싸다는 점을 지적하고 싶다. 게다가 화학요법으로 얻은 완화는 영구적인 사례가 거의 없다.

면역 기반 암 치료의 한 가지 놀라운 특징은 효과가 있을 때는

---

* 예를 들어 정의상 종양 침윤 림프구는 이미 종양에 잘 달라붙는 것들이다. 그러나 종양 침윤 림프구는 증식을 계속함에 따라 '늙어가면서'(세포는 분열할 때마다 '늙어간다') 능력도 줄어든다. 반면에 유전적으로 변형된 T세포는 더 젊고 더 잘 증식하는 경향이 있지만, 그렇다고 해서 종양을 없애는 능력이 반드시 종양 침윤 림프구와 동일하다는 의미는 아니다.

정말로 효과를 보인다는 것이다. 전이성 암이 화학요법을 받고서 완화되는 사례는 드물지 않다. 문제는 완화가 지속되는 일이 거의 없다는 점이다. 암은 어떤 형태로든 되돌아온다. 그러나 면역요법에 반응해 완전 완화 상태에 이른 환자는 계속 그 상태를 유지할 때가 많다. 이른바 면역요법의 완전 반응자 중 80~90퍼센트는 15년까지도 암이 없는 상태를 유지한다.[28] 놀라운 일이다. 기존 암 치료에서는 대개 5년이라는 짧은 기간을 지켜보다가 재발하지 않으면 이겼다고 선언하는데 그보다 훨씬 더 긴 기간이기 때문이다. 우리는 완치라는 단어를 쓰기를 주저하지만 면역요법에 반응하는 환자들에게서는 암이 거의 사라졌다고 가정해도 안전하다.

여기서 얻는 한 가지 중요한 메시지는 희망이 있다는 것이다. 내 평생에 처음으로 암과의 전쟁에서 진군이 이루어지고 있는 광경을 보고 있다. 그 용어를 여전히 쓸 수 있다면 말이다. 10년 전만 해도 죽을 수밖에 없었을 수천 명의 목숨을 구할 수 있고 실제로 구하는 새로운 치료법들이 지금은 나와 있다. 20년 전에는 전이성 흑색종 환자는 평균적으로 남은 수명이 약 6개월이라고 예상할 수 있었다. 지금은 24개월로 늘었으며, 그중 약 20퍼센트는 '완치'되고 있다. 이는 상당한 발전이다. 거의 전적으로 면역요법 덕분이다. 이번 장의 마지막 절에서 논의할 암의 조기 발견 기술이 향상됨에 따라 면역요법은 더 효과를 보일 가능성이 높다.

면역요법은 파란만장한 길을 걸어왔으며, 도중에 완전히 포기할 수도 있었을 지점이 많았다. 그러나 결국은 살아남았다. 뜬금없는 성공 사례들이 그렇게 뜬금없는 것이 아님이 드러나면서다. 그러나 무엇보다 이 연구가 헛수고이자 더 나아가 미친 짓인 양 여겨지던 시절에도 고집스럽게 꾸준히 연구를 계속했던 제임스 앨리슨, 혼조 다스쿠, 스티븐 로젠버그 같은 선견지명을 지닌 과학자들의 고집과 끈기 덕분이다.

최고의 무기, 조기 발견

우리 항암 병기고에서 마지막이자 가장 중요한 무기는 아마 공격적인 조기 검진일 것이다. 이 문제는 아직 논쟁거리지만 암을 일찍 발견할수록 더 낫다는 증거가 압도적으로 많다.

안타깝게도 내가 전공의 때 겪은 문제는 지금도 적용된다. 너무나 많은 암이 너무나 늦게, 자랄 대로 자라서 전이가 일어난 뒤에 발견된다는 것이다. 이런 진행암advanced cancer에 효과가 있는 치료법은 거의 없다(발전 정도에 따라 조기암, 진행암, 말기암으로 구분한다-옮긴이). 면역요법에 반응하는 소수의 암을 제외하면 대개 죽음을 조금 늦추는 것만이 우리가 바랄 수 있는 최선이다. 전이성 암 환자의 10년 생존율은 50년 전이나 지금이나 거의 같다. 제로다. 우리는 새로운 요법이 나오기를 마냥 바라고 있기만 해서는 안 된다.

암을 조기에, 즉 1기 때 발견하면 생존율은 급증한다. 이는 어느 정도는 단순한 수학 덕분이다. 초기의 암은 암세포 수가 적고 돌연변이가 더 적으므로 일부 면역요법을 포함해 우리가 가진 약물 치료에 더 취약하다. 더 나아가 나는 조기 발견이야말로 암 사망률을 대폭 줄일 수 있는 최선의 방법이라고 주장하겠다.

이 주장은 직관적으로 이해가 가지만, 특정한 전이성 암의 치료와 보조 치료(즉 수술 후 치료)의 성공률을 대강 비교하기만 해도 뒷받침할 자료를 얻는다. 잘록창자암을 보자. 전이성 잘록창자암 환자, 즉 암이 잘록창자와 인접한 림프절뿐 아니라 간 등 몸의 다른 부위로도 퍼진 환자는 대개 폴폭스 요법FOLFOX regimen이라는 세 약물 조합으로 치료를 받는다. 이 치료법은 중위 생존 기간이 약 31.5개월이다.* 즉 환자 중 약 절반은 이보다 더 오래 살고, 절반은 이보다 더 일찍 사망한다는 뜻이다. 어쨌거나 이들 중 10년 동안 생존하는 사람은 거의 전무하다. 한편 3기 잘록창자암 수술이 성공적으로 이루어진 환자, 즉 모든 암을 제거했고 다른 기관들로 퍼졌다는 가시적인 징후가 전혀 보이지 않는 환자가 그 뒤에 폴폭스 요법으로 치료를 계속 받는 경우를 보자. 이 시나리오에서는 환자 중 무려 78.5퍼센트가 6년 더 생존—전이성 암 환자들의 중위 생존율보다 2배 이상 길다—하고 67퍼센트는 수술한 지 10년 뒤에도 살아 있을 것이다.[29] 인상적인 차이다.

이 차이를 무엇으로 설명할까? 이 차이는 각 환자에게서 암세포가 전체적으로 끼치는 부담과 관련이 있다. 전이성 진행암은 치료

⬤　전이성 잘록창자암 환자의 95퍼센트에 해당한다.

해야 할 암세포가 수천억 개까지는 아니라고 해도 수백억 개는 된다. 반면에 덜 진행된 암에서는 외과의의 수술칼을 피한 암세포가 수십억 개까지는 아니라고 해도 수백만 개는 분명히 되겠지만 수가 훨씬 적으므로 돌연변이도 더 적고 따라서 치료에 내성을 덜 띨 것이라는 의미다.

유방암 환자들의 사례도 비슷하다. HER2-양성* 전이성 유방암 환자들은 3가지 화학요법 약물을 투여하는 표준 치료법에서 중위 생존 기간이 5년에 조금 못 미친다. 그러나 더 작고(3센티미터 미만) 국부적인 HER2+ 종양을 갖고 있어서 수술로 제거한 뒤 이 화학요법 약물 중 2가지만 써서 보조 치료를 받는다면, 재발 없이 적어도 7년 동안 생존할 확률은 93퍼센트에 달한다.[30] 환자의 전반적인 종양 부하가 적을수록 약물은 더 효과를 발휘하는 경향이 있다. 따라서 환자의 생존 확률도 더 높다. 면역요법과 마찬가지로 여기서도 숫자 게임이 벌어진다. 암세포가 적을수록 성공률은 더 높아진다.

문제는 우리가 이런 초기 단계의 암을 검출하는 일을 아직 잘하지 못한다는 것이다. 아직은 그렇다. 수십 가지의 암 중에서 우리가 믿을 만한 검진 방법을 가진 것은 5가지뿐이다. 폐암(흡연자), 유방암, 전립샘암, 잘록곧창자암(대장암), 자궁목암(자궁경부암)이다. 그럼에도 주류 지침은 여성의 유방촬영술mammography과 남성의 전립샘

---

* 사람 표피 성장 인자 수용체 2human epidermal growth factor receptor 2, HER2의 발현을 뜻한다. 유방암 세포의 표면에 있는 단백질 수용체로 성장을 촉진한다. 유방암 중 약 30퍼센트에서 과잉 발현된다.

특이 항원prostate specific antigen, PSA 혈액 검사 등 몇몇 조기 검진을 회피하게 만들어왔다. 어느 정도는 비용 때문이고 어느 정도는 거짓 양성 때문이기도 하다. 거짓 양성인 결과가 나오면 쓸데없으면서 더 나아가 위험하기까지 한 치료로 이어질 수 있다(게다가 비용도 더 늘린다). 둘 다 타당한 문제지만 여기서는 비용 문제는 제쳐두고 거짓 양성 문제에 초점을 맞추기로 하자.

거짓 양성 판정을 피하는 법

의학 2.0은 특정한 검사에서 거짓 양성의 비율이 상당히 높게 나오므로 대다수를 대상으로 이런 검사를 해서는 안 된다고 단언한다. 그러나 의학 3.0이라는 안경을 쓴다면 상황이 다르게 보인다. 이런 검사는 유용할 수 있으며, 우리가 지닌 거의 전부일 수 있다. 그렇다면 어떻게 해야 검진을 더 유용하고 정확하게 만들 수 있을까?

모든 진단 검사가 그렇듯이 검사로 기존 증상을 발견하는 능력(즉 퍼센트로 표시하는 진정한 양성률)을 가리키는 '민감도sensitivity'와 누군가가 그 증상을 지니지 않았음을 판단하는 능력(즉 진정한 음성률)인 '특이도specificity' 사이에는 상쇄 관계가 있다. 양쪽을 종합한 것이 검사의 전반적인 정확도가 된다. 그러나 우리는 표적 집단의 그 질병 이환율(발병 비율)도 고려해야 한다. 우리가 검사하는 사람이 실제로 그 병을 지닐 가능성은 얼마나 될까? 유방촬영술은 민감도가 80퍼센트대 중반이고 특이도가 90퍼센트대 초반이다. 그러나 상대적으로 위험이 적은 집단, 즉 실제로 유방암에 걸릴 가능성이 1퍼센트인 집단을 검사한다면, 민감도가 상당히 높은 검사법이라고 해도 거짓 양성인 사람이 꽤 많이 나타날 것이다. 사실 이런 저위험 집단에서 유방촬영술의 '양성 예측값'은 약 10퍼센트에 불과하다. 즉 검사 결과가 양성으로 나오더라도 실제로 유방암에 걸릴 확률은 10명 중 약 1명이라는 뜻이다. 전반적인 이환율(따라서 위험)이 더 큰 집단에서는 검사 결과가 훨씬 더 믿을 만하게 나온다.

이러한 유방촬영술의 상황은 누구를 검사하고 어떤 위험 양상을 살펴볼지를 매우 전략적으로 따지고, 검사 결과가 우리에게 무엇을 알려줄 수 있고 없는지를 이해할 필요가 있음을 잘 보여준다. 어느 진단 검사도 100퍼센트 정확하지 않다. 따라서 유방암뿐 아니라 다른 여러 영역에서도 어느 한 가지 검사에 의존하는 것은 어리석은 짓이다. 우리는 여러 가지 검사를 겹친다는 관점에서 생각할 필요가 있다. 예를 들어 유방암을 살펴볼 때 유방촬영술에 초음파와 MRI(자기공명영상)를 통합하는 식이다. 여러 검사를 겹치면 해상도가 개선되고 불필요한 진료를 받을 가능성이 줄어들 것이다.

한마디로 문제는 검사 자체가 아니라 여러 검사를 어떻게 이용하느냐다. 전립샘암 검진은 더 좋은 사례다. 이 검진은 더 이상 "당신의 수치가 X 이상이므로 많은 불쾌한 부작용을 수반할 수 있는 고통스러운 검사인 전립샘 생검을 해야 한다"라는 식의 단순한 형태가 아니다. 이제 우리는 전립샘 특이 항원 속도(전립샘 특이 항원이 시간이 흐르면서 변하는 속도), 전립샘 특이 항원 밀도(전립샘 특이 항원 값을 전립샘의 부피로 나눈 값), 비결합 전립샘 특이 항원(혈액의 운반 단백질에 결합된 전립샘 특이 항원과 결합되지 않은 전립샘 특이 항원의 양을 비교한 값) 등 다른 여러 매개변수를 살펴본다. 이런 인자들을 고려하면 전립샘 특이 항원은 전립샘암 위험의 훨씬 더 나은 지표가 된다. 그리고 환자의 전립샘암이 얼마나 공격적이고 위험할 수 있는지를 더 잘 파악하게 해주는 특정한 단백질들을 살펴보는 4K 혈액 검사 같은 것도 있다.

우리가 답하고자 하는 핵심 질문은 이것이다. 우리 환자가 많은 남성이 그렇듯이 전립샘암을 지닌 채 사망할까, 아니면 전립샘암으로 사망할까? 우리는 이를 알아내는 과정에서 삶을 파괴하거나 해를 끼치고 싶지 않다. 내가 방금 묘사한 혈액 검사와 다중 매개변수 MRI$_{\text{multiparametric MRI, mpMRI}}$ 기법의 조합 덕분에 지금은 불필요한 생검이나 수술을 할 가능성이 매우 낮아졌다.

대장 내시경 검사는 몇 살부터 받아야 할까

잘록곧창자암(대장암) 검진을 둘러싸고도 더 조용하긴 하지만 비슷한 논쟁이 벌어진다. 이 검진은 오랫동안 중년에 이른 사람들의 통과 의례였다. 대장 내시경 검사의 목적은 완전히 형성된 종양뿐 아니라 큰창자(대장) 벽에서 튀어나온 돌기인 용종(폴립)도 살펴보는 것이다. 대부분의 용종은 작고 무해하며 결코 암이 되지 않지만 일부 용종은 악성으로 변해 큰창자 벽으로 침투할 가능성이 있다. 모든 용종이 암이 되지는 않지만 모든 대장암은 용종에서 나온다. 대장 내시경 검사가 그토록 강력한 도구인 것은 바로 이 때문이다. 내시경 의사는 암으로 발전할 수 있는 용종을 위험해지기 전에 찾아낼 뿐 아니라 대장 내시경에 달린 기구로 용종을 떼어내 검사를 맡기는 식으로 즉석에서 개입할 수 있다. 검진과 수술을 하나로 결합한다. 놀라운 도구다.

기존 지침은 위험이 평균 수준인 사람에게 50~75세에 대장암 검진을 하라고 권한다. 이런 예방 검진은 부담적정보호법Affordable Care Act의 적용을 받으며, 용종이 전혀 발견되지 않고 환자의 위험이 평균 수준이라면 10년마다 하라고 지침이 나와 있다. 그러나 50세를 첫 검진 연령으로 삼는 것이 너무 늦다는 증거가 충분히 쌓여 있다. 위험 인자가 평균 수준인 사람(즉 집안에 대장암 환자가 없고 염증성 창자 질환을 앓은 적도 없는 사람)이라고 해도 그렇다. 50세 이전에 대장암 진단을 받은 사람 중 약 70퍼센트는 이 병과 관련된 가족력도 유전적 질환도 전혀 없다.[31] 2020년 50세 이전에 잘록곧창자암으

• 대장암 검진 방법은 몇 가지가 있는데 두 범주로 나뉜다. 분변 검사와 직접 관찰 검사다. 분변 검사는 사실상 검진을 위한 검진이다. 분변 검사에서 양성으로 나오면 직접 관찰 검사를 한다. 큰창자의 아래쪽을 살펴볼 수 있는 구불창자 내시경 검사나 큰창자 전체를 살피는 전통적인 대장 내시경 검사를 한다. 내가 보기에 다른 검사법들은 대장 내시경 검사에 미치지 못한다.

질병 해방

로 사망한 미국인은 약 3640명이었다.[32] 또 이 병이 느리게 진행된다는 점을 생각하면 50세를 넘어서 이 병으로 사망한 이들 중 상당수는 50세 생일 때 이미 병을 앓고 있었을 가능성이 높다. 미국암협회가 2018년 지침을 개정해 위험 수준이 평균인 사람의 첫 검진 권고 연령을 45세로 낮춘 이유가 바로 이것이다.

나는 여기에서 더 나아가 위험 수준이 평균인 사람에게 40세에 대장 내시경 검사를 받으라고 권한다. 가족력이나 개인력을 따졌을 때 위험이 더 높을 수 있는 사람에게는 더욱 일찍 받도록 권한다. 그런 뒤 우리는 대장 내시경 검사 결과에 따라 빠르면 2~3년마다 검사를 반복한다. 예를 들어 목 없는 용종sessile polyp(무경성 용종)이 발견되면 아무것도 발견하지 못했을 때보다 검사 간격을 더 좁히곤 한다. 2~3년은 이런 검사를 반복하는 기간으로 따질 때 아주 짧은 듯하지만 정상적인 대장 내시경 검사가 이루어진 지 6개월에서 2년 사이에 대장암이 출현하는 사례도 있다. 후회하기보다는 안전을 도모하는 편이 더 났다.*

내가 전반적으로 지침이 제시하는 것보다 더 일찍 대장 내시경

---

* 2022년에 나온 연구에 따르면 10년 단위로 대장 내시경 검사를 받으라고 권고받은 사람과 권고받지 않은 사람을 비교했을 때 대장암 위험이 겨우 18퍼센트(상대적)와 0.22퍼센트(절대적) 감소했을 뿐이라고 한다. 그러나 대장 내시경 검사를 받으라는 권고를 들은 사람 중에서 실제로 받은 사람은 42퍼센트에 불과했고, 그들은 연구 기간에 단 한 차례 받았을 뿐이다. 나는 이 연구가 대장 내시경 검사를 자주 받는 것이 대장암 예방에 어떤 효과가 있는지를 시험한 것이 아니라, 사람들에게 (어쩌다가 한 번) 대장 내시경 검사를 받으라고 권하는 것이 어떤 효과가 있는지를 시험한 것이었다고 주장하고 싶다.

검사를 받으라고 권하는 이유는 무엇일까? 잘록곧창자암(대장암)이 모든 주요 암 중에서 발견하기가 가장 쉬우며, 위험 감소 측면에서 가장 큰 보상을 안겨주기 때문이다. 미국에서 5대 암에 속하는 대장암은 폐암(1위)과 유방암/전립샘암(여성/남성 2위) 다음으로 가장 치명적이며 췌장암(4위)과 간암(5위)이 그 뒤를 잇고 있다. 이 5대 암 중에서 대장암은 조기에 발견하기가 가장 쉽다. 비교적 접근하기 쉬운 곳인 큰창자에서 생기므로, 영상 장비나 외과적 생검을 하지 않고도 찾아낼 수 있다. 아주 쉽게 관찰할 수 있어서 정상 조직이 용종을 거쳐 종양으로 진행하는 양상을 파악할 수 있다. 일찍 발견할 수 있다는 사실은 엄청난 차이를 낳는다. 용종이나 증식물을 발견 즉시 제거할 수 있기 때문이다. 죽상경화판도 이렇게 할 수 있다면 얼마나 좋을까.

내 기본 방침은 검진을 너무 늦게 해서 위험에 빠지는 것보다는 일찍 하는 편이 훨씬 낫다는 것이다. 위험이 비대칭적이라는 점을 명심하자. 일찍 그리고 충분히 자주 검진하지 않는 것이야말로 가장 위험한 대안일 수 있다.°

● 지침에 대해 더 상세히 알고 싶은 사람을 위해 내가 몇 년 전 대장암 검진에 관해 쓴 블로그 글Attia(2020a)을 인용하겠다. "첫 대장 내시경 검사를 받고자 할 때 위험 대 편익 비를 높일 수 있는 요령이 몇 가지 있다. 먼저 담당 의사의 샘종 발견율adenoma detection rate, ADR을 물어야 한다. 샘종 발견율은 대장 내시경 검사를 받은 이들 중에서 샘종(대장 용종)이 하나 이상 발견된 사람의 비율이다. 샘종 발견율의 기준값은 남성 30퍼센트 이상, 여성 20퍼센트 이상이다. 또 대장 내시경 검사 때 의사에게 큰창자에 구멍이 뚫리는 천공을 얼마나 일으켰는지, 특히 주요 장 출혈 사건 같은 다른 심각한 합병증을 얼마나 일

육안 검사로 비교적 쉽게 발견할 수 있는 다른 암으로는 피부암과 흑색종이 있다. 파파니콜로 펴바른 표본pap smear 검사는 내가 환자들에게 매년 받도록 권장하는 또 다른 잘 정립된 최소 침윤 검사다. 몸속 내장에 생기는 암은 더 까다롭다. 직접 볼 수가 없으므로 폐암을 발견하려면 저선량 CT 같은 영상 기술을 써야 한다. 현재 흡연자나 흡연을 했던 사람에게는 이런 영상을 권고하지만 (늘 그렇듯이) 나는 비흡연자도 이런 영상을 찍어야 한다고 생각한다. 폐암 환자의 약 15퍼센트는 흡연을 한 적이 없는 이들이기 때문이다. 폐암은 암 사망 원인 중 1위인 동시에 비흡연자의 암 사망 원인 중 7위다.

CT와 비교할 때 MRI의 장점 하나는 이온화 방사선을 전혀 생성하지 않으면서 좋은 해상도를 제공한다는 것이다. DWIdiffusion-weighted magnetic resonance imaging, DW-MRI(확산강조MRI)라는 더 새로운 기술은 암과 비암을 식별하는 MRI의 능력을 높일 수 있다. DWI는 아주 짧은 시간 간격(대개 20~50마이크로초)으로 조직 안팎의 물 움직임(물 분자 확산)을 살펴보는 것이다. 어느 부위에 물이 고여 있거나 갇혀 있다면 빽빽하게 뭉쳐 있는 세포 덩어리, 즉 종양이 존재할 가능성이 있다. 따라서 세포들의 밀도가 높은 부위는 DWI에서 더 밝게 찍힌다. 이는 DWI를 '덩어리 검출기'로 쓸 수 있다는 의미다. 현재 DWI가 가장 유용하게 쓰이는 부위는 뇌다. 몸을 움직임으로써

으켰는지 물어야 한다. 또 회수 시간도 물어봐야 한다. 회수 시간은 검사할 때 대장 내시경을 다시 꺼내기까지 걸린 시간을 말한다. 시간이 길수록 더 꼼꼼하게 살펴본다는 것을 시사한다. 현재는 6분이 표준 시간이다."

생기는 인위적인 물 움직임이 가장 적은 부위기 때문이다.

나는 이 기술이 시간이 흐르면서 소프트웨어 최적화와 기술 표준화를 통해 더 개선될 것이라고 낙관한다. 물론 가장 나은 DWI 같은 첨단 기술도 단독으로 쓰일 때는 나름의 문제를 드러낸다. 이 검사는 민감도가 아주 높은 반면(즉 암이 있을 때 아주 잘 검출하므로 거짓 음성률이 아주 낮은 반면) 특이도는 상대적으로 낮다(즉 암이 없을 때 없다고 알려주는 일은 잘하지 못하므로 거짓 양성률이 높다). 이는 민감도와 특이도 사이의 어쩔 수 없는 타협이다. 원한다면 음과 양의 균형이라고 말할 수도 있다. 한쪽이 증가할수록 다른 쪽은 감소한다.*

나는 환자에게 전신 MRI 검진을 받는다면 다른 기관들을 잘 살펴보는 대신에 중요하지 않은 갑상샘(또는 다른 어떤 부위) 결절을 추적할 가능성이 꽤 높다고 알려준다. 그 결과 내 환자 중 약 4분의 1은 당연히 이런 검진을 받지 않는 쪽을 택한다.

액체 생검 기술의 유용성과 가능성

이제 암 검진 연장통에서 다음 도구를 꺼내보겠다. 영상 검사의 높은 민감도/낮은 특이도 문제를 보완할 수 있는 도구다. 나는 혈액

• MRI의 특이도는 샘 조직에서 특히 낮다. MRI는 샘암을 검출하는 쪽으로 뛰어난데 너무 잘한다는 점이 문제다. 갑상샘이 특히 더 그럴 수 있다.

검사를 통해 암 유무를 검출하는 이른바 '액체 생검'을 조심스럽게 낙관적으로 바라본다. 액체 생검은 2가지 용도로 쓰인다. 치료를 받은 환자의 암 재발 여부를 검사하는 용도와 건강한 환자의 암을 검진하는 용도다. 후자는 다중 암 조기 진단multicancer early detection이라는 급속히 발전하고 있는 유망한 신생 분야다.

내 의대 동급생이자 현재 스탠퍼드 종양학 교수인 맥시밀리언 딘Maximilian Diehn은 2012년 이래로 이 연구의 최전선에서 일해왔다. 맥시밀리언 연구진은 처음에 단순해 보이는 질문을 하는 것으로 시작했다. "폐암 환자의 종양을 떼어낸 뒤 혈액 검사를 통해 종양 재발의 징후를 알아낼 수 있는 방법이 있을까?"

기존에는 종양을 '볼' 수 있도록 해주는 CT 영상 같은 기술을 이용해 검사를 했다. 방사선에 노출된다는 점도 있지만, 이 검사의 주된 문제점은 해상도가 그리 높지 않다는 것이다. 이런 영상 기술은 지름이 약 1센티미터 이하인 암을 찾아내기가 무척 어렵다. 설령 이런 1센티미터짜리 결절이 환자 몸에 생긴 유일한 암세포 덩어리라고 가정해도(그다지 좋은 가정은 아니다. 덫에 잡힌 생쥐 한 마리가 집에 있는 유일한 생쥐일 가능성은 거의 없다) 전통적인 검출의 문턱에 다다를 즈음에는 암세포가 10억 개 이상으로 늘어난 상태다. 이런 재발 암을 더 일찍 발견할 수 있다면 환자를 완화 상태로 유지할 가능성이 더 커질 수 있다. 앞서 말했듯이 수술 후 보조 요법을 쓰는 것이 전이성 암을 치료하는 것보다 쉬운 것과 같은 이유에서다.

맥시밀리언 연구진은 전혀 다른 방법을 내놓았다. 암세포는 계속 성장하므로 종양 DNA 조각을 비롯한 세포 물질이 혈액으로 스며 나오는 경향이 있다. 이 이른바 세포 유리 DNAcell-free DNA를 검출하는 혈액 검사가 있다면 어떨까? 우리는 수술을 통해 종양의 유전적 표지를 이미 알고 있을 것이다. 즉 폐의 암세포와 정상 세포가 어떻게 다른지 파악하고 있을 것이다. 그렇다면 환자의 혈장에서 이런 세포 유리 DNA를 검사해 암 재발 여부를 파악할 수 있을 것이다.*

오해하지 말기 바란다. 그렇다고 해도 이 일은 건초 더미에서 바늘 하나를 찾는 것과 비슷하다. 액체 생검을 통해 찾고자 하는 암, 즉 초기 단계 암에서 나오는 세포 유리 DNA 중 약 0.01~0.001퍼센트(1만~10만 개 중 약 1개)를 찾아낸다는 이야기다. 매우 철저히 살펴볼 수 있는 차세대 선별 기술의 도움을 받아야만 가능하다. 이런 검사는 수술 후 상황에서 점점 더 널리 쓰이고 있지만 이 기술 자체는 아직 유아기에 있다. 여기서 핵심은 찾고자 하는 것이 무엇인지 알아야 한다는 것이다. 즉 정상 세포와 암세포를 구분하는 돌연변이가 무엇인지다.

일부 연구자는 혈액 검사를 통해 건강해 보이는 사람들을 대상으로 암 유무를 전반적으로 검진하는 방법을 연구하기 시작했다. 이는 건초 더미 10개에서 바늘 하나를 찾아내는 방식으로 10배 더 어려운 일이다. 게다가 이 사례에서는 바늘이 어떻게 생겼는지조차 모

● 　전통적인 고형 조직 생검solid-tissue biopsy과 구별하기 위해 액체 생검liquid biopsy이라고 한다(생검은 '생체 검사'의 줄임말이다-옮긴이).

른다. 검진 대상자가 암에 걸렸는지 여부도 모르므로 그들의 종양 돌연변이 패턴조차 알지 못한다. 따라서 다른 잠재적인 표지를 찾아야 한다.

그레일Grail은 이런 검사 분야에서 앞서 나가는 기업 중 하나인데, 유전자 서열 분석 기업인 일루미나Illumina의 자회사다. 그레일은 갤러리Galleri라는 검사법을 써서 세포 유리 DNA의 메틸화methylation 양상을 살펴본다. 메틸화는 DNA 분자에 일어나는 화학적 변화의 하나인데, 이 변화 양상을 토대로 암의 유무를 판단한다. 갤러리 검사는 초대용량 선별 기술과 거대 인공지능 엔진을 써서 혈액에서 2가지 중요한 정보를 찾아낼 수 있다. 암이 존재할까? 있다면 어디에 있을까? 몸의 어느 부위에서 생겼을 가능성이 가장 높을까?

모든 진단 검사처럼 여기서도 보정이나 조정을 거친 뒤에야 판단이 이루어진다. 그런데 여기서는 민감도나 특이도 중 어느 쪽을 더 중시할까? 갤러리는 혈액 세포 유리 유전체 지도Circulating Cell-free Genome Atlas, CCGA라는 데이터베이스를 토대로 타당성이 입증되었다.[33] 암이 있거나 없는 1만 5000명 이상의 혈액을 조사해 구축한 데이터베이스다. 이 혈액 세포 유리 유전체 지도 연구에서 갤러리 검사는 매우 높은 특이도를 지닌다는 것이 드러났다. 약 99.5퍼센트, 즉 거짓 양성률이 0.5퍼센트에 불과하다는 의미다. 검사 결과 몸 어딘가에 암이 있다고 나오면 실제로 암에 걸렸을 가능성이 높다. 반면에 암의 단계에 따라서 민감도는 낮을 수 있다(즉 검사에서 암이 없다고 나와도 반드시 없다고 할 수는 없다).

그러나 여기서 염두에 두어야 할 점은 이 검사가 MRI나 유방촬영술 같은 방사선 촬영 검사보다 해상도가 훨씬 높다는 것이다. 영상 기반 검사는 종양을 '봐야' 하는데 종양이 특정한 크기에 다다라야만 볼 수 있다. 반면에 갤러리는 모든 크기의 종양, 심지어 영상 검사에서는 보이지 않는 크기의 종양에서도 나올 수 있는 세포 유리 DNA까지 검사할 수 있다.

혈액 세포 유리 유전체 지도의 초기 연구에서는 예상한 대로 검출 가능성이 종양의 단계뿐 아니라(종양이 더 진행될수록 혈액에서 세포 유리 DNA를 발견할 가능성이 더 높다) 종양의 하위 유형과도 관련이 있다는 결과가 나왔다. 예를 들어 호르몬 수용체 양성 유방암 1기와 2기에서 검출률은 약 25퍼센트인 반면, 호르몬 수용체 음성 유방암 2기와 3기에서 검출률은 약 75퍼센트다. 이 차이는 무엇을 말해줄까? 우리는 유방암이 단일한 병이 아니며, 호르몬 수용체 음성 종양이 호르몬 수용체 양성 종양보다 훨씬 더 치명적임을 안다. 따라서 이 검사는 더 치명적인 유형의 유방암을 더 정확히 검출한다는 것을 말해준다.

액체 생검은 2가지 기능을 지닌다고 볼 수 있다. 첫 번째는 이진법 질문인 암의 유무 판단이다. 두 번째이자 아마 더 중요한 기능은 특정한 암의 생물학적 특성을 더 깊이 파악하는 것이다. 이 특정한 암은 얼마나 위험할까? 세포 유리 DNA를 더 많이 흘리는 암은 더 공격적이고 더 치명적인 경향을 보이는 듯하다. 따라서 우리가 최대한 빨리 발견해서 치료하고자 하는 암이다.

조기 진단 검사 기술은 아직 유아기에 있다. 그러나 나는 방사선 영상(MRI 등)에서부터 직접 시각화(대장 내시경 검사 등), 생물학적/유전적 검사(액체 생검 등)에 이르기까지 다양한 진단 검사를 짝짓는다면 거짓 양성 사례를 최소로 줄이면서 더 일찍 치료할 필요가 있는 암을 올바로 파악할 수 있을 것이라고 본다.

나는 여기에 함축된 의미가 지각 변동을 일으킬 수준이라고 본다. 액체 생검이 약속을 실현한다면 우리는 조기에, 그러니까 암의 시간표를 완전히 뒤집어서 암을 통제하거나 더 나아가 제거할 가능성이 있을 때 으레 개입할 수 있을 것이다. 현재 으레 하듯이 이미 환자에게 안 좋은 쪽으로 가능성이 낮아져서 기적을 바랄 수밖에 없는 말기 단계에서야 개입하는 것이 아니라 말이다.

* * *

모든 네 기사 질병 중에서 아마 암이 가장 예방하기가 힘들 것이다. 또 암은 체세포 돌연변이의 축적 등 다양한 형태의 불운이 가장 큰 역할을 하는 질병이다. 데이터에서 뚜렷이 드러나는 발암 위험 중에서 우리가 실제로 변경할 수 있는 것은 흡연, 인슐린 저항성, 비만뿐이며, 모두 피할 수 있는 위험이다. 오염(공기, 물 등)도 여기에 포함될 수 있지만 데이터로 보면 좀 더 불분명하다.

우리는 치매와 알츠하이머병(다음 장에서 살펴볼 것이다)과 달리 암에는 몇 가지 치료 방안을 갖고 있으며, 특히 면역요법은 전망이 아주 밝다. 그러나 우리의 치료와 예방 전략에서 암에 맞서는 도구는 심혈관 질환과 인슐린 저항성에서부터 2형 당뇨병에 이르는 대사 기능 이상의 스펙트럼에 대처하는 도구보다 훨씬 효과가 작은 상태로 남아 있다.

어떤 기적에 가까운 돌파구가 일어나 암을 완전히 예방하거나 '완치하는' 방법을 터득하는 일은 내 생애에는 일어나지 않을 가능성이 높다. 그러므로 그런 일이 가능해지기 전까지는 개별 암이 가장 취약한 단계에 있을 때 적절한 요법으로 공략할 수 있도록 암의 조기 검출에 훨씬 더 노력을 집중해야 한다.

항암의 첫 번째 법칙이 "암에 걸리지 마라"라면, 두 번째 법칙은 "최대한 빨리 잡아라"다.

이것이 바로 내가 조기 검진을 주창하는 이유다. 암이 진행되어 치료를 회피할 수 있는 돌연변이가 생기기를 기다리기보다 돌연변이가 더 적은 더 작은 종양을 치료하는 편이 훨씬 쉽다는 것은 명백한 진리다. 암을 조기에 잡을 수 있는 유일한 방법은 적극적인 검진뿐이다.

그러려면 상당한 비용이 든다. 이 점은 의학 2.0이 검진에 더 보수적인 한 가지 이유다. 경제적 비용은 물론이고 정서적 비용도 든다. 거짓 양성을 낳을 수 있는 검사는 특히 더 그렇다. 그리고 대장 내시경 검사에 따르는 약간의 위험이나 불필요한 생검에 따르는 더 큰 위험 같은 부수적인 위험도 있다. 이 3가지 비용과 암을 발견하지 못했을 때, 아직 쉽게 치료할 수 있는 더 이른 시기에 알아차리지 못

질병 해방

했을 때의 비용을 비교해봐야 한다.

이런 변화가 쉬울 것이라고 말하는 사람은 아무도 없다. 우리는 아직 갈 길이 멀다. 그러나 여러 전선에서 마침내 희망이 보이고 있다. 내가 암 외과의가 되기 위해 훈련을 받던 때에 비하면 훨씬 더 그렇다. 암과의 전쟁을 시작한 지 50여 년이 지난 지금, 우리는 마침내 암 진단이 대개 암울한 문제의 뒤늦은 발견이 아니라 치료 가능한 문제의 조기 검출을 의미하는 세상으로 나아가는 길을 볼 수 있게 되었다.

더 나은 검진 기술과 면역요법 같은 더 효과적인 치료법 덕분에 암은 언젠가는 관리 가능한 질병이 될 수 있을 것이다. 어쩌면 심지어 네 기사 질병의 자리에서 밀려날지도 모른다.

9장

치매, 기억과 자아 상실
알츠하이머병 등 신경퇴행성 질환 이기는 법

발견의 가장 큰 장애물은 무지가 아니라 지식의 착각이다.

―대니얼 J. 부어스틴Daniel J. Boorstin

세상에서 가장 치료하기 힘든 병, 치매

사람들은 대개 아프거나 아픈 것 같다는 생각이 들면 의사를 찾
곤 한다. 그런데 나를 찾는 환자들은 거의 다 비교적 건강할 때 또
는 건강하다고 생각할 때 처음으로 온다. 스테파니Stephanie도 그랬다.
2018년 초 40세의 나이에 내 진료실을 처음 찾았을 때 그녀는 실제

로 몸이 아파서 온 것이 아니었다. 그저 장수에 '관심'이 있어서였다.

그녀의 가족력은 눈에 띄는 것이 별로 없었다. 친조부모와 외조부모 중 세 분은 70대 말이나 80대 초에 죽상경화증의 합병증으로 사망했고, 한 분은 암으로 사망했다. '가장 위대한 세대Greatest Generation'(1901~1927년생 미국인으로 대공황의 여파와 2차 세계대전을 딛고 미국의 부흥을 이끈 세대-옮긴이)의 전형적인 삶의 궤적이었다. 유일한 경고 표지판은 건강한 70세 어머니의 기억력이 좀 떨어지기 시작했다는 사실이었다. 스테파니는 그저 어머니가 '노년'이라서 그런가보다 생각했다.

우리는 혈액 검사를 하고 일주일 뒤 결과가 나오면 다시 보기로 했다. 나는 생체표지자를 최대한 활용하는 쪽이기에 포괄적인 검사를 했다. 거기에는 7장에서 말한 고위험 지질단백질인 Lp(a)와 apoB 수치가 포함되었다. 또 나는 4장에서 말한 알츠하이머병 위험과 관련된 유전자 *APOE* 유전형도 늘 검사한다. 그런데 검사 결과를 죽 훑자마자 즉시 몇 가지가 눈에 들어왔다.

검사 결과 그녀가 알츠하이머병 위험이 더 높은 *APOE e4* 대립유전자를 갖고 있음이 드러났다. 그것도 하나가 아니라 쌍으로(*e4/ e4*) 지니고 있었다. 가장 흔한 *e3* 대립유전자를 쌍으로 지닌 사람보다 알츠하이머병에 걸릴 위험이 12배 더 높다는 의미였다. *APOE*의 *e2* 형태는 알츠하이머병을 막는 듯하다. 이 병에 걸릴 확률이 *e2/e3*인 사람은 약 10퍼센트, *e2/e2*인 사람은 약 20퍼센트 더 낮다.[1] 스테파니는 운이 나빴다.

그녀는 내가 만난 사람 중에서 이 아주 드문 유전형을 지닌 네 번째 환자였다. 인구 중 약 2~3퍼센트가 이 유전형에 해당한다. 그리고 돌이켜보면 어머니의 건망증이 알츠하이머병 초기 증상이었을 수 있었지만. 그녀는 자신에게 어떤 위험이 있는지 전혀 알지 못했다. 이제 나는 이중의 도전 과제에 직면했다. 이 소식을 직접 하지만 부드럽게 알릴 방법을 찾아내는 일과 이것이 무엇을 의미하고 또 무엇을 의미하지 않는지를 설명하는 더 까다로운 일이었다.

이런 상황에서는 대개 요점으로 바로 들어가는 것이 최선이라고 나는 생각한다. 그래서 마주 앉아 이렇게 말했다. "혈액 검사 결과를 살펴보았는데 우려되는 게 있어요. 지금 문제가 있다는 게 아니라 앞으로 이삼십 년 뒤에 일으킬 위험을 생각하면 그렇다는 겁니다. 당신은 알츠하이머병에 걸릴 위험을 높이는 유전자 조합을 보유하고 있어요. 또 우리가 기정사실을 말하는 것이 아니라 위험의 표지자를 이야기하고 있다는 사실을 이해하는 것이 중요해요. 그리고 이 위험을 줄일 수 있다고 내가 확신한다는 사실도요."

스테파니는 넋이 나간 표정이었다. 그녀는 가뜩이나 스트레스를 받고 있었다. 이혼에다 직장 문제도 있어 가뜩이나 힘든데 이런 말까지 들었으니까. 망연자실한 표정으로 죽음을 선고받았다는 생각에 빠져 있는 사람에게 유전자와 위험 요인의 미묘한 사항들을 설명하기란 쉬운 일이 아니다. 여러 주에 걸쳐 몇 차례 이야기를 나눈 끝에야 비로소 그녀는 내가 하려는 이야기의 나머지 부분을 이해하기 시작했다. 내가 사실상 죽음을 선고한 것이 아니라는 점을 말이다.

알츠하이머병은 아마 '네 기사 질병' 중 가장 대처하기 어렵고 가장 치료하기 힘든 질환일 것이다. 죽상경화증과 비교하면 우리는 이 병이 어떻게 그리고 왜 시작되는지조차 제대로 알지 못하며, 예방하거나 진행을 늦출 방법도 잘 알지 못한다. 암과 달리 알츠하이머병은 현재로서는 증상이 일단 시작되면 치료할 방법이 전혀 없다. 그리고 2형 당뇨병과 관련 대사 기능 이상과는 달리 진행을 되돌리기도 쉽지 않아 보인다(비록 아직 명확한 것은 아니지만). 내 환자들이 거의 예외 없이 사망을 비롯한 노화의 다른 결과보다 치매를 훨씬 더 두려워하는 것은 바로 이 때문이다. 그들은 정신을, 그러니까 자아를 잃느니 차라리 암이나 심장병으로 죽기를 원할 것이다.

알츠하이머병이 가장 흔하긴 하지만 우리를 걱정스럽게 하는 다른 신경퇴행성 질환도 있다. 그중 가장 흔한 것은 루이소체치매Lewy body dementia(레비소체치매)와 파킨슨병이다. 둘 다 '루이 소체Lewy body'(레비 소체)를 지닌 치매이긴 한데 서로 다른 병이다. 두 병의 주된 차이점은 루이소체치매가 주로 정신을 좀먹는, 다시 말해 인지력에 영향을 미치는 장애인 반면, 파킨슨병은 주로(전적으로 그렇지는 않지만) 운동 장애(이 운동 장애가 인지력 쇠퇴의 결과지만)라고 여겨진다는 것이다. 미국에서 알츠하이머병 환자는 약 600만 명, 루이소체치매 환자는 약 140만 명, 파킨슨병 환자는 약 100만 명에 달하며, 신경퇴행성 질환 중에서 파킨슨병 환자가 가장 빠르게 늘고 있다. 게다가 근위축성측삭경화증(루게릭병)과 헌팅턴병Huntington's disease 같은 덜 흔하지만 마찬가지로 심각한 신경퇴행성 질환도 많다.

이 모든 질환은 어떤 형태로든 신경 퇴행이 일어난 결과며 아직까지 완치시킬 방법은 전혀 나와 있지 않다. 이런 복잡한 질환들이 어떻게 진행되는지 추적하기 위해 수십억 달러씩 계속 쓰고 있음에도 그렇다. 가까운 미래에 돌파구가 일어날 가능성도 있지만 현재로서는 예방에 힘쓰는 것이 최선이자 유일한 전략이다. 그나마 찔끔 나오는 희소식은 전통적으로 완전히 별개인 서로 다른 질병으로 여겼던 이런 장애들이 예전에 생각했던 것보다 더 큰 연속체를 이루고 있다는 증거가 갈수록 더 많이 나오고 있다는 것이다. 이는 이 질환에 속한 일부 질병의 예방 전략을 여기에 속한 모든 질병에 공통으로 적용할 수 있을 것이라는 의미다.

많은 의사는 *APOE* 유전자 검사를 꺼린다. 고위험 *e4* 대립유전자를 지닌 사람은 알츠하이머병에 걸릴 가능성이 거의 확실하지만 그들을 위해 할 수 있는 일이 아무것도 없다는 것이 기존 상식이기 때문이다. 그렇다면 굳이 이 끔찍한 지식을 환자에게 알릴 부담을 질 이유가 없지 않을까?

그렇지만 알려야 한다. 나쁜 소식은 두 유형이 있기 때문이다. 우리가 바꿀 수 있는 것에 관한 소식과 바꿀 수 없는 것에 관한 소식이 그것이다.

나는 환자의 *e4* 상태가 바꿀 수 없는 것에 속한다고 여기는 것은 실수라고 본다. 알츠하이머병 환자의 절반 이상이 *e4*를 최소한 하나 지니고 있다는 것은 사실이다. 그렇지만 이 위험 유전자를 지닌 것과 알츠하이머병에 걸려 치매 진단을 받는 것은 다른 문제다.

*e4/e4*를 지녔으면서 치매 증상을 전혀 보이지 않는 백세인 사례가 있기 때문이다. *e4*로부터 지켜주는 다른 유전자들을 지닌 덕분일 가능성이 높다. 예를 들어 클로토*Klotho, KL* 유전자의 한 변이체인 *kl-vs*는 *e4*를 지닌 사람이 치매에 걸리지 않게 막는 듯하다.[2] 또 많은 이들은 '정상적인' *e3/e3*를 지녔는데 알츠하이머병에 걸리곤 한다. 따라서 *e4* 유전자 변이체는 그저 위험을 증가시킨다는 신호일 뿐이다. 이것이 모든 것을 결정하지는 않는다는 뜻이다.

내가 스테파니에게 강조하려고 애쓴 또 한 가지는 시간이 그녀의 편이라는 것이었다. 알츠하이머병은 약 65세 이전까지는 임상적으로 질병이라는 진단이 내려질 정도로 진행되는 일이 거의 없으며, *e4*를 쌍으로 지닌 사람도 마찬가지다. 따라서 현재 쓸 수 있는 도구를 이용해 이 끔찍한 병의 발생을 막거나 늦추는 노력을 할 시간이 약 25년이나 있다. 그사이에 연구자들이 더 효과적인 치료법을 내놓을지도 모른다. 스테파니의 사례는 전형적인 비대칭 상황, 아무 일도 하지 않는 것이야말로 사실은 가장 위험한 행동 방침인 상황이었다.

알츠하이머병이란 무엇인가

알츠하이머병이라는 이름이 처음 붙여진 것은 1900년대 초였지만 '노망' 현상 자체는 고대부터 죽 언급되어왔다. 플라톤은 늙음이 "어리석음뿐 아니라 온갖 건망증을 일으키는" 듯하므로 노인은

질병 해방

예리한 통찰력이나 판단력이 필요한 지도자 자리에 부적합하다고 믿었다. 윌리엄 셰익스피어는 《리어왕King Lear》에서 쇠퇴하는 정신을 붙들고 허우적거리는 노인의 모습을 강렬하게 보여주었다.

이것이 질병일 수 있다는 개념을 처음으로 제시한 사람은 독일 프랑크푸르트의 국립 정신병원에서 의료과장으로 일하던 정신과 의사 알로이스 알츠하이머Alois Alzheimer였다. 1906년 그는 말년에 기억 상실, 환각, 공격적 행동, 혼란 증세에 시달렸던 50대 중반의 여성인 아우구스테 데터Auguste Deter를 부검하다가 뇌에 뭔가 뚜렷하게 문제가 있음을 알아차렸다. 뉴런들이 뒤엉키고 거미줄처럼 뻗어 있었는데 치아처럼 하얀 물질로 덮여 있었다. 이 기이한 모습이 너무나 인상적이었기에 그는 그림으로 남겼다.

나중에 다른 동료가 이 증상에 '알츠하이머병'이라는 이름을 붙였지만, 1915년 알츠하이머가 사망한(51세에 감기 합병증으로) 뒤로 그가 파악한 이 병은 50년 동안 거의 잊혔다. 헌팅턴병, 파킨슨병, 루이소체치매 등 다른 덜 흔한 신경 질환들과 함께 사람들의 관심에서 멀어졌다. 아우구스테 데터처럼 기분 변화, 우울, 기억 상실, 과민성, 비합리성 등 현재 우리가 이런 질환들과 연관짓곤 하는 증후군을 보이는 환자들은 으레 정신병원에 수용되었다. 한편 평범한 '노망'은 플라톤 시대 이래로 노화의 불가피한 일부라고 여겨졌다.

과학자들이 '노년 치매senile dementia'(노인성 치매)가 노화의 정상적인 결과가 아니라 하나의 질병 상태임을 받아들이기 시작한 것은 1960대 말이 되어서였다. 영국의 세 정신과 의사 개리 블레스드Garry

Blessed, 버나드 톰린슨Bernard Tomlinson, 마틴 로스Martin Roth는 치매로 사망한 환자 70명의 뇌를 조사했는데, 알로이스 알츠하이머가 관찰한 것과 같은 판과 엉킨 덩어리를 지닌 이들이 많다는 것을 알아차렸다. 더 조사를 하니 환자의 인지력 장애 정도가 뇌에 있는 판의 양과 상관관계가 있는 듯했다. 그들은 이 환자들도 알츠하이머병에 걸렸다고 결론지었다. 10여 년 뒤인 1980년대 초에 다른 연구자들은 판에서 아밀로이드 베타amyloid-beta라는 펩타이드를 찾아냈다. 알츠하이머병 사건 현장에서 흔히 발견되곤 했기에 아밀로이드 베타가 알츠하이머병의 주된 원인이라는 추측이 곧바로 나왔다.

아밀로이드 베타는 뉴런 시냅스에 정상적으로 있는 막 단백질인 아밀로이드 전구체 단백질amyloid precursor protein, APP이 세 조각으로 쪼개질 때 생긴다. 아밀로이드 전구체 단백질은 정상적인 상황에서는 두 조각으로 쪼개지며, 그럴 때는 아무 문제도 없다. 그러나 세 조각으로 쪼개지면 그중 한 조각이 '잘못 접히게' 된다. 정상 구조를(따라서 기능을) 잃고서 화학적으로 더 끈적해짐으로써 뭉쳐 덩어리가 되기 더 쉬워진다는 뜻이다. 이것이 바로 아밀로이드 베타로, 분명히 몸에 안 좋다. 유전자 조작을 통해 실험실 생쥐의 뇌에 아밀로이드 베타가 쌓이도록 하자(생쥐는 자연 상태에서는 쌓이지 않는다), 단순한 미로에서 먹이를 찾는 일처럼 대개는 쉽게 해내는 인지 과제를 잘 수행하지 못했다. 그런 한편으로 아밀로이드는 타우tau라는 또 다른 단백질도 쌓이게 한다. 타우는 신경 염증을 유발하고 궁극적으로 뇌가 쪼그라들게 만든다. 타우는 알로이스 알츠하이머가 아우구스

질병 해방

테 데터에게서 관찰한 신경 '엉킴tangle'을 일으킬 가능성이 높다.

과학자들은 아밀로이드 베타가 아주 빠르게 쌓이도록 함으로써 꽤 젊은 나이에 거의 확실하게 이 병에 걸리게 만드는 유전자 돌연변이도 몇 가지 찾아냈다. *APP*, *PSEN1*, *PSEN2*가 가장 흔한데, 이런 돌연변이들은 대개 아밀로이드 전구체 단백질의 분열에 영향을 미친다. 이런 유전자를 지닌 집안에서는 초조발성 알츠하이머병very-early-onset Alzheimer's disease이 만연해 있다. 30대와 40대에 증상이 나타나는 이들이 흔하다. 다행히 이런 돌연변이는 아주 드물지만 65세 이전에 발병하는 조발성 알츠하이머병early-onset Alzheimer's disease 환자의 10퍼센트(알츠하이머병 환자 전체 중에서는 약 1퍼센트)를 차지한다.[3] 다운증후군 환자의 몸에도 시간이 흐르면서 아밀로이드 판이 대량으로 쌓이는 경향이 있다. 아밀로이드 전구체 단백질 분열과 관련된 유전자들이 21번 염색체에 있기 때문이다.

나와 있는 증거들에 비추어 볼 때 뇌에 아밀로이드 베타가 쌓이는 것이 알츠하이머병의 직접적인 원인이라고 결론 짓는 것도 그다지 무리는 아니었다. 이 이른바 '아밀로이드 가설'은 1980년대 이래로 알츠하이머병의 주류 이론으로 자리를 잡았고, 국립보건원과 제약업계의 연구 우선순위에 놓여 있었다. 아밀로이드를 제거할 수 있다면 알츠하이머병의 진행을 멈추거나 되돌릴 수도 있을 것이라는 생각이었다. 그러나 이 방법은 효과가 없었다. 지금까지 이런저런 식으로 아밀로이드 베타를 표적으로 한 약물이 수십 가지 개발되었다. 그러나 아밀로이드를 제거하거나 아밀로이드 생산을 억제하는 데 성공한 약물조차 환자의 인지 기능을 개선하거나 병의 진행을 늦추는 혜택을 보여주지 못했다. 단 하나도.[4]

이런 약물들이 잇달아 실패하자 환자들에게 너무 늦게, 즉 질병이 이미 자리를 잡은 뒤에 약물을 투여했기에 효과가 없는 것이라는 가설이 나왔다. 알츠하이머병이 서서히, 수십 년에 걸쳐서 진행된다는 사실은 잘 알려져 있다. 약물을 더 일찍 투여한다면 어떨까? 이 유망한 가설을 검증하기 위해 기본적으로 조발성 알츠하이머병에 걸릴 것이라고 예정되어 있는 돌연변이를 물려받은 사람들을 포함한 대규모 참가자들을 대상으로 임상 시험이 이루어졌다. 이 잘 알려진 임상 시험에서도 약물들은 효과가 없음이 드러났다. 2022년에 제약회사 로슈와 제넨텍은 범위를 더 넓혀서 유전적으로 정상이면서 치매 증상이 전혀 보이지 않지만 뇌에 아밀로이드가 쌓이고 있음이 드러난 사람들을 대상으로 아밀로이드 억제 화합물을 조기에 처방했을 때 효과가 나타나는지를 살펴보는 임상 시험을 시작했다. 결과는 2026년에 나올 예정이다. 일부 연구자는 아밀로이드가 있지만 타우가 없을 때는 병 진행을 되돌릴 수 있다고 생각한다. 타우가 더 늦게 나타나기 때문이다. 이 이론도 현재 다른 임상 시험을 통해 검증되고 있다.

한편 2021년 6월 미국 식품의약국은 아두카누맙aducanumab, 제품명 아두헬름Aduhelm이라는 아밀로이드를 표적으로 한 약물을 승인했다. 제조사인 바이오젠은 전에도 승인을 받기 위해 데이터를 두 차례 제출했다가 탈락한 바 있었다. 이번이 세 번째 시도였다. 미국

질병 해방

식품의약국의 전문가 자문 위원회는 혜택의 증거가 미미하거나 상충된다면서 이번에도 승인을 거부하라고 권고했지만 당국은 무시하고 승인을 내주었다. 그러나 시장은 미지근한 반응을 보이고 있다. 메디케어Medicare(미국의 공공 의료 보장 제도-옮긴이)와 일부 민간 보험사는 한 대학교에서 임상 시험에 쓰이고 있는 사례를 제외하고서 연간 2만 8000달러에 달하는 이 약물 치료비에 보험 적용을 하지 않고 있다.

이렇게 개발된 약물들이 잇달아 실패함에 따라서 알츠하이머병 치료 분야는 좌절과 혼란에 빠졌다. 아밀로이드가 오랫동안 이 병의 증표로 여겨져왔기 때문이다. 메이요병원Mayo Clinic 알츠하이머병연구센터Alzheimer's Disease Research Center의 로널드 피터슨Ronald Petersen 소장은 2020년 《뉴욕타임스》에서 이렇게 말했다. "아밀로이드와 타우는 이 병을 정의한다. … 아밀로이드를 공략하지 않는다는 것은 말도 안 된다."[5]

그러나 일부 과학자들은 무엇보다 이런 약물들이 실패했음을 언급하면서, 아밀로이드가 모든 알츠하이머병의 원인이라는 개념에 공개적으로 의문을 제기하기 시작했다. 2006년 당시 시들해지는 듯하던 아밀로이드 이론에 새롭게 추진력을 불어넣으며 널리 인용된 연구 결과에 의문을 제기하는 논문이 2022년 7월 《사이언스》에 실리면서 그들의 의구심은 정당성을 얻는 듯했다. 2006년 연구는 아밀로이드의 한 특정한 종류가 직접 신경 퇴행을 일으킨다고 꼭 집어서 언급했다. 그 뒤로 해당 아밀로이드는 집중적인 연구 대상이 되었다. 그런데《사이언스》논문은 그 연구에 실린 주요 이미지들이 조작된 것이라고 지적했다.

오랫동안 있다고 여겨진 아밀로이드와 신경 퇴행 사이의 인과 관계에 의문을 제기하는 증거들은 이미 많이 쌓여 있었다. 부검 연구는 정상적인 인지 능력을 유지했음에도 부검했을 때 뇌에 아밀로이드가 대량으로 쌓여 있음이 드러나는 이들이 25퍼센트를 넘는다는 것을 보여주었다. 심각한 치매로 사망한 환자들만큼 뇌에 플라크가 잔뜩 쌓여 있는 이들도 있었다. 그런데 어떤 이유에서인지 이들은 인지력 감퇴 증상을 전혀 보이지 않았다. 이 관찰 결과는 사실 새로운 것이 아니었다. 블레스드, 톰린슨, 로스도 1968년에 다른 연구자들이 "노인 치매 환자뿐 아니라 정상적인 사람에게서도 판 형성을 비롯한 변화들이 심하게 일어나곤 한다"라는 사실을 관찰했다고 적었기 때문이다.[6]

일부 전문가들은 정상인 사람들이 사실은 알츠하이머병에 걸려 있지만 증상이 더 늦게 나타나거나 뇌에 일어난 손상을 어떻게든 숨기거나 보완했을 것이라는 입장을 유지한다. 그러나 더 최근의 연구들은 그 반대가 참일 수 있다고 말한다. 흔히 쓰이는 두 진단 기술인 아밀로이드 PET 영상과 뇌척수액cerebrospinal fluid, CSF 생체표지자 검사에서 상당한 인지력 쇠퇴를 비롯해서 알츠하이머병의 모든 증상을 지님에도 뇌에 아밀로이드가 거의 또는 전혀 쌓이지 않은 환자들이 있었다. 캘리포니아대학교 샌프란시스코캠퍼스 기억노화센터 Memory and Aging Center 연구진은 약하거나 중간 수준의 치매 환자 중 약

3분의 1은 PET 영상으로 볼 때 뇌에 아밀로이드가 쌓인 증거가 전혀 없다고 발표했다.[7] 또 아밀로이드 축적 정도와 병의 심각성 사이의 상관관계가 약할 뿐이라는 연구들도 있다. 따라서 아밀로이드 베타 판의 존재가 알츠하이머병 발생의 필요조건도 충분조건도 아닐 가능성이 있는 듯하다.

이는 또 다른 가능성을 제기한다. 알로이스 알츠하이머가 1906년에 관찰한 것이 현재 전 세계 수백만 명이 앓고 있는 알츠하이머병과 다른 것일 수 있지 않을까? 한 가지 주요 단서는 발병 연령과 관련이 있다. 대개 우리가 알츠하이머병이라고 부르는 후발성 알츠하이머병late-onset Alzheimer's disease은 65세까지는 환자가 그다지 많지 않다. 그런데 알츠하이머 박사의 첫 번째 환자인 아우구스테 데터는 50세에 이미 심각한 증상을 보였다. 이는 60대 후반, 70대, 80대에 서서히 나타나기 시작하는 치매보다는 조발성 알츠하이머병에 더 들어맞는 궤적이었다. 2013년에 보존되어 있던 아우구스테 데터의 뇌 조직을 분석했더니 실제로 그녀가 조발성 치매 유전자인 *PSEN1* 돌연변이(이 돌연변이는 아밀로이드 전구체 단백질을 쪼갬으로써 많은 아밀로이드를 생성하는 과정에 영향을 미친다)를 지녔음이 드러났다.[8] 그녀는 알츠하이머병을 앓았지만, 이런 강한 결정론적인 유전자 중 하나를 지녔을 때만 걸릴 수 있는 형태의 병이었다. 따라서 알츠하이머병 환자의 나머지 99퍼센트가 그녀와 같은 방식으로 병이 진행된다고 가정한 것이 잘못이었을 수 있다.

의학에서 이런 일은 드물지 않다. 특정한 병의 지표로 여겨졌던 환자가 사실은 전형적인 사례가 아니라 예외적인 사례였음이 드러나는 경우다. 이런 한 예외 사례를 확대 추정하면 온갖 문제와 오해가 빚어질 수 있다. 물론 아우구스테 데터의 병이 50세가 아니라 75세에 생겼다면 아마 전혀 놀랍게 여겨지지 않았을 것이다.

알츠하이머병이 아밀로이드와 타우의 축적을 통해 정의되는 것처럼(옳든 그르든 간에), 루이소체치매와 파킨슨병은 알파시누클레인alpha-synuclein이라는 신경 독소 단백질의 축적과 관련이 있다. 이 단백질이 뭉쳐져서 루이소체Lewy body를 만든다. 알로이스 알츠하이머의 동료인 프레더릭 루이Frederic Lewey(독일계 미국인으로 본명은 프리드리히 레비Friedrich Lewy다. 1933년 나치가 정권을 잡자 미국으로 망명했다-옮긴이)가 처음 관찰했다. *APOE e4* 변이체는 알츠하이머병 위험을 증가시킬 뿐 아니라 루이소체치매와 치매를 동반한 파킨슨병 위험도 상당히 증가시킨다.[9] 따라서 이런 질환들이 어느 수준에서 서로 관련이 있다는 개념을 뒷받침한다.

이 모든 것이 스테파니 같은 고위험 환자를 지독한 곤경에 빠뜨린다. 우리가 아직 제대로 이해하지 못하는 원인으로 생기면서 효과적인 치료법조차 없는 여러 장애에 걸릴 위험을 증가시키기 때문이다. 이 사실은 꽤 최근까지 신경퇴행성 질환에서 금기로 여겨온 주제에 우리가 초점을 맞출 필요가 있다는 의미다. 그것은 바로 '예방'이다.

질병 해방

스테파니는 겁에 질렸다. 나는 전에도 *e4* 유전자를 쌍으로 지닌 환자들을 치료한 적이 있었지만 이처럼 두려움과 불안을 드러낸 사람은 없었다. 두 달에 걸쳐서 장시간 대화를 나눈 뒤에야 비로소 그녀는 첫 소식을 들은 충격에서 빠져나왔다. 그리고 이제 무엇을 해야 할지 이야기를 할 때가 왔다.

그녀에게는 인지력 장애나 기억 상실의 징후가 전혀 없었다. 아직은. 덧붙이자면 내 환자들 중에는 때때로 차 열쇠나 전화기를 잃어버리곤 해서 짜증을 내는 이들이 있다. 내가 그들에게 줄곧 상기시키듯이 그것이 알츠하이머병이 있다는 의미는 아니다. 대체로 그들이 바빠서 주의가 산만해진다는 의미일 뿐이다(역설적이게도 그들이 엉뚱한 데다 놓곤 하는 바로 그 작은 휴대전화 때문에 산만해질 때가 많다). 스테파니는 달랐다. 그녀의 위험은 진짜였고, 그녀는 이제 그 사실을 알았다.

스테파니 같은 가장 고위험 환자가 오면 나는 대개 리처드 아이작슨Richard Isaacson과 함께 대처하곤 했다. 그는 2013년 미국 최초로 알츠하이머병 예방 병원을 열었다. 리처드는 코넬대학교 의대 학장과 처음 면담하면서 자신의 모험적인 제안을 했을 때를 기억한다. 학장은 그의 급진적인 개념에 움찔한 듯했다. 알츠하이머병이 예방 가능할 것이라고 여겨지지 않았기 때문이다. 또 당시 리처드는 막 30세가 되었을 무렵이었기에 그런 사업을 할 만한 인물처럼 보이지 않았다. 그는 내게 말했다. "학장은 올리버 색스Oliver Sacks를 예상했을 겁니다. 그런데 두기 하우저Doogie Howser가 앞에 앉아 있었던 거죠."[10] (올리버 색스는 《아내를 모자로 착각한 남자》의 저자인 저명한 신경의학자, 두기 하우저는 드라마 〈천재 소년 두기〉에서 10대에 전공의가 된 주인공이다-옮긴이)

아이작슨은 17세에 대학에 진학했다. 미주리-캔사스시티대학교의 학사·석사 통합 의대 과정에 들어가서 23세 때 의학 학위를 받았다. 그는 가족력 때문에 알츠하이머병에 걸릴까봐 걱정되어서 가능한 한 많이 이 병을 알고자 애썼다.

어린 시절 뉴욕주 롱아일랜드 코맥에서 자랄 때 그는 좋아하는 집안 어른인 종조부 밥이 알츠하이머병에 꺾이는 모습을 지켜보았다. 밥은 리처드가 3살 때 가족 모임에서 수영장에 빠져 죽을 뻔했을 때 구해주었다. 그런데 약 10년 뒤 리처드가 그토록 좋아했던 종조부는 달라지기 시작한 상태였다. 같은 이야기를 하고 또 했다. 유머 감각도 사라졌다. 멍하니 허공을 바라보곤 했고 들은 말을 이해하는 데 시간이 더 걸리는 듯했다. 밥은 이윽고 알츠하이머병 진단을 받았다. 그러나 그 전에 이미 밥이라는 사람은 사라지고 없었다. 마치 지워진 듯했다.

리처드는 좋아하는 종조부가 사라지는 모습을 지켜보고 있자니 견딜 수가 없었다. 또 그는 알츠하이머병 위험에 유전적 요소가 강하다는 것을 알았기에 걱정이 되었다. 자신도 위험을 안고 있을까? 부모님도? 이 병을 어떤 식으로든 예방할 수 있을까?

마이애미대학교에서 전공의로 일하면서 그는 알츠하이머병 위험을 줄일 가능성이 있는 방법을 찾기 위해 모든 연구와 권당 지침을 모으기 시작했고, 아예 책자 형태로 묶어서 환자들에게 보여주곤 했다. 그는 그 책자를 2010년 《알츠하이머병 치료, 알츠하이머병 예방: 환자와 가족 안내서Alzheimer's Treatment, Alzheimer's Prevention: A Patient and Family Guide》라는 책으로 펴냈다.

곧 그는 알츠하이머병 분야에서 '예방'이라는 단어 자체가 좀 금지어처럼 여겨진다는 사실을 알아차렸다. 그는 이렇게 기억한다. "알츠하이머병협회Alzheimer's Association는 예방이라는 말을 실질적으로 쓸 수 없다고 말했어요." 같은 해에 국립보건원의 한 전문가 위원회는 이렇게 선언했다. "현재로서는 인지력 감퇴나 알츠하이머병의 위험 요인에 변화를 일으킬 수 있는지 여부를 놓고 확실한 결론을 내릴 수 없다."[11]

아이작슨은 예방 접근법이 효과가 있음을 보여주는 방법, 의료계가 더 널리 받아들일 만한 방법은 대규모 의료 기관을 통하는 것뿐임을 알아차렸다. 코넬은 기꺼이 이 모험에 나섰고, 2013년 그의 클리닉이 문을 열었다. 이런 접근법을 적용하는 병원으로는 미국 최초였으며, 지금은 푸에르토리코의 1곳을 포함해 비슷한 시설이 6곳 운영되고 있다.(현재 아이작슨은 뉴욕의 민간 기업에서 일하고 있다. 그의 동료인 켈리안 니오티스Kellyann Niotis 박사는 우리 병원에 합류해 신경퇴행성 질환 위험이 있는 환자들을 진료하고 있다.)

그사이에 알츠하이머병을 예방한다는 개념을 뒷받침하는 과학적 연구 결과들이 나오기 시작했다. 2015년 핀란드에서 2년 동안 실시한 무작위 대조 임상 시험에 따르면 위험이 있는 노인 약 1200명에게서 영양, 신체 활동, 인지 훈련을 중심으로 한 개입이 인지 기능을 유지하고 인지력 감퇴를 예방하는 데 도움이 된다는 결과가 나왔다.[12] 유럽의 다른 두 대규모 임상 시험에서도 여러 영역에 걸친 생활습관 중심의 개입이 위험 요인을 지닌 성인의 인지력 개선에 기여한다는 결과가 나왔다.[13] 따라서 희망의 징후들이 있다.

전형적인 의사의 눈에는 스테파니의 사례가 무의미해 보였을 것이다. 그녀는 증상이 전혀 없고 40대 초반으로 비교적 젊었다. 치매라는 임상 진단이 내려지려면 족히 20년은 더 지나야 할 가능성이 높았다. 의학 2.0은 아직 치료할 것이 전혀 없다고 말할 것이다. 그러나 의학 3.0은 그녀가 이상적인 환자며 긴급을 요하는 사례라고 본다. 의학 3.0 접근법이 필요한 질병, 예방이 중요할 뿐 아니라 유일한 대안인 질병이 있다면, 알츠하이머병을 비롯한 신경퇴행성 질환이다.

솔직히 우리 병원처럼 작은 곳에서 켈리안 니오티스 같은 예방 신경과 의사를 전임으로 고용한다는 것이 이상해 보일 수도 있다. 왜 그렇게까지 하느냐고? 더 일찍부터, 아주 엄밀하게 각 환자의 위험을 정량화한 뒤 해결하려고 시도하면 정말로 상황을 바꿀 수 있다고 믿기 때문이다. 스테파니 같은 일부 환자는 분명히 위험이 더 높다. 그러나 더 넓게 보자면 우리 모두 어느 정도 알츠하이머병을 비롯한 신경퇴행성 질환의 위험을 지니고 있다.

예방이라는 관점에서 보면 스테파니가 *APOE e4/e4* 유전형을 지녔다는 것은 어느 면에서는 사실상 좋은 소식이다. 물론 *e3/e3*인 사람보다 훨씬 더 큰 위험을 안고 있다는 것은 맞다. 그렇지만 적어도 우리는 어떤 유전자와 맞싸우고 있는지 알며, 이 병이 발병했을 때 어떤 궤적을 그릴지 안다. 환자의 집안에 일찍 인지력 감퇴가 일어나는 치매 환자가 많은데, *APOE e4*를 비롯해 알려진 몇몇 알츠하이머병 위험 유전자를 전혀 지니고 있지 않은 경우가 더 우려되기 때문이다. 이 말은 다른 어떤 위험 유전자가 작용할 수 있음을 의미하는데, 우리는 그것이 무엇인지 전혀 모른다. 스테파니의 위험 요인은 적어도 알려져 있으므로 그것을 출발점으로 삼을 수 있었다.

그녀는 자신이 통제할 수 없는 위험 요인을 추가로 2개 더 지녔다. 백인이고 여성이라는 점이었다. 불분명한 이유로 아프리카계는 알츠하이머병에 걸릴 위험이 전반적으로 더 높지만 백인, 아시아인, 히스패닉보다 *APOE e4*를 지닐 위험은 더 적어 보인다. 그러나 *APOE* 유전형과 무관하게 알츠하이머병은 여성이 남성보다 약 2배 더 흔하다. 85세 이상인 사람 중 여성이 더 많아서 그런 것이라고 짐작할지도 모르겠다. 85세 이상인 사람에게서는 이 병의 비율이 40퍼센트까지 올라간다. 그러나 그것만으로는 이 차이가 설명되지 않는다. 일부 과학자는 갱년기에 들어서서 호르몬 신호가 갑자기 줄어들면서 나이 많은 여성들의 신경퇴행 위험이 급증하는 것일 수 있다고 본다. 특히 *e4* 대립유전자를 지닌 여성에게서 에스트라디올estradi-ol(여성의 월경 주기에서 중요한 역할을 담당하는 성호르몬-옮긴이)의 급감이 위험을 급증시키는 듯하다.[14] 이는 거꾸로 이런 여성이 갱년기에 들어설 무렵에 호르몬대체요법이 도움이 될 가능성이 있음을 시사한다.

여기서 문제가 되는 것은 갱년기만이 아니다. 자녀 수, 첫 생리 연령, 구강 피임약 복용 여부 등 생식과 관련된 개인력 요인도 알츠하이머병과 말년의 인지력에 상당한 영향을 미칠 수 있다. 또 앞서 말한 신경 독소 단백질인 타우가 여성에게 더 쌓이기 쉽다는 최신 연구 결과가 있다.[15] 종합하면 나이와 교육 수준에 상관없이, 연령을 고려해 보정했을 때 여성이 알츠하이머병에 걸릴 위험이 더 높고 진행 속도도 전반적으로 더 빠르다.

여성이 남성보다 알츠하이머병 환자가 2배 더 많은 반면 루이소체치매와 파킨슨병은 정반대다. 남성 환자가 2배 더 많다. 그러나 파킨슨병은 남성보다 여성에게서 더 빨리 진행되는 듯하며, 이유는 아직 잘 모른다.[16]

파킨슨병도 유전적으로 까다롭다. 환자 중 약 15퍼센트는 이 병의 내력이 있는 집안에 속하며, 따라서 이 병에 유전적 요소가 있다고 할 수 있다. 그들에게서 *LRRK2*와 *SNCA* 등 파킨슨병 위험을 증가시키는 유전자 변이체가 몇 가지 발견되긴 했지만 위험 유전자나 단일염기다형성$_{SNP}$(변이체)이 확실하게 밝혀진 것은 아니다.

질병 해방

인지 예비 용량과 운동 예비 용량 갖추기

다른 네 기사 질병처럼 치매도 서막이 극도로 길다.[17] 시작이 너무나 미묘하기에 초기 단계에 들어설 때까지 병을 알아차리지 못하는 일이 너무나 흔하다. 이따금 저지르는 실수나 건망증 수준을 넘어서 흔한 단어나 중요한 것을 잊곤 하는 등(비밀번호를 잊는 것도 문제가 된다) 기억에 문제가 있다는 점이 두드러지는 단계다. 친구들과 사랑하는 이들이 이 변화를 알아차리게 되고, 인지력 검사 점수가 떨어지기 시작한다.

의학 2.0은 알츠하이머병의 이 임상 초기 단계에 진단을 내리기 시작한다. 이 단계를 경도 인지 장애mild cognitive impairment, MCI라고 한다. 그러나 경도 인지 장애는 치매로 이어지는 기나긴 길의 첫 단계가 아니다. 2011년 영국 화이트홀 II 동일 집단 연구에서 나온 대규모 데이터를 분석했더니, 인지력 변화의 더 미묘한 징후들이 환자가 경도 인지 장애 기준을 충족시키기 훨씬 이전부터 뚜렷이 드러나곤 한다고 나왔다. 이를 1기 증상 발현 전 알츠하이머병이라고 하며, 이 단계에 있는 사람이 미국에서만 4600만 명을 넘는다고 추정된다.[18] 이 병이 뉴런 안팎에 서서히 병리학적 비계를 설치하고 있지만, 아직 주요 증상은 대체로 없는 상태다. 이런 환자들 중에 알츠하이머병으로 진행되는 비율이 어느 정도인지는 아직 불분명하다. 그러나 빙산의 대부분이 수면 아래에 잠겨 있는 것처럼, 치매가 증상이 나타나기 여러 해 전부터 드러나지 않은 채 진행될 수 있다는 것은 틀림없다.

각각 조기 경고 징후가 다르긴 하지만, 다른 신경퇴행성 질환들도 마찬가지다. 파킨슨병은 고정된 얼굴 표정, 구부정한 자세나 질질 끄는 걸음걸이, 잦은 떨림, 심지어 서체 변화(글자가 작아지고 알아보기 힘들어질 수 있다) 등 운동 패턴의 미묘한 변화로 나타날 수도 있다. 루이소체치매 초기 단계에 있는 사람도 비슷한 신체 증상을 보일 수 있지만, 약간의 인지력 변화도 함께 나타난다. 우울이나 불안 같은 기분 변화도 보일 수 있다. 뭔가가 '꺼져' 있는 듯하지만, 보통 사람은 알아차리기가 어렵다.

인지력에 문제가 생겼을 수 있는 환자에게 녹초가 될 정도로 인지 검사를 계속하는 것이 중요한 첫 단계인 이유가 바로 여기에 있다. 내가 예방 신경과 의사와 함께 일하려는 한 가지 이유는 이런 검사가 아주 복잡하고 어려워서 전문가에게 맡기는 편이 최선이라고 여기기 때문이다. 또 이런 검사는 진단을 바로잡는 데도 대단히 중요하다. 환자가 알츠하이머병이나 다른 신경퇴행 치매의 길로 이미 들어섰는지, 들어섰다면 얼마나 나아갔는지를 평가하는 데 쓰인다. 집행 기능, 주의력, 처리 속도, 언어 구사력과 기억(단어 목록 떠올리기), 논리 기억(문단 중간의 구절 떠올리기), 연상 기억(얼굴과 이름 연관 짓기), 공간 기억(방에 있는 물건들의 위치), 의미론적 기억(1분에 동물 이름을 몇 개나 댈 수 있는지 같은) 등 인지와 기억의 모든 영역을 다루는 임상적으로 입증된 고도로 복잡한 검사다. 내 환자들은 거의 예외 없이 검사가 너무 어렵다고 불평하곤 한다. 나는 그냥 웃으면서 고개를 끄덕인다.

이 복잡하고 미묘한 검사는 나이 들면서 일어나는 인지 변화 과정의 아주 초기 단계에 있는 사람의 뇌에서 어떤 일이 일어나는지 중요한 단서를 제공한다. 가장 중요한 점은 정상적인 뇌의 노화와 치매로 이어질 수 있는 변화를 구별할 수 있게 해준다는 것이다. 이 인지 검사의 한 가지 중요한 측면은 환자의 후각을 평가하는 것이다. 커피 향 같은 냄새를 올바로 파악할 수 있는가? 후각 뉴런은 알츠하이머병에 가장 먼저 영향을 받는 축에 든다.

리처드와 켈리안 같은 전문가들은 걸음걸이, 대화할 때의 표정, 더 나아가 시각 추적의 변화를 포함해 알츠하이머병으로 나아가는 이들에게서 나타나는 정량화하기가 더 어려운 변화들에 초점을 맞춘다. 이런 변화들은 미묘해서 보통 사람은 알아보기 어려울 수 있지만 숙련된 전문가는 알아차릴 수 있다.

검사에서 가장 까다로운 부분은 결과를 해석해 다양한 유형의 신경퇴행성 질환과 치매를 구별하는 일이다. 켈리안은 검사 결과를 분석해 뇌에서 병리 현상이 일어났을 가능성이 높은 부위를 찾아내고 어떤 신경전달물질이 관여하는지를 알아내려고 애쓴다. 그럼으로써 이 병의 병리학적 특징들을 파악하고자 한다. 이마엽치매(전두엽치매)와 혈관성치매는 주로 이마엽(전두엽)에 영향을 미친다. 주의력, 체계적 사고, 처리 속도, 문제 해결 등 집행 기능을 맡은 뇌 영역이다. 따라서 이 유형의 치매들은 이런 고등한 인지 기능을 앗아간다. 반면에 알츠하이머병은 주로 관자엽(측두엽)에 영향을 미치므로 가장 두드러진 증상은 기억, 언어, 청각 처리(언어의 생성과 이해)와 관련된 것이다. 현재 연구자들은 어느 뇌 영역이 가장 영향을 받는지를 토대로 알츠하이머병의 여러 하위 유형을 구분하기 시작하고 있다.

파킨슨병은 주로 운동 장애라는 형태로 드러난다는 점에서 좀 다르다. 이는 어느 정도는 주요 신경전달물질인 도파민dopamine을 생산하는 능력이 떨어짐으로써 빚어진다. 알츠하이머병이 뇌척수액의 아밀로이드를 검사해 확인할 수 있는 반면, 다른 유형의 신경퇴행성 질환들은 대체로 검사와 해석을 토대로 한 임상 진단에 의존한다. 따라서 더 주관적일 수 있다. 그러나 이 모든 질환을 최대한 일찍 알아냄으로써 예방 전략을 쓸 시간을 더 많이 확보하는 것이 매우 중요하다.

알츠하이머병을 비롯한 치매 질환들을 진단하기가 이토록 까다로운 한 가지 이유는 우리의 고도로 복잡한 뇌가 손상을 보완하는 일을 매우 잘하기에 신경퇴행의 이런 초기 단계가 숨겨지곤 한다는 데 있다. 텍사스대학교 오스틴캠퍼스의 행동신경과학자 프란시스코 곤잘레스리마Francisco Gonzalez-Lima의 말을 빌리자면, 우리가 어떤 생각이나 지각을 할 때 깨달음이나 결정은 어느 한 신경망이 담당하는 것이 아니라 동일한 문제에 동시에 관여하는 많은 개별 신경망들의 합작품이다.[19] 이 병렬적인 신경망들은 서로 다른 결론에 다다를 수 있으므로 "그 문제에서는 내 생각이 둘로 갈려"라고 말할 때 과학적으로 부정확한 것이 아니다. 그럴 때 뇌는 가장 다수가 택한 반응을 고른다. 이 시스템에는 중복되는 요소들이 있다.

우리가 교육이나 경험을 통해, 또는 외국어를 말하거나 악기를 연주하는 등의 복잡한 기술을 계발해 평생에 걸쳐 쌓은 이런 망과 하위 망이 더 많을수록 인지력 감퇴에 더 잘 저항하는 경향을 보일 것이다. 그래서 이런 망 중 일부가 망가지기 시작할 때도 뇌는 다소 정상적으로 기능을 유지할 수 있다. 이를 '인지 예비 용량cognitive reserve'이라고 하며, 일부 환자가 알츠하이머병 증상들에 저항하도록 돕는다고 알려져 있다. 그러니까 알츠하이머병이 기능에 영향을 미치는 데 걸리는 시간을 더 늘리는 듯하다. 리처드는 이렇게 말한다. "알츠하이머병에 걸리고서도 인지 활동이 아주 활발하고 좋은 예비 경로를 지닌 사람들은 인지 능력이 빠르게 쇠퇴하지 않을 겁니다."

파킨슨병에는 '운동 예비 용량movement reserve'이라는 비슷한 개념이 쓰인다. 운동선수나 운동을 많이 하는 이들처럼 몸 움직임이 더 낫고 더 오래 몸을 써온 사람들은 주로 앉아서 생활하는 사람들보다 파킨슨병에 더 잘 저항하거나 병의 진행이 더 느린 경향이 있다. 이것이 바로 운동과 훈련, 단지 유산소 운동만이 아니라 권투 같은 더 복잡한 운동이 파킨슨병의 주된 치료/예방 전략인 이유다. 운동은 파킨슨병의 진행을 늦춘다고 밝혀진 유일한 개입이다.

그러나 인지 예비 용량을 사회경제적 지위와 교육 등 다른 요인들과 분리하기란 쉽지 않다. 게다가 이런 요인들은 '건강한 피험자 편향healthy user bias'이나 더 나은 대사 건강을 비롯한 또 다른 요인들과 관련이 있다.[20] 따라서 악기 연주를 배우거나 다른 유형의 '뇌

훈련'을 하는 식으로 인지 예비 용량을 '훈련할' 수 있는지 또는 예방 전략으로 쓸 수 있는지 여부를 둘러싼 증거들은 매우 혼란스럽고 결정적이지 않다. 물론 어느 쪽으로든 피해가 가는 것은 아니므로 하지 않을 이유는 없지 않을까?

더 빠릿빠릿한 생각과 처리를 요구하는 더 다양한 도전거리를 제시하는 과제나 활동이 인지 예비 용량을 구축하고 유지하는 데 더 생산적임을 시사하는 증거들이 있다. 반면에 그저 매일 십자말풀이를 하는 것은 그저 십자말풀이를 더 잘하게 될 뿐인 듯하다. 운동 예비 용량도 마찬가지다. 춤추기가 걷기보다 파킨슨병의 증상을 지연시키는 데 더 효과가 있는 듯하다. 아마 더 복잡한 움직임을 동반하기 때문일 것이다.

고성과자이자 고등 교육을 받은 전문직인 스테파니는 이 점에서 유리했다. 그녀의 인지 예비 용량은 아주 탄탄했고 기준 점수도 아주 좋았다. 즉 그녀를 위한 예방 전략을 고안할 시간이 많을 가능성이 높다는 의미였다. 아마 수십 년쯤일 것이다. 그러나 유전적 위험이 높다는 점을 고려할 때 미적거릴 여유는 없었다. 우리는 계획을 세워야 했다. 그 계획은 어떤 모습일까? 이 멈출 수 없어 보이는 병을 어떻게 예방할 수 있을까?

알츠하이머병으로 나아가고 있는 사람의 뇌 안에서 일어날 법한 변화를 더 자세히 살펴보는 일부터 시작해보자. 이런 변화는 이병의 진행에 어떻게 기여할까, 그리고 이런 변화를 막거나 손상을 억제하기 위해 할 수 있는 일이 있을까?

일단 아밀로이드 이론이라는 프리즘 바깥에서 알츠하이머병을 보기 시작하면 예방 기회를 제공할지 모를 치매의 다른 특징들이 보이기 시작한다. 상대방의 갑옷에 나 있는 약점들이다.

알츠하이머병의 원인을 밝히는 또 다른 이론들

수십 년 동안 연구자들은 치매 환자들에게서 판과 엉킴을 관찰하는 한편으로 그들의 뇌 혈류, 즉 '관류perfusion'에도 문제가 있음을 알아차렸다. 알츠하이머병 환자의 뇌를 부검하면 혈관과 모세혈관에 확연히 드러날 만치 석회화가 일어나 있곤 한다.* 이 현상은 새로운 것이 아니다. 알츠하이머병을 흔한 노화 관련 질환이라고 정의한 1968년의 선구적인 논문에서 블레스드, 톰린슨, 로스도 사망한 환자들의 뇌혈관이 심하게 손상되었다고 적었다.[21] 이 현상은 그전에도 수십 년 동안, 적어도 1927년부터 언급되었다. 그러나 이 현상은 대체로 신경퇴행의 결과라고 여겨졌지 신경퇴행의 잠재적인 원인이라고 여기지는 않았다.

1990년대 초에 케이스웨스턴리저브대학교의 신경학자 잭 데라토레Jack de la Torre는 학술 대회에 참석하러 파리로 가면서 알츠하이

---

* 7장에서 석회화가 죽상경화증으로 손상된 혈관을 수선하는 과정의 일부라고 말했다.

머병의 기원을 곰곰이 생각했다. 아밀로이드 가설은 아직 새로운 것이었지만 그가 자신의 연구실에서 관찰한 사항들과 잘 들어맞지 않았다. 비행기 안에서 생각을 거듭하던 그에게 문득 유레카의 순간이 찾아왔다. 나중에 그는 이렇게 썼다. "수십 건의 쥐 실험에서 나온 증거들이 내게 소리를 질러대는 듯했다." 그 실험들에서 그가 쥐의 뇌로 흐르는 혈액의 양을 제한하자 시간이 흐르면서 알츠하이머병 환자와 놀라울 만치 비슷한 증상들이 나타났다. 기억 상실과 겉질(피질) 및 해마의 심각한 위축이 일어났다. 혈류량을 회복시키자 손상이 어느 정도 중단되거나 회복되기는 했지만 나이 많은 쥐일수록 손상이 더 심각하고 더 오래 지속되는 듯했다. 따라서 그가 얻은 핵심 깨달음은 탄탄한 혈액 공급이 뇌의 건강 유지에 매우 중요한 듯하다는 것이었다.

뇌는 탐욕스러운 기관이다.[22] 우리 체중의 겨우 2퍼센트에 불과하지만 에너지 총소비량의 약 20퍼센트를 차지한다. 860억 개에 달하는 뇌의 뉴런 하나하나는 1000~1만 개의 시냅스를 통해 다른 뉴런이나 표적 세포와 연결되어 우리의 생각, 성격, 기억, 우리의 좋고 나쁜 결정의 배후에 놓인 추론을 만들어낸다. 컴퓨터는 더 크고 더 빨라지고 있지만 아직까지는 사람이 만든 어떤 기계도 뇌가 느끼거나 창작하는 능력은커녕 직관하고 학습하는 능력조차 따라오지 못한다. 어떤 컴퓨터도 인간 자아의 다차원성에 가까운 특성을 지니고 있지 않다. 컴퓨터가 전기로 작동하는 반면 사람의 뇌라는 멋진 기계는 거대하고 복잡한 혈관망을 통해 전달되는 포도당과 산소의 꾸준한 공급에 의존한다. 이 혈관망이 조금만 파괴되어도 심각하거나 더 나아가 치명적인 뇌졸중이 일어날 수 있다.

게다가 뇌세포는 몸의 나머지 부위와 다른 방식으로 포도당을 대사한다. 뇌세포는 인슐린에 의존하는 대신 세포막에 있는 문을 여는 수송체transporter(막 수송 단백질membrane transport protein이라고 하며, 생체막을 가로질러 여러 물질을 운반하는 일을 하는 단백질이다-옮긴이)를 통해 혈중 포도당을 직접 흡수한다. 그럼으로써 뇌는 혈당 수치가 낮을 때도 연료로 쓸 포도당을 가장 먼저 흡수할 수 있다. 뇌가 선호하는 연료인 포도당이 새로 공급되지 않으면 간은 지방을 분해해 케톤체ketone bodies로 전환한다. 우리 몸에 지방이 얼마나 저장되어 있느냐에 따라서 아주 오랜 기간 지속시킬 수 있는 대안 에너지원이다(근육이나 간과 달리 뇌 자체는 에너지를 저장하지 않는다). 지방이 고갈되면 몸은 근육 조직을 소비하기 시작할 것이고, 이어서 다른 기관들, 심지어 뼈까지 분해할 것이다. 어떤 일이 있어도 뇌를 가동하기 위해서다. 뇌는 가장 마지막으로 꺼지는 기관이다.

비행기가 대서양을 건너고 있을 때 데라토레는 유일하게 적을 만한 곳인 멀미용 봉투에 떠오른 생각을 휘갈겨 적었다. 승무원은 그가 봉투를 하나 더, 이어서 또 달라고 하자 인상을 썼다. 그가 농담 삼아 "멀미용 봉투 이론barf bag theory"[23]이라고 부른 이것은 알츠하이머병이 주로 뇌의 혈관 장애라는 이론이었다. 우리가 목격하는 치매 증후군은 혈류의 점진적인 감소로 나타나는 결과며, 혈류량 감소는 이윽고 그가 "뉴런 에너지 위기neuronal energy crisis"라고 부르는 것을 일으킨다. 이 위기는 일련의 불행한 연쇄 사건을 촉발해 뉴런에 해를 끼치고, 이윽고 신경퇴행을 야기한다. 아밀로이드 판과 엉킴은 그 뒤에 나타난다. 즉 원인이 아니라 결과라는 것이다. 데라토레는 최근에 이렇게 썼다. "우리는 아밀로이드 베타가 신경퇴행의 중요한 병리학적 산물이라고 믿었으며, 여전히 그렇게 믿는다. … 그것은 알츠하이머병의 원인이 아니다."[24]

그의 이론을 뒷받침하는 증거가 이미 있다. 뇌졸중을 겪은 환자들은 알츠하이머병 진단을 받을 확률이 더 높다. 뇌졸중은 대개 뇌의 특정 영역에서 혈액 흐름이 갑작스럽게 차단됨으로써 나타난다. 이런 사례에서는 마치 스위치가 탁 젖혀지듯이 증후군이 갑작스럽게 출현한다. 게다가 심혈관 질환을 겪은 사람들은 알츠하이머병에 걸릴 위험이 더 높다는 사실이 잘 밝혀져 있다. 또 인지력 감퇴와 뇌로 혈액을 공급하는 주요 혈관인 목동맥의 내중막intimal media 두께 증가 사이에 선형관계가 있다는 증거도 있다. 노화 과정에서 대뇌 혈류량은 이미 자연스럽게 감소하는데, 동맥 노화의 한 척도인 이 동맥 두께 증가로 대뇌 혈액 공급이 더욱 줄어들 수 있다. 또 혈관 질환이 뇌 혈류 감소의 유일한 원인은 아니다. 고혈압, 흡연, 머리 손상, 우울증을 비롯해 알츠하이머병의 알려진 위험 요인 중 약 24가지가 혈류량을 줄이는 것으로 드러났다. 정황 증거는 강력하다.

최신 신경 영상 기술은 알츠하이머병 환자의 뇌에서 혈류량이 감소할 뿐 아니라, 증상 발현 전 알츠하이머병 단계에서 경도 인지 장애로, 더 나아가 완전히 발현된 치매로 언제 넘어갈지를 혈류량 감소로 예측할 수 있는 듯하다는 것도 보여주었다. 지금은 혈관성치매가 알츠하이머병으로 생기는 치매와 다른 병으로 여겨지고 있으며, 북아메리카와 유럽에서는 치매 진단을 받은 환자 중 약 15~20퍼센트, 아시아와 개발도상국에서는 30퍼센트까지 차지하고 있다. 하지만 양쪽의 증상과 병리가 상당히 겹치기 때문에, 데라토레는 양쪽이 동일한 기본 질환의 서로 다른 발현 형태라고 본다.[25]

그에 못지않게 설득력 있으면서 경쟁을 벌이고 있는 알츠하이머병 이론이 또 있다. 이 이론은 알츠하이머병이 뇌의 포도당 대사 이상으로 생긴다고 본다. 과학자들과 의사들은 오래전부터 알츠하이머병과 대사 기능 이상이 관련 있음을 알고 있었다. 2형 당뇨병을 앓는 사람은 알츠하이머병에 걸릴 위험이 2~3배 더 높다.[26] *APOE e4* 유전자를 하나 지닌 것과 비슷하다. 2형 당뇨병과 당뇨병 전단계/인슐린 저항성 사례에서 보았듯이, 전적으로 유행병학 차원에서 볼 때 만성적으로 높은 수준으로 유지되는 혈당은 뇌혈관을 직접 손상시킬 수 있다. 그러나 인슐린 저항성만으로도 위험을 충분히 높일 수 있다.[27]

인슐린은 기억 기능에 핵심 역할을 하는 듯하다. 인슐린 수용체는 뇌의 기억 중추인 해마에 고도로 집중되어 있다. 인슐린을 환자의 코에 직접 분무하면—가능한 한 곧바로 뇌로 들어가도록—인지력과 기억력이 빠르게 개선된다는 연구 논문이 몇 편 나와 있다.[28] 이미 알츠하이머병 진단을 받은 환자에게서조차 이런 효과가 나타났다. 인슐린을 콧속으로 분무했을 때 알츠하이머병 환자의 뇌 부피를 유지하는 데 도움이 된다는 연구도 있다.[29] 이 치료가 포도당이 뉴런으로 흡수되도록 돕는 것은 분명하다. 인슐린 저항성이 포도당 흡수를 막고 있었기 때문이다. 연구진은 이렇게 썼다. "몇몇 계통의 증거들은 하나같이 인슐린 저항성이 알츠하이머병의 발생과 진행에 인과적인 역할을 한다는 것을 시사한다."

여기서 (다시금) 주목할 만한 사건은 혈관성치매가 시작될 때 보이는 것과 비슷하게 뇌로 전달되는 에너지의 양이 급감하는 듯하다는 것이다.[30] 뇌 영상 연구는 혈관성치매의 다른 증상들이 나타나기 수십 년 전에 이미 뇌의 포도당 대사 수준이 떨어진다는 것을 보여준다.[31] 흥미로운 점은 알츠하이머병에 영향을 받는 뇌 영역들에서 이 감소가 특히 극적으로 일어나는 듯하다는 것이다.[32] 감각 정보의 처리와 통합에 중요한 마루엽(두정엽), 기억에 중요한 관자엽의 해마에서 그렇다. 혈류량 감소와 마찬가지로, 혈당 대사 저하는 사실상 이런 뉴런들에 공급되는 에너지를 줄임으로써 염증, 산화 스트레스 증가, 미토콘드리아 기능 이상을 비롯한 연쇄적인 반응을 촉발함으로써, 이윽고 신경퇴행 자체를 일으킨다.

APOE e4 유전자의 강력한 영향력

어떻게, 왜 그렇게 하는지 아직 완전히 밝혀진 것은 아니지만 *e4*는 알츠하이머병의 다른 위험 요인들과 추진 메커니즘들을 가속

질병 해방

화하는 듯하다. 앞서 논의한 뇌 포도당 대사의 저하 같은 대사 요인들이 *e4*에 더욱 영향을 받는다. 요컨대 알츠하이머병의 성별 차이를 비롯해 모든 것을 악화시키는 듯하다. 이 대립유전자를 하나 지닌 여성은 같은 유전형인 남성보다 이 병에 걸릴 확률이 4배 더 높다.[33]

이 유전자가 만드는 단백질인 APOE(아포지질단백질 E)는 콜레스테롤 운반과 포도당 대사 양쪽으로 중요한 역할을 한다. 뇌의 주된 콜레스테롤 운반체인 이 단백질은 혈액-뇌 장벽을 통해 콜레스테롤을 이동시켜 뉴런에 필요한 많은 양의 콜레스테롤을 공급한다. 알츠하이머병에서 APOE가 어떤 역할을 하는지를 연구하는 서던캘리포니아대학교의 신경과학자 후세인 야신Hussain Yassine은 그 역할을 오케스트라 지휘자가 하는 일과 비교한다. 그는 아직 이유는 잘 모르지만 *e4* 대립유전자를 지닌 사람들이 *e2*나 *e3*를 지닌 사람들에 비해 콜레스테롤 운반과 포도당 대사 양쪽에서 결함이 있는 양 보인다고 말한다. 위험을 더 높이는 APOE e4 단백질은 무해한 e3 단백질과 겨우 아미노산 하나가 다를 뿐이지만 콜레스테롤을 뇌 속으로 운반하거나 특히 뇌 밖으로 운반하는 효율이 더 떨어지는 듯하다. 또 APOE e4 단백질이 혈액-뇌 장벽 자체를 일찍 파괴함으로써 뇌를 손상에, 더 나아가 퇴행에 더 취약하게 만들 수 있다는 몇 가지 증거도 있다.[34]

신기한 점은 *APOE e4*가 반드시 나쁜 것만은 아니라는 사실이다. 수백만 년 동안 우리의 모든 영장류 조상은 *e4/e4*였다. 다시 말해 이것이 인간의 원래 대립유전자였다.[35] 약 22만 5000년 전에야

e3 돌연변이가 출현했고, *e2*는 훨씬 뒤인 겨우 1만년 전에 등장했다. 현재 *e4*의 비율이 높은 인구 집단 자료를 보면 이 대립유전자가 감염병이 많은 환경에서 생존에 도움을 주었을 가능성을 시사한다. 예를 들어 브라질 빈민가에서 *APOE e4*를 지닌 아이들은 설사에 더 잘 안 걸리고 인지 발달이 더 빠르다.[36] 감염병이 사망의 주된 원인인 환경에서는 *APOE e4* 운반체를 지닌 사람들이 장수라는 관점에서 볼 때 운이 좋은 이들이라고 할 수 있다.

이 생존 혜택은 APOE e4 단백질이 염증을 촉진하는 역할을 하기 때문이었을 수도 있다. 염증은 어떤 상황(감염과 싸울 때 같은 상황)에서는 이롭지만 어떤 상황(현대 생활 같은 상황)에서는 해로울 수 있다. 7장에서 보았듯이 염증은 혈관에 일어나는 죽상경화 손상을 촉진함으로써 알츠하이머병과 치매가 등장할 토대를 마련한다. 알츠하이머병 환자는 뇌에 TNF-알파와 IL-6 같은 염증성 사이토카인의 농도가 높을 때가 많으며, *e4*를 지닌 이들의 신경 염증 수준이 더 높다는 연구들이 있다.[37] 이 가운데 우리의 장기적인 뇌 건강에 좋은 것은 전혀 없음은 확실하다. 앞서 말했듯이 *e4*는 알츠하이머병의 모든 위험 요인을 더 악화시킬 뿐이다.

또 *e4* 변이체는 현대 식단에 대응하는 것 같은 다른 방면들에서도 부적응을 보이는 듯하다. 이 변이체를 지닌 사람들은 애초에 대사증후군에 걸릴 가능성이 더 높다. APOE e4 단백질이 어느 정도는 뇌의 인슐린 농도 조절과 몸의 포도당 항상성 유지 능력을 교란함으로써 그렇게 하는 것일 수 있다. 이런 환자들에게 연속 혈당 측정기

질병 해방

CGM(15장에서 더 자세히 다룰 것이다)를 사용해 검사하면 이 현상이 더 잘 드러난다. 젊은 사람도 e4를 지니면 탄수화물이 풍부한 음식을 먹은 뒤 혈당 수치가 급격히 치솟는다(이런 증가가 임상적으로 중요한지 여부는 아직 불분명하지만).

따라서 e4 자체는 치매 위험을 증가시키는 대사 기능 이상을 촉진하는 데 기여할 수 있다. 이와 동시에 대사 기능 이상으로 뇌에 생기는 손상을 더 악화시키는 듯하다. 연구자들은 고혈당 환경에서 APOE e4가 만드는 일탈한 형태의 APOE 단백질이 뇌에서 뉴런의 에너지 흡수를 막는 끈적거리는 덩어리나 응집체를 형성함으로써 인슐린 수용체를 차단한다는 것을 알아냈다.

그러나 APOE e4 유전형을 지닌 이들이 모두 같은 식으로 영향을 받는 것은 아니다. 이 유전형이 질병의 위험과 경과에 미치는 영향은 아주 다양하다. 성별, 인종, 생활습관 같은 요인들도 분명히 나름의 역할을 한다. 그러나 지금은 알츠하이머병 위험과 APOE의 효과가 앞서 말한 보호 유전자인 클로토 등 알츠하이머병 위험과 관련된 다른 유전자들에도 크게 의존한다고 본다. 예를 들어 e4를 지녔음에도 빨리 알츠하이머병에 걸리는 사람들과 달리 결코 이 병에 걸리지 않는 이들이 있는데, 그 이유를 이런 보호 유전자로 설명할 수도 있다.

이 모든 증거는 치매의 대사 요인과 혈관 요인이 어떤 식으로든 서로 겹칠 수 있음을 시사한다. 즉 인슐린 저항성 환자는 혈관 질환도 앓기 쉽다. 그리고 스테파니 같은 고위험군의 경우 대사 건강에 특히 더 주의를 기울일 필요가 있다는 점도 알려준다.

치매 예방 계획 세우기

종합적으로 판단할 때 나는 스테파니 같은 환자, 특히 유전적으로 더 큰 위험마저 안고 있는 환자에 대해 신중하게 낙관론을 편다. 알츠하이머병의 예방이라는 개념은 아직 비교적 새롭다고 할 수 있다. 우리는 이 방면에서 이룰 수 있는 것을 이제야 살짝 맛보기 시작했을 뿐이다. 이 병을 더 깊이 이해할수록 치료와 개입도 더욱 정교해질 것이고, 그만큼 더 효과가 있을 것이라고 기대해봄직하다.

사실 나는 우리가 암 예방보다 알츠하이머병 예방에 관해 더 많이 알고 있다고 본다. 암을 예방하기 위한 우리의 일차적인 도구는 금연을 하고 대사 건강을 유지하는 것이다. 그런데 이 접근법은 아주 포괄적인 동시에 지금껏 우리가 할 수 있는 유일한 방식이다. 우리는 여전히 공격적으로 검진을 하면서 발생하는 암을 어떻게든 너무 늦기 전에 찾기를 바란다. 그런데 알츠하이머병 쪽으로는 우리가 쓸 수 있는 예방 도구가 훨씬 더 많으며 진단 방법도 훨씬 더 낫다. 주의 깊게 살핀다면 인지력 감퇴는 초기 단계에서 비교적 쉽게 찾아낼 수 있다. 그리고 우리는 *APOE e4* 같은 고위험 유전자의 효과를 적어도 일부 상쇄하는 유전자를 포함해, 유전 요인을 갈수록 더 많이 밝혀내고 있다.

대사 문제에 대처하는 것이 우리 예방 조치의 첫 단계다. 대사가 스테파니 같은 고위험 e4 환자에게 너무나 중대한 역할을 하기 때문이다. 포도당 대사, 염증, 산화 스트레스를 개선하는 것, 이것이 우리 목표다. 스테파니 같은 사람들에게는 불포화 지방 함량이 높고, 정제 탄수화물이 적고, 기름기 많은 생선을 자주 먹는 지중해식 식단Mediterranean-style diet으로 바꾸라고 권고할 수 있다. 생선 기름에 든 오메가-3 지방산인 DHAdocosahexaenoic acid(도코사헥사엔산)를 보충하면 뇌 건강, 특히 e4/e4 보인자의 뇌 건강 유지에 도움을 줄 수 있다는 몇 가지 증거가 있다.[38] 이 e4로 인해 발생하는 대사 변화와 혈액-뇌 장벽의 기능 이상 때문에 더 많은 양의 DHA가 필요할지 모른다.

여기서 '케톤 생성 식단'(저탄수화물 고지방 식단)이 기능상으로 실질적인 이점을 제공할 수도 있다. 케톤증Ketosis(케토시스)일 때 뇌는 케톤과 포도당을 함께 연료로 쓴다(케톤증은 몸에 가용 포도당이 부족할 때 몸이 지방을 태워서 얻은 케톤을 주 에너지원으로 사용하는 상태를 가리킨다-옮긴이). 알츠하이머병 환자의 뇌는 포도당을 이용하는 능력이 떨어지지만 케톤을 대사하는 능력은 감퇴하지 않는다는 것이 드러났다. 따라서 뇌가 포도당만이 아니라 포도당과 케톤을 둘 다 연료로 이용하도록 공급원을 다양화하려는 시도는 나름 타당할 수 있다. 무작위 대조 임상 시험 결과들을 체계적으로 검토하니, 케톤 생성 요법이 가벼운 인지 장애를 겪고 있거나 알츠하이머병 초기에 있는 사람들의 전반적인 인지력과 기억력을 향상시키는 것으로 드러났다.[39] 일종의 연료 혼용 전략이라고 생각하자.

스테파니는 가당 식품과 고도로 정제된 탄수화물뿐 아니라 술도 끊었다. 술이 알츠하이머병에 정확히 어떤 역할을 하는지는 다소 논쟁거리다. 알코올이 알츠하이머병을 억제하는 데 약간 기여할 수 있다는 증거도 조금 있는 반면, 과음 자체가 이 병의 위험 요인이며 *e4* 보인자가 알코올의 해로운 효과에 더 취약할 수 있다는 증거도 있다.[40] 나는 조심하자는 쪽이며 스테파니도 그렇다.

우리 예방 연장통에서 가장 강력한 도구는 '운동'이다. 운동은 알츠하이머병 위험에 이중으로 타격을 입힌다. 포도당 항상성 유지에 기여하고 혈관 건강을 개선한다. 그래서 우리는 스테파니의 식단을 바꾸는 동시에 꾸준한 지구력 훈련을 통해 미토콘드리아 효율을 개선하는 데 초점을 맞춘 규칙적인 운동 프로그램을 짰다. 이는 스트레스 때문에 지나치게 높아진 코르티솔 수치 관리에 도움을 주는 부수적인 혜택도 제공했다. 스트레스와 불안 관련 위험은 여성에게서 더 중요한 역할을 하는 듯하다.[41] 11장에서 살펴보겠지만 지구력 운동은 인지와 기억을 담당하는 뇌 영역들을 직접 표적으로 삼는 인자들을 생산한다. 염증과 산화 스트레스를 줄이는 데도 기여한다.

근력 운동도 마찬가지로 중요할 가능성이 높다. 영국에서 환자 거의 50만 명을 조사한 연구에서는 전반적인 근력의 좋은 대리 척도인 쥘힘(악력)이 치매 발병률과 강한 역관계를 보였다([9-1]). 쥘힘이 하위 사분위 범위에 속하는 가장 약한 사람들은 상위 사분위 범위에 속하는 사람들보다 치매 환자가 72퍼센트 더 많았다. 연구진은 나이, 성별, 사회경제적 지위, 당뇨병과 암 같은 질병, 흡연, 수면, 걷

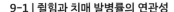

9-1 | 쥘힘과 치매 발병률의 연관성

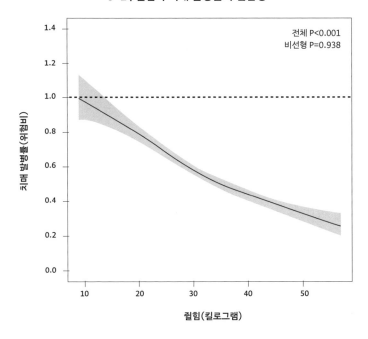

출처: Esteban-Cornejo et al.(2022).

이 그래프는 쥘힘이 셀수록 치매 발병률이 줄어드는 것을 보여준다. 세로축은 가장 약한 집단과 비교한 위험비hazard ratio, HR다. 예를 들어 0.4=40퍼센트다. 따라서 쥘힘이 40킬로그램인 사람의 치매 위험은 10킬로그램인 사람의 약 40퍼센트라는 뜻이다.

는 속도와 TV 시청 시간 같은 생활습관 요인 등 혼동을 야기하는 통상적인 여러 요인을 고려한 뒤에도 이 관계가 유지된다는 것을 알아냈다. 그리고 이 관계에는 상한이나 '안정 수준' 같은 것이 없는 듯했다. 쥘힘이 강할수록 치매 위험은 낮았다.[42]

우리는 유행병학의 데이터를 회의적으로 대하는 것과 같은 이유로 이런 발견들도 내치고 싶은 유혹을 느낀다. 그러나 유행벽학의 영양에 관한 데이터(14장에서 상세히 다룰 것이다)와 달리, 근력과 심폐 건강이 신경퇴행 위험과 반비례한다는 유행병학의 데이터는 방향과 규모가 매우 일관되었기에 운동의 힘에 관한 내 회의론은 2012년경 서서히 녹아 사라졌다. 이제 나는 환자들에게 운동이 우리의 신경퇴행 예방 연장통에 든 최고의 도구라고 적극적으로 설파한다(자세한 사항은 11장과 12장에서 살펴보기로 하자).

　'수면'도 알츠하이머병에 맞서는 아주 강력한 도구다(16장에서 살펴보겠다). 수면은 우리 뇌가 스스로 치유하는 시간이다. 깊은 잠에 빠져 있을 때 뇌는 사실상 '집 청소'를 한다. 뉴런 사이에 쌓일 수 있는 세포 내 노폐물을 제거한다. 잠을 설치거나 중간에 깨곤 하면 치매 위험이 높아진다.[43] 스테파니처럼 심한 스트레스와 코르티솔 수치 증가가 이어지는 가운데 잠까지 설친다면 위험은 배가된다. 수면 부족은 인슐린 저항성과 해마 손상에 기여하기 때문이다. 게다가 코르티솔과다분비증hypercortisolemia(스트레스로 코르티솔이 과다 분비되는 증상)은 뇌에 잠잘 시간이라고 알리는(또 신경 손상과 인지 장애를 막는 데 기여할 수 있는) 호르몬인 멜라토닌melatonin 분비를 방해한다. 따라서 스테파니의 수면 장애를 시급히 치료할 필요가 있었다. 이혼과 업무 상황 때문에 그녀는 밤에 깨지 않고 4시간 이상 푹 자기가 거의 불가능한 상태였다.

　좀 의아하게 들릴 만한 위험 요인도 하나 있는데 바로 '청력 상실'이다. 청력 상실이 알츠하이머병과 뚜렷한 연관성을 보인다는 연구 결과들이 나와 있다.[44] 그러나 알츠하이머병의 직접적인 증상은 아니다. 그보다 청력 상실은 인지력 감퇴와 인과관계에 있는 듯하다. 청력을 상실한 이들은 남들과의 상호작용을 꺼리고 위축되는 경향이 있기 때문이다. 이렇게 청각 입력이 사라지는 것처럼 어떤 입력을 받지 못하면 뇌는 위축된다. 청력 상실 환자는 사교 활동, 지적자극, 연결되어 있다는 느낌을 잃는다. 따라서 보청기를 쓰면 일부 증상을 완화하는 데 도움이 될 수 있다. 이는 얼마 동안은 가설로 남아 있겠지만 현재 어치브ACHIEVE, Aging and Cognitive Health Evaluation in Elders 라는 임상 시험이 진행 중이다.

'우울증'도 알츠하이머병과 관련이 있지만 이 병의 위험 요인이나 원동력이라기보다는 증상에 가까운 듯하다. 그렇긴 해도 경도 인지 장애나 초기 알츠하이머병 환자의 우울증을 치료하면 인지력 감퇴의 다른 증상들을 완화하는 데 도움이 되는 듯하다.

전신 염증을 줄임으로써 아마 알츠하이머병 위험도 줄일 법한 또 다른 놀라운 개입이 있다. 바로 '칫솔질과 치실 사용'이다(맞다. 치실). 구강 건강, 특히 잇몸 조직의 상태가 전반적인 건강과 관련이 있다는 연구 결과가 점점 늘어나고 있다. 연구자들은 특히 흔한 잇몸 질환을 일으키는 P. 진지발리스P. gingivalis라는 병원균이 IL-6 같은 염증 표지자 수치를 대폭 증가시킨다는 것을 발견했다.[45] 더욱 기이하게도 이 병원균은 알츠하이머병 환자의 뇌 안에서 발견되곤 한다. 비록 뉴욕대학교 치과 교수인 패트리샤 코비Patricia Corby는 이 세균이 직접 치매를 일으키는지는 아직 잘 모른다고 말하긴 하지만 그래도 연관성이 너무 강하기에 무시할 수가 없다.(또 구강 건강은 전반적인 건강과 상관관계가 있으며, 특히 심혈관 질환 위험이 더욱 그렇다. 그래서 나는 예전보다 치실 사용과 잇몸 건강에 훨씬 더 주의를 기울이고 있다.)

치매(그리고 죽상경화 심혈관 질환) 예방에 관한 내 생각에 좀 최근 추가된 한 가지는 '건식 사우나 이용'이다. 2019년 무렵까지 나는 사우나 이용이 뇌 건강이나 심장 건강과 관련 있다는 데이터에 매우 회의적이었다. 그러나 그런 문헌들을 더 깊이 살펴볼수록 혜택의 규모, 연구 결과의 일치, 설득력 있는 메커니즘에 더욱더 확신을 갖게 되었다. 규칙적인 사우나 이용이 규칙적인 운동만큼 알츠하이머병 위험을 줄인다고는 확신하지 않지만 처음 살펴보기 시작했을 때보다는 훨씬 더 확신을 얻었다. 문헌들로부터 내가 끌어낼 수 있는 가장 나은 해석에 따르면 섭씨 82도 이상에서 사우나를 최소한 1번에 20분씩, 매주 4번씩 하면 알츠하이머병 위험이 약 65퍼센트[46](그리고 죽상경화 심혈관 질환 위험은 약 50퍼센트[47]) 줄어드는 듯하다.

비타민 B로 호모시스테인 수치를 낮추면서[48] 오메가-3 지방산 수치를 최적화하는[49] 것을 포함해 몇몇 유망해 보이는 개입들도 있다. 또 비타민 D 수치 증가가 $e4/e4$ 환자의 기억력 증진과 상관관계가 있다고 하지만, 현재 나와 있는 문헌들만으로는 비타민 D 섭취가 알츠하이머병 위험을 줄인다는 의미인지 여부를 판단하기는 어렵다.[50] 그리고 앞서 말했듯이 갱년기에 들어설 무렵의 여성에게서는 호르몬대체요법이 도움이 되는 듯하며, $e4$를 최소한 하나 지닌 여성이라면 더욱더 그렇다.

질병 해방

치매에 맞서는 4가지 전략 원칙

알츠하이머병의 가장 두려운 측면은 이것으로 귀결된다. 의학 2.0이 우리를 도울 수 없다는 사실이다. 전혀. 의학 2.0이 개입하는 시점, 진단이 내려지는 시점은 대다수 알츠하이머병 환자에게는 이미 돌이킬 여지가 거의 없는 시점일 가능성이 높다. 할 수 있는 일이 거의 또는 전혀 남아 있지 않은 때다. 치매라는 진단이 일단 내려지면 진행을 늦추기가 지극히 어렵고 아마 되돌리기는 불가능할 것이다(비록 확신하지는 못하지만). 따라서 우리는 자신이 알고 있는 의학의 친숙한 영역, 확실한 뭔가를 약속하는 영역을 넘어서 예방과 위험 감소라는 의학 3.0의 개념을 받아들여야 한다.

오늘날 알츠하이머병은 우리가 백세인이 되기 위해 넘어야 하는 마지막 네 기사 질병, 우리가 직면하는 마지막 장애물이다. 대개 알츠하이머병은 생애의 느지막한 시기에 진단을 받는다. 그리고 백세인은 훨씬 더 늦게 이 병에 걸리거나 아예 걸리지 않는다. 치매에 걸리지 않고 사는 기간이 늘어날수록 더 오래 더 건강하게 살아갈 확률도 높아진다(인지력이 건강수명의 3가지 핵심 요소 중 하나임을 기억하자). 그러나 과학이 더 효과적인 치료법을 내놓기 전까지는 예방이 우리의 유일한 대안이다. 따라서 우리는 알츠하이머병을 비롯한 신경퇴행성 질환을 아주 일찍부터 포괄적으로 예방하는 접근법을 채택할 필요가 있다.

대체로 우리 전략은 다음 원칙들에 토대를 두어야 한다.

1. 심장에 좋은 것은 뇌에도 좋다. 혈관 건강(낮은 apoB 수치, 낮은 염증, 낮은 산화 스트레스)은 뇌 건강에 대단히 중요하다.

2. 간(그리고 췌장)에 좋은 것은 뇌에도 좋다. 대사 건강은 뇌 건강에 대단히 중요하다.

3. 시간이 핵심이다. 우리는 더 일찍부터 예방을 생각해야 하며, 유전적으로 불리한 상황에 놓인 사람일수록 더 일찍부터 예방에 힘써야 한다. 심혈관 질환은 아주 기나긴 싸움을 벌여야 한다.

4. 인지력 감퇴를 예방하는 가장 강력한 도구는 운동이다. 우리는 식사요법과 대사를 많이 다루어왔지만 운동은 다방면으로(혈관, 대사) 뇌 건강을 보존하는 역할을 하는 듯하다. 3부에서 더 자세히 다루겠지만 운동—많은 운동—은 알츠하이머병 예방 프로그램의 한 토대다.

나는 앞으로 우리가 모든 형태의 치매를 예방하고 치료하는 방법을 훨씬 더 많이 알아낼 것이라고 크게 기대한다. 그러나 그러려면 이 병을 연구하는 과학자들의 창의적 사고와 힘겨운 노력, 새로운 이론과 접근법에 대한 상당한 투자, 예방 전략에 대한 훨씬 더 많은 관심, 스테파니처럼 모든 네 기사 질병 중 가장 두려우면서 가장 이해가 덜 된 이 질병의 위험을 직시하려는 환자들의 용기가 필요하다.

3부

RETHINKING MEDICINE   TO LIVE BETTER LONGER

10장

전술적으로 사고하기
자신에게 적합한 원칙으로
기본 틀 구축하는 법

유용한 것을 받아들이고, 쓸모없는 것을 버리고,
자신만의 것을 덧붙여라.

—브루스 리Bruce Lee

현대병에는 새로운 전술이 필요하다

19세기 중반에 프랑스 의사 스타니슬라스 탕슈Stanislas Tanchou는 유럽의 빠르게 성장하는 도시들에서 암 환자가 더 많이 생긴다는 것을 알아차렸다. 산업혁명이 급속도로 진행되면서 상상할 수 없는 방식으로 사회를 바꾸고 있던 시기였다. 그는 양쪽이 연관성이 있다고 보았다. "정신질환처럼 암도 문명 발전에 발맞추어서 증가하는 듯하다."

그는 선견지명이 있었다. 이윽고 심장병, 2형 당뇨병, 치매(그리고 다른 몇몇 질환)와 함께 암은 '문명의 질환'이라고 알려지게 되었다. 유럽과 미국에서 산업화, 도시화에 발맞추어서 퍼져나가는 듯했기 때문이다.

그렇다고 문명이 어떤 식으로든 '나쁜' 것이며 우리 모두가 수렵채집 생활방식으로 돌아가야 한다는 의미는 아니다. 나는 우리 조상들이 수천 년 동안 겪었을(그리고 세계 몇몇 지역에서는 여전히 겪고 있는) 만연한 질병, 무분별한 폭력, 무법천지에서 살아가기보다는 내 아이폰을 잃어버리거나 비행기를 놓치지 않을까 걱정하는 현대 세계에서 살아가고 싶다. 그러나 현대 생활은 수명 연장과 생활 수준 향상에 기여한 반면에 특정한 방식으로 공모해 장수를 제한하는 조건들도 조성했다.

우리가 직면한 난제는 지난 한두 세기 사이에 우리 환경이 극적으로, 거의 모든 면—식량 공급과 섭식 습관, 활동량, 사회망 구조—에서 상상할 수 없는 방식으로 변해온 반면에 우리 유전자는 거의 변하지 않았다는 사실이다. 우리는 6장에서 이런 변화의 전형적인 사례를 하나 살펴보았다. 식단에서 과당이 하는 역할 변화가 그렇다. 오래전 과당을 주로 과일과 꿀의 형태로 섭취했을 때 우리는 에너지를 지방으로 저장해 추운 겨울과 식량 부족 시기를 견딜 수 있었다. 과당은 우리 친구였다. 그러나 오늘날 과당은 우리 음식에 지나치게 많이 들어 있을뿐더러 그중에 액체 형태인 양이 너무나 많다. 이런 과량의 과당은 대사뿐 아니라 전반적인 에너지 균형을 교란한다. 우리는 몸이 안전하게 처리할 수 있는 양보다 훨씬 더 많은 과당을 으레 섭취하곤 한다.

우리가 조성한 이 새로운 환경은 우리가 무엇을 먹고(단기적으로가 아니라 장기적으로),* 어떻게 움직이고(또는 움직이지 않고), 어떻게 자는가(또는 자지 않는가)라는 측면에서 해를 끼치며, 우리의 정서 건강에도 전반적으로 악영향을 미친다(소셜 미디어를 몇 시간 들여다보는 것만으로). 공항이 히포크라테스에게 매우 낯선 만큼이나 이런 환경은 우리 유전체에 매우 낯설다. 예전이라면 우리를 죽였을 유행병, 부상, 질병에서 살아남는 새로운 능력과 이런 환경이 결합하면서 우리는 자연선택에 거의 맞서는 수준에 이르렀다.

우리 유전자는 더 이상 우리 환경에 맞지 않는다. 따라서 이 새롭고 위험한 세계에서 적응하고 번성하려면 우리는 전술을 더 영리하게 짜야 한다.

---

* 단기적으로 보면 우리의 식량은 냉장고와 식품 가공 기술의 발달, 유해 물질이 식품에 쓰이지 않게 막는 규제 덕분에 예전보다 더 안전하다. 그러나 장기적으로 보면 그 정도까지는 아니다(15장 참조).

5가지 전술 영역
: 운동, 영양, 수면, 정서 건강, 분자

앞서 1부와 2부에 걸쳐 우리의 목표와 전략을 자세히 설명한 것은 바로 이 때문이다. 어떻게 해야 하는지 알려면 알리가 포먼에게 했던 식으로 상대를 안팎으로 철저히 파악할 필요가 있다. 여기까지 왔으니 이제 당신은 우리의 전략이 무엇인지 상당히 이해하고 있을 것이다. 적어도 우리를 특정한 질병에 걸리도록 돕는 생물학적 메커니즘이 무엇인지, 그리고 이런 질병이 어떻게 진행되는지 어느 정도 이해했을 것이다.

지금부터는 전술을 살펴볼 차례다. 전술이란 이 낯설고 때때로 위험천만한 새로운 환경을 헤쳐 나아가고자 하는 우리가 쓸 수단과 방법을 말한다. 어떻게 하면 우리는 기존의 기대수명을 넘어서 덤으로 최고의 수십 년을 더 살아갈 수 있을까? 나이를 먹을수록 커지는 질병과 사망 위험을 줄이고 삶의 질을 개선하고자 할 때 어떤 구체적인 행동을 취할 수 있을까?

의학 3.0은 누군가의 건강을 개선하기 위해 우리가 공략할 수 있는 전술 영역이 5가지라고 본다. 첫 번째는 '운동'이다. 나는 운동이 수명과 건강수명 양쪽에서 월등한 차이로 가장 강력한 영역이라고 생각한다. 물론 운동은 한 가지가 아니다. 그래서 나는 운동을 유산소 효율, 최대 산소 섭취량, 근력, 안정성으로 나누어 자세히 살펴보려 한다. 두 번째는 '식단' 또는 '영양'이다. 나는 이를 '영양생화학'

질병 해방

이라고 부르는 쪽을 더 선호한다. 세 번째 영역은 '수면'이다. 의학 2.0이 비교적 최근까지도 과소평가하던 영역이다. 네 번째 영역은 '정서 건강'을 관리하고 개선하는 도구 집합을 포함한다. 마지막 다섯 번째 영역은 의사가 의대와 그 이후에 배운 다양한 약, 영양제, 호르몬 같은 것이다. 나는 이것을 하나로 묶어서 '외인성 분자exogenous molecule'라고 부르고자 한다. 몸 바깥에서 들어오는 분자라는 뜻이다.

이 절에서는 앞서 이미 구체적으로 언급한 것들(지질 저하제, 라파마이신, 장수 효과가 있을 가능성을 놓고 임상 시험 중인 당뇨약인 메트포르민 등) 말고는 외인성 분자를 그다지 다루지 않을 것이다. 대신에 나는 다른 네 영역에 초점을 맞추고자 한다. 의대나 전공의 과정에서 사실상 전혀 다루지 않고 아예 언급조차 없는 영역들이다. 우리는 운동, 영양, 수면, 정서 건강에 관해 거의 아무것도 배운 적이 없다. 이런 상황은 서서히 바뀌고 있는 듯하다. 그렇지만 일부 의사가 현재 이런 분야들을 이해하고 실제로 사람들을 돕는다면 아마 개인적으로 이 분야들의 정보를 찾으려고 노력하기 때문일 가능성이 높다.

어떤 전술 영역은 언뜻 볼 때 좀 뻔하게 여겨질 법하다. 운동, 영양, 수면, 정서 건강이 그렇다. 당연히 우리는 이 모든 영역을 최적화하고 싶어한다. 그러나 어떻게? 악마(나로서는 신나는 일)는 언제나 세부 사항에 숨어 있는 법이다. 운동은 어떤 식으로 해야 할까? 식단을 개선하려면 어떻게 해야 할까? 어떻게 하면 더 오래 더 푹 잘 수 있을까?

이 각 영역에서 포괄적인 목표는 명확하지만 구체적이면서 미묘한 전술은 그렇지 않다. 거의 무한히 많은 대안이 존재한다. 따라서 우리는 정말로 깊이 파고들어 어떻게 하면 효과적인 전술 계획을 세울 수 있는지, 그리고 어떻게 하면 필요한 경로 변화를 이루어낼 수 있는지 알아내야 한다. 그러자면 뻔한 것 너머로 더 깊이 파고들어야 한다.

효과적인 전술의 구성 요소는 무엇일까?

이를 설명할 때 나는 교통사고를 예로 들곤 한다. 내가 교통사고에 좀 집착하는 면이 있기도 하다. 교통사고는 모든 연령 집단에 걸쳐서 월등히 많은 목숨을 앗아간다. 미국 고속도로교통안전국National Highway Traffic Safety Administration에 따르면 12분마다 1명꼴로 사망한다고 한다.[2] 그러나 나는 적절한 전술을 쓰면 이런 죽음 중 상당수를 예방할 수 있다고 믿는다.

교통사고 사망 위험을 줄이기 위해 할 수 있는 일이 뭐가 있을까? 교통사고를 피하는 것이 과연 가능하기는 할까? 무작위로 일어나는 양 보이는데?

우리가 이미 알고 있는 확실한 전술들이 있다. 안전띠를 매고, 운전하면서 문자 메시지를 보내지 말고(많은 이에게는 어려운 일이다), 음주 운전을 하지 않는 것이다. 교통사고 사망자의 최대 3분의 1은 음주 때문이다. 또 교통사고 사망률 통계를 보면 과속이 약 30퍼센트를 차지한다. 그런데 이런 내용은 주의를 환기하는 데 도움이 되긴 하지만 그다지 놀랍지 않고 깨달음을 제공하지도 않는다.

질병 해방

위험 구간 파악은 좋은 전술을 개발하는 첫 단계다. 나는 고속도로가 차량 속도가 빠르므로 사망 사고가 가장 많이 발생하는 곳이라고 거의 으레 자동으로 가정하곤 했다. 그러나 수십 년 동안의 교통사고 자료를 분석해보니 교차로 사망 사고가 아주 높은 비율을 차지한다는 것이 드러났다.[3] 적색 신호를 무시하고 지나가거나 고속으로 달리는 차량이 다른 차의 왼쪽, 즉 운전석 쪽을 들이받는 사례가 가장 흔하다. 전형적인 측면 충돌 사고로, 사망한 운전자는 잘못이 없는 경우가 많다.

좋은 소식은 교차로에서 우리에게 선택의 여지가 있다는 것이다. 우리는 권한을 지닌다. 교차로에 진입할지, 언제 진입할지 판단할 수 있다. 그럼으로써 우리는 교차로에서 충돌을 피하는 구체적인 전술을 개발할 기회를 얻는다. 우리는 왼쪽에서 운전석을 향해 다가오는 차를 가장 우려하므로 이 방면에 특히 더 주의를 기울여야 한다. 복잡한 교차로에서는 먼저 왼쪽을 보고 이어서 오른쪽을 본 뒤, 처음에 뭔가 놓쳤을 때를 대비해 다시 왼쪽을 보는 것이 타당하다. 현재 장거리 화물차 운전사로 일하는 내 고등학교 친구도 이 전술에 동의한다. 그는 교차로에 들어서기 전 설령 녹색 신호라도 언제나 먼저 왼쪽을 살핀 뒤 오른쪽을 돌아본다. 이런 측면 충돌 사고를 피하기 위해서다. 그리고 자신이 커다란 화물차를 몰고 있음을 늘 명심한다.

이제 우리는 매번 운전할 때마다 쓸 수 있는 구체적인 전술을 하나 얻었다. 100퍼센트 안전하다고 보장할 수는 없어도 이 전술은 소소하지만 입증 가능한 방식으로 우리의 위험을 줄인다. 더 좋은 점은 우리 전술이 지렛대leverage 효과를, 즉 비교적 적은 노력으로 상당한 위험 감소 효과를 얻을 수 있다는 것이다.

이와 똑같은 방식으로 우리는 전술에 접근한다. 모호하고 일반적인 것에서 구체적이고 정확한 표적으로 나아가는 방식이다. 우리는 데이터와 직관을 이용해 우리 노력의 초점을 어디에다 맞출지 파악하고, 피드백을 통해 어떤 것이 효과가 있고 없는지 판단한다. 그리고 사소해 보이는 작은 조정들도 시간이 흐르면서 쌓이면 상당한 이점을 낳을 수 있다.

내 교통사고 비유가 좀 생뚱맞아 보일지 모른다. 그러나 실제로 장수를 탐구할 때 우리가 직면하는 상황과 크게 다르지 않다. 자동차는 우리 사회 어디에나 있으며, 우리가 잘 관리하며 살아가는 법을 배워야 하는 환경 위험이다. 마찬가지로 나이 들수록 건강을 유지하려면 위해와 위험을 안겨주는 온갖 것으로 가득한 세상에서 건강을 잘 다스리며 지내는 법을 배워야 한다. 이제 3부에서는 이런 위험을 줄이거나 없애고, 건강수명을 개선하거나 늘리는 다양한 방법을 살펴볼 것이다. 그리고 이러한 방법을 저마다 독특한 개인에게 어떻게 적용할지 알아볼 것이다.

질병 해방

가장 복잡한 전술 영역은 영양과 운동이다. 나는 대다수 사람이 양쪽 모두에서 변화를 이루어내야 한다고 본다. 어느 한쪽에서만 변화를 일으켜도 충분한 경우는 거의 없다. 새로운 환자를 진료할 때면 나는 언제나 다음 3가지 핵심 질문을 던진다.

1. 영양 과다 상태인가, 영양 부족 상태인가? 다시 말해 열량을 과다 섭취하는가, 과소 섭취하는가?
2. 근육량이 충분한가, 부족한가?
3. 대사가 건강한가, 건강하지 못한가?

당연한 일이지만 영양 과다인 사람들 상당수는 대사 건강이 안 좋다. 그런데 나는 말랐으면서도 대사 문제가 있는 이들도 꽤 많이 만났다. 반면에 대사 건강이 나쁘면 거의 반드시 근육량이 부족하다. 이는 영양과 운동이 상호작용한다는 뜻이다.

뒤에서 이런 다양한 상황을 훨씬 더 상세히 다루겠지만, 이 모든 전술적 개입 사이에 조화를 이루는 것이 왜 중요한지 짧게 언급하고 넘어가기로 하자. 예를 들어 영양 과다인 사람에게는 열량 섭취를 줄이는 방안을 찾아주어야 한다(15장에서 다룰 텐데 3가지 방법이 있다). 그런데 이런 사람은 으레 근육량이 부족하다. 이럴 때는 단백질을 충분히 섭취하면서 열량을 줄이도록 해야 한다. 목표가 체중

감량이 아니라 근육량을 늘리면서 지방을 줄이는 것이기 때문이다. 따라서 복잡해질 수 있다.

각 전술 영역은 나머지 영역들과 완전히 분리되어 있지 않다. 예를 들어 16장에서 우리는 수면이 인슐린 민감성과 운동 수행에 (나아가 정서 건강에도) 얼마나 엄청난 영향을 미치는지 살펴볼 것이다. 그래서 나는 대다수 환자에게서 운동과 영양 양쪽으로 아주 많은 주의를 기울인다. 두 영역이 밀접한 관계에 있기 때문이다. 판단을 내리고 전술을 개발할 때는 데이터에 깊이 의존한다. 중성지방과 간 기능 검사 같은 정적 생체표지자와 경구 포도당 부하 검사 같은 동적 생체표지자뿐 아니라 체성분body composition, 내장 지방, 뼈 밀도, 지방 뺀 체중lean mass(마른 체중, 제지방 체중) 같은 인체 측정치를 포함한 각종 데이터다.

앞으로 다룰 내용 중 상당 부분은 내가 매일 환자들과 이야기 나누는 내용과 동일하다. 우리는 환자들의 목표를 이야기하고, 우리 전략의 토대를 이루는 과학을 설명한다. 구체적인 전술 이야기를 할 때는 환자가 자신만의 계획표를 짜는 데 도움이 되도록 방향을 제시한다. 나는 환자에게 맹목적으로 따르라는 처방전을 쓰는 일이 거의 없다. 내 목표는 운동, 영양, 수면, 정서 건강 측면에서 도움이 되는 쪽으로 행동할 수 있도록 환자에게 힘을 불어넣는 것이다(실제로 이런 일에는 대개 처방전조차 필요 없다). 그러나 행동 자체는 환자의 책임이다. 이 문제는 쉽지 않다. 환자 스스로 습관을 바꾸고 노력해야 한다.

이어지는 내용도 맹목적으로 따라야 하는 단계별 계획이 아니다. 모든 사람에게 적용되는 포괄적인 해결책 같은 것은 없다. 운동, 식단, 생활습관에 관해 아주 세세한 조언을 하려면 개인의 피드백과 반복이 필요한데, 이는 책에 안전하게 또는 정확하게 담아내기 어렵다. 모두가 이런저런 다량영양소를 몇 그램 먹어야 한다는 식의 포괄적인 처방보다는 훨씬 더 오래도록 운동, 영양, 수면, 정서 건강을 관리할 기본 틀을 당신이 익히기를 바란다. 나는 현재 우리가 이해하고 있는 과학적 내용과 우리의 임상 경험에 비추어 볼 때 이것이 우리가 지금 할 수 있는 최선의 방안이라고 믿는다('기술'이 등장하는 부분이 바로 여기다). 나는 나 자신과 환자의 치료 계획을 끊임없이 수정하고 실험하고 바꾼다. 그리고 환자 역시 끊임없이 변화한다.

우리는 특정한 이념이나 학파, 어떤 종류의 꼬리표에 얽매이지 않는다. 우리는 '케톤' 학파도 '저지방' 학파도 아니며, 근력 운동보다 유산소 운동을 중시하라거나 반대로 하라고 고집하지 않는다. 우리는 효과가 있을 법한 전술을 폭넓게 살피고 골라서 시험한다. 우리는 열린 마음으로 기꺼이 생각을 바꾼다. 예를 들어 나는 예전에 몇몇 환자에게 물만 마시는 단식을 장기간 하라고 권하고 나 자신도 실천했다. 그러나 이제는 더 이상 그러지 않는다. 영양 과다가 가장 심각한 환자들을 제외하고는 단점(주로 근육 손실과 영양실조 관련 단점)이 대사 혜택보다 더 크다고 확신하게 되었기 때문이다. 우리는 변하는 요구 사항과 달라지는 과학적 이해에 발맞추어 전술을 수정한다.

우리 목표는 오로지 '더 오래 더 건강하게 사는 것'이다. 바로 장수다. 그러려면 지금까지 수많은 이들이 견뎌온 쇠퇴의 이야기를 고쳐 쓰고, 앞으로 살아갈 매 10년을 이전보다 더 나은 10년으로 만들기 위한 계획을 세워야 한다.

11장

운동
가장 강력한 장수약

나는 링 위에서 싸워서 이긴 적이 없다.
나는 언제나 준비해서 이겼다.

—무하마드 알리Muhammad Ali

유산소 운동이 좋을까, 근력 운동이 좋을까

"유산소 운동을 더 해야 하는 거야, 근육 운동을 더 해야 하는 거야? 어떻게 생각해?" 몇 년 전 친구인 존 그리핀John Griffin이 대체 운동을 어떻게 해야 하느냐고 내게 물었다. "누구는 이렇게 하라 하고 또 누구는 저렇게 하라 하고, 너무 모순되니까 들을수록 헷갈려."

이 단순해 보이는 질문 뒤에서 나는 도움을 요청하는 소리를 들었다. 명석하고 예리한 사람인 존조차 건강해지는 확실한 경로가 이것이다 저것이다, 하고 주장하는 여러 '전문가'의 상충하는 온갖 조언을 접하면서 좌절했다. 그는 헬스장에서 무엇을 왜 해야 하는지 도무지 알 수가 없었다.

내가 다시 의료계로 돌아오기 전 일이었다. 당시 나는 영양 연구 쪽에 푹 빠져 있었는데, 이 분야는 운동과학보다 더 혼란스러웠다. 허약한 데이터를 근거로 삼은 교조적인 견해를 열정적으로 지지하는 온갖 주장과 모순되는 발견이 난무했다. 달걀이 나쁠까 좋을까? 커피는? 나도 미칠 지경이었다.

나는 존에게 답장을 쓰기 시작했는데 쓰다보니 계속 길어졌다. 보내기 단추를 누를 즈음에는 그의 질문에 답하는 수준을 넘어 거의 2000단어에 달하는 글을 쓴 상태였다. 딱한 내 친구는 제안서가 아니라 그냥 짧은 답을 원했을 뿐인데 말이다. 게다가 나는 거기에서 멈추지 않았다. 나중에 이메일 내용을 더 늘려서 1만 단어 분량의 장수 선언문을 썼다. 그리고 이 선언문은 이윽고 당신이 손에 든 바로 이 책이 되었다.•

존의 질문에 담긴 뭔가가 나를 자극한 것이 분명했다. 내가 근력 운동보다 지구력 운동을 더 열심히 하거나 반대로 하는 사람이라

• 그러니 이 책이 마음에 든다면 존 그리핀에게 감사하기 바란다. 마음에 들지 않는다면 나를 탓하기 바란다.

서가 아니었다. 나는 양쪽 다 많이 했다. 나는 존의 질문에 담긴 이분법적 특성에 반발하고 있었다. 당신이 아직 알아차리지 못했을까봐 다시 강조한다. 나는 이런 복잡미묘하고 대단히 중요한 질문을 단순한 이쪽 아니면 저쪽이라는 문제로 환원하는 것을 좋아하지 않는다. 유산소 운동이 좋을까, 근력 운동이 좋을까? 저탄수화물 식단이 좋을까, 채식이 좋을까? 올리브유가 좋을까, 소기름(우지)이 좋을까? 나는 모른다.

정말로 어느 한쪽을 편들어야 하는 걸까?

문제는 우리가 모든 것을 어느 쪽이 진정한 정통 교단이냐를 놓고 벌이는 일종의 종교 전쟁으로 바꿔놓는다는 것이다(영양을 다루는 장에서 다시 살펴보겠다). 어떤 전문가들은 근력 운동이 더 낫다고 주장하며, 반대라고 주장하는 전문가들도 그만큼 많다. 이 논쟁은 끝이 없는 동시에 무의미하다. 완고한 주장의 제단 앞에 과학을 희생물로 바치는 꼴이다. 문제는 우리가 이 대단히 중요한 삶의 영역——운동과 영양——을 너무나 시야가 좁은 렌즈를 통해 들여다보고 있다는 것이다. 이는 헬스장에서 어느 쪽 운동을 선호하느냐의 문제가 아니다. 그보다 훨씬 더 본질적이다.

운동은 이 책에서 논의하는 다른 어떤 전술 영역보다 더 우리가 여생을 어떻게 살아갈지를 결정하는 데 가장 큰 힘을 발휘한다. 꽤 최소한의 운동조차 수명을 몇 년 더 늘릴 수 있다는 개념을 뒷받침하는 자료가 상당히 많다. 거의 모든 만성 질환의 발생을 지연시킬 뿐 아니라 건강수명을 개선하고 연장하는 데 놀라운 효과를 보인다.

운동은 몸의 쇠퇴를 되돌릴 뿐 아니라 인지력 감퇴를 늦추거나 되돌릴 수 있다(내가 좀 확실하다고 보는 효과다). 또 정량화하기가 더 어렵긴 하지만 정서 건강에도 도움을 준다.

따라서 이 책을 읽고 딱 하나 새로운 습관을 들이려 한다면 운동 영역에서 택해야 한다. 현재 운동을 하고 있는 사람이라면 자신의 운동 프로그램을 재고하고 수정하고 싶을 가능성이 높다. 그리고 현재 운동을 하고 있지 않은 사람이라면 당신만 그런 것이 아님을 알아두자. 미국 인구의 77퍼센트가 그렇기 때문이다.[1] 이제는 바꿀 때다. 지금 당장.

매일 조금씩 운동하는 것조차 전혀 하지 않는 것보다 훨씬 낫다. 매주 운동을 전혀 하지 않다가 일주일에 겨우 90분 운동을 하면 모든 원인에 따른 사망 위험을 14퍼센트 줄일 수 있다.[2] 이런 효과를 발휘할 수 있는 약물을 찾기란 너무나 어렵다.

따라서 내 친구 존 그리핀이 던진 것 같은 질문에 대한 내 대답은 "이것도 맞고 저것도 맞다"다. 그렇다, 유산소 운동을 더 해야 한다. 그렇다, 근력 운동도 더 해야 한다.

당신이 스펙트럼의 반대쪽 끝에 있는 사람이라면, 즉 유치원 이래로 계속 운동을 해온 나 같은 사람이라면, 다음 장들이 어떻게 하면 자신의 운동 프로그램을 더 잘 체계화할 수 있을지 식견을 제공할 것이라고 약속한다. 마라톤 기록을 단축하거나 헬스장에서 자랑하기 위해서가 아니라, 더 오래 더 건강하게 살고, 가장 중요하게는 말년까지도 신체 활동을 계속 즐길 수 있는 삶을 위해서다.

운동과 장수의 연관성
: 심폐 체력과 근력 키우기

운동이 좋다는 것은 분명 새로운 이야기가 아니다. 목이 아플 때 죽이 좋다는 이야기처럼. 그러나 운동의 효과가 정말로 얼마나 심오한지 깨닫고 있는 사람은 그리 많지 않다. 규칙적으로 운동하는 사람이 앉아 생활하는 사람보다 10년은 더 산다는 연구 결과가 많다.[3] 습관적으로 달리기를 하거나 자전거를 타는 사람들은 더 오래 살 뿐 아니라 더 건강한 상태를 유지하며, 대사 기능 이상과 관련된 원인에 따른 사망률이 더 낮다.[4]

당신이 습관적으로 운동을 하지 않는 사람이라면 (아직은) 운이 좋다. 운동의 혜택이 제로인 상태에서 시작하므로 가볍게 걷는 것만으로도 운동의 혜택을 볼 수 있으니까.[5] 패스트푸드만 먹다가 다른 어떤 식단으로 바꾸든 거의 언제나 개선 효과가 나타나듯이, 거의 모든 운동은 앉아 생활하는 것보다 낫다.

의학 2.0은 적어도 운동의 가치는 인정한다. 비록 나와 같이 의대를 다닌 이들은 당시에 환자에게 운동을 '처방하는' 방법은커녕 운동이라는 말조차 거의 배운 적 없지만 말이다. 그런데 안타깝게도 의학 2.0의 조언은 앉아 생활하는 시간을 줄이고 더 움직이라는 일반적인 권고 수준에서 거의 벗어나지 않는다. 미국 정부의 신체 활동 권고 지침은 '활동적인 성인'에게 최소한 '적절한 강도의 유산소 활동'을 매주 5회 30분씩(총 150분) 하라고 말한다. 여기에 '모든 주

요 근육군'을 표적으로 하는 근력 운동을 2일 더 하라고 권한다.[6]

의사가 암 치료에 관해 이렇게 모호하게 말한다고 상상해보라.

- ▶ 의사: 스미스 님, 안타까운 말씀을 드려야겠네요. 대장암에 걸리셨어요.
- ▶ 스미스: 맙소사, 선생님, 전 어떻게 해야 하죠?
- ▶ 의사: 화학요법을 받으셔야 해요.
- ▶ 스미스: 어떤 화학요법요? 투여 용량은 어느 정도인가요? 얼마나 자주 하나요? 얼마나 오래 걸리죠? 부작용은 뭔가요?
- ▶ 의사: 그냥 받아보시면 알아요.

우리에게는 목표 달성을 도울 더 구체적인 지침이 필요하다. 효율적이면서 안전한 방식으로 할 수 있도록 돕는 지침이다.

그러나 먼저 나는 잠시 운동이 왜 이토록 중요한지 살펴보고 싶다. 운동의 효과를 제시하는 자료들이 너무나 설득력 있기 때문이다. 환자들에게 이런 자료를 보여주면 유산소 운동과 근력 운동이 장수 및 건강수명과 관련이 있다는 사실 자체에는 대개 다 아는 내용이라는 미적지근한 반응을 보인다. 그러나 혜택의 규모를 이야기하면 예외 없이 깜짝 놀란다. 운동 데이터는 운동을 많이 하면 할수록 더 건강해진다고 아주 명확하게 알려준다.

심폐 체력, 즉 유산소 체력부터 살펴보자. 이는 몸이 산소를 근육으로 얼마나 효율적으로 전달하고, 근육이 그 산소를 얼마나 효율

질병 해방

적으로 흡수해 장거리를 걷고 달리고 자전거 타고 헤엄칠 수 있는지를 뜻한다. 또 일상생활에서의 활력이라는 형태로도 드러난다. 유산소 체력이 더 클수록, 어떤 활동을 좋아하든 그 활동을 할 에너지를 더 많이 이용할 수 있다. 좋아하는 활동이 쇼핑이라도 마찬가지다.

최대 산소 섭취량VO_2 max으로 측정되는 최대 유산소 심폐 체력은 아마 장수의 가장 강력한 표지자일 것이다.[7] 최대 산소 섭취량은 개인이 이용할 수 있는 산소의 최대량을 뜻한다. 자연히 이는 최대한으로 운동을 할 때 측정한다(이 검사를 해본 적이 있다면 얼마나 힘든지 알 것이다). 몸이 이용할 수 있는 산소가 더 많을수록 최대 산소 섭취량은 더 크다.

우리 인체는 수요에 반응하는 능력이 경이로운 수준이다. 내가 소파에 앉아서 영화를 보고 있다고 하자. 쉬고 있을 때 나 정도 몸집을 지닌 사람은 살아 있으면서 영화를 보는 데 필요한 모든 생리 기능을 수행하는 아데노신삼인산—세포를 움직이는 화학적 '연료'—을 충분히 생산하려면 분당 약 300밀리리터의 산소가 필요하다. 이때는 에너지 수요가 아주 낮다. 그렇지만 내가 밖으로 나가서 동네를 가볍게 달리면 에너지 수요는 급증한다. 호흡이 가빠지고, 심박수가 올라가면서 호흡을 통해 들어오는 공기에서 산소를 더 많이 추출해 사용하도록 돕는다. 근육이 계속 활동할 수 있도록 말이다. 이런 강도로 운동을 할 때 나 정도의 몸집을 지닌 사람은 분당 2500~3000밀리리터의 산소가 필요하다. 소파에 앉아 있을 때보다 8~10배 더 많다.

이제 내가 최대한 빠른 속도로 언덕을 달려 올라가기 시작하면 몸의 산소 요구량은 더욱 증가할 것이다. 달리는 속도와 체력 수준에 따라서 4000밀리리터, 4500밀리리터, 심지어 5000밀리리터 이상까지 올라간다. 체력이 좋을수록 더 많은 산소로 아데노신삼인산을 생산할 수 있으며, 그만큼 언덕을 더 빨리 오를 수 있다.

이윽고 나는 산소 의존 경로로는 더 이상 에너지를 생산할 수 없는 한계에 다다를 것이고, 그러면 덜 효율적이면서 덜 지속 가능한 에너지 생산 방식으로 어쩔 수 없이 전환해야 한다. 전력 질주를 할 때가 그렇다. 이렇게 힘들게 운동하는 단계에서 내가 쓰는 산소량이 바로 최대 산소 섭취량이다.(그리고 얼마 지나지 않아서 나는 '무너질' 것이다. 더 이상 그 속도로 언덕을 오를 수 없게 된다.)

최대 산소 섭취량은 대개 체중 1킬로그램당 1분에 쓸 수 있는 산소의 양으로 나타낸다. 45세의 평균적인 남성은 최대 산소 섭취량이 약 40밀리리터/킬로그램/분ml/kg/min이며, 지구력 운동선수는 60을 넘을 가능성이 높다. 반면에 메이요병원의 운동생리학자이자 연구자인 마이크 조이너Mike Joyner는 30대나 40대의 건강하지 못한 사람이라면 최대 산소 섭취량이 20밀리리터/킬로그램/분대에 불과할 수 있다고 말한다. 이런 이들은 언덕을 아예 달려 올라갈 수가 없을 것이다.[●] 최대 산소 섭취량이 올라갈수록 더 많은 산소를 아데노

───

● 투르 드 프랑스에서 상위로 들어오는 자전거 선수들은 대부분 최대 산소 섭취량이 70대나 80대 초반일 것이다. 지금까지 최대 산소 섭취량이 가장 높게 나온 사람은 무려 97.5밀리리터/킬로그램/분이었다.

질병 해방

신삼인산 생산에 쓸 수 있고, 따라서 더 빨리 달릴 수 있다. 한마디로 운동을 더 많이 할 수 있다.

이 수치는 운동과만 관련 있는 것이 아니다. 장수와도 상관관계가 강하다는 사실이 드러났다. 2018년 《미국의사협회지》에는 12만 명 이상을 추적 조사해보니 최대 산소 섭취량이 높을수록(트레드밀 검사로 측정했다) 모든 질병의 사망률이 더 낮았다는 연구 결과가 실렸다.[8] 체력이 가장 좋은 사람들이 사망률이 가장 낮았다. 놀라울 만치 차이가 났다. 이 점을 생각해보자. 흡연자는 비흡연자보다 모든 원인 사망률의 위험(즉 언제든 사망할 위험)이 40퍼센트 더 높다. 위험비HR가 1.40이다. 이 연구에서는 최대 산소 섭취량이 자기 연령과 성별의 평균보다 낮은 사람(백분위수 25~50)이 상위 사분위 범위에 속한 사람(백분위수 75~97.6)보다 모든 원인 사망률이 2배 더 높다고 나왔다. 따라서 심폐 체력이 떨어지는 사람은 흡연자보다 상대적으로 사망 위험이 더 크다.[9]

이는 시작에 불과하다. 자기 연령 집단에서 최대 산소 섭취량이 하위 사분위 범위에 해당하는(하위 25퍼센트에 속한) 사람은 상위 사분위 범위에 속한 사람보다 사망 위험이 약 4배 더 높고, 엘리트 수준(상위 2.3퍼센트)인 사람보다는 5배 더 높다.[10] 경이롭다. 이 혜택은 가장 체력이 좋은 사람들에게만 나타나는 것이 아니다. 이 연구에 따르면 하위 25퍼센트에서 백분위수 25~50으로 올라가기만 해도 사망 위험이 거의 절반으로 줄어든다는 뜻이다.

더 최근인 2022년 《미국심장협회지Journal of the American College of

Cardiology》에 실린 훨씬 더 대규모 연구 결과도 그렇다고 확인해준다. 30~95세의 미국 퇴역 군인 75만 명 이상을 조사한 연구다([11-1]). 남녀 모두와 모든 인종을 포함한 전혀 다른 집단이었음에도 연구진은 거의 동일한 결과를 얻었다. 각 연령과 성별 범주에서 하위 20퍼센트에 속한 사람은 상위 2퍼센트에 속한 사람보다 사망 위험이 4.09배 더 높았다. 중간인 사람(백분위수 40~60)도 체력이 가장 좋은 사람보다 모든 원인 사망률이 2배 이상 높았다. 연구진은 이렇게 결론지었다. "체력이 약한 사람은 조사한 모든 심장 위험 요인에서 위험이 더 컸다."[11]

물론 모든 관찰 연구가 그렇듯이 여기에서도 영양을 비롯해 다른 요인들이 관여할 것이 거의 확실하다. 그러나 이 관계가 적어도 일부 인과성을 띤다는 내 확신을 강화하는 요인이 최소 5가지 있다.* 첫째, 효과의 규모가 아주 크다. 둘째, 저마다 다른 집단을 조사한 많은 연구에서 데이터가 일관되고 재현 가능하다. 셋째, 용량 의존 반응이 나타난다(체력이 좋을수록 더 오래 산다). 넷째, 운동이 수명과 건강수명에 미치는 작용 메커니즘이 알려져 있기에 이 효과는 생물학적 개연성이 크다. 다섯째, 사람의 운동을 연구한 실험 데이터는 거의 다 건강이 개선된다고 시사한다.

이《미국의사협회지》논문의 저자들은 이렇게 결론지었다. "심

---

* 이 요인들은 유행병학과 실험실에서 나온 자료를 평가하는 도구인 과학적 방법론의 대부 중 한 사람인 오스틴 브래드퍼드 힐Austin Bradford Hill이 1930년대에 정의한 9가지 기준 중 5가지에 해당한다. 브래드퍼드 힐은 영양을 다룰 때 다시 나올 것이다.

11-1 | 비엘리트 체력 집단의 사망 위험과 동반이환

변수	위험비(95%CI)*	
최고 체력에 상대적인 사망 위험		
최저	4.09(3.94~4.24)	
낮음	2.88(2.78~2.99)	
중간	2.13(2.05~2.21)	
높음	1.66(1.60~1.73)	
최고	1.39(1.34~1.45)	
동반이환의 사망 위험		
만성 콩팥 질환	1.49(1.46~1.52)	
흡연	1.40(1.39~1.42)	
당뇨병	1.34(1.33~1.36)	
암	1.33(1.30~1.35)	
심혈관 질환	1.28(1.27~1.29)	
고혈압	1.14(1.13~1.16)	

1 2 3 4 5
위험비(log)

*모든 P값<0.001

출처: Kokkinos et al.(2022).

이 표는 다양한 체력 수준에 속한 이들의 모든 원인 사망 위험을 각 연령과 성별의 최대 산소 섭취량 상위 2퍼센트('최고 체력')에 속한 이들(위쪽) 그리고 다양한 동반이환자(아래쪽)와 비교한 것이다. 즉 아래쪽은 각 질병이 있는 사람과 없는 사람을 비교한 값이다. 체력군은 백분위수에 따라 최저(20 이하), 낮음(21~40), 중간(41~60), 높음(61~80), 최고(81~97)로 나누었다.

폐 체력은 관찰된 혜택의 상한이 전혀 없이 장기 사망률과 반비례 관계에 있다. 극도로 높은 유산소 체력은 가장 뛰어난 높은 생존율과 관련이 있다."[12]

이런 자료만으로는 단순히 최대 산소 섭취량이 높다고 해서 (이러한 위험비가 암시하는 것처럼) 고혈압이나 흡연 습관의 위험을 상쇄할 것이라고 말할 수는 없다. 무작위 대조 시험 없이는 확실히 알 수 없지만, 나는 상쇄하지 못할 것이라고 보는 쪽이다. 그러나 최대 산소 섭취량이 높을수록 전반적으로 더 건강하고 장수한다고는 아주 확실하게 말할 수 있다.

우리 목적에 비추어 볼 때 더 좋은 소식은 최대 산소 섭취량을 운동으로 증가시킬 수 있다는 것이다. 뒤에서 살펴보겠지만 우리는 이 체력 척도를 상당히 개선할 수 있다.

심폐 체력과 장수가 강한 연관성을 보인다는 것은 오래전부터 알려져 있었다. 그런데 거의 마찬가지로 근육이 장수와 강한 상관관계가 있을 가능성이 높다는 사실을 알면 아마 놀랄 것이다. 나도 그랬다. 50세 이상인 사람 약 4500명을 10년 동안 관찰한 결과, 연구 기간에 근육량이 적은 사람이 대조군보다 사망 위험이 40~50퍼센트 더 높다고 나왔다.[13] 더 자세히 분석하자 중요한 것은 근육량 자체가 아니라 근력, 즉 힘을 내는 능력임이 드러났다. 헬스장에서 큰 가슴근(대흉근)이나 위팔두갈래근(이두박근)을 키우는 것만으로는 부족하다. 근육이 강해야 한다. 근육이 힘을 낼 수 있어야 한다. 근력이 약한 사람은 사망 위험이 2배로 늘지만, 적은 근육량/약한 근력에다 대사증후군까지 있는 사람은 모든 원인 사망률이 3~3.33배 더 높다.

적어도 한 연구에서는 근력이 심폐 체력보다 더 중요할 수 있다고 나왔다. 고혈압이 있는 남성 약 1500명을 평균 약 18년 동안 추적 조사한 이 연구에서 심폐 체력이 하위 절반에 속한 이들이라고 해도 근력이 상위 3분의 1에 속한 사람은 하위 3분의 1에 속한 사람보다 모든 원인 사망률이 거의 48퍼센트 더 낮았다.[14]

우리가 최대 산소 섭취량에서 살펴본 것과 거의 동일한 이야기다. 체력이 더 좋을수록 사망 위험은 더 낮다. 여기서도 약물이든 다른 무엇이든 간에 이런 규모의 혜택을 제공할 수 있는 것은 전혀 없다.

운동이 최고의 장수약인 이유

운동은 노화의 질환들—네 기사 질병—을 막는 효과가 너무나 뛰어나기에 흔히 약과 비교되곤 한다.

도발적인 질문을 하는 성향이 있는 스탠퍼드 의대 과학자 존 이어니더스John Ioannidis는 운동 연구와 약물 연구를 나란히 비교함으로써 이 비유가 실제로 들어맞는지 조사해보기로 했다.[15] 그는 많은 무작위 임상 시험에서 심장동맥 질환,** 당뇨병 전단계나 당뇨병, 뇌졸중의 사망률을 줄이는 데 운동 기반 개입이 다양한 약물과 비슷하거

● 심폐 체력은 변형 보크 프로토콜Balke Protocol을 써서 측정했으며, 근력은 1회 최대 벤치 프레스와 레그 익스텐션 값으로 측정했다.
●● 이어니더스의 분석에서 심장기능상실(심부전)은 예외였다. 운동 기반 개입보다 이뇨제 치료가 더 효과 있었다.

나 더 나은 결과를 낳았다는 것을 알아냈다.

더욱 좋은 점은 이것이다. 운동을 처방하는 데는 의사가 필요 없다는 점이다.

나는 이 효과 중 상당수가 역학적 개선과 관련이 있을 가능성이 높다고 생각한다. 운동은 심장을 강화하고 순환계를 유지하는 데 도움을 준다. 이번 장의 뒷부분에서 살펴보겠지만 무엇보다 세포에서 에너지를 생산하는 중요한 소기관인 미토콘드리아의 건강 개선에 도움을 준다. 미토콘드리아 건강 증진은 포도당과 지방 대사 능력을 향상시킨다. 늘어난 근육량과 강해진 근력은 몸을 지탱하고 보호하는 데 도움을 주고, 대사 건강을 유지시킨다. 이런 근육은 에너지를 더 효율적으로 쓰기 때문이다. 이 목록은 죽 이어지지만 요약하자면 이렇다. 운동은 사람이라는 '기계'가 더 오래 훨씬 더 잘 작동하도록 돕는다.

더 깊은 생화학적 수준에서 보면 운동은 실제로 약물처럼 작용한다. 더 정확히 말하자면 운동은 몸이 약물 같은 효과를 내는 내인성 화학물질을 생산하도록 자극한다. 운동을 할 때 우리 근육은 사이토카인이라는 분자를 생성한다. 사이토카인은 몸의 다른 부위들로 신호를 보내어 면역계를 강화하고 근육이 많아지고 뼈가 튼튼해지도록 자극한다. 달리기나 자전거 타기 같은 지구력 운동은 기억에 핵심적인 역할을 하는 뇌 영역인 해마의 건강과 기능을 향상하는 뇌 유래 신경영양 인자brain-derived neurotrophic factor, BDNF라는 또 다른 강력한 분자를 생성하는 데 기여한다.[16] 운동은 뇌혈관을 건강하게 유지하는 데 기여하며, 뇌 부피를 유지하는 데 도움을 준다.[17] 내가 운동을 알츠하이머병 발병 위험이 있는 환자를 위한 연장통의 특히 중요한 도구라고 보는 이유가 바로 여기에 있다. 9장에서 만나본 고위험 알츠하이머병 유전자를 지닌 스테파니 같은 사람들이다.

운동이 수명에 미치는 효과를 보여주는 데이터는 모든 사람에게 적용되는 거의 논란의 여지가 없는 생물학적 사실에 가깝다. 그렇지만 나는 운동이 수명 연장보다 건강수명 유지에 더 효과가 있다고 생각한다. 증거는 덜 탄탄한 편이지만 나는 이쪽이야말로 제대로 적용했을 때 운동이 마법 같은 효과를 발휘하는 영역이라고 본다. 나는 설령 운동으로 수명이 1년쯤 짧아진다고 한들(결코 그렇지 않지만) 건강수명 혜택만 따져도 할 가치가 있다고 환자들에게 이야기한다. 중년 이후에는 특히 그렇다.

노화의 주된 증표 중 하나는 신체 능력이 쇠약해지는 것이다. 우리 심폐 체력은 주로 최대 심박수의 감소에 따른 심장 박출량 감소로 시작하는 다양한 이유로 감퇴한다. 10년씩 지날 때마다 근력과 근육량은 줄어들고 뼈는 허약해지고 관절은 뻣뻣해지며 균형 감각이 떨어진다. 그래서 많은 이들이 사다리에서 떨어지거나 연석에서 미끄러지는 등 힘든 상황에 처한다.

헤밍웨이의 말을 빌리자면 이 과정은 두 방식으로 진행된다. 서서히, 그런 뒤 갑작스럽게다. 나이를 먹으면 정말로 몸을 움직이기 힘들어질 수 있다. 종단 연구와 횡단 연구 모두 지방 뺀 체중(주로 근육량)과 활동 수준이 20대와 30대에서 중년까지는 비교적 변하지 않는다고 말한다.[18] 신체 활동 수준과 근육량은 약 65세부터 급격히 줄어들며 약 75세부터는 더욱 가파르게 떨어진다. 마치 70대 중반이 되면 낭떠러지에서 떨어지는 듯하다.

80세 무렵에 평균적인 사람은 근육을 최대였을 때보다 약 8킬로그램 잃었을 것이다. 그러나 더 높은 활동 수준을 유지하는 사람은 훨씬 덜, 즉 평균 3~4킬로그램만 잃었을 가능성이 높다. 여기서 인과관계의 방향이 어느 쪽인지는 불분명하지만 나는 아마 양방향일 것이라고 추측한다. 활동을 덜 하는 사람은 근육이 더 약할 것이고, 근육이 약한 사람은 활동을 덜 할 것이기 때문이다.

지속되는 근육 감소와 비활동은 말 그대로 우리 삶을 위험에 빠뜨린다. 근육량(즉 지방 뺀 체중)이 최소인 노인은 모든 원인 사망 위험이 가장 크다. 칠레에서 남성 약 1000명과 여성 약 400명을 살펴본 연구가 있다.[19] 연구를 시작했을 때 평균 연령은 74세였다. 연구진은 사지 지방 뺀 체중 지수appendicular lean mass index(키를 감안해 보정한 팔다리의 근육량)를 토대로 실험 참가자들을 사분위로 나눈 뒤 장기간 추적했다. 12년이 흐르는 동안 하위 사분위에 속한 이들은 약 50퍼센트가 사망한 반면 상위 사분위에 속한 이들은 20퍼센트만 사망했다. 우리는 여기서 인과관계의 방향을 단정 지을 수는 없다. 하지만 이 관계가 강하게 반복해서 나타난다는 점을 생각할 때 단순한 상관관계에서 그치지 않을 가능성이 높다. 즉 근육은 노년까지 생존하는 데 도움을 준다.

이는 수명과 건강수명이 상당히 겹치는 영역이기도 하다. 다시 말해 나는 근육량이 더 많을수록 사망 시기가 늦추어지는 것은 근육이 건강수명도 유지하기 때문이 아닐까 추측한다. 내가 근골격의 유지를 그토록 강조하는 이유가 바로 여기에 있다. 더 나은 용어가 없기에 나는 터미네이터Terminator식으로 근육을 '겉뼈대exoskeleton'(외골격)라고 부른다.

우리의 겉뼈대(근육)는 실제 뼈대(뼈)를 바로 세우고 온전히 유지한다. 겉뼈대의 근육량이 더 많을수록 온갖 문제로부터 몸을 보호하는 일을 더 잘하는 듯하다.[20] 심지어 수술 뒤 후유증까지 막아준다. 더 중요한 점은 흔히 간과되곤 하는 노인의 사망과 장애의 주요 원인인 낙상 위험 감소와 상관관계가 매우 높다는 것이다.[21] [11-2]에서 보듯이 낙상은 65세 이상인 사람들의 사고사 원인 중에서 가장 큰 비중을 차지한다. 게다가 이 수치에는 넘어질 당시에는 치명적이지 않았지만 그 여파로 3개월이나 6개월 또는 12개월 동안 계속 앓으면서 점점 쇠약해진 끝에 사망하는 이들은 빠져 있다. 미국 질병통제센터에 따르면 해마다 낙상 사고로 입원하는 노인이 80만 명에 달한다고 한다.[22]

나는 이 관계가 양방향으로 작용할 가능성이 높다고 본다. 근육량이 더 많은 사람은 넘어져서 다칠 가능성이 더 적으며, 이런저런 이유(균형 감각이 더 좋거나 몸 지각이 더 뛰어나거나 해서) 잘 넘어지지 않는 사람은 근육량을 유지하기 더 쉬울 것이다. 거꾸로 근육 위축과 근감소증sarcopenia(노화 관련 근육 손실)은 낙상 위험과 낙상에 따른 수술 필요성을 증가시킨다.[23] 이와 동시에 수술 뒤에 합병증 없이 생

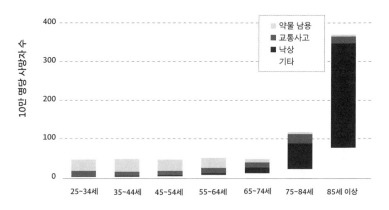

출처: CDC(2021).

존할 확률을 떨어뜨린다. 최대 산소 섭취량과 마찬가지로 무슨 일이 있어도 근육량을 유지하는 것이 중요하다.

모든 형태의 운동은 이런 비참한 일이 벌어지지 않도록 맞서고 모든 유형의 사망 위험을 줄이는 가장 강력한 도구다. 운동은 신체 건강뿐 아니라 인지 건강과 정서 건강까지 건강수명의 세 영역 모두 에서 쇠퇴를 늦춘다. 영국의 노년층을 연구한 사례에서는 근육량을 더 유지한 이들보다 근감소증을 겪는 이들이 10년 뒤 삶의 질이 떨 어질 확률이 거의 6배 더 높다고 나왔다.[24]

우리는 이런 일을 피하고 싶다. 기적처럼 수명을 연장하고 건 강수명을 개선하는 이 운동이라는 강력한 '약물'의 도움으로 우리는 이런 일을 피할 수 있다. 문제는 단순히 알약을 먹는 것과 달리 훨씬

질병 해방

더 많은 노력과 지식이 필요하다는 것이다. 그렇지만 지금 기꺼이 더 많은 노력을 할수록 앞으로 거둘 혜택이 무궁무진하게 늘어날 것이다.

그래서 나는 근력 운동을 무척 강조한다. 그리고 나이에 상관없이 지금 당장 하기를 권한다. 언제 시작해도 늦지 않다. 내 어머니는 67세에 근력 운동을 시작하셨는데 삶이 바뀌었다. 근력 운동 프로그램이 비만이거나[25] 암 치료를 받고 회복 중인[26] 사람들의 이동성과 신체 기능을 상당히 개선할 수 있음을 보여주는 연구 결과가 수십 편이다. 이미 늙고 쇠약한 사람들조차 그렇다.[27] 그래서 나는 무슨 일을 하고 있든 어디로 여행을 가든 간에 일주일에 4번은 근력 운동을 할 방안을 늘 찾아낸다.

그러나 의학 2.0은 그저 말로만 운동이 중요하다고 떠들 뿐이다. 의사에게 쥘힘 검사를 받거나 근력 운동을 어떻게 하고 있는지 자세히 질문받은 적이 있는가? 의사가 당신의 최대 산소 섭취량을 물어본 적 있는가? 또는 근력이나 최대 산소 섭취량을 개선하는 운동 방안을 제시한 적 있는가? 아마 결코 없을 것이다. 왜일까? 현행 의료 체제에서는 우리가 지금 다루고 있거나 영양 장에서 다룰 내용 중 '건강보험' 차원에서 고려되는 것이 전혀 없기 때문이다. 일부 보험사는 헬스장에 다니는 사람에게는 할인이나 혜택을 제공한다. 그러나 (나를 포함해) 우리 모두에게 필요하다고 내가 생각하는 중요한 관심 대상은 대다수 의사의 시야 너머에 놓여 있다.

다치거나 몹시 쇠약해져서 홀로 움직이는 능력을 잃을 위험에 처한 뒤에야 비로소 우리는 물리치료와 재활치료를 받을 자격을 얻는다. 그렇다면 '예방재활prehab', 즉 필요해지기 전에 미리 하는 물리치료를 받는다고 생각하면 어떨까?

노화라는 중력에서 벗어나는 법

환자들에게 운동 이야기를 할 때면 나는 3장에서 만나본 내 친구 베키의 어머니 소피의 사례를 들려주곤 한다. 그녀는 비교적 활동적이었다. 퇴직 후에도 그랬다. 매주 한두 번 골프를 치고 거의 매일 같이 정원을 가꾸었다. 물론 체계적인 '운동' 프로그램은 아니었다. 그저 자신이 좋아하는 일들을 하고 있었을 뿐이다. 그러다가 어깨에 부상을 입고 이어서 무릎까지 다쳐서 수술을 받아야 했다. 또 수술을 받은 뒤로 결코 완전히 회복되지 못했다. 그녀의 활동 수준은 거의 제로로 떨어졌다. 베키가 내게 전한 바에 따르면 소피는 침울한 모습으로 거의 온종일 집 안에 앉아 있었다. 그리고 급속히 인지력 감퇴가 뒤따랐다.

장례식장에 앉아 있을 때 나는 바로 그 사실 때문에 무척 슬펐다. 그러나 소피의 이야기는 우리에게 너무나 익숙하다. 우리 모두 나이 든 지인과 일가친척이 비슷한 시련을 겪는 모습을 보아왔다. 서서히(또는 빠르게) 쇠약해지다가 이윽고 자신이 좋아하는 일들을 더 이상 즐길 수 없는 상황에 이른다. 소피의 운명을 바꾸기 위해 할 수 있는 일이 없었을까?

단순히 '운동을 더 하면' 되었을까? 헬스장에 가서 일립티컬_{ellip-}tical(페달을 밟으며 손잡이를 앞뒤로 움직이는 운동 기구-옮긴이)을 더 탔다면? 어떤 식으로든 더 오래 살게 되었을까?

답이 그렇게 단순한지는 불분명했다. 나는 평생 운동을 많이 했지만 소피의 장례식이 열릴 즈음에는 여러 해에 걸쳐 쌓인 몇 가지 부상에 시달리고 있었다. 건강하긴 했지만 소피보다 더 나은 길을 가고 있는지는 불분명했다.

나는 거의 평생을 체력 단련에 집착했고, 늘 어느 한 운동 종목에 관심을 집중했다. 그리고 극단적인 수준에 이를 정도로 매달리곤 했다. 처음에는 권투에 꽂혀 새하얗게 불태운 뒤, 달리기로 전환했고, 이어서 바다 장거리 수영에 심취했다가, 자전거 타기로 넘어갔다. 자전거도 죽도록 매달렸다. 내 1차 목표는 지역 개인 독주 경주에서 우승하는 것이었다. 다른 이들에게 거의 신경 쓰지 않은 채 20킬로미터를 최단 시간에 달리는 경기다. 나는 동력계 데이터를 분석하고 내 공기역학적 항력 계수를 계산해 엑셀로 짠 별난 모형을 써서 기록을 초 단위까지 단축하는 방법을 찾아내느라 몇 시간씩 보내곤 했다.

사실 나는 20킬로미터를 최대한 빨리 달리기 위해 페달을 열심히 밟는 것 말고는 다른 모든 면에서는 아주 무능해져 있었다. 나는 최대 산소 섭취량이 높아 페달을 밟아서 큰 추진력을 낼 수 있었다. 그렇지만 진정으로 강하거나 유연하지 않았고, 균형이나 안정성도 그저 그랬다. 나는 일차원적 운동선수였다. 계속했다면 아마 상체를 숙여 자전거에 찰싹 붙인 채 여전히 자전거를 탈 수 있었겠지만 나머지 유용한 일은 전혀 할 수 없게 되었을지 모른다. 특히 상체를 쓰는 일은 없었을 것이다. 결국 나는 자전거 경주를 그만두었다. 어느 시점이 되자 이 강박적인 접근법이 다른 거의 모든 활동에서는 지속 불가능하다는 사실이 명확해졌기 때문이다. 나이 들어서까지 여전히 경주에 나서는 마라톤 선수가 몇 명이나 될까? 별로 없을 것이다.

그 후로 나는 이런저런 운동 사이를 뚜렷한 방향성 없이 오락가락했다. 달리기로 되돌아갔다가, 아내와 함께 필라테스 강습을 받기도 했다. 얼마 동안 배리스 부트캠프Barry's Bootcamp(주로 고강도 인터벌 운동 프로그램을 제공하는 헬스장 브랜드-옮긴이)에 다니기도 했다. 사람들이 알 만한 운동은 다 해보았다. 그 뒤에는 고강도 인터벌 운동high-intensity interval training, HIIT을 전문으로 하는 고급 헬스장에 등록했다. 트레드밀에서 전력 질주를 한 뒤 30초 동안 버피burpee(엎드려 뻗쳤다가 일어서기를 반복하는 맨손 전신 운동-옮긴이)를 하고 짧게 자전거를 타는 식으로 빠르게 이 운동 저 운동을 돌아가면서 하는 프로그램에 참여해 즐겁게 했다. 그러나 '운동한다'는 것 말고 다른 목표는 갖고 있지 않았다.

그러다가 소피의 장례식이 열리는 교회에 앉아 있을 때 모든 것이 달라졌다. 그녀의 공식 사인은 폐렴이었다. 그러나 나는 실제로 그녀를 죽음으로 내몬 것은 몸의 노화라는 서서히 끌어당기는 중력이었음을 깨달았다. 이 중력은 그녀 생애의 마지막 해에, 아니 마지

　　　　　　　　　　　　　　　　질병 해방

막 10년 사이에 시작된 것이 아니었다. 내가 그녀를 만나기 전부터 수십 년 동안 꾸준히 그녀를 끌어내리고 있었다. 그리고 이 중력은 우리도 죽이고 있다. 그녀의 딸인 베키도 내 환자들도 나 자신도, 이 책을 읽는 모든 사람도 똑같이 급격히 쇠락하고 있을 가능성이 높다.

이렇게 생각하니 뼛속까지 시려왔다. 그 순간 번뜩 이런 생각이 들었다. 여기에 맞서 싸울 수 있는 방법은 10종 경기 선수의 철학을 채택하는 것뿐이라고. 그리고 이것을 노화에 적용하는 것이라고.

물론 모든 올림픽 선수 중에서 10종 경기 선수는 가장 존경받는다. 금메달을 딴 남녀 선수 모두는 '세계에서 가장 위대한 선수'라는 칭호를 받는다. 그들이 뛰는 10개 종목의 하나하나를 보면 그들은 최고가 아니다. 아마 메달조차 받지 못할 것이다. 그러나 그들은 그토록 많은 종목에서 놀라울 만치 뛰어난 실력을 보이기 때문에 가장 위대하다고 여겨진다. 그들은 진정한 만능선수다. 그럼에도 그들은 개별 종목의 전문가처럼 훈련한다.

나는 우리가 노화에도 비슷한 접근법을 채택할 필요가 있다고 판단했다. 우리 각자가 백세인 10종 경기 선수처럼 훈련할 필요가 있다고.

백세인 10종 경기 선수라니 무슨 말일까?

백세인들이 실제로 경기를 벌인다는 뜻은 아니다. 비슷한 경기가 있긴 하지만 말이다. 미국에서 2년마다 열리는 전미노인올림픽 National Senior Games에는 놀라울 만치 나이가 많은 운동선수들이 모인다. 90대 이상인 사람들도 있다. 100세 이상 여성의 100미터 달리기 최고 기록은 약 41초다.

백세인 10종 경기는 내 환자들의 노년기, 특히 끝자락 10년의 신체적 열망을 체계화하는 데 쓰는 기본 틀이다. 우리 자신의 신체 쇠락을 생각하면 좀 우울한 주제임을 나도 안다. 그러나 생각하지 않는다고 해서 피할 수 있는 일이 아니다.

백세인 10종 경기를 우리가 여생 동안 할 수 있기를 원하는 가장 중요한 신체 과제 10가지라고 생각하자. 이 목록에 있는 과제 중에는 실제 운동 경기 종목과 비슷한 것도 있고, 일상 활동에 더 가까운 것도 있으며, 우리 자신의 개인적인 관심사를 반영하는 듯한 것도 있다. 나는 이 목록이 유용하다고 본다. 우리가 늙어갈 때 갖추고 유지하는 데 필요한 유형의 체력이 정확히 무엇인지를 아주 정확히 시각화하는 데 도움을 주기 때문이다. 이것이 우리 훈련의 기본 모형을 이룬다.

나는 다음과 같은 항목을 포함하는 신체 과제의 긴 목록을 환자에게 제시하는 것으로 시작한다.

1. 2.5킬로미터 등산하기

2. 한 팔만 써서 스스로의 힘으로 바닥에서 일어나기

3. 바닥에서 아이 들어 올리기

4. 2.3킬로그램 장바구니 2개를 들고 5블록 가기

5. 비행기에서 9킬로그램 여행 가방을 들어 올려 머리 위 수화물 칸에 넣기

6. 눈을 뜬 채로 한 다리로 30초 동안 균형 잡고 서 있기(보너스 점수: 눈을 감고는 15초)

7. 섹스하기

8. 3분 안에 4층 계단 오르기

9. 잼 병뚜껑 열기

10. 줄넘기 연속으로 30번 하기

전체 목록은 훨씬 더 길어서 50가지가 넘는다. 하지만 무슨 내용인지 대강 감을 잡았을 것이다. 환자가 목록을 죽 훑으면 나는 90대 또는 100대에 할 수 있기를 바라는 과제가 어떤 것인지 골라보라고 한다. 어느 항목을 고를까?

대개는 전부 다 선택한다. 2.5킬로미터 등산을 하거나 장바구니를 들고 갈 수 있고, 증손주를 들어 올리고, 넘어지면 스스로 일어날 수 있기를 바란다. 18홀 골프 코스를 돌거나 잼 병뚜껑을 열거나 비행기 여행을 할 수 있기를 바란다. 당연히 바랄 수 있다.

나는 아주 좋다고 말한다. 들어 올려주면 아이는 무척 신나 할

것이다. 그러나 간단한 수학을 해보자. 아이의 체중이 11~13킬로그램이라고 하자. 이 아이를 들어 올리는 것은 기본적으로 13킬로그램짜리 덤벨을 들고서 스쿼트를 하는 것과 같다(고블릿 스쿼트). 40세인 당신은 지금 할 수 있을까? 대개는 할 수 있을 것이다. 그런데 좀 더 미래를 생각해보자. 앞으로 30~40년에 걸쳐서 당신의 근력은 10년마다 약 8~17퍼센트씩 줄어들 것이다.[28] 따라서 80세에 13킬로그램인 손주나 증손주를 들어 올리고 싶다면 지금 약 23~25킬로그램을 들어 올릴 수 있어야 한다. 부상을 입지 않으면서. 당신은 할 수 있는가?

더 파고들어보자. 2.5킬로미터를 등산할 수 있기를 바란다고? 이 일을 어렵지 않게 할 수 있으려면 최대 산소 섭취량이 약 30밀리리터/킬로그램/분이 되어야 한다. 최근에 최대 산소 섭취량 검사를 받아본 적 있는지? 딱 30이라고 하자. 자기 나이의 평균값이지만 그래도 내가 볼 때 그리 좋은 수준은 아니다. 나이가 들면서 최대 산소 섭취량도 계속 줄어들 것이기 때문이다. 따라서 미래를 내다볼 때 이 목록에서 등산에는 가위표를 해야 할 것이다. 지금은 할 수 있겠지만 더 나이 먹으면 할 수 없을 가능성이 높다.

계속해보자. 늙어서도 9킬로그램짜리 여행 가방을 들어 올려서 머리 위 수화물 칸에 넣으려면 지금 18~27킬로그램짜리 여행 가방을 그렇게 할 수 있어야 한다는 의미다. 80대에 4층 계단을 오를 수 있으려면 지금 이 계단을 뛰어서 오를 수 있어야 한다. 이 모든 항목에서 현재 훨씬 더 많이 할 수 있어야 하며, 나이를 먹으면서 겪게 될 근력과 유산소 능력의 자연스럽고 급격한 감퇴에 맞서야 한다.

이윽고 내 환자들은 납득한다. 우리는 의논해서 각자의 백세인 경기 종목을 10~15가지 고른다. 앞으로 수십 년 동안의 목표다. 그런 뒤 어떻게 운동할지 정한다.

백세인 10종 경기의 장점은 폭이 넓고 개인별로 맞출 수 있다는 것이다. 게다가 10개 종목으로 국한할 필요도 없다. 대부분은 목표에 따라서 더 늘어난다. 내 10종 경기는 수영과 양궁 같은 나 자신의 관심사에 맞추어져 있다. 또 내 삶에서 운동이 꽤 중요한 비중을 차지한다는 점을 반영하기에 꽤 공격적인 편이다. 그래서 나는 아마 다음과 같은 종목을 넣을 것이다.

1. 20분 안에 0.8킬로미터 수영하기

2. 양손에 13킬로그램짜리 덤벨을 들고 1분 동안 걷기

3. 23킬로그램짜리 양궁 활을 당겨서 쏘기

4. 턱걸이 5회 하기

5. 2분 동안 계단 90개 오르기(최대 산소 섭취량=32)

6. 철봉에 1분 동안 매달리기

7. 내가 지금 할 수 있는 속도의 5~8퍼센트 이내로 경주차 몰기

8. 9킬로그램짜리 배낭을 메고 1시간 등산하기

9. 내 여행 가방 직접 들고 다니기

10. 가파른 언덕 오르기

대다수 사람의 백세인 10종 경기는 어느 정도 겹칠 것이다. 파도타기를 즐기는 사람은 아마 코어와 복근의 힘을 기르는 운동을 중심으로 '종목'을 선택할 가능성이 높다. 그러나 궁극적으로는 내가 양궁을 할 때 쓰는 것과 같은 근육군을 단련하고 나와 비슷한 수준으로 활력과 균형을 유지하는 데 힘쓰게 될 것이다.

백세인 10종 경기는 분명히 야심 차다. 90세인 사람은 여행 가방을 들어 올리기는커녕 스스로 비행기에 탑승할 수 있기만 해도 대단히 잘하는 것이다. 그러나 미친 짓 같지만 나름의 방법이 있다. 이 과제 하나하나는 절대 해낼 수 없는 영역에 있는 것이 아니다. 지금도 마라톤을 하고, 자전거를 타고, 역기를 들고, 비행기를 타고, 비행기에서 낙하하고, 로키산맥에서 스키를 타고, 실제로 10종 경기에 출전하는 등 온갖 놀라운 일을 하는 80대, 90대, 심지어 100대인 사람들이 있다. 따라서 이 모든 종목은 가능성의 범위 안에 있다.

사실 백세인 10종 경기의 한 가지 목표는 말년에 무엇이 가능한지를 재정의하고, 대부분의 사람이 생애 그 시점에서 약해지거나 무력해질 것이라는 기본 가정을 타파하도록 돕는 것이다. 우리는 낡고 진부한 틀을 버리고 새로운 서사를 만들 필요가 있다.

아마 96세로 사망할 때까지 매일 엄격한 운동 계획을 꾸준히 실천한 피트니스 분야의 구루인 잭 러레인Jack LaLanne을 모델로 삼으면 되지 않을까? 장수한 대다수의 사람과 달리 그는 우연히 또는 행운으로 그 나이까지 산 것이 아니었다. 그는 규칙적으로 운동하는 사람이 거의 없고 '피트니스 센터'조차 아직 존재하지 않았던 시절인

질병 해방

1930년대부터 평생에 걸쳐 고강도로 체력 단련을 꾸준히 했다. 나이 들수록 그는 노년을 비참과 노쇠의 시기라고 보는 전형적인 개념을 부정하는 일을 매우 신중하게 계속했다. 그는 이 일을 해냄으로써 우리에게 노인이 진정으로 뭔가를 성취할 수 있다는 사실을 어렴풋이 보여주었다.

러레인의 발자취를 따르려면 우리는 그저 점심시간에는 반드시 일립티컬을 밟아야 한다는 식으로 의무감으로 하는 무의미한 운동을 멈추어야 한다. 우리는 더 잘할 수 있다. "난 멋진 백세인이 될거야." 이런 아주 구체적인 목적을 갖고 운동을 시작하기를 권한다. 내 환자들이 백세인 10종 경기 선수보다 멋진 50세인이 되는 데 더 관심이 있다고 말할 때 나는 이렇게 대답한다. "100미터 떨어진 과녁을 맞히는 훈련을 하는 양궁 선수가 50미터 과녁을 더 정확히 맞히는 것처럼, 100세(또는 90세나 80세)를 겨냥한 궤적을 설정하는 것이야말로 멋진 50세가 되는 가장 좋은 방법입니다." 백세인 10종 경기를 목표로 삼는다면 우리는 10년이 지나고 다시 10년이 지나도 잘 해낼 수 있을 것이다.

나는 예전에 오로지 자전거나 수영, 권투 등 어느 한 종목에 맞추어 품었던 것과 똑같은 열정으로 지금 백세인 10종 경기를 목표 삼아 운동하고 있다. 어느 하나를 아주 잘하려고 하는 것이 아니라 모든 것을 꽤 잘하려고 한다. 백세인 10종 경기 선수로서 우리는 어느 한 종목을 위해 훈련하는 대신 전혀 다른 유형의 운동선수가 되기 위해 훈련한다. 바로 '삶의 운동선수'다.

12장

운동의 기본 익히기

백세인 10종 경기를 준비하는 법

다수와 다른 뭔가를 하지 않는 한
탁월한 성취를 올리기란 불가능하다.

— 존 템플턴John Templeton

체력 최적화의 삼차원

: 심폐 체력, 근력, 안정성

대부분의 운동 치료는 아주 구체적이거나(마라톤을 처음 뛰기 위해 훈련하는 것처럼) 지나치게 모호하다("계속 움직여!"). 또는 '근력'보다 '심폐'를 강조하거나 정반대를 강조하는 식이다. 이번 장에서 우리는 장수 원칙에 따라 우리의 운동 방식을 최적화할 예정이다. 어떤 방식을 조합해야 만성 질환의 발병과 죽음을 늦추는 한편 최대한 오래 건강수명을 유지하는 데 도움이 될까?

이 질문은 심혈관 질환의 위험을 낮추는 방법보다 더 복잡하다. 변수가 더 많고, 각 변수 안에 더 많은 선택지가 있기 때문이다. 일차원 문제가 아니라 삼차원 문제에 더 가깝다. 우리가 체력을 최적화하고자 원하는 삼차원은 심폐 체력(유산소 지구력과 효율), 근력, 안정성이다. 나이 들어도 건강과 체력을 유지하려면 이 3가지가 필요하다(그리고 앞서 살펴보았듯이 수명도 연장한다). 그러나 심폐 체력과 근력은 대다수 사람이 생각하는 것보다 훨씬 더 미묘하며, 안정성은 더욱 이해가 덜 되어 있다.

'심폐 체력'이라고 할 때 우리가 가리키는 것은 어느 하나가 아니라 천천히 걷기부터 전력 질주에 이르는 생리적 연속체다. 이 다양한 수준의 활동이 모두 심폐 체력에 속하지만 이런 활동을 추진하는 에너지 체계는 다양하다. 목적상 우리는 이 연속체의 두 영역에 관심이 있다. 첫째는 조깅, 자전거 타기, 수영처럼 오래 꾸준히 하는 지구력 운동, 생리학자들이 2구간zone 2이라고 부르는 강도 수준에서 하는 운동이다. 둘째는 최대 산소 섭취량에 이르는 최대 유산소 운동이다.

이 방정식의 '근력' 측면은 언뜻 볼 때는 더 단순한 듯하다. 하중이나 다른 힘(중력, 고무 띠 등)의 형태로 가해지는 저항에 맞서서 근육을 쓰면 근육은 적응하면서 점점 강해질 것이다. 이것이 바로 근육이 작용하는 방식이며, 정말로 경이롭다. 내가 근본적이라고 여기는 구체적인 움직임이 몇 가지 있지만 여기서 우리의 가장 중요한 목표는 근력과 근육량을 키우는 것만이 아니다. 운동 과정에서 부상을 피하는 것도 마찬가지로 중요하다.

바로 여기에서 '안정성'이 관여한다. 다음 장에서 상세히 다루겠지만 안정성은 심폐 체력(유산소 체력)과 근력 못지않게 중요하다. 정의하기가 좀 어렵지만 나는 안정성이 우리가 다치지 않으면서 다른 모든 일을 할 수 있도록 해주는 탄탄한 토대라고 생각한다. 안정성은 우리를 방탄으로 만든다.

앞에서 만나본 소피는 나이에 비해 비교적 건강했지만 안정성이 부족해 부상에 취약했을 가능성이 높다. 같은 양상을 띠면서도 알아차리지 못하는 사람들이 많다. 나도 20대에 그랬다. 자신이 얼마나 건강한가와는 거의 상관없다. 건강해도 여전히 위험에 처할 수 있다. 우리가 운동을 이야기할 때 최대 산소 섭취량과 근력 같은 기존 체력 척도뿐 아니라 무엇보다 부상 저항성을 강조하는 이유가 바로 이 때문이다.

이제 각자에게 맞는 백세인 10종 경기를 위한 훈련 프로그램을 짜는 데 도움이 될 각 부문의 기본 틀을 구축해보기로 하자.

2구간 운동의 탁월한 효능
: 유산소 지구력과 효율 높이기

당신은 지금까지의 운동 이야기에서 빠진 단어가 하나 있음을 알아차렸을 것이다. 바로 '열량'(칼로리)이다. 대다수의 사람은 운동의 유일한 주요 혜택까지는 아니라고 해도 주요 혜택 중 하나가 '열량 태우기'라고 생각한다. 운동은 실제로 열량을 태우지만 우리가 관심 있는 것은 더 세부적인 구분이다. 열량이 아니라 '연료'다. 포도당과 지방산이라는 서로 다른 연료를 이용하는 방식은 우리의 체력뿐 아니라 대사 건강과 전체 건강에 대단히 중요하다. 아주 구체적인 방식으로 하는 유산소 운동은 포도당, 그리고 특히 지방을 연료로 활용하는 능력을 개선한다.

여기서 핵심은 미토콘드리아다. 미토콘드리아는 우리 에너지의 상당 부분을 생성하는 아주 작은 세포소기관이다. 이 세포 내 '엔진'은 포도당과 지방을 모두 태울 수 있으며, 따라서 우리 대사 건강의 토대다. 건강한 미토콘드리아는 뇌 건강을 유지하고, 산화 스트레스와 염증 같은 안 좋은 역할을 할 수 있는 요인을 억제하는 데도 중요하다. 나는 건강한 미토콘드리아 없이는 건강해지기 불가능하다고 확신한다. 이것이 바로 내가 2구간에서 오래 꾸준히 지구력 운동을 하는 것이 중요함을 몹시 강조하는 이유다.

2구간은 지구력 경기 운동선수의 훈련 프로그램을 짤 때 코치와 트레이너가 쓰는 5단계 강도 수준 중 하나다.[1] 그런데 좀 혼란스러울 수 있다. 어떤 코치는 심박수를 기준으로 훈련 구간을 정의하는 반면, 어떤 코치는 출력을 기준으로 삼기 때문이다. 게다가 구간을 5단계가 아니라 6단계 또는 7단계로 나누는 이들도 있어서 더욱 혼란이 가중된다. 대개 1구간은 공원 산책, 5구간(또는 6구간이나 7구간)은 전력 질주다. 2구간은 모든 훈련 모형에서 거의 동일하다. 대화를 할 수 있을 만치 느리긴 하지만 대화가 좀 부담스러울 만큼 빠른 속도로 움직이는 것을 말한다. 즉 쉬움과 중간의 어딘가에 속하는 속도로 유산소 운동을 하는 것이다.

나는 자전거에 푹 빠져 있던 시기에 2구간 운동을 꽤 많이 했다. 이 유형의 훈련은 모든 지구력 스포츠의 기초다. 그러나 내가 전체 건강에서 2구간 운동의 중요성을 온전히 이해하게 된 것은 2018년 아주 뛰어난 운동과학자인 이니고 산 밀란Iñigo San Millán을 우연히 만나면서였다. 회의 참석차 아랍에미리트로 갔을 때였는데, 12월의 선선한 밤 11시에 비행기에서 내린 직후에 프로 자전거 선수단인 UAE 팀 에미리트UAE Team Emirates의 경기력 향상 지도자로 일하던 콜로라도대학교 의대의 조교수 산 밀란을 소개받았다. 그는 시즌 전에 몇몇 선수들을 검사하기 위해 와 있었는데, 내가 자전거 선수로 뛰었다는 사실을 알자 한밤중에 고정식 자전거에 앉히고는 최대 산소 섭취량 검사를 했다. 나와 같은 부류였다.

스페인 태생으로 프로 자전거 선수로 뛴 적이 있는 그는 최고의 프로 자전거 선수 수백 명을 포함해 여러 스포츠 종목에서 많은 운동선수 및 코치와 함께 일해왔다. 또 그는 2020년과 2021년 투르 드

프랑스 우승자(2022년에는 2위)인 타데이 포가차르Tadej Pogačar의 개인 코치이기도 하다. 스포츠 분야에서 인상적인 경력을 쌓았지만 그가 진정으로 열정을 쏟고 있는 분야는 운동과 미토콘드리아 건강, 암과 2형 당뇨병 같은 질병의 관계를 연구하는 일이다. 그는 지구에서 가장 건강한 사람들(프로 자전거 선수 같은 엘리트 지구력 운동선수들)과 일하면서 얻은 깨달음을 토대로 가장 건강하지 못한 사람들(인구의 3분의 1에서 2분의 1까지 차지하는 대사 질환이 있거나 대사에 문제가 있는 사람들)을 도울 방법을 찾아내고 싶다고 설명했다.

젖산염 수치와 미토콘드리아 건강의 중요성

산 밀란은 건강한 미토콘드리아가 운동 수행 능력과 대사 건강의 핵심이라고 본다. 우리 미토콘드리아는 포도당과 지방산을 둘 다 에너지로 전환할 수 있다. 그러나 포도당이 여러 방식으로 대사될 수 있는 반면 지방산은 미토콘드리아에서만 에너지로 전환될 수 있다. 대개 비교적 저강도로 운동하는 사람은 지방을 더 많이 태운다. 반면에 상대적으로 고강도로 운동하는 사람은 포도당에 더 의존한다. 미토콘드리아가 더 건강하고 더 효율적일수록 지방을 활용하는 능력도 더 커진다. 지방은 월등한 차이로 몸의 가장 효율적이고 가장 풍부한 연료 공급원이 된다.

지방과 포도당이라는 두 연료를 활용하는 능력을 '대사 유연성

metabolic flexibility'이라고 한다. 우리가 갖추기를 바라는 것이 바로 이 능력이다. 우리는 6장과 7장에서 지방의 거침없는 축적과 흘러넘침이 어떻게 당뇨병과 심혈관 질환 같은 질병을 낳는지 살펴보았다. 건강한 미토콘드리아(2구간 운동을 통해 함양된)는 이 지방 축적을 억제하는 데 기여한다.

몇 년 전 산 밀란은 동료인 조지 브룩스George Brooks와 함께 이 점을 보여주는 흥미로운 논문을 발표했다.[2] 그들은 세 집단을 비교했다. 프로 자전거 선수, 적당한 수준으로 활동하는 건강한 남성, 대사증후군의 기준에 들어맞는 사실상 인슐린 저항성이 생긴 앉아 생활하는 남성이었다. 연구진은 실험 참가자들을 체력에 맞춘(최대 심박수의 약 80퍼센트) 강도 수준에서 고정식 자전거를 타도록 했다. 그러면서 그들이 얼마나 효율적으로 출력을 내는지 파악하기 위해 들이마시는 산소량과 내뱉는 이산화탄소량을 측정했다. 또 사용하는 주된 연료가 무엇인지도 분석했다.

그들은 집단별로 놀라운 차이가 있음을 발견했다. 프로 자전거 선수들은 주로 지방을 꾸준히 태워 엄청난 양의 출력을 내면서 거침없이 탈 수 있었다. 반면에 대사증후군이 있는 이들은 처음 페달을 밟을 때부터 거의 오로지 포도당을 연료 공급원으로 썼다. 저장된 지방을 쓰는 능력이 거의 제로였다. 다시 말해 대사 유연성이 없다는 뜻이었다. 오로지 포도당만 쓸 뿐 지방은 쓰지 못했다.

분명히 이 두 집단, 프로 운동선수들과 앉아 생활하는 건강하지 못한 사람들은 더할 나위 없이 달랐다. 여기서 산 밀란은 앉아 생활하는 사람들이 투르 드 프랑스에 출전하는 자전거 선수들과 비슷한 방식으로 훈련을 받을 필요가 있음을 깨달았다. 프로 자전거 선수는 일주일에 30~35시간 자전거 타기 훈련을 하는데 그중 80퍼센트를 2구간으로 탄다. 운동선수에게 이 훈련은 더욱 강도 높은 다른 모든 훈련을 위한 토대를 구축하는 과정이다.(주의할 점은 프로 자전거 선수의 2구간이 대다수 사람에게는 5구간처럼 여겨진다는 것이다.)

그러나 산 밀란은 2구간 훈련이 프로 자전거 선수에게 기본이 되는 것 못지않게 선수가 아닌 사람에게 더욱 중요하다고 믿는다. 이유는 2가지다. 하나는 이 훈련이 160킬로미터 자전거 경주를 하든 자녀나 손주와 놀든 살아가면서 하는 모든 일을 위한 지구력의 토대를 쌓아주기 때문이다. 또 하나는 이 훈련이 미토콘드리아의 건강과 효율을 개선함으로써 만성 질환을 예방하는 데 중요한 역할을 한다고 그가 믿기 때문이다. 이것이 바로 내가 유산소 지구력과 효율 운동(2구간 운동)이 백세인 10종 경기 훈련 프로그램의 첫 번째 요소라고 믿는 이유다.

2구간에서 운동을 할 때는 대부분 1형 근섬유type 1 muscle fiber인 '느린 수축 근섬유slow-twitch muscle fiber'(느린 연축 근섬유)가 이 작업을 수행한다. 이 근섬유에는 미토콘드리아가 아주 빽빽하게 들어 있어서 느린 속도로 효율적인 지구력 운동을 하기에 아주 적합하다. 피로를 느끼지 않은 채 오랜 시간 계속할 수 있다. 여기서 속도를 더 올리면 2형 근섬유type 2 muscle fiber인 '빠른 수축 근섬유fast-twitch muscle fiber'(빠른 연축 근섬유)가 동원되기 시작한다. 이 근섬유는 효율은 떨어지지만 힘을 더 낼 수 있다. 또 활동하면서 젖산염을 더 생산한다. 아데노신삼인산을 생산하는 방식 때문이다. 젖산염 자체는 나쁜 것이 아니다. 훈련된 운동선수는 젖산염을 일종의 연료로 재활용할 수 있다. 문제는 젖산염이 수소 이온과 짝을 지어서 젖산이 되며, 이 수소 이온이 힘든 운동을 할 때 근육에 타는 듯한 느낌을 불러일으킨다는 것이다.[*]

학술적으로 산 밀란은 2구간을 젖산염이 쌓이지 않으면서 유지할 수 있는 최대 운동 수준이라고 정의한다. 젖산염을 생산하긴 하지만 쌓이지 않도록 제거할 수 있을 때를 말한다. 미토콘드리아 '엔진'의 효율이 더 좋을수록 우리는 젖산염을 더 빨리 제거할 수 있으며, 따라서 2구간을 유지하면서 더 힘을 낼 수 있다. 이런 유형의 운동을 할 때 '타는 느낌'을 받는다면 젖산염을 제거할 수 있는 양보다 더 많이 생산하는 너무 힘든 단계로 나아가고 있을 가능성이 높다.

나는 수학광이고 생체표지자와 피드백을 좋아하기 때문에, 이런 식으로 운동을 할 때 휴대용 젖산염 측정기를 써서 내 속도가 적당한지를 확인하기 위해 젖산염 수치를 재곤 한다. 젖산염 수치를 일정하게 유지하는 것이 목표인데, 1.7~2.0밀리몰millimole이 이상적인 수준이다. 대다수 사람에게는 이것이 2구간의 문턱값이다. 내가 너무 열심히 운동한다면 젖산염 수치가 올라갈 것이고, 그러면 출력이

---

[*] 수소 이온이 근육을 이루는 기본 단백질인 액틴actin과 미오신myosin 섬유가 이완되지 못하게 막음으로써 근육을 아프게 하고 뻣뻣하게 만들기 때문이다.

떨어질 것이다.(몸 상태가 좋은 날에는 운동이 비교적 '수월하다'고 느껴지기에 2구간에서 더욱 힘을 내고 싶은 유혹을 받곤 한다.) 이 점을 강조하는 것은 젖산염이 말 그대로 2구간을 정의하는 것이기 때문이다. 젖산염 수치를 이 범위에서 계속 유지하면 운동을 지속할 수 있다.

휴대용 젖산염 측정기가 없더라도(대다수가 그럴 텐데) 자신의 2구간 범위를 꽤 정확하게 추정할 수 있는 방법이 있다. 자신의 최대 심박수—추정값이 아니라 실제로 심박수 측정기로 잰 최댓값—를 안다면 2구간은 체력 수준에 따라서 이 최댓값의 약 70~85퍼센트에 해당한다. 범위가 꽤 넓으므로 나는 환자들에게 처음에는 운동 자각도rate of perceived exertion, RPE를 이용하라고 권한다. 이를 '대화 검사talk test'라고도 한다. "얼마나 힘이 드는가?" "말하기가 얼마나 힘든가?" 2구간의 상한에 다다랐다면 말을 할 수는 있겠지만 대화를 이어가고 싶지 않을 것이다. 문장을 온전히 말할 수조차 없다면 3구간에 들어섰을 가능성이 높다. 3구간은 너무 열심히 운동한다는 뜻이다. 반면에 대화를 아주 편하게 할 수 있다면 1구간에 있다는 의미다. 운동이 너무 쉽다.

각자 체력에 따라서 2구간 출력은 아주 다양하다. 산 밀란과 브룩스의 연구를 보면 프로 자전거 선수는 2구간에서 약 300와트의 출력을 낸다. 반면에 앉아 생활하면서 대사가 건강하지 못한 이들은 상대적으로 동일한 수준의 강도에서 약 100와트밖에 생산하지 못한다. 엄청난 차이다. 이 출력을 체중 1킬로그램당 와트로 나타내면 차이가 더욱 뚜렷해진다. 체중이 70킬로그램인 자전거 선수는 킬로

질병 해방

그램당 4와트 이상을 내는 반면, 체중 100킬로그램을 넘는 앉아 생활하는 사람은 킬로그램당 겨우 약 1와트를 낼 수 있었다.

이 뚜렷한 차이는 건강하지 못한 이들의 미토콘드리아—엔진—가 운동선수의 것보다 효율이 훨씬 떨어진다는 사실에서 비롯된다. 그래서 그들의 미토콘드리아는 산소를 써서 지방과 포도당을 태우는 호기성 호흡에서 포도당만 태우고 젖산염을 생산하는 효율이 훨씬 낮은 해당 과정glycolysis(바르부르크 효과를 통해 암세포가 에너지를 생산하는 방식과 비슷한 과정)으로 아주 빠르게 전환한다. 일단 이런 식으로 에너지를 생산하기 시작하면 젖산염이 축적되면서 운동은 금세 지속 불가능해진다. 미토콘드리아를 변형시켜 훨씬 더 심각한 결과를 빚어내는 유전 질환도 있지만(다행히 드물다) 많은 이들이 걸리는 만성 질환이라는 관점에서 보자면 2형 당뇨병이야말로 미토콘드리아에 실질적으로 상당한 영향을 미친다. 산 밀란의 데이터는 당뇨병이 일으키는 능력 저하를 아주 훌륭히 보여준다.

우리가 쉬고 있을 때도 젖산염 수치는 대사 건강에 관해 많은 것을 알려준다. 비만이나 다른 대사 문제를 안고 있는 사람들은 안정기 젖산염 수치가 훨씬 높은 경향을 보인다. 이는 미토콘드리아가 최적 상태에서 기능하지 않는다는 명확한 징후다. 이미 기본 에너지 수준을 유지하는 것만으로도 힘겨운 상태기 때문이다. 또 이는 미토콘드리아가 필요한 에너지를 거의 전적으로 포도당(또는 글리코겐)에 의존한다는 뜻이다. 그리고 저장된 지방에 전혀 접근할 수 없다는 뜻이다. 부당해 보이겠지만, 지방을 가장 태워야 할 사람들인 지방을 가장 많이 지닌 사람들은 이 지방을 거의 에너지로 쓸 수가 없는 반면, 날씬하고 잘 단련된 프로 운동선수들은 대사 유연성이 훨씬 더 크기에(그리고 미토콘드리아가 더 건강하기에) 지방을 아주 쉽게 이용할 수 있다.*

미토콘드리아 건강은 우리가 늙어갈수록 특히 더 중요해진다. 노화의 가장 중요한 증표 중 하나가 미토콘드리아의 수 감소와 질 저하기 때문이다. 그러나 이 쇠퇴가 반드시 일방통행로인 것은 아니다. 미토콘드리아는 놀라울 만치 유연하다. 유산소 운동을 하면 미토콘드리아 생합성이라는 과정[3]을 통해 더 효율적인 새로운 미토콘드리아가 많이 생성되고, 제 기능을 못 하는 미토콘드리아는 미토파지mitophagy라는 재활용 과정(5장에서 말한 자가소화작용과 비슷한 일이 미토콘드리아에 일어나는 것)을 통해 제거된다. 2구간 운동을 자주 하는 사람은 달리거나 헤엄치거나 자전거를 탈 때마다 미토콘드리아가 개선되고 있는 셈이다. 반면에 미토콘드리아는 사용하지 않으면 사라져버린다.

이는 2구간 운동이 대사 건강과 포도당 항상성의 참으로 강력한 매개자인 또 한 가지 이유다.[4] 근육은 몸에서 가장 큰 글리코겐 저장소다. 미토콘드리아를 더 많이 생성할수록 글리코겐을 지방으로 저장하거나 혈장에 남겨두는 대신 저장 연료로 쓰는 능력이 대폭

---

* 화학요법을 받는 암 환자들도 비슷한 수준으로 미토콘드리아 효율이 떨어지는 것 같다. 약간의 증거를 토대로 추정한 것이긴 하지만 이른바 '코로나 장기 후유증long COVID' 환자들도 비슷한 양상을 보이는 듯하다.

증가한다. 혈당 수치가 만성적으로 높으면 심장에서부터 뇌와 콩팥까지 그리고 그 사이에 있는 거의 모든 기관이 손상되며, 심지어 남성의 발기 부전까지 초래한다.

우리가 운동할 때 가만히 있을 때보다 전체 포도당 흡수율이 100배까지 증가한다는 연구 결과들이 있다.[5] 흥미로운 점은 이 포도당 흡수가 여러 경로를 통해 이루어진다는 것이다. 우리에게 친숙한 통상적인 인슐린 신호 전달 경로도 있지만, 운동은 비인슐린 매개 포도당 흡수non-insulin-mediated glucose uptake, NIMGU를 비롯한 다른 경로들도 활성화한다.[6] 비인슐린 매개 포도당 흡수는 인슐린의 개입 없이 포도당이 직접 세포막을 통과하는 것이다.

이는 운동, 특히 2구간 운동이 1형과 2형 당뇨병 관리에 매우 효과가 있을 수 있는 이유를 설명한다. 2구간 운동은 몸이 본질적으로 근육에서 인슐린 저항성을 우회해 혈당 수치를 떨어뜨릴 수 있도록 한다. 내 환자 한 사람은 1형 당뇨병을 앓아서 인슐린을 아예 생산하지 못한다. 하지만 이 환자는 거의 오로지 매일 10~16킬로미터 또는 그 이상을 경쾌하게 걷는 것만으로 혈당 수치를 낮게 유지한다. 걸을 때 환자의 근육 세포는 비인슐린 매개 포도당 흡수를 통해 혈액에 든 포도당을 흡수한다. 그래도 인슐린 주사를 맞아야 하지만 운동을 하지 않을 때 필요한 양에 비하면 미미한 양만 투여한다.

2구간 운동의 또 한 가지 장점은 하기가 아주 쉽다는 것이다. 앉아 생활하는 사람에게도 그렇다. 어떤 사람은 경쾌하게 걷는 것만으로 2구간에 들어갈 수 있다. 그보다 체력이 더 나은 사람에게는 언덕을 걸어 오르는 것이 2구간에 해당한다. 2구간에 진입하는 방법은 많다. 헬스장에서 고정식 자전거를 타거나, 근처 학교 운동장에서 걷고 달리거나, 수영장에서 레인을 몇 번 왕복해 헤엄쳐도 된다. 중요한 점은 자신의 생활습관에 맞고, 즐겁게 할 수 있고, 2구간 검사를 충족하는 꾸준한 속도로 할 수 있는 방법을 찾아내는 것이다. 운동하면서 완전한 문장을 말할 수는 있지만 거의 가까스로 할 수 있는 수준으로 하는 운동이다.

2구간 운동이 얼마나 필요한지는 자신이 어떤 사람이냐에 달려 있다. 이런 유형의 운동을 막 시작하는 사람은 처음에는 일주일에 2번 30분씩만 해도 엄청난 혜택을 볼 것이다. 산 밀란을 비롯한 운동생리학자들과 많은 논의를 거친 뒤 내린 결론에 따르면, 2구간 운동을 일주일에 약 3시간(45분씩 4번)만 해도 대다수는 혜택을 얻고 개선을 이룰 수 있는 듯하다. 일단 처음으로 시도할 때의 거부감을 극복하기만 한다면 말이다.(마라톤을 뛰는 등 부담이 큰 지구력 경기를 위해 훈련하는 사람은 분명히 이보다 더 많이 해야 한다.) 나는 2구간 운동의 혜택을 너무나 굳게 믿고 있기에 내 운동 계획을 짤 때 이것을 토대로 삼았다. 나는 일주일에 4번 2구간 문턱에서 고정식 자전거를 약 1시간씩 타곤 한다.

2구간에서의 진행 양상을 추적하는 한 가지 방법은 이 강도 수준에서 출력을 와트로 측정하는 것이다(많은 고정식 자전거는 탈 때 출력을 와트로 보여줄 수 있다). 2구간 운동을 할 때 평균 와트 출력을 체중으로 나누면 킬로그램당 와트가 나온다. 우리가 따지는 것은 이

값이다. 따라서 체중이 60킬로그램이고 2구간 운동으로 125와트를 생산할 수 있다면 2와트/킬로그램w/kg 남짓이 되며 이는 체력이 꽤 되는 사람에게서 예상할 수 있는 수준이다. 이 값은 대체로 표준에 해당하지만 체력이 꽤 좋은 사람은 3와트/킬로그램, 프로 자전거 선수는 4와트/킬로그램 이상을 낼 수 있다. 중요한 것은 숫자가 아니라 시간이 흐르면서 얼마나 나아지고 있느냐다.(달리거나 걷는 사람에게도 같은 원칙이 적용된다. 개선될수록 2구간 운동 속도는 더 빨라질 것이다.)

2구간 운동은 자체로는 좀 지루할 수 있으므로 나는 대개 그 시간에 팟캐스트나 오디오북을 듣거나 연구하고 있는 주제를 생각한다. 2구간 운동의 부수적인 혜택은 뇌 혈류를 늘리고 앞서 말한 뇌 유래 신경영양 인자BDNF의 생산을 자극함으로써 인지력 향상에 기여한다는 점이다.[7] 이는 2구간이 우리 알츠하이머병 예방 프로그램의 대단히 중요한 부분을 차지하는 또 다른 이유다.

나는 2구간을 집의 토대를 쌓는 것과 비슷하다고 생각한다. 대다수는 이 토대를 눈으로 직접 보지 못하겠지만 그럼에도 토대 쌓기는 우리가 하는 다른 거의 모든 것을 뒷받침하는 데 기여하는 중요한 일이다. 운동에서도 그렇고 삶에서도 그렇다.

최대 유산소 출력 운동
: 최대 산소 섭취량 높이기

2구간이 지속 가능한 속도로 순탄하게 달리는 것 같은 안정된 상태를 나타낸다면 최대 산소 섭취량은 거의 정반대다. 강도가 훨씬 더 높다. 몇 분 동안 힘들게 달리면서 측정하는데 그래도 여전히 전력 질주에는 못 미친다. 최대 산소 섭취량일 때는 대개 호기성 경로와 혐기성 경로를 조합해 에너지를 생산하지만 산소 소비율은 최대에 달한다. 산소 소비가 핵심이다.

2구간 운동은 미토콘드리아 건강과 포도당 흡수와 대사 유연성을 개선하는 등 여러 좋은 일을 하는 것 외에 최대 산소 섭취량도 다소 개선한다. 그러나 최대 산소 섭취량을 정말로 높이고 싶다면 이 구간에서 더 구체적으로 운동을 할 필요가 있다. 대개 우리는 새로 운동을 시작하는 환자들에게는 2구간에서 약 5~6개월 동안 꾸준히 운동하게 한 다음 최대 산소 섭취량 훈련을 하게 한다.

내가 이 점을 이토록 강조하는 이유 중 하나는 11장에서 말했듯이 이 최대 유산소 능력이란 척도가 장수와 강한 상관관계에 있기 때문이다.[8] 나는 모든 환자에게 최대 산소 섭취량 검사를 한 다음 이 수치를 개선하는 방향으로 운동 계획을 짠다. 설령 당신이 고강도 지구력 경기에 나서지 않더라도 당신의 최대 산소 섭취량은 알 수 있고, 또 알아야 하는 중요한 값이다.

이 검사를 받을 수 있는 곳은 많다. 대형 피트니스 체인점 중에도 하는 곳이 있다. 안 좋은 소식은 최대 산소 섭취량 검사를 받을 때는 산소 소비량과 이산화탄소 생산량 측정에 사용하는 마스크를 쓴 채로 아주 힘들게 고강도로 자전거를 타거나 트레드밀에서 달려야 한다는 것이다. 소비하는 산소량이 최대가 되는 때는 대개 '무너지기' 직전, 더 이상 계속할 수 없는 시점에 다다르기 직전이다. 이때 최대 산소 섭취량 값을 얻는다. 우리는 모든 환자에게 최소한 해마다 한 차례씩 이 검사를 하며, 그때마다 그들은 진저리를 친다. 이렇게 잰 뒤에 체중별로 보정해서 연령과 성별에 따라 결과를 비교한다.

이것이 왜 중요할까? 우리의 최대 산소 섭취량이 신체 능력을 대변하는 꽤 좋은 근사 척도기 때문이다. 이 척도는 우리가 무엇을 할 수 있는지, 그리고 무엇을 할 수 없는지를 알려준다. [12-1]을 보자. 나이별 최대 산소 섭취량의 낮은 값, 평균값, 높은 값이 나와 있다. 여기서 2가지가 두드러진다. 첫째, 각 연령 집단의 상위 5퍼센트와 하위 5퍼센트(위쪽 선과 아래쪽 선)는 체력에 엄청난 격차가 있다. 둘째, 최대 산소 섭취량은 나이를 먹으면서 놀라울 만치 급격히 감소하며, 이 감소는 기능 저하에 상응한다. 이 값이 줄어들수록 할 수 있는 일도 줄어든다.

예를 들어 나이에 맞는 평균 체력을 지닌 35세 남성, 즉 30대 중반의 최대 산소 섭취량을 지닌 남성은 10분에 1.6킬로미터의 속도(시속 9.6킬로미터)로 달릴 수 있어야 한다. 그러나 70세에는 인구 중 가장 체력이 좋은 5퍼센트만이 이 속도로 달릴 수 있을 것이다. 마찬가지로 45~50세의 평균적인 사람은 계단을 경쾌하게 오를 수 있겠

12-1 | 나이에 따른 최대 산소 섭취량 감소 양상

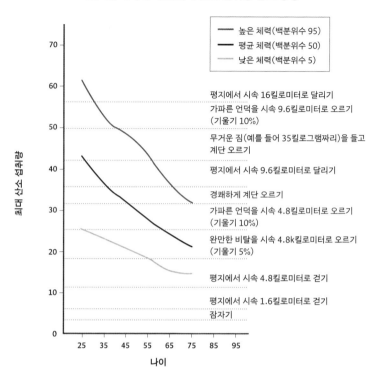

출처: Ligouri(2020)의 데이터를 토대로 브리검영대학교의 제이슨 기퍼드Jayson Gifford가 그린 그래프.

지만(최대 산소 섭취량=32) 75세에는 이 연령 집단의 상위 5퍼센트에 속한 사람만이 그럴 수 있다. 우리가 젊거나 중년일 때는 쉬운 활동이 나이 들수록 설령 불가능하지는 않더라고 어려워진다. 끝자락 10년에 그토록 많은 사람이 비참해지는 이유를 이것으로 설명할 수 있다. 너무나 많은 일을 아예 할 수 없기 때문이다.

나는 환자들의 최대 산소 섭취량을 최대한 높이기 위해 계속 밀어붙인다. 나이를 먹어도 신체 기능을 높은 수준으로 유지할 수 있도록 하기 위해서다. 내 이상적인 목표는 그들을 해당 나이와 성별의 '엘리트' 수준(상위 약 2퍼센트)에 진입시키는 것이다. 이 수준에 다다르면 나는 잘했다고 하면서 이렇게 덧붙인다. "그럼 이제 자기 성별에서 '20년 더 젊은' 나이의 엘리트 수준으로 나아가볼까요?" 극단적인 목표처럼 보일지 모른다. 그러나 당신이 눈치채지 못했을까봐 알려주는데, 나는 목표를 높게 세우는 것을 좋아한다.

여기에는 나름의 논리가 있다. 당신이 50세 여성이며 등산을 즐긴다고 하자. 또 퇴직 후에도 등산을 계속하고 싶다. 이런 활동을 하려면 최대 산소 섭취량이 약 30은 되어야 한다. 편의상 당신이 자기 나이의 백분위수 50이라고 하자. 약 32밀리리터/킬로그램/분에 해당한다. 지금 당신은 등산을 할 수 있다!

좋은 소식처럼 들린다. 그러나 사실은 안 좋은 소식이다. 최대 산소 섭취량이 10년마다 약 10퍼센트씩 줄어든다는 연구 결과들이 나와 있으며,[9] 50세 이후에는 10년마다 15퍼센트까지 줄어들 수 있다. 따라서 현재 최대 산소 섭취량이 평균이거나 평균보다 조금 나은 수준이라면 부족하다는 뜻이다. 우리는 당신이 앞으로 30년이나 40년 더 살도록 계획을 세우는 중이다. 50세인 현재 겨우 32밀리리터/킬로그램/분이라면 80세에는 21밀리리터/킬로그램/분에 가까울 것이라고 예상할 수 있다. 이 수치는 추상적인 것이 아니다. 실제 기능의 심각한 쇠퇴를 나타낸다. 계단을 성큼성큼 오르는 것과 비탈길 걷기조차 힘겨운 것의 차이다. 암벽 등반은 꿈도 꾸기 어렵다. 자신의 목표를 달성할 만한 수준의 체력을 갖춘 채 90세 생일을 맞이하려면 50세인 지금 최대 산소 섭취량이 약 45~49는 되어야 한다. 이는 자기 성별에서 상위, 그중에서도 20년 더 젊은 나이에 해당한다.

목표에는 자신의 우선순위를 반영하는 것이 중요하다. 자신이 즐기는 활동, 수십 년 뒤까지 할 수 있기를 바라는 활동이다. 나이 들어서 하기를 원하거나 하려고 계획을 세운 활동이 많을수록 목표를 달성하기 위해 현재 운동을 그만큼 더 해야 한다.

명심하자. "얼마나 오래 살 것인가"뿐 아니라 "현재와 미래에 얼마나 잘 살아갈 것인가"라는 관점에서 볼 때 최대 산소 섭취량을 얼마나 높이느냐에 따라 삶이 얼마나 개선될지가 달라진다,

앞서 말했듯이 최대 산소 섭취량을 가장 아래 사분위수에서 바로 위의 사분위수(즉 평균 아래)로 높이면 모든 원인 사망률이 약 50퍼센트 줄어든다. 나는 거의 모든 사람이 이렇게 할 수 있다고 믿는다. 그리고 해야 한다. 그러지 않을 때의 선택지가 도저히 받아들일 수 없는 것이기 때문이다. 일단 최대 산소 소비량, 즉 최대 산소 섭취량이 특정한 수준(대개 남성은 약 18, 여성은 약 15) 아래로 떨어지면 스스로 살아갈 능력이 위험에 빠지기 시작한다.[10] 엔진이 망가지기 시작하는 것이다.

이것이 바로 2구간 운동과 더불어 최대 산소 섭취량 늘리기 운동을 하는 것이 필수인 이유다. 이것이 나이 들어서 만족스럽고 독립적인 삶을 유지하는 열쇠다. 그러나 최대 산소 섭취량 수치를 높

질병 해방

이고 유지하려면 장기간에 걸쳐 힘들게 노력해야 한다.

최대 산소 섭취량 운동은 어떻게 할까? 많은 문헌에 실려 있는 기존 상식이 하나 있다. 8~10주 운동을 하면 노인의 유산소 능력이 약 13퍼센트 향상될 수 있다는 것이다. 또 한 연구에서는 24~52주 운동을 계속하자 17퍼센트가 향상되었다고 나왔다. 괜찮아 보이지만 나는 이런 결과가 그저 무엇이 가능한지를 살짝 보여준 것에 불과하다고 생각한다.

의학 2.0이 하는 일이 대개 그렇듯이 이 연구들은 거의 예외 없이 설정한 기간이 너무 짧다. 우리는 겨우 8주가 아니라 평생 지속하는 운동 프로그램을 이야기하는 중이다. 체력의 잠재력과 운동에 대한 반응은 사람마다 다르다. 그렇지만 메이요병원 운동생리학자 마이크 조이너는 더 오래 더 집중적으로 운동을 하면 장기간에 걸쳐 훨씬 더 큰 혜택을 볼 수 있다고 믿는다. 몇 주가 아니라 몇 년 단위로 측정을 했을 때 그렇다. 나는 환자들에게 이 계획이 겨우 2개월짜리가 아니라고 말한다. 2개년 계획이다.

얼마나 많은 혜택을 볼 수 있을지는 불분명하지만 문헌들은 꾸준히 부지런하게 운동하면 보상을 누릴 수 있다고 말한다. 잘 훈련된 80대의 지구력 운동선수(크로스컨트리 스키 선수) 9명을 조사한 소규모 연구에서는 그들의 최대 산소 섭취량이 평균 38이라고 나왔다. 대조군인 훈련 받지 않은 80대 남성들은 21로 나와 무려 80퍼센트 이상 차이가 났다.[11]

엄청난 차이다. 이 운동선수들은 수십 년 더 젊은 사람의 유산소 능력을 지닌 반면* 대조군은 그 능력이 대폭 줄어들어 홀로 생활할 능력조차 잃기 직전이었다. 물론 이 연구의 조사 대상자들이 평생 운동을 계속한 사람들인 것은 맞다. 그런데 바로 그 사실이야말로 여기서 강조하는 것이다. 노인 엘리트 운동선수가 되는 것, 이것이 우리 목표기 때문이다.

최대 산소 섭취량을 늘리면 그 보상으로 우리는 신체 기능 면에서 더 젊어진다.[12] 노인의 최대 산소 섭취량을 6밀리리터/킬로그램/분, 즉 약 25퍼센트 증진시키는 것이 나이가 12년 더 주는 것과 같다는 연구가 있다.[13] 현재 60대고 최대 산소 섭취량이 30인 남성이라면 자기 연령 집단의 평균에 해당한다([12-2]).(여성은 여러 요인 때문에 대개 나이별 평균 최대 산소 섭취량이 좀 더 낮아서 60대 '평균' 여성은 약 25밀리리터/킬로그램/분이다.) 운동으로 35까지 높일 수 있다면 자기 연령 집단의 상위 25퍼센트에 들어갈 것이다. 잘한 것이다. 이를 다른 방식으로 볼 수 있다. 60대인 당신은 10년 더 젊은 50대의 평균 남성에 해당하는 유산소 체력을 갖추게 되는 셈이다. 더 높이 38이나 39까지 올릴 수 있다면 당신의 유산소 능력은 30대의 평균에 해당할 것이다. 이는 우리가 백세인을 이야기할 때처럼 일종의 위상 변화를 이루는 것과 같다. 이제 당신은 수십 년 더 젊은 사람의 체력을 지니고 있다.[14] 그러니 자기 등을 두드려주기 바란다. "넌 해냈어!"

---

* 이 노인 운동선수 중 2명은 최대 산소 섭취량이 40을 넘었다. 가장 나이가 많은 91세의 전직 올림픽 선수도 거기에 아주 가까운 36이었다. 60대인 남성의 상위 4분의 1에 해당한다.

질병 해방

12-2 | 나이, 성, 체력별 최대 산소 섭취량

최대 산소 섭취량 등급(밀리리터/킬로그램/분)

나이	낮음	평균 이하	평균 이상	높음	엘리트
여성					
18~19세	35 미만	35~39	40~45	40~52	53 이상
20~29세	28 미만	28~35	36~40	41~50	51 이상
30~39세	27 미만	27~33	34~38	39~48	49 이상
40~49세	26 미만	26~31	32~36	37~46	47 이상
50~59세	25 미만	25~28	29~35	36~45	46 이상
60~69세	21 미만	21~24	25~29	30~28	40 이상
70~79세	18 미만	18~21	22~24	25~35	36 이상
80세 이상	15 미만	15~19	20~22	23~29	30 이상
남성					
18~19세	38 미만	38~45	46~49	50~57	58 이상
20~29세	36 미만	36~42	43~48	49~55	56 이상
30~39세	35 미만	35~39	40~45	46~52	53 이상
40~49세	34 미만	34~38	39~43	44~51	52 이상
50~59세	29 미만	29~35	36~40	41~49	50 이상
60~69세	25 미만	25~29	30~35	36~45	46 이상
70~79세	21 미만	21~24	25~29	30~40	41 이상
80세 이상	18 미만	18~22	23~25	26~35	36 이상

출처: Mandsager et al.(2018).

최대 산소 섭취량의 등급은 낮음(하위 25퍼센트), 평균 이하(백분위수 26~50), 평균 이상
(51~75), 높음(75~97.6), 엘리트(상위 2.3퍼센트)로 구분했다.

여기서 좋은 점은 얼마나 나이 들든 상관없이 최대 산소 섭취
량은 운동을 하면 언제나 개선할 수 있다는 것이다. 못 믿겠다고? 로
베르 마르샹Robert Marchand이라는 놀라운 프랑스인을 아는지? 그는
101세의 나이에 1시간 동안 자전거로 24.25킬로미터를 달림으로써,
2012년 자기 연령 집단에서 세계 기록을 세웠다. 그는 이 성적에 만
족하지 못했는지 더욱 열심히 훈련해야겠다고 결심했다. 최고의 코

치와 생리학자가 고안한 엄격한 훈련 프로그램을 통해 그는 최대 산소 섭취량을 이미 인상적인 수준인 31에서 35로 끌어올렸다. 그리하여 80대 남성 중 상위 2.5퍼센트에 해당하게 되었다. 2년 뒤인 103세에 그는 1시간 동안 거의 27킬로미터를 달림으로써 자기 기록을 경신했다.[15] 이 인상적인 성과는 최대 산소 섭취량을 개선하는 일이 언제 시작하든 늦지 않다는 사실을 잘 보여준다.

세계 기록을 세우겠다고 나서지 않더라도 우리의 최대 산소 섭취량 훈련 방법은 엘리트 운동선수들이 하는 방법과 꽤 비슷하다. 2구간 운동을 하는 한편으로 일주일에 한두 차례 최대 산소 섭취량 운동을 추가하는 것이다.

고강도 인터벌 운동은 대개 초 단위로 재는 식으로 각 운동의 간격이 아주 짧다. 반면에 최대 산소 섭취량 운동은 3~8분으로 간격이 더 길다. 그리고 강도가 한 단계 더 낮다. 나는 틀에 고정한 도로용 자전거나 로잉 머신rowing machine(실내 조정 훈련 기구)을 써서 이 운동을 하지만 트레드밀(또는 육상 트랙)에서 달리는 방법으로도 할 수 있다. 이 인터벌 운동의 믿을 만한 공식은 최대 4분 동안 지속할 수 있는 최대 속도로 운동하는 것이다. 전력 질주는 아니지만 상당히 힘들다. 그런 뒤 4분 동안 가볍게 달리거나 탄다. 심박수가 분당 약 100회 아래로 내려갈 때까지다. 이 과정을 4~6회 반복한 뒤 쉰다.•

다음 세트를 시작하기 전에 최대한 온전히 회복되어야 한다. 충분히 회복되지 않은 채 다음 세트를 시작하면 운동하는 동안 최고의 능력을 발휘하지 못할 것이고, 따라서 원하는 적응 수준에 다다르지 못할 것이다. 또 고강도 운동을 시작하기 전에 준비 운동을 충분히 하고 끝낸 뒤에는 충분히 몸을 풀어야 한다.

나는 힘들게 운동하는 시간이 짧은 것이 이 방식의 좋은 점이라고 생각한다. 자전거 타기, 수영, 달리기, 3종 경기, 크로스컨트리 스키 같은 엘리트 지구력 경기에 출전하기 위해 훈련을 하는 것이 아니라면 대개 이 구간에서 일주일에 1번 운동하면 충분할 것이다. 다른 운동 프로그램을 수행할 때 능력이 증진되었다는 사실을 금방 알아차릴 것이다. 더 중요한 점은 앞으로 살아갈 인생에서도 그렇다는 것이다.

내가 이 교훈을 아주 생생하게 배운 것은 그리 오래되지 않았다. 아내와 함께 런던 히드로공항에서 급하게 환승해야 할 때였다. 그곳에서 환승해본 사람은 알 테지만 5번 터미널에서 3번 터미널까지 가는 길은 여행 속의 여행이나 다름없다. 환승 항공편에 타려면 우리는 약 1.6킬로미터를 8분 이내에 달려야 했다. 각자 9킬로그램짜리 여행 가방을 들고서다. 이 달리기는 2구간 운동이 아니었다. 그보다 훨씬 더 힘들게 8분 동안 계속 달려야 했다. 2구간보다는 최대

• 실제로 내가 해보니 4분 빨리/4분 천천히 간격으로 할 때 내 이상적인 최대 산소 섭취량 속도가 2구간 속도보다 출력이 약 33퍼센트 더 많다고 나왔다. 따라서 당신의 2구간 속도가 출력이 50와트라면 최대 산소 섭취량 속도로 4분 동안 약 200와트를 낸 뒤에 4분 동안 천천히 뛰어야 한다. 기능 문턱 능력functional threshold power, FTP을 알면 더 좋다. 60분 동안 지속할 수 있는 최대 힘을 말한다. 3분 간격으로 운동할 때는 이 값의 120퍼센트, 8분 간격으로 할 때는 106퍼센트를 목표로 삼는다. 간격이 그 사이라면 적절히 조절한다.

산소 섭취량 운동에 훨씬 더 가까운 힘을 분출할 수 있어야 했다.

그 순간 우리는 수렵채집인 조상들이 자주 직면했던 것과 그리 다르지 않은 상황에 놓였다(주변 환경은 다르지만). 공항 속을 달리며 여행하는 것보다 훨씬 더 재미난 사냥에는 느리고 꾸준한 이동 95퍼센트와 전력 질주 5퍼센트가 필요하다. 영양이나 매머드 같은 동물을 추적해 사냥할 기회를 잡으려면 더 많은 힘을 써야 한다.

요컨대 대다수 사람이 살아가는 데 실제로 필요한 유산소 체력의 종류가 무엇인지 생각해보면, 기본적으로 오랜 시간 천천히 움직이다가 필요할 때 힘차고 빠르게 움직일 수 있는 능력으로 귀결된다. 유산소 체력을 높은 수준으로 훈련하고 유지하는 것, 그리고 지금 그렇게 하는 것은 노년기까지 이러한 기능을 계속 유지하는 데 필수적이다.

어느 면에서 최대 유산소 출력은 고전 영화 〈이것이 스파이널 탭이다This Is Spinal Tap〉에 나오는 기타 연주자 나이절 터프널Nigel Tufnel의 특수한 앰프 같다. 대부분의 앰프는 볼륨을 10까지 높일 수 있었지만 그의 앰프는 11까지 올라갔다. 그는 이렇게 귀에 쏙 들어오게 설명했다. "한 단계 더 높아요."

가끔 이 범위에 들어가면 기분이 좋아진다. 우리는 몇 초 차이로 비행기를 환승할 수 있었다.

근력 운동은 내가 열네 살 때 절친인 존과 함께 프로 권투 선수가 되겠다고 토론토대학교 스카보로캠퍼스의 헬스장을 처음 들락거릴 때부터 내게 하나의 기준점이 되어왔다. 지하 2층의 퀴퀴한 냄새가 나는 동굴 같은 그곳에는 땀을 쏟아내면서 오로지 무거운 쇳덩어리를 들어 올리는 데 몰두하는 이들이 죽치고 있었다. 난방 시설도 창문도 냉방 시설도 없었기에, 겨울은 얼어붙을 만치 춥고 여름은 푹푹 쪘다. 그래서 갖은 용을 쓰면서 운동을 하고 나면 녹초가 되어 쓰러지곤 하는 사람도 종종 생겨났다. 우리는 그곳이 무척이나 마음에 들었다. 우리에게는 로스앤젤레스의 베니스 해변에 있는 골즈짐Gold's Gym만큼 전설적인 곳이었다.

당시 나는 권투 선수가 되겠다는 야망을 추구하기 위해 그곳에 다녔다. 23세 이후의 내 삶이 어떤 모습일지는 말 그대로 전혀 생각조차 하지 않았다. 중년이 된 지금에야 비로소 나는 당시 그곳에서 운동하던 나이 든 사람들의 진정성이 이해가 간다. 이제 나는 다른 꿈—잊었을까봐 다시 말하자면 백세인 10종 경기다—을 추구하고 있지만 현재의 내가 당시의 그들과 같은 위치에 있지 않을까 생각한다.

서글픈 사실은 30대부터 우리 근육량이 줄어들기 시작한다는 것이다. 80세인 남성은 25세였을 때보다 근육 조직이 약 40퍼센트 적을 것이다(흔히 허벅지의 '넙다리네갈래근'[대퇴사두근] 중 가장 크고 강한 근육인 '가쪽넓은근'[외측광근]의 단면적으로 측정한다).[16] 그러나 근육량은 여기서 가장 덜 중요한 척도일 수 있다. 캘리포니아주립 대학교 풀러턴캠퍼스의 운동학 교수이자 근력과 수행 능력 분야의 권위자인 앤디 갤핀Andy Galpin은 우리가 근육량보다 근력을 약 2~3 배 더 빠르게 잃는다고 말한다. 또 우리는 근력보다 힘(근력×속도)을 2~3배 더 빨리 잃는다. 늙어가는 근육에 일어나는 가장 큰 변화가 빠른 수축 근섬유(2형 근섬유)의 위축이기 때문이다. 따라서 우리는 무거운 하중 운동을 통해 근력을 개선하는 쪽으로 운동 방향을 잡아 야 한다. 일상생활과 2구간 지구력 운동은 느린 수축 근섬유(1형 근 섬유)의 위축을 충분히 예방할 수 있다. 그러나 상당한 저항을 견디 면서 운동을 하지 않는 한 빠른 수축 근섬유(2형 근섬유)는 쇠약해져 사라져버릴 것이다.

근육량과 근력은 늘리는 데 걸리는 기간보다 잃는 속도가 훨씬 빠르다. 앉아 생활한다면 더욱 그렇다. 설령 부지런히 운동을 해왔다 고 해도 짧게라도 운동하지 않으면서 지내는 기간이 있다면 그동안 얻은 것 중 상당수가 사라질 수 있다. 넘어지거나 뼈가 부러진 결과 이런 무활동이 며칠 이상 오래 이어진다면 급격히 쇠약해져 결코 완 전히 회복되지 못할 수도 있다. 소피에게 일어났던 일이 바로 그것이 다. 한 연구에서는 평균 연령 67세의 건강한 자원자 12명을 대상으 로 중병을 앓거나 골절 부상을 당한 이들이 하듯이 10일 동안 침대 에 누워서 푹 쉬게 하자 지방 뺀 체중(근육)이 평균 1.5킬로그램 줄 었다.[17] 상당한 양이다. 이는 무활동이 얼마나 위험할 수 있는지를 잘 보여준다. 앉아 생활하면서 열량을 과다 섭취한다면 근육 감소가 가

질병 해방

속된다. 지방 흘러넘침의 주된 목적지 중 하나가 근육이기 때문이다.

이 근육 감소가 가장 극단적인 형태로 나타날 때를 근감소증이라고 한다(11장에서 이야기했다).[18] 근감소증이 있는 사람은 활력이 떨어지고, 기운이 없고, 몸의 균형을 잘 못 잡는다. 근감소증은 '노쇠frailty'라는 더 폭넓은 임상 증상의 주된 표지자다.[19] 노쇠는 다음 5가지 기준 중 3가지를 충족하는 것을 말한다. 의도하지 않은 체중 감소, 탈진 또는 활력 저하, 낮은 신체 활동, 느린 보행 속도, 약한 쥘힘(뒤에서 더 자세히 다룬다)이다. 서 있거나 걷기 힘들 수 있으며 넘어져서 뼈가 부러질 위험이 아주 크다.

일단 이 상태에 이르면 근육을 다시 늘리기가 결코 쉽지 않다. 노쇠한 고령자(평균 연령 78세) 62명에게 근력 운동을 시킨 연구에 따르면 순수한 근력 운동을 6개월 동안 한 뒤에도 근육량이 전혀 늘어나지 않은 사람이 절반에 달했다.[20] 또한 그들은 근육량이 더 이상 줄지도 않았다. 아마 근력 운동 덕분일 가능성이 높다. 그러나 여기서 이야기하려는 요점은 말년에는 근육량을 다시 늘리기가 무척 어렵다는 것이다.

뼈 밀도 검사의 중요성

우리가 환자들에게서 꼼꼼히 추적하는 또 한 가지 척도는 뼈 밀도(골밀도)다. 학술 용어로 말하면 뼈 무기질 밀도bone mineral density,

BMD다. 우리는 DEXA(이중에너지엑스선흡수계측법)을 써서 양쪽 엉덩뼈(장골)와 허리뼈(요추)의 뼈 밀도를 해마다 모든 환자에게서 재고 있다. 이 측정법은 체지방과 지방 뺀 체중까지 재므로 우리가 관심을 기울이는 신체 조성의 모든 영역에 걸쳐서 유용한 도구다.

이 세 뼈 영역은 대개 뼈감소증이나 골다공증 진단을 내리는 데 쓰인다. 표준 지침은 여성은 65세, 남성은 70세에 검진을 하라고 권고한다. 위험이 닥칠 때까지 마냥 바라보고 있는 의학 2.0의 전형적인 사례다. 우리는 훨씬 더 이전에, 어떤 문제도 생기기 전에 대처하는 것이 중요하다고 생각한다.

사실 뼈 밀도는 근육량과 마찬가지로 20대 말에 정점에 다다른 뒤 서서히 꾸준히 줄어든다. 여성은 호르몬대체요법를 받지 않는다면 갱년기에 들어서자마자 이 감퇴가 훨씬 더 빨리 진행된다(이것이 우리가 호르몬대체요법를 선호하는 또 한 가지 이유다). 에스트로겐은 남녀 모두에게서 뼈 강도를 유지하는 데 필수적이기 때문이다. 유전자(가족력), 흡연 이력, 코르티코스테로이드corticosteroid의 장기 사용(천식이나 자가면역 질환 등을 앓는 환자), 에스트로겐 차단 약물(유방암 약을 먹는 여성 등), 적은 근육량(여기서도 중요하다), 영양실조 등도 뼈 밀도를 낮추는 위험 요인이다.

우리는 뼈 밀도에 왜 이토록 신경을 쓸까? 근육과 마찬가지로 우리를 보호하기 때문이다. 우리는 이 쇠퇴를 늦춤으로써 부상과 신체 노쇠에 맞서도록 하고 싶다. 엉덩뼈나 넙다리뼈(대퇴골) 골절에 따른 사망률은 일단 65세에 이르면 급증한다. 연구에 따라 다르지만

질병 해방

연간 15~36퍼센트에 달한다. 65세 이상이면서 엉덩이에 골절이 일어난 사람 중 최대 3분의 1이 1년 안에 사망한다는 의미다. 설령 부상으로 죽지 않는다고 해도 침대에 누워 있는 기간 동안 근육량에 따라 신체 능력이 얼마나 많이 사라지느냐는 관점에서 볼 때, 이 부상은 기능적으로 죽음과 다를 바 없을 수 있다(65세 이상인 사람들이 침대에 누워 있을 때 근육량을 얼마나 빨리 잃는지를 생각해보라).

우리 목표는 이런 골절이 일어날 가능성이 드러나기 수십 년 전에 이 문제에 대처하겠다는 것이다. 중년에 뼈 밀도가 낮거나 빠르게 감소하는 상태를 검출하면 우리는 다음 4가지 전략을 쓴다.

1. 단백질과 총 에너지 요구량에 초점을 맞추어 영양을 최적화한다(영양 장 참조).
2. 무거운 하중을 견디는 활동. 특히 무거운 무게를 드는 근력 운동은 뼈 성장을 자극한다. 달리기 같은 충격 스포츠보다 더 그렇다(비록 달리기가 수영/자전거 타기보다 더 낫긴 하지만). 뼈는 역학적 긴장에 반응하는데, 에스트로겐은 역학적 신호(중량 부하)를 몸에 뼈를 더 쌓으라는 화학적 신호로 전환해 전달하는 주요 호르몬이다.
3. 호르몬대체요법을 사용한다(적절하다면).
4. 뼈 밀도를 늘리는 약물을 사용한다(적절하다면).

이상적인 상황이라면 처음 2가지 전략으로 문제를 해결할 수 있다. 하지만 우리는 적절한 상황에서는 나머지 2가지 방법을 쓰는 것도 주저하지 않는다. 여기서 명심해야 할 점은 뼈 밀도가 적어도 근육량만큼 많은 주의를 기울여야 하는 중요한 것이며, 따라서 최소한 몇 년마다 뼈 밀도 검사를 받아야 한다는 것이다(자전거 타기나 수영 같은 비중량 부하 운동을 주로 한다면 더욱 그렇다).

근력 운동의 4가지 기본 요소
: 쥘힘, 동심성과 편심성, 당기기, 엉덩이 접기

나는 근력 운동을 일종의 퇴직 연금이라고 생각한다. 우리는 부상으로부터 우리를 보호하고 우리가 즐기는 활동을 계속할 수 있도록 충분한 근육(그리고 뼈 밀도) '연금'을 지닌 채 노년에 이르고 싶다. 여생을 살아가기에 충분한 돈을 모아놓고서 퇴직하기를 원하는 것처럼 말이다. 50대에 뒤늦게 통장에 남은 잔금을 박박 긁어모아서 주식 시장의 신들에게 도와달라고 기도하면서 애원하는 대신 수십 년에 걸쳐서 조금씩 돈을 모을 수 있도록 미리 저축하고 투자하고 계획하는 편이 훨씬 낫다. 투자와 마찬가지로 근력 운동은 누적되며, 혜택도 복리 양상으로 늘어난다. 일찍부터 더 많이 저축할수록 장기적으로 더 혜택을 보게 될 것이다.

그러나 헬스장에 있는 몇몇 사람들에 비해 나는 내 위팔두갈래근(이두박근)이 얼마나 굵은지나 벤치 프레스를 얼마나 할 수 있는

질병 해방

지에 신경을 덜 쓴다. 보디빌더나 파워리프터라면 중요할 수 있겠지만 백세인 10종 경기(또는 실생활)에서는 그런 것들이 덜 중요하다고 나는 주장하겠다.

나는 근력의 훨씬 더 중요한 척도가 "무거운 것을 얼마나 많이 옮길 수 있는가"라고 결론짓는다. 이 결론은 내 직관뿐 아니라 수렵 채집인과 인류 진화를 연구한 결과에 토대를 둔 것이다. 운반하기는 종으로서의 우리가 지닌 초능력이다. 이것이 우리가 엄지뿐 아니라 긴 다리(그리고 팔)를 지닌 한 가지 이유다. 다른 어떤 동물도 한 곳에서 다른 곳으로 커다란 물체를 효율적으로 운반할 수 없다(말 같은 가축들은 우리가 교배시키고 훈련시키고 길들였기 때문에 그렇게 할 수 있다). 이는 내가 근력 운동을 바라보는 기본 틀이다. 요컨대 근력 운동은 대체로 뭔가를 운반하는 능력을 개선하는 일이다.

나는 언제나 두 손으로 무거운 것을 들고 옮기는 것을 좋아했다. 10대 때 여름 방학에 건설 현장에서 일할 때는 언제나 도구와 재료를 운반하겠다고 자원했고, 지금도 여전히 운동할 때면 덤벨, 케틀벨, 샌드백 등을 어떤 식으로든 옮기는 일을 포함시킨다. 또 나는 러킹rucking이라는 운동에도 꽤 푹 빠져 있다. 러킹은 기본적으로 무거운 배낭을 메고서 빠른 속도로 달리거나 등산하는 것을 의미한다. 일주일에 서너 번 나는 1시간쯤 동네를 돌고 언덕을 오르내린다. 대개 5~6.5킬로미터를 걸으면서 100미터쯤 높이를 오르내린다. 23~27킬로그램을 지고 돌아다니려면 꽤 힘이 들므로 다리와 몸통을 강화하는 한편 심폐 기능 증진에 도움이 된다. 가장 좋은 점은 이렇게 돌아다닐 때 휴대전화를 절대 가져가지 않는다는 것이다. 나 홀로 또는 친구나 가족이나 손님과 함께 자연 속에 파묻힌다(이럴 때 함께 가는 이들도 러킹을 의무적으로 한다. 그래서 차고에 늘 배낭을 2개 놔둔다).

내가 이 여가 활동을 접한 것은 마이클 이스터Michael Easter의 놀라운 책 《안락함의 위기The Comfort Crisis》를 읽고서였다. 그는 우리가 현대 생활에서 모든 불편함을 제거했기 때문에 예전에 인간적이라는 것이 무슨 뜻인지를 정의했던 기본 기술들(잦은 고생은 말할 것 없고)을 잃었다는 흥미로운 주제를 다룬다. 사물을 장거리 운반하는 것도 이런 기술 중 하나다. 우리 조상들은 가족을 먹일 식량을 구하기 위해 으레 멀리 넓게 돌아다니면서 사냥을 했고 잡은 식량을 지고서 야영지로 돌아왔다. 그러나 러킹이 아주 효율적으로 쓰이게 된 것은 군대가 이 운동을 훈련에 통합하면서였다.

이스터는 이렇게 말한다. "운반하기야말로 우리 종을 빚어냈다. 우리 조상들은 흔히 운반을 했다. 운반은 우리 조상들에게 탄탄한 기능을 발휘하는 근력과 지구력을 제공했고, 이런 능력은 우리를 보호하는 데 기여했을 가능성이 높았다. 그러나 우리는 다른 여러 유형의 불편함을 제거할 때처럼 다양한 기술을 써서 운반하기를 삶에서 제거해왔다. 러킹은 운반하기를 우리 삶으로 되돌리는 실용적인 방법이다."[21]

내가 27킬로그램의 영양고기를 등에 지고 걷는 대신 무거운 쇳덩어리를 지고 다닌다는 점이 주된 차이점일 뿐이다. 물론 쇳덩어리는 식욕을 덜 자극한다. 러킹을 할 때 내가 특히 집중하는 한 가지는 언덕이다. 언덕을 오를 때 내 최대 산소 섭취량 에너지 체계에는 부담이 더 가해진다. 러킹을 처음 하는 사람은 9킬로그램만 지고 15도의 비탈길을 오르는 일조차 무척 힘들다는 것을 알고 놀란다. 내려올 때도 힘들다.(일단 근력과 체력이 충분히 늘어나면 자기 체중의 4분의 1에서 3분의 1을 운반하는 것을 목표로 삼는 것이 좋다. 내 딸과 아내도 따라나설 때면 으레 그 정도 지고 다닌다.)

러킹이 아주 좋은 운동이긴 하지만 내가 근력을 키우는 일을 거기에만 의존하는 것은 아니다. 기본적으로 나는 다음과 같은 것들을 개선하는 방향으로 운동 프로그램을 짠다.

1. 쥘힘. 손으로 얼마나 세게 쥘 수 있는지를 나타내는 이 힘을 낼때 손에서부터 넓은등근(광배근, 등에 있는 넓은 근육)에까지 이르는 모든 것이 관여한다. 거의 모든 행동은 쥘힘으로 시작한다.
2. 모든 움직임에서 동심성concentric과 편심성eccentric 부하 양쪽에 주의를 기울인다. 근육이 수축될 때(동심성)와 길어질 때(편심성)를 뜻한다. 다시 말해 우리는 천천히 제어하면서 하중을 들어 올리고 내릴 수 있어야 한다. 러킹으로 언덕을 내려가는 것은 편심성 근력을 키우는 좋은 방법이다. '제동 장치'를 밟도록 만들기 때문이다.
3. 머리 위쪽에서 몸 앞쪽으로 모든 각도로 잡아당기는 당기기 운동(턱걸이와 당기기 등). 여기에도 쥘힘이 필요하다.

4. 엉덩이 접기hip-hinging 운동. 데드리프트와 스쿼트뿐 아니라 계단 오르기, 힙 스러스트, 또 다리를 한쪽씩 번갈아 쓰면서 다리, 볼 기근, 허리 아래쪽을 강화하는 무수한 변형 운동들이 포함된다.

나는 근력의 이 4가지 기본 요소에 초점을 맞춘다. 우리의 백세인 10종 경기와 가장 관련이 깊으면서 앞으로 남은 수십 년 동안 만족스럽고 활기찬 삶을 살아가는 데 도움이 되기 때문이다. 강하게 움켜쥘 수 있다면 잼 병뚜껑을 쉽게 열 수 있다. 잡아당길 수 있다면 장바구니를 옮기고 무거운 물체를 들 수 있다. 엉덩이 접기를 올바로 할 수 있다면 앉은 의자에서 아무런 문제 없이 일어날 수 있다. 나이 들 준비를 잘하고 있는 셈이다. 현재 데드리프트를 얼마나 들어 올릴 수 있느냐 하는 문제가 아니다. 20년이나 30년, 40년 뒤에 얼마나 잘 기능하느냐 하는 문제다.

쥘힘을 첫 번째로 꼽은 이유는 대다수 사람이 사실상 거의 생각조차 하지 않는 것이기 때문이다. 나는 중년 이후에 쥘힘이 셀수록 총 사망률 위험이 감소한다는 문헌이 엄청나게 많다는 사실을 알고 놀라기까지 했다.* 실제로 최대 산소 섭취량과 근육량만큼 데이터가 탄탄하다. 많은 연구가 쥘힘—말 그대로 한 손으로 뭔가를 얼마나 세게 움켜쥘 수 있는가—으로 얼마나 오래 살 가능성이 있는지를 예

---

* 근감소증의 정의는 적은 뼈대근 질량, 약한 근력(쥘힘 등) 또는 약한 신체 수행 능력(걷는 속도 등)을 전제로 한다.[22]

측할 수 있으며, 노인의 약한 쥘힘을 앞서 논의한 노화 관련 근육 위축증인 근감소증의 한 증상으로 볼 수 있다고 말한다.[23] 이런 연구들에서 쥘힘은 전반적인 근력의 대리 지표 역할을 할 가능성이 높다.

그렇지만 쥘힘은 미끄러지거나 균형을 잃었을 때 자신을 지키는 능력과 전반적인 튼튼함을 가리키는 더 폭넓은 지표이기도 하다. 난간이나 나뭇가지를 움켜쥐고서 버틸 힘이 있다면 넘어지지 않을 수 있다.

그런데 지난 수십 년 사이에 우리 문화에서 피트니스 센터와 헬스장이 널리 퍼졌음에도 미국 성인의 쥘힘은 놀랍게도 사실상 한 세대 전보다 훨씬 약한 듯하다. 따라서 근육량도 더 적은 듯하다. 1985년 20~24세 남성의 오른손 쥘힘은 평균 55킬로그램인 반면 2015년에는 겨우 46킬로그램이었다.[24] 이는 현재 30대인 사람들이 부모 세대보다 훨씬 약한 근력을 지닌 채 중년에 들어서고 있으며, 늙어갈수록 문제가 생길 가능성이 더 높음을 시사한다.

쥘힘은 모든 연령에서 중요하다. 우리가 하는 모든 상호작용은 손에서(또는 뒤에서 논의하겠지만 발에서) 시작된다. 움켜쥐기는 골프채 휘두르기부터 장작 패기까지 거의 모든 신체 활동에서 우리의 주된 접촉점이다. 세계와 우리의 인터페이스인 셈이다. 움켜쥐기가 약하면 다른 모든 활동이 약해진다.

쥘힘 운동은 별로 복잡하지 않다. 내가 선호하는 방식 중 하나는 흔히 파머스 캐리farmer's carry라고 부르는 것이다. 무거운 헥스바나 덤벨 또는 케틀벨(양손에 하나씩)을 들고서 1분쯤 걷는 것이다(복작

거리는 실내에서 사람들 사이로 지나갈 때처럼 케틀벨을 수직으로 든 채 손목을 완전히 직선으로 유지하고 팔꿈치를 쭉 펴는 것이 요령이다). 우리는 남성 환자에게는 양쪽 손에 자기 체중의 절반인 하중을 들고서(따라서 양쪽을 더하면 체중과 같다) 최소1분 동안 걷고, 여성 환자에게는 체중의 75퍼센트까지 들 수 있을 때까지 하라고 권한다. 높은 목표임에는 분명하다. 내일 당장 헬스장에 가서 시도하지는 말기 바란다. 사람에 따라서는 이 운동 검사를 시도하는 수준에 도달하기까지 길게는 1년이나 걸릴 수 있기 때문이다.

일반적으로 우리는 새 환자에게 예전에 들었던 것보다 훨씬 가벼운 하중에서 시작하라고 권한다. 때로는 아예 처음에 체중 운동만 하도록 권하기도 한다. 안정성을 다루는 다음 장에서 이야기하겠지만, 줄곧 고중량 기구를 붙들고 씨름하기보다 이상적인 움직임 패턴을 배우고 연습하는 것이 훨씬 더 중요하다. 이런 점에서 볼 때 파머스 캐리는 하기 꽤 쉽다(양손에 하중을 들고서 양팔을 옆구리에 댄 채 걷는다). 여기서 가장 중요한 요령은 어깨뼈를 위로 올리거나 앞으로 구부리지 말고 아래로 내리고 뒤로 젖힌 채 유지하는 것이다. 근력 운동을 처음 하는 사람이라면 가벼운 하중에서 시작해 서서히 올린다. 4.5~6.8킬로그램의 가벼운 것부터 시작해도 좋다.

쥘힘을 검사하는 또 한 가지 방법은 철봉에서 매달린 자세로 최대한 오래 버티는 것이다(이것은 매일 하는 운동이 아니다. 어쩌다가 한 번씩 하는 검사용 운동에 속한다). 철봉을 움켜쥐고서 그냥 매달린 채로 체중을 버틴다. 단순하지만 나름 어려운 운동이며, 대단히 중요

질병 해방

한 어깨 안정근stabilizer muscles(안정화 근육)의 강화에 기여한다. 이 근육은 다음 장에서 다룰 것이다. 40세 남성은 최소 2분, 40세 여성은 최소 90초 매달릴 수 있을 때까지 하기를 권한다(40세가 지난 뒤에는 10년마다 목표를 조금씩 낮춘다).

근력 이야기는 동심성 부하와 특히 편심성 부하를 언급하지 않고서는 끝낼 수 없다. 여기서 편심성 부하는 바이셉 컬bicep curl 운동(팔 근력 운동의 하나-옮긴이)에서 내리기를 할 때처럼 근육이 늘어날 때 부하를 주는 것을 의미한다. 위팔두갈래근(이두박근)으로 덤벨을 들어 올릴 때처럼 동심성 단계에 초점을 맞추어서 부하를 주는 것은 더 직관적으로 다가온다. 근육은 더 짧아질 때 힘을 내기 때문이다. 우리가 환자에게 하는 검사 중 하나는 높이 46센티미터 블록에 올라갔다가 3초에 걸쳐서 바닥으로 내려오는 것이다(높은 계단에서 내려오듯이 한 발을 앞으로 내밀면서 한다). 올라가는 단계는 비교적 쉽지만 대다수는 처음에 3초에 걸쳐서 내려올 때 좀 힘겨워한다. 편심성 근력과 제어가 필요하기 때문이다.(계단 오르내리기는 13장 끝부분에서 자세히 다룰 것이다.)

살면서, 특히 나이 들어가면서 많은 이들은 편심성 근력을 잃는다. 넙다리네갈래근(대퇴사두근)의 편심성 근력은 비탈이나 계단을 내려갈 때 필요한 제어를 하도록 해준다. 넘어지거나 골절을 입지 않도록 우리를 보호하는 일에서 정말로 중요하다. 근육에 편심성 부하를 줄 수 있을 때 우리는 관절이 지나친 스트레스를 받지 않도록 예방하는 셈이다. 특히 무릎 관절이 그렇다. 아주 가파른 언덕을 천천히 내려가는 것과 걷잡을 수 없이 마구 달려 내려가는 것을 비교해보라. 무릎에 전달되는 힘에서 큰 차이가 난다.(결과에서도 큰 차이가 날 가능성이 높다. 안전하게 내려가는 것과 고꾸라져서 얼굴을 땅에 처박고 무릎이 깨질 가능성이 높은 것의 차이가 그렇다.)

편심성 근력 운동은 비교적 단순하다. 크게 보자면 풀업이나 풀다운 운동에서부터 데드리프트와 로잉 운동에 이르기까지 다양한 들어 올리기 운동에서 '내리기' 단계에 집중하는 것을 의미한다. 무거운 배낭을 메고 언덕을 내려오는 것은 편심성 근력뿐 아니라 안정성 운동의 두 중요한 2가지 구성 요소인 공간 지각과 제어 능력(다음 장 참조)을 강화하는 좋은 방법이다. 또 무릎 통증을 막는 데도 도움이 된다. 모든 세트의 모든 단계에서 이렇게 할 필요는 없다. 무거운 기구를 빨리 움직이거나 옮기는 데만 집중하다가 각 운동의 어느 시점에서 들어 올리기의 편심성 단계에 초점을 맞춰 운동하기만 하면 된다.

다음은 당기기다. 당기기는 쥘힘과 밀접한 관계에 있다. 당기기는 차 트렁크에서 장바구니를 꺼내거나 암벽을 오를 때 우리가 세상에 의지를 발휘하는 방법으로 고정점 운동의 일종이다. 헬스장에서는 대개 몸 앞쪽에 놓인 하중을 당기는 로잉이나 풀업 형태를 취한다. 내가 최대 산소 섭취량 운동 때 즐겨 쓰는 로잉 머신도 당기는 힘을 늘리는 단순하면서 효과적인 방법이다.

근력의 마지막 기본 요소는 엉덩이 접기다. 이름 그대로다. 척추가 아니라 엉덩이를 구부려 몸에서 가장 큰 근육인 큰볼기근(대둔근)

질병 해방

과 넙다리뒤근육(햄스트링)을 강화하는 운동이다(다시 강조하는데 척추를 구부리지 말자). 삶에 필수적인 아주 강력한 운동이다. 올림픽 스키 점프 경기에서 출발하거나, 길을 가다가 운 좋게 동전을 집거나, 단순히 의자에서 일어나거나 할 때 우리는 엉덩이 접기를 한다.

고중량 데드리프트나 스쿼트처럼 축 부하를 많이 가하면서 엉덩이 접기를 할 때는 척추 부상 위험이 있으므로 조심해야 한다. 우리가 환자들에게 중량 엉덩이 접기 운동을 시키기까지 아주 천천히 시간을 들이는 것은 바로 이 때문이다. 대개는 먼저 한 다리 스텝업(뒤에서 이야기할 것이다)과 다리를 벌린 루마니안 데드리프트를 무중량 또는 저중량 상태로 시작한다.

평소라면 나는 여기서 풀업과 엉덩이 접기를 하는 방법을 세세한 요령을 곁들여 장황하게 설명했을 것이다. 하지만 사진 수십 장과 수천 단어로 상세히 설명하지 않으면 사실상 제대로 할 수 없다는 결론에 도달했다. 그렇게 하면 가뜩이나 긴 책이 너무 길어질 것이다. 내가 그러지 않기로 결심한 데는 2가지 이유가 있다.

첫 번째는 이런 운동을 어떻게 하는지 잘 아는 사람으로부터 직접 배우는 편이 가장 낫다고 믿기 때문이다. 예를 들어 올바른 엉덩이 접기를 가르칠 때 어려운 부분은 넙다리뼈(대퇴골)와 종아리에 대한 척추의 올바른 위치 또는 엉덩이의 각도를 그림으로 보여주는 일이 아니다. 어려운 점은 엉덩이를 접기 전에 볼기근(둔근)과 넙다리뒤근육(햄스트링)에 편심성 부하를 주는 법과 발바닥 전체가 균등하게 바닥을 미는 느낌을 받도록 하는 법을 설명하는 것이다.

위 말을 이해하기 어렵다면 내가 왜 이런 결론에 도달했는지 이해할 수 있을 것이다. 이 정보를 당신에게 전달할 수 있는 가장 좋은 방법, 즉 실행 가능한 방식으로 전달하는 가장 좋은 방법은 말해주는 것이 아니라 보여주는 것이다. 그리고 함께 운동하지 못하는 상황에서 당신에게 보여줄 수 있는 가장 좋은 방법은 동료인 운동 코치 베스 루이스Beth Lewis의 신호에 맞춰 내가 이런 운동을 하는 모습을 찍은 동영상이다(다음 장 끝에 짧은 설명과 함께 이 동영상의 링크를 실어두었다).

두 번째 이유는 새 환자가 찾아오면 대개 우리는 먼저 근력 운동, 적어도 고중량 근력 운동을 멈추라고 권하기 때문이다. 우리는 먼저 그들의 신체 조건뿐 아니라 안정성 수준을 평가하도록 고안된 일련의 근력과 움직임 검사를 한다.

그러니 나는 당신이 헬스장에 가서 뭔가를 하기 전에 이 책의 다음 장부터 읽으라고, 그래서 안정성이라는 중요하면서 복잡한 개념을 이해하는 일부터 시작하라고 권하고 싶다.

13장

안정성 훈련하기
부상과 만성 통증을 예방하는 법

건물이 높을수록 기초를 더 깊이 다져야 한다.

—토마스 아 켐피스Thomas à Kempis

부상과 만성 통증이 당신을 위협한다

지금쯤 우리가 나이 들수록 좋은 신체 조건의 유지가 중요하다는 사실이 명확해졌을 것이다. 이제 관련된 다른 문제를 살펴보기로 하자. 왜 더 많은 사람이 이렇게 하지 않는 것일까?

전형적인 70세는 40세 때 했던 '중간 수준부터 격렬한 수준까지'의 신체 활동을 절반도 못 할 것이다. 그리고 70세 이후에는 쇠퇴가 가속된다. 70~80대에 체력이 좋은 사람은 예외 사례에 속한다.

우리는 유산소 능력과 근력의 꾸준한 감소는 물론이고 중년 이후에 쌓이는 통증과 고통을 노화 자체의 탓으로 돌리기 쉽다. 체중 감소와 수면 부족 같은 요인도 기력을 앗아갈 수 있다. 그러나 수많은 사람이 활동하기를 중단하는 이유를 설명해주는 X 요인은 따로 있다고 나는 생각한다. 바로 '부상' 때문이다. 노인이 운동을 덜 하거나 아예 하지 않는 것은 단지 운동을 할 수가 없기 때문이다. 생애의 어느 시점에 어떤 식으로든 다치는 바람에 두 번 다시 도전할 수 없게 된 것이다. 그럼으로써 쇠퇴가 죽 이어진다.

내 친구 베키의 어머니 소피에게 일어난 일이 그랬다. 나 역시 쉽게 그 길로 갈 수도 있었다. 20대 때 의대를 다니면서 여전히 거의 매일 무거운 것을 들어 올리며 열심히 운동하던 시기에 나는 알 수 없는 이유로 허리를 다쳤다. 그리하여 두 차례 수술을 받아야 했고 (그중 한 번은 실패했다) 길고 매우 힘든 회복기를 거쳤다. 몇 달 동안 나는 진통제를 대량으로 투여하면서 간신히 목숨만 유지하고 있었다. 허리가 너무 아파서 양치질조차 할 수 없었고, 거의 온종일 마냥 누운 채로 지내야 했다. 상태가 너무 안 좋아 어머니가 팔로알토로 와서 나를 돌봐야 했다. 문제는 사람들이 20대가 이런 일을 겪어야 한다면 끔찍하다고 생각하지만(실제로 끔찍하다) 소피의 나이가 되면 으레 일어나는 일이라고 예상한다는 것이다.

소피와 나는 특이한 사례가 아니었다. 이런 유형의 부상과 만성 통증은 충격적일 만치 만연해 있다. 미국 질병통제센터에 따르면 45세 이상 미국인 중 27퍼센트 이상이 만성 통증에 시달리고 있으며, 약 10~12퍼센트는 응답할 당시에 6개월 동안 "매일 또는 거의 매일" 아파서 활동에 지장을 겪는다고 했다.[2] 매일 또는 거의 매일! 특히 허리 통증(요통)은 아편유사제 처방과 때로 과연 할 가치가 있는지 의심이 들곤 하는 수술을 받고자 하는 강한 욕구를 불러일으킨다.[3] 허리 통증은 전 세계에서 장애의 주된 원인 중 하나로, 미국에서만 연간 6350억 달러의 의료비 증가와 생산성 감소를 야기한다고 추정된다.[4]

내가 배운 교훈에 따르면 다쳐서 몇 달 동안—또는 영원히—운동을 멈출 수밖에 없다면 어떤 유산소 체력도 근력도 소용없어진다. 대학생 때 운동선수로 활동하다가 부상을 당한 사람들을 대상으로 한 연구에 따르면 중년 이후 삶의 질이 지속적으로 낮아졌다고 한다.[5] 부상은 신체만이 아니라 심리에도 수십 년 동안 계속 영향을 미친다. 나도 오랫동안 부상으로 고생하면서 신체 기능을 유지하는 능력이 전반적인 삶의 질에서 얼마나 중요한지 깨닫게 되었다.

이러한 모든 연구 결과와 나 자신의 경험은 내가 주창하는 운동의 첫 번째 계명을 뒷받침한다. "첫째, 절대로 자신에게 해를 끼치지 마라."

이 계명을 지키려면 어떻게 해야 할까? 나는 '안정성'이 핵심 요소라고 생각한다. 그러나 이를 위해서는 마인드셋의 변화도 필요하다. 우리는 매번 헬스장에 갈 때마다 몸을 불살라야 한다는 마인드셋을 물리쳐야 한다. 즉 매일 가장 무거운 하중을 가장 많은 횟수로 들면서 모든 운동을 돌아가며 다 해야 한다는 강박 관념에서 벗어나야 한다. 내가 깨달았듯이 안정성이 부족한 상태에서 줄곧 그렇게 자신을 밀어붙이다가는 거의 필연적으로 부상으로 이어질 수밖에 없다. 계속 몸을 불사르려고 애쓰면 몸 자체의 '속임수'에, 몸에 깊이 배어 있지만 위험할 수 있는 움직임 패턴에 의존하게 될 가능성이 높다.

우리는 접근법을 바꿀 필요가 있다. 몸이 원래 설계된 대로 작동하고 부상 위험을 줄일 수 있는 안전하면서 이상적인 움직임 패턴을 함양하는 쪽으로, 운동을 올바르게 하는 쪽으로 초점을 맞출 필요가 있다. 너무 열심히 하기보다 현명하게 하는 편이 낫다. 그러나 내가 깨달았듯이 이런 움직임 패턴을 고치기란 결코 쉬운 일이 아니다.

안정성이란 무엇이며 어떤 일을 하는가

안정성은 '코어core'라는 말과 혼용되곤 하지만 강한 복근(복부 근육)을 지닌다는 차원을 훨씬 넘어선다(어쨌거나 '코어'는 그런 의미도 아니다). 내가 볼 때 안정성은 모든 움직임에 필수적이다. 여러 해 또는 수십 년 동안 계속 활발히 활동할 수 있도록 하는 것이 우리의 목표라면 더욱더 그렇다. 안정성은 심혈관 체력과 근력이라는 우리의 두 기둥이 세워지는 토대다. 안정성이 없다면 속 빈 강정이 되고 만다. 당장은 아닐지 몰라도 조만간 움직임을 제약하는 부상을 입고, 나이 들수록 일상 활동이 어려워지고, 아마 백세인 10종 경기를 영원히 할 수 없게 될 것이다.

내가 안정성 운동을 통해 깨달은 한 가지는 앞십자인대(전방십자인대)나 넙다리뒤근육(햄스트링)의 파열 같은 대다수 '급성' 부상이 사실은 갑작스럽게 일어나는 일이 거의 없다는 것이다. 부상 자체는 빠르게 일어나지만—허리나 목, 무릎에 갑자기 통증이 생기면서—진정한 범인은 관절의 토대를 이루는 안정성 부족이나 만성 쇠약일 가능성이 높다. 이것이 바로 물속에 잠겨 있는 진짜 빙산이다. '급성' 부상은 단지 우리 눈에 보이는 부분, 근원에 놓인 약함의 발현 형태일 뿐이다. 따라서 백세인 10종 경기에 나서겠다는 목표를 완수하려면 우리는 바다에서 빙산을 피해 가듯이 우리 앞길에 놓여 있는 잠재적인 부상을 예견하고 피할 수 있도록 해야 한다. 안정성의 중요성을 이해하고 안정성을 우리의 운동 루틴에 통합해야 한다는 뜻이다.

안정성은 정확히 정의하기가 까다롭지만 우리는 이것이 무엇을 의미하는지 직관적으로 안다. 학술적으로는 이런 식으로 정의될 것이다. "힘을 제어하거나 감속하거나 멈추는 잠재의식적 능력." 안정성을 갖춘 사람은 그다지 의식적으로 생각하지 않으면서 내부나 외부의 자극에 반응해 자세와 근육의 긴장을 적절히 조절할 수 있다.

나는 내가 무척 즐겨하는 스포츠인 자동차 경주에 비유해 안정성을 설명하기를 좋아한다. 몇 년 전 나는 서던캘리포니아의 한 경주장에서 이틀 동안 코치와 함께 훈련을 했다. 처음에는 몸풀기 차원에서 460마력이 넘는 강력한 엔진을 장착해 개조한 BMW M3 쿠페(당시 내가 타던 차)를 몰고 트랙을 몇 바퀴 돌았다. 몇 달 동안 꽉막힌 서던캘리포니아의 고속도로를 굼벵이처럼 다녔던 터라 직선주로를 날아갈 듯이 달려가고 코너를 휙휙 돌면서 질주하니 무척 신이 났다.

그런 뒤 대여한 경주차로 갈아탔다. 기본적으로 인기 있는 BMW 325i에서 경주하기 좋게 이것저것 다 떼어낸 차량이었다. 엔진 출력은 내 차의 약 3분의 1(165마력)에 불과했지만 완주 시간은 몇 초나 더 짧았다. 자동차 경주에서 몇 초는 영원한 시간에 해당한다. 이 차이를 빚어낸 것은 무엇이었을까? 경주차가 20퍼센트 더 가볍다는 점도 한몫했다. 하지만 훨씬 더 중요한 요인은 더 날렵한 차체와 노면에 더 착 달라붙는 경주용 타이어였다. 그래서 엔진의 힘이 도로에 더 많이 전달됨으로써 코너를 훨씬 더 빨리 돌 수 있었다. 긴 직선 구간에서는 내 차가 더 빨랐지만 코너를 효율적으로 돌 수 없어서 전체적으로는 훨씬 더 느렸다. 요컨대 경주차는 안정성이 더 뛰어난 덕분에 더 빨랐다.

안정성이 부족했기에 내 차의 더 강력한 엔진은 그다지 쓸모가 없었다. 경주차를 몰 때처럼 빠르게 곡선 구간을 달리려고 했다면 균형을 잃고 도랑에 처박혔을 것이다. 헬스장이라는 맥락에서 보자면 내 차는 원판을 잔뜩 끼운 봉을 들어 올리지만 언제나 부상을 당할 듯이 보이는(그리고 헬스장에서 중량을 드는 것 말고는 다른 운동을

질병 해방

그다지 할 수 없는) 거대한 근육을 지닌 사람이다.

경주차는 자기 체중의 2배에 이르는 데드리프트를 하고, 테니스에서 빠르고 강한 서브를 넣고, 다음 날에는 산을 오를 수 있는 우락부락하지 않은 체형의 사람이다. 이 사람은 겉으로는 별로 강해 보이지 않을 수 있다. 그러나 근력뿐 아니라 안정성까지 기르는 운동을 했기에 그의 근육은 어깨에서 발까지 전신에 걸쳐서 훨씬 더 많은 힘을 전달할 수 있는 한편, 취약한 허리와 무릎 관절을 보호할 수 있다. 그는 경주로를 달릴 준비가 된 경주차와 같다. 강하고 빠르고 안정성을 갖추고 있다. 그리고 건강하다. 뛰어난 안정성 덕분에 거의 부상을 당하지 않으면서 이 모든 활동을 할 수 있기 때문이다.

물론 내 차가 도로를 장시간 달릴 때는 분명히 훨씬 더 편안할 것이다(어떤 비유도 완벽하지는 않은 법이다). 그러나 이 승용차/경주차 비교는 역동적인 상황에서 안정성을 생각하도록 해주기 때문에 유용하다. 안타깝게도 '안정된/안정적인'과 '안정성'이라는 단어는 '강한'과 '균형 잡힌' 같은 정적인 용어와 혼용될 때가 너무 많다. 큰 나무는 어린나무보다 더 안정적이다. 젠가 탑은 안정성 없이는 서 있을 수 없다. 그러나 운동이라는 맥락에서 우리는 뭔가가 얼마나 단단한지에는 관심이 없다. 대신에 우리는 뭔가를 통해 힘을 얼마나 효율적이고 안전하게 전달할 수 있느냐를 생각한다.

여기서 핵심 단어는 '안전하게'다. 안정성이 부족할 때 여분의 힘은 모두 어딘가로 흘러가야 한다. 승용차의 강력한 엔진이 지닌 힘 중 일부만을 타이어를 통해 전달하고 있다면 나머지 에너지는 주로 마찰과 비생산적인 운동으로 누출되어 사라진다. 서로 상대적으로 움직이지 말아야 하는 차의 각 부분들이 바로 그런 식으로 에너지를 낭비한다. 코너에서 뒷바퀴가 미끄러지게 드리프트를 하며 빠르게 돌면 신날지 모르지만 이때 손실되는 에너지는 타이어를 망가뜨리고 서스펜션에 피해를 준다. 두 부분 모두 오래가지 못할 것이다. 이런 일이 우리 몸에서 일어날 때 이른바 이 '힘 소산force dissipation'은 가장 저항이 적은 경로를 통해 새어나간다. 대개 무릎, 팔꿈치, 어깨, 척추 같은 관절이 이런 경로에 해당하며, 이런 곳 중 어딘가에서 또는 전부에서 새어나갈 것이다. 관절 부상은 거의 언제나 이런 에너지 누출의 결과다.

종합하자면 안정성은 부상 위험이 훨씬 적은 방식으로 우리 몸의 다양한 근육군을 관절, 연조직(뼈, 치아 같은 딱딱한 조직을 제외한 신체의 모든 조직-옮긴이), 특히 취약한 척추와 연결함으로써 최대한 가장 안전한 방식으로 대부분의 힘을 생성하도록 한다. 당신이 튼튼하고, 부드럽고, 유연하고, 민첩하게 세상을 살아갈 수 있도록 하는 것, 이것이 우리의 목표다.

안정성은 움직임 속에서 장관을 펼칠 수 있다. 안정성은 깡마른 투수가 불같은 강속구를 던질 수 있게 해준다. 안정성 덕분에 프로 서퍼 카이 레니Kai Lenny는 하와이에서 엄청난 높이의 파도를 탈 수 있다. 그러나 75세가 되어서도 부상을 입지 않으면서 테니스를 계속 칠 수 있는 것도 안정성 덕분이다. 80세 할머니가 의외로 높은 인도의 연석 아래로 발을 디딜 때 넘어지지 않게 막아주는 것도 안정성이다. 95세 노인이 사랑하는 개와 공원에서 당당하게 산책할 수 있는 것도 안정성 덕분이다. 안정성은 우리가 좋아하는 일을 계속할 수 있게 해준다. 그리고 안정성이 사라지면 필연적으로 안 좋은 일들이 일어난다. 나에게, 소피에게, 예전에 체력이 좋았던 수많은 사람에게 일어났듯이.

DNS 운동
: 아기 때의 완벽한 움직임 패턴 되찾기 훈련

허리 통증은 내 부상 역사의 시작일 뿐이었다. 한번은 관절 테두리가 파열된 채로 카탈리나해협을 헤엄쳐 건넜다. 하루 4시간씩 수영장과 바다에서 훈련했는데, 통증이 느껴지기 시작한 뒤로도 계속 그랬기에 더 악화된 것이 확실하다.* 나는 15년 넘게 지난 뒤 이 문제를 해결하기 위해 수술을 받아야 했다. 이것이 내가 한 스포츠에 지나치게 몰두함으로써 치른 대가였다. 그러나 내가 왜 허리를 다쳤는지 진정으로 이해하기 시작한 것은 다시 20년이 더 흐른 뒤였다.

● 관절 테두리 파열torn labrum(관절순 파열)은 꽤 흔한 부상이지만 많은 경우 굳이 수술까지 받을 필요는 없다. 수영을 하염없이 계속한 탓에 악화되긴 했지만 이 부상은 내가 성장할 때 자주 겪었던 가벼운 탈구(부분탈구)로 생긴 것이었다. 어깨 관절에 부분탈구가 일어날 때마다 관절 테두리가 조금씩 깎여 어깨의 불안정성과 통증 가능성이 더욱 커진다.

이 지식은 직업 댄서이자 파워리프터였다가 트레이너로 직업을 바꾸어 뉴욕에서 모든 운동 분야의 천재라고 평가받는 베스 루이스 덕분에 얻었다(나중에 내 설득으로 그녀는 오스틴으로 이사했다). 서로 인사를 나누자마자 그녀는 내게 셔츠를 벗고 스쿼트를 해보라고 했다. 그녀는 내가 스쿼트를 하는 모습을 보더니 '그저 그렇군' 하는 표정을 지었다. 나는 멋쩍어졌다. 언제나 헬스장에서 내가 무엇을 하고 있는지 아주 잘 아는 사람이라고 생각했기 때문이다. 그런데 간단한 스쿼트조차 제대로 못 한다는 평가를 받은 것이다.

그녀가 찍은 아이폰 동영상은 서글픈 이야기를 들려주었다. [13-1]의 왼쪽 '전' 사진이 잘 보여준다. 엉덩이를 내리면서 앉을 때 나는 자동적으로 온몸을 오른쪽으로 기울이고 있었다. 마치 그쪽으로 넘어질 듯이 보였다. 이 사진에서 딱할 만치 명확히 드러나듯이 내 문제는 안정성이 부족하다는 것이었다. 지금 보면 심란하기까지 하다. 이 어색한 자세로 몸에 긴장을 일으키는 스쿼트를 혹독하게 수천 번씩 계속했음을 상기시키기 때문이다.

내가 그렇게 하고 있다는 사실을 알아차리지도 못했지만, 아마 여러 해 동안 쌓인 다양한 부상과 약점을 보상하기 위해 무의식적으로 그렇게 하고 있었을 가능성이 높다. 내가 알아차렸듯이 이것이 바로 몸이 작동하는 방식이다. 우리는 기존의 부상과 한계를 속이거나 우회하려고 시도하며, 그러다가 결국 새로운 문제를 만들어낸다. 이렇게 오른쪽으로 치우친 자세는 내가 20대에 입었던 허리 부상을 설명해줄 수도 있다. 당시에 이미 나는 여러 해 동안 고중량 운동을

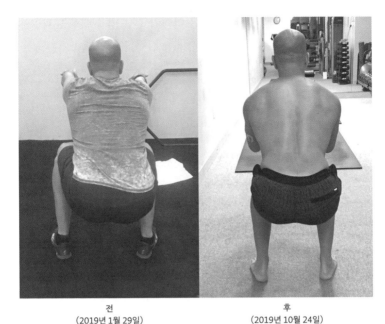

전
(2019년 1월 29일)

후
(2019년 10월 24일)

하고 있었다. 이 문제를 바로잡는 데 9개월이 걸렸지만 결국 나는 해결했다. [13-1]의 오른쪽 '후' 사진에서 볼 수 있다. 내 몸뿐 아니라 뇌까지 재훈련할 필요가 있었다.

캘리포니아에서 나와 함께 일했고 나를 베스에게 소개해준 트레이너인 마이클 스트롬스니스Michael Stromsness와 베스 두 사람 다 내가 한 번도 들어보지 못한 'DNS 운동'이라는 것을 잘 알고 있었다. DNS는 '동적 신경근 안정화dynamic neuromuscular stabilization'의 약자로 복잡하게 들리지만 우리가 하는 가장 단순하면서 가장 자연스러운 움직임을 토대로 한다. 바로 아기 때 움직였던 방식이다.

DNS 운동의 배경이 된 이론은 아이가 걷는 법을 배우는 과정에서 하는 일련의 움직임들이 무작위적이거나 우연한 것이 아니라 올바로 움직이기 위한 우리 능력에서 핵심적인 신경근 발달 프로그램의 일부라는 것이다.[6] 이런 일련의 움직임을 거치는 동안 우리 뇌는 몸을 제어하고 움직임의 이상적인 패턴을 계발하는 법을 터득한다.

DNS 운동은 1960년대 프라하의 한 병원에서 뇌성마비 아동들을 연구하던 체코 신경학자들에게서 유래했다. 그들은 이 아이들이 병 때문에 구르고 기고 하는 정상적인 유아 발달 단계를 거치지 못한다는 사실에 주목했다. 그 결과 이 아이들은 평생 움직임에 지장을 지니게 되었다. 연구진은 뇌성마비 아이들을 대상으로 기고, 앉고, 이윽고 서는 법을 배우는 통상적인 단계를 재현한 일련의 움직임들로 이루어진 '훈련' 프로그램을 진행했다. 그러자 이 아이들의 증상이 개선되었고 자랐을 때 자신의 움직임을 더 잘 제어할 수 있었다. 연구진은 우리가 성장할 때 건강한 사람들이 사실상 정반대 과정을 거친다는 것을 깨달았다. 다시 말해 우리는 이런 자연스럽고 건강하며 거의 몸에 새겨져 있던 움직임 패턴을 잃는다.

우리 집 막내아들 에어턴은 무릎을 깊이 구부려서 작은 엉덩이가 사실상 바닥에 닿을 만치 앉으면서도 완벽하게 균형을 잡고 힘을 낼 수 있다. 완벽한 풀 스쿼트ass-to-grass squat, 완벽한 엉덩이 접기다. 나는 볼 때마다 감탄한다. 완전 대가의 자세다. 그러나 똑같은 움직임을 시도할 때 나는 '전' 사진에서처럼 어처구니없게 반쯤 기울어진 자세를 취하곤 했다. 한쪽 엉덩이가 더 바닥에 가깝고 어깨가 기울어지고 발이 밖으로 밀린 자세다. 아들은 할 수 있지만 나는 분명히 그렇게 할 수 없었다.

그리고 14세인 딸 올리비아도 할 수 없었다(베스가 가르쳐주기 전에는). 올리비아는 검비Gumby(미국 애니메이션 작품에 나오는 찰흙 인형 캐릭터-옮긴이)처럼 유연하고 날씬하고 탄력 있다. 그러니 동생보다 더 잘하지는 못하더라도 동생만큼은 스쿼트를 할 수 있어야 했다. 그런데 할 수 없었다. 아직 어리긴 해도 딸은 생애의 3분의 2를 학교에서, 주로 의자에 앉아서 지냈기 때문이다. 딸이 갓난아기 때와 걸음마를 막 뗐던 시기에 배웠던 이상적인 움직임은 스쿼트를 제대로 하는 데 필요한 엉덩이 안정성이 발달하기 전에 지워졌다. 딸이 앞으로 30년이나 40년, 50년 동안 주로 앉아서 생활한다면 나와 내 환자 중 상당수와 같은 운명을 맞이할 가능성이 높다. 우리는 본질적으로 몸을 움직이는 법을 잊은 상태다.

대부분의 성인은 하중을 추가하지 않더라도 제대로 스쿼트를 할 수 없다. 아기의 스쿼트에 그나마 가깝게 할 수 있는 유일한 방법은 똑바로 누워서 하기다. 마이클 스트롬스니스가 함께 운동하던 초기에 내게 시범을 보여주었다. 누워서 무릎을 들어 올리면 완벽한 스쿼트 자세를 취하기가 훨씬 쉽다. 머리뼈 아래쪽에서 꼬리뼈까지 죽 이어지는 척추가 올바른 각도를 이루면서 휘어지기 때문이다. 이는 대다수 성인이 스쿼트를 잘하지 못하는 이유를 알려준다. 관절 가동 범위range of motion, ROM 자체 때문이 아니라 자신의 체중만큼이라도 하중이 가해지면 몸통을 안정시키기가 너무 힘들기 때문이다.

DNS 운동의 요지는 우리가 아기 때 배운 완벽한 움직임 패턴으로 돌아가도록 우리 몸—그리고 뇌—를 재훈련하는 것이다. 미국에서 DNS 운동 보급에 앞장서고 있는 마이클 린탈라Michael Rintala는 이렇게 말한다. "DNS 운동은 우리가 이미 하고 있는 모든 좋은 운동들과 멋지게 통합된다. 자신이 하고 있는 모든 것에 적용되는 소프트웨어 업그레이드와 같다."[7]

나 자신의 소프트웨어 업그레이드도 절실히 필요했다. 내 여정을 상세히 이야기하기에는 지면이 부족하지만, 이번 장의 나머지 부분에서는 안정성 운동의 토대를 이루는 기본 원칙 중 최소한 몇 가지는 설명하고자 한다. 들으면 좀 의아하게 여겨질 수도 있고, 고강도 운동 프로그램을 예상하고 이번 장을 읽기 시작했다면 실망할 수도 있다. 그런데 바로 이것이 이야기하려는 핵심 중 일부다. 진료할 때 우리는 어느 정도 안정성을 확보하기 전까지는 근력 운동을 심하게 밀어붙이는 것을 좋아하지 않는다. 철봉 매달리기와 중량 스텝업을 비롯해 앞서 논의한 것 중 상당수를 포함해서다. 우리는 이런 위험을 무릅쓸 가치가 없다고 생각한다. 토목 공사를 할 때처럼 공정이 몇 달 미루어진다고 해도 튼튼한 기초를 다지는 데 시간을 더 투자하는 편이 훨씬 더 가치 있다.

한 가지 주의할 사항이 있다. 근력 운동과 유산소 운동은 무엇을 의미하는지 비교적 쉽게 와닿는다. 반면에 안정성은 사람마다 상황이 전혀 다르다. 따라서 모두에게 적용되는 만능 처방을 내리기가 불가능하다. 이번 장의 나머지에서 내 목표는 당신이 고려하고 시도할 만한 기본 개념을 제시하고, 당신의 몸이 세계와 어떻게 상호작용하는지 배우고 이해하도록, 그리하여 궁극적으로는 안정성이 정말로 무엇을 의미하는지 배우고 이해하도록 돕는 것이다. 이번 장에서 다루는 내용을 더 알고 싶다면 DNS 운동 웹사이트(www.rehabps.com)와 자세복원연구소Postural Restoration Institute, PRI 웹사이트(www.posturalrestoration.com)를 방문해보기 바란다. 여기서 말하는 내용을 사람들에게 널리 알리는 주요 사이트들이다.

　안정성은 내 운동 프로그램에서 빼놓을 수 없는 일부로 통합되어 있다. 일주일에 이틀은 1시간씩 DNS 운동, 자세복원연구소 등의 원칙을 토대로 안정성에 초점을 맞추어 운동을 한다. 나머지 날들에는 10~15분씩 한다.

호흡 훈련
: 안정성의 기초 다지기 1

　안정성 운동은 가장 기본 수준인 호흡에서 시작한다. 우리는 하루에 2만 번 넘게 숨을 들이마시고 내쉰다.

　호흡은 단순한 기체 교환이나 심지어 심폐 건강 차원까지 훨씬 넘어서는 의미를 지닌다. 호흡 방식은 우리가 몸을 움직이는 방식, 더 나아가 우리의 정신 상태에 엄청난 영향을 미친다. 베스는 우리가 호흡하는 방식이야말로 우리를 우리 자신으로 만든다고 말한다.

몸과 마음, 호흡이 연관되어 있다는 말은 필라테스나 요가, 명상 강습을 몇 번 이상 받은 사람이라면 익히 들어보았을 것이다. 이런 수련에서 호흡은 우리의 닻이자 시금석, 시간기록기다. 호흡은 우리 마음 상태를 반영하는 동시에 마음에 영향받는다. 호흡이 교란되면 불안과 걱정을 불러일으켜 마음의 평정을 뒤흔들 수 있다. 한편 불안은 우리가 지니고 있을지 모를 호흡 문제를 악화시킬 수 있다. 깊고 꾸준한 호흡은 진정 효과를 일으키는 부교감 신경계를 활성화한다. 반면에 빠르거나 들쭉날쭉한 호흡은 정반대로 투쟁-도피 반응을 일으키는 교감 신경계를 활성화한다.

더 나아가 호흡은 안정성과 움직임에, 심지어 근력에까지 중요하다. 여러 연구에 따르면 호흡이 원활하지 않거나 불안정하면 운동 조절에 악영향을 미치고 더 쉽게 부상당할 수 있다. 한 연구에서 호흡 도전(가용 산소량을 줄이는 것)과 하중 도전을 조합하는 실험을 하자 척추를 안정시키는 능력이 줄어드는 결과가 나왔다. 이를 현실에 적용하면 호흡이 가쁜(그리고 약한) 사람은 삽으로 눈을 치울 때 허리를 다칠 위험이 더 크다는 뜻이다.

몹시 미묘하긴 하지만 호흡 방식은 사람이 몸을 어떻게 움직이는지, 그리고 더욱 중요하게는 움직임을 어떻게 안정시키는지에 관한 엄청난 통찰을 제공한다. 우리는 환자들의 호흡 전략을 포괄적으로 파악하고 이것이 근력 및 안정성과 어떻게 관련되어 있는지를 알아내기 위해 일련의 호흡과 움직임 검사를 한다.

우리가 처음에 모든 사람에게 요청하는 단순한 검사 하나는 이렇다. 똑바로 누워서 한 손은 배에 다른 한 손은 가슴에 얹은 채, 하려고 애쓰거나 생각하지 않으면서 그냥 평소처럼 호흡을 한다. 어느 손이 오르내리는지 잘 살펴본다. 가슴에 얹은 손일까, 배에 얹은 손일까, 양쪽 다일까(또는 어느 쪽도 아닐까)? 어떤 이들은 들이마실 때 갈비뼈들이 벌어지면서 가슴이 부푸는 반면 배는 편평하거나 더 내려간다. 이러면 상체와 몸 중앙부가 팽팽해지며, 갈비뼈가 계속 벌어진 채로 있으면 숨을 완전히 내뱉기가 힘들어진다. 또 어떤 이들은 주로 배로 호흡을 하는데, 숨을 들이마실 때 골반이 앞으로 기울어진다. 또 다른 이들은 가슴과 배가 눌린 채로 호흡하는데, 이는 공기가 아예 드나들기 어렵다는 뜻이다. 숨을 들이마실 때 갈비뼈가 팽창하지 않기 때문이다.

베스는 이 3가지 유형의 호흡 방식과 관련 표현형을 농담 삼아 '불룩 씨Mr. Stay Puft' '딱한 친구Sad Guy' '요가 수행자Yogini'라고 부르며 구분한다. 각각 서로 다른 안정성 전략에 해당한다.

▶ 불룩 씨

초팽창 상태hyperinflated. 상체로 호흡을 하는 사람이며, 호흡과 안정성을 위해 척추를 잡아 늘이는 경향이 있다. 허리 척추는 초팽창 상태고, 골반은 앞쪽으로 좀 기울어져 있다. 엉덩이가 튀어나와 있다는 뜻이다. 자신을 통제하는 양 보이려고 애쓰면서 몸을 줄곧 위로 끌어올리고 있다. 발이 땅을 디디는 감각이 제한되어 있고, 충격을 흡수하기 위해 발을 안쪽으로 기울이는 능력도 제한되어 있다(발이 조금 바깥으로 향해 있다). 이 모든 요인이 허리에 통증을 일으키기 쉽고, 골반과 엉덩이를 굳게 만든다.

▶ 딱한 친구

압착된 상태compressed. 모든 것이 구부정하고 꽉 조여 있다. 머리가 앞으로 기울어져 있고 어깨도 마찬가지다. 공기를 더 많이 들이마시려고 몸을 늘 앞으로 당기고 있기 때문이다. 지나치게 구부러진 자세로 등이 구부정하며, 목과 팔의 움직임이 제한된다. 다리가 밖으로 돌아가 있을 때가 많으며, 발이 지나치게 밖으로 향해 있다. 중력에 짓눌려 있다.

▶ 요가 수행자

제어되지 않는 상태uncontrolled. 극도로 큰 수동적 관절 가동 범위passive range of motion(즉 유연성)를 가지고 있으며, 이를 제어하는 능력도 극도로 제한되어 있다(수동적 관절 가동 범위는 치료사나 기구 등 외부 힘으로 가능한 관절 가동 범위다. 일반적으로 관절이 움직일 수 있는 최대 동작 범위를 가리킨다-옮긴이). 몸을 구부려 손이 발가락에 닿거나 서서 손바닥을 바닥에 댈 수 있지만 제어력이 부족하기 때문에 관절에 부상을 잘 입는다. 안절부절못하고 움찔거리면서 늘 자신이 마음대로 활동할 수 있는 여지가 어느 정도인지 찾으려고 애쓴다. 주로 목과 턱으로 안정성을 유지하려고 시도함으로써 지나친 유연성을 보완한다. 지방 뺀

질병 해방

체중(근육)을 늘리기가 무척 어렵다. 때때로 몹시 불안한 모습을 보이며, 호흡 패턴 장애를 보일 수 있다.

모든 사람이 이 세 유형에 정확히 들어맞는 것은 아니다. 하지만 많은 이들은 적어도 이런 특징 중 일부가 자신에게 들어맞는다는 사실을 알아차릴 것이다. 겹치는 특징도 있을 것이다. 예를 들어 딱한 친구거나 불룩 씨면서 요가 수행자일 수도 있다. 요가 수행자 유형은 사실 근육 제어 능력 부족만을 가리키는 것이 아니기 때문이다.

베스는 내가 초팽창 상태인 불룩 씨라고 했다. 나는 수탉이 가슴을 부풀리듯이 숨을 들이마실 때 갈비뼈가 벌어지면서 올라오곤 했다. 그러면 공기가 폐로 빨려 들어왔지만, 한편으로 내 질량 중심이 앞으로 당겨졌다. 균형을 잡기 위해 내 척추는 휘어져서 척추뒤굽음증(척추후만증) 상태가 되었고, 따라서 엉덩이가 튀어나왔다(베스는 '오리 궁둥이'라고 했다). 그 결과 내 넙다리뒤근육은 지나치게 늘어나 몸의 나머지 부위와 사실상 단절된 상태가 되었기에 나는 이 근육에 접근할 수가 없었다.

이런 사실을 깨닫기 전까지 여러 해 동안 나는 내내 허리와 볼기근만으로 데드리프트를 하고 있었다. 내 강한 넙다리뒤근육의 도움을 거의 받지 못한 채로. 호흡 훈련 측면에서 보자면 나는 공기를 더 많이 내뿜는 일에, 날숨에 더 집중할 필요가 있었다. 반면에 딱한 친구 유형에 더 가까운 사람은 공기를 더 많이 들이마시는 데, 입보다는 코를 통해 들이마시는 데 집중해야 한다.

호흡 훈련을 뒷받침하는 개념은 적절한 호흡이 아주 많은 신체 매개변수에 영향을 미친다는 것이다. 갈비뼈 자세, 목 늘임, 척추 모양, 더 나아가 발이 바닥을 딛는 자세까지. 우리가 호흡하는 방식은 세계와 상호작용하는 방식을 반영한다. 베스는 이렇게 말한다. "호흡을 넓게 삼차원적으로 쉽게 할 수 있도록 하는 것이 적절하고 효율적이고 조화로운 움직임을 빚어내는 데 필수적이에요."

베스는 호흡을 의식하고 가로막(횡격막)을 강화하는 것에서부터 운동을 시작하곤 한다. 가로막은 호흡에 중요할 뿐 아니라 몸을 안정시키는 중요한 요소다. 베스는 환자를 똑바로 눕게 한 다음 최대한 움직이지 않으면서 최대한 천천히 숨을 들이마시라고 한다. 이상적인 들숨은 갈비뼈 전체—앞쪽, 옆쪽, 뒤쪽—를 늘리는 동시에 배를 늘림으로써 가로막이 내려가도록 한다. 이렇게 한다는 사실을 알려주는 것은 조용함이다. 소음을 내는 들숨은 공기를 더 많이 들이마시는 듯하고 그렇게 느껴진다. 하지만 이렇게 하면 목이나 가슴, 배가 먼저 움직이고 가로막이 자유롭게 내려갈 수 없어서 공기를 들이마시기가 더 어렵다.

이제 압축과 공기 저항이 최대가 되도록 입술을 오므린 채로 공기를 내뿜는다. 이는 가로막을 강화하는 방법이다. 공기를 다 불어 내어 완전히 비운 뒤 어깨를 말거나 얼굴이나 턱을 긴장시킨다. 이렇게 하면 곧 들숨을 잘 쉴 수 있게 날숨을 완전히 내뱉거나 이와 반대로 하는 법을 알게 된다. 이 호흡 과정을 5번씩 2~3세트 반복한다. 날숨을 내뱉은 뒤 적어도 둘까지 세면서 멈춤으로써 등척성 수축isometric contraction 상태(양 손바닥을 붙여서 서로 밀 때처럼 근육이 수축하지만 근육의 길이나 관절 각도 등 움직임에는 변함이 없는 상태-옮긴이)를 유지해야 한다. DNS 운동에서는 이것이 핵심이다.

DNS 운동에서는 복부를 위쪽에 가로막이 있고 아래쪽에 골반이 있는 근육 벽으로 둘러싸인 원통이라고 생각한다. 이 원통이 팽창할 때 '복강 내압intra-abdominal pressure, IAP'이라는 것을 느낀다. 이 압력 감지는 진정한 코어 활성화에 중요하며 DNS 운동의 토대가 된다. 복강 내압을 일으킴으로써 원통을 완전히 가압하는 법을 배우는 것이 안전한 움직임에 매우 중요하다. 이 원통이 척추를 효과적으로 안정시키기 때문이다.

여기서 복강 내압을 생성하는 법을 이해하는 데 도움을 주는 운동을 하나 짧게 살펴보자. 숨을 끝까지 들이마셔서 마치 원통의 모든 벽을 팽창시키고 공기를 원통의 바닥인 골반까지 죽 집어넣는 듯한 느낌으로 한다. 물론 공기가 실제로 골반으로 들어가는 것은 아니므로 골반으로 '호흡하는' 것은 아니다. 우리가 추구하는 것은 폐를 최대로 팽창시키는 것이다. 이럴 때 가로막은 아래로 밀려 내려간다. 들숨 때마다 단지 배를 앞으로 내미는 데서 그치지 않고 원통의 둘레 전체를 부풀리는 데 집중하자. 올바로 한다면 반바지의 허리 둘레 전체가 허리 전체에서 균일하게 팽창하는 것을 느낄 것이다. 앞쪽만 아니라 등쪽까지 팽창할 것이다. 이렇게 들숨을 쉬면 긴장이 유발된다. 날숨 때는 가로막이 다시 올라오고 갈비뼈가 안쪽으로 내려오면서 허리띠가 수축하는 것이 느껴질 것이다. 날숨 때도 원통 벽 전체에 걸쳐서 근육 긴장을 유지하자.

이 복강 내압은 안정성 운동에서 우리가 하는 모든 행동의 토대다. 데드리프트든 스쿼트든 그렇다. 마치 플라스틱 물병과 같다. 뚜껑을 열면 병을 한 손으로 찌그러뜨릴 수 있다. 하지만 뚜껑이 잠긴 상태에서 내부 압력(즉 안정성)이 아주 강하면 병을 찌그러뜨릴 수 없다. 나는 이 360도 복부 팽창 호흡을 헬스장에서만이 아니라 책상 앞에 앉아 있을 때도 매일 하고 있다.●

자신이 속한 '유형'은 어떻게 운동해야 하는지도 알려준다. 불룩 씨는 발 전체를 고루 바닥에 디디면서 하중을 앞쪽에 두어서 어깨와 엉덩이를 더 중립적인 위치로 당기는 운동을 더 해야 한다. 베스는 나 같은 사람은 대개 몸 앞쪽에서, 복장뼈(흉골, 가슴뼈) 몇 센티미터 앞쪽에서 하중을 들도록 한다. 그러면 내 무게 중심이 더 뒤쪽으로, 더 엉덩이 뒤쪽으로 옮겨진다. 처음에는 가벼운 덤벨이나 물병으로 시작해보자. 내 말이 무슨 뜻인지 알게 될 것이다. 미묘하지만 알아차릴 수 있을 만치 자세가 바뀐다.

베스는 딱한 친구 유형에게는 몸통 교차 회전 운동을 더 하도록

●　매주 비행기를 타던 시기에는 나는 DNS 운동 주창자 마이클 린탈라가 알려준 영리한 비법을 시도했다. 테니스공 2개를 10~15센티미터 간격으로 양말에 넣고 묶은 뒤 콩팥 높이로 등에 갖다 대는 방법이다. 척추의 가슴 부위와 허리 부위가 만나는 지점이다. 그런 뒤 호흡을 할 때마다 등 양쪽에서 테니스공을 충분히 느낄 수 있도록 몸통을 팽창시키려고 애쓴다. 그러면 주의를 기울이면서 호흡을 하게 된다. 이렇게 하면 5시간 비행을 한 뒤에도 겨우 5분쯤 앉아 있었던 것 같은 느낌을 받는다(또 일을 좀 하려고 할 때 옆자리에 앉은 사람이 말을 거는 것도 막아준다). 장거리 비행이나 운전 때 해볼 가치가 있다.

권한다. 몸 전체로 양팔을 교차해 휘두르면서 가슴과 어깨를 열도록 한다. 그녀는 처음에는 허리와 어깨에 가해지는 부하에 주의하면서 걸을 때마다 팔을 몸통 옆이나 위로 뻗는 동작을 같이 하며 하는 워킹 런지나 스플릿 스쿼트 등 체중 부하 운동으로 시작하게 한다.

베스는 요가 수행자 유형에게는 바닥이나 벽에 손을 대고 하는 팔굽혀펴기 같은 '닫힌 사슬closed-chain' 운동, 또는 관절 제어력이 부족하다는 점을 고려해 움직임의 범위가 제한되어 있고 잘 규정되어 있는 기구를 이용한 운동을 하기를 권한다. 운동 기구는 안전한 범위 내에서 움직임을 유지해주기 때문에, 이런 사람들뿐 아니라 평소 운동량이 많지 않거나 전혀 없는 사람들에게도 중요하다. 요가 수행자 유형뿐 아니라 운동을 처음 하는 이들은 자신이 마음대로 활동할 수 있는 여지가 어느 정도인지, 그리고 자신의 관절 가동 범위가 상대적으로 어느 정도인지를 더 잘 의식하는 것이 중요하다.

더 중요한 점은 호흡 방식이 각자의 더 포괄적인 안정성 전략, 현실 세계에서 살아가는 데 도움이 되도록 다년간에 걸쳐 스스로 발전시킨 일련의 패턴이 무엇인지 알려준다는 것이다. 우리는 모두 이런 전략을 가지고 있으며, 일상생활에서 95퍼센트 상황에서는 이 전략이 잘 맞아떨어진다. 그러나 속도, 무게, 새롭거나 낯선 상황(어둠 속에서 계단 내려가기 등) 같은 다양한 스트레스 요인이 추가되면 이런 전략, 이런 본능적인 신체 반응은 문제를 일으킬 수 있다. 그리고 호흡에도 부담이 가해지면 이런 문제가 증폭될 것이다.

발 훈련
: 안정성의 기초 다지기 2

안정성으로 향하는 길이 호흡에서 시작한다면 나아가는 것은 발을 통해서다. 발은 우리 몸과 세계 사이의 가장 기본적인 접촉점이다. 우리 발은 말 그대로 우리가 하는 모든 움직임의 토대다. 무거운 것을 들든지, 걷거나 달리든지(또는 러킹을 하든지), 계단을 오르든지, 버스를 기다리면서 서 있든지 우리는 언제나 발을 통해 힘을 전달한다. 그런데 안타깝게도 너무나 많은 시간을 신발을 신은 채, 특히 바닥이 두꺼운 커다란 신발을 신은 채 보내기에 발의 기본적인 강점과 발의 중요성을 알아차리지 못하는 이들이 너무나 많다.

자동차 경주 비유로 돌아가자면 우리 발은 타이어와 같다. 자동차와 도로의 유일한 접촉점이다. 엔진의 힘, 차체의 안정성과 튼튼함, 운전자의 실력은 모두 타이어가 트랙 표면에 착 달라붙지 않는다면 무용지물이 된다. 나는 타이어가 차에 중요한 것보다 발이 우리에게 더욱 중요하다고 주장한다. 또 발은 힘이 무릎, 엉덩이, 허리에 다다르기 전에 충격을 줄이는 중요한 역할을 한다(차도 이런 일을 하는 서스펜션이 있다). 대다수 사람이 그렇듯이 발에 주의를 기울이지 않은 것은 맥라렌 세나(나의 드림 카)(맥라렌에서 만드는 500대 한정판 차로 슈퍼카보다 더 뛰어난 하이퍼카다-옮긴이)를 산 뒤 월마트에 가서 가장 싼 타이어를 구입해 끼우는 것과 같다. 흐늘거리는 신발을 신고 여러 해를 보내는 것과 다름없다.

질병 해방

내 '전' 스쿼트 사진을 다시 보자. 이번에는 기울어진 엉덩이 말고 내 발을 더 자세히 보라. 바닥에 편평하게 놓여 있는가? 아니다. 그렇지 않다. 뚜렷이 바깥 가장자리 쪽이 말려 있다. 생리학 용어로 말하자면 '외전되어supinated' 있다. 편평하고 고르고 안정적이고 튼튼하게 내 체중을 떠받치고 있어야 하는데 밖으로 말린 채 불안정하게 바닥에 닿아 있다. 내 스쿼트 자세가 그토록 안 좋았던 것이 놀랍지 않다.

베스는 우리가 자신의 발에 다시 친숙해지도록 나와 환자들에게 '발가락 요가'라고 부르는 운동 루틴을 시키곤 한다. 발가락 요가는 발가락의 다재다능함과 자체 근력을 개선하고, 발가락을 생각으로 제어하는 능력을 향상시키기 위한 일련의 운동이다(사실 내가 무척 하기 싫어하는 운동이다). 발가락 근력은 헬스장에 갈 때 신경 쓰지 않을지 모르지만 신경 써야 한다. 우리 발가락은 걷기, 달리기, 들기뿐 아니라 속도 줄이기와 내리기에서 더욱더 중요하다. 특히 엄지발가락은 걸음걸음 내디딜 때마다 바닥을 미는 데 꼭 필요하다. 엄지발가락이 없다면 걸음걸이에 지장이 생길 수 있으며, 나이 들었을 때 스스로 바닥에서 일어나지 못하는 요인이 될 수 있다. 발가락 근력이 약해지면 이 사슬에 연결된 모든 것이 더 취약해진다. 발목, 무릎, 엉덩이, 척추가 전부 취약해진다.

발가락 요가는 당신이 짐작하는 것보다 훨씬 어렵다(그래서 나는 이 운동을 포함해 여러 운동 동영상을 www.peterattiamd.com/outlive/videos에 올려놓았다). 먼저 베스는 학생들에게 의자의 네 다리처럼 발의 네 '모서리'가 언제나 바닥을 굳게 딛고 있어야 한다고 생각하라고 말한다. 그 자리에 서서 엄지발가락, 새끼발가락, 발뒤꿈치의 안쪽과 바깥쪽이 바닥에 닿는 것을 느껴보자. 이렇게 네 모서리가 바닥에 닿는 것을 느껴본 적이 언제였는가?

이제 발가락 10개를 앞으로 들어 올려 모두 최대한 넓게 벌려보자. 그런 다음 다른 발가락들은 그대로 든 채 엄지발가락만 바닥에 내려보자. 생각보다 더 까다롭지 않은가? 이제 반대로 해보자. 다른 발가락들은 바닥에 대고 엄지발가락만 치켜올린다. 그런 뒤 발가락 5개를 모두 들어 올린 다음 엄지발가락부터 하나씩 내려보자. 어떤 운동인지 감이 잡히는가?•

이 모든 동작을 할 수 있으려면 뇌가 엄지발가락을 올리거나 내리라고 지시하는 데 상당한 집중력을 발휘해야 한다. 바로 이것이 요점이다. 안정성 운동의 목표 중 하나는 의식적으로든 아니든 간에 주요 근육과 신체 부위의 정신적 제어 능력을 회복하는 것이기 때문이다. 우리 발은 잘 맞거나 안 맞을 수도 있고 대개 푹신한 밑창이 달린 높은 신발에 너무 오래 갇혀 지낸다. 그래서 많은 이들은 맨발로 바닥과 접촉하는 감각을 잃어왔으며, 시간이 흐르는 동안 안 좋은 방향으로 발이 변형되어왔다.

• 발가락 요가를 제대로 해보고 싶다면 '발가락 벌리개toe spacer'를 장만하기 바란다. 발가락들이 더 자연스러운 모양으로 가지런히 뻗어 있도록 돕는다. 엄지건막류나 신발 관련 질환이 있는 사람에게 더욱 좋다. 나는 집에 있을 때면 여러 개 끼고 지낸다. 아이들은 으레 나를 놀려대곤 하지만 이 글을 쓰고 있는 지금도 끼고 있다.

앞서 말했듯이 내 '전' 스쿼트 사진에서는 양쪽 발이 밖으로 말려 외전되어 있는데, 이는 흔한 표현형이다. 또 한 가지 흔한 발 모양은 발을 안쪽으로 마는 것, 즉 '내전하는pronate' 것이다. 운동화를 살 때 흔히 접하는 용어다. 베스는 내전을 타이어에 공기가 너무 적게 든 차에 비유한다. 힘을 바닥으로 효율적으로 전달할 수 없으므로 비척거리면서 움직인다는 의미다. 반면에 외전은 지나치게 팽팽한 타이어와 같아서 미끄러지고 튀면서 나아간다. 발이 충격을 흡수할 수가 없으며 튀고 부딪칠 때의 충격이 고스란히 발목, 엉덩이, 무릎, 허리, 척추로 전달된다. 내전과 외전 두 증상 모두 족저근막염과 무릎 부상 같은 질환 위험을 높인다. 우리는 외전과 내전을 오가면서 효율적으로 움직일 수 있어야 한다.

나는 스쿼트를 할 때나 서서 하중을 들어 올릴 때면 먼저 발을 단단히 딛고 있는지를 확인한다. 네 '모서리'가 다 닿아 있고 체중이 균등하게 퍼져 있도록 유념한다. 또 하나 중요한 점. 나는 맨발이나 깔창에 완충 효과가 거의 또는 전혀 없는 신발을 신은 채 하중 운동을 한다. 발이 고르게 계속 바닥에 닿아 있는지 느낄 수 있도록 하기 위해서다.

발은 균형을 잡는 데도 대단히 중요하다. 균형은 안정성의 또 다른 중요한 요소다. 우리가 환자에게 하는 주요 움직임 평가 검사 중 하나는 한쪽 발로 서서 다른 발을 앞으로 든 채 균형을 잡도록 하는 것이다. 눈을 감고서 이 자세를 얼마나 유지할 수 있는지 알아본다. 10초면 상당한 수준이다. 실제로 한 연구에 따르면 50세 이상인 사람이 한쪽 다리로 균형을 잡는 능력은 쥘힘과 마찬가지로 장수와 상관관계가 있음이 드러났다.[8] (요령 한 가지. 앞서 말했듯이 먼저 발의 네 모서리가 바닥에 닿도록 하는 데 초점을 맞추면 균형 잡기가 훨씬 쉽다.)

척추, 어깨, 손과 손가락 훈련
: 안정성의 기초 다지기 3

우리 대다수가 가장 보호하고자 하는 구조―그리고 안정성 운동 전체의 주된 초점―는 척추다. 우리는 자동차 좌석, 사무실 의자, 컴퓨터 앞에 앉아서, 그리고 척추의 온전성에 온갖 공격을 가하는 듯한 현대 생활의 다양한 장치를 들여다보면서 너무나 많은 시간을 보낸다.

척추는 세 부분으로 이루어진다. 목뼈(경추), 등뼈(흉추), 허리뼈(요추)다. 방사선의학자는 여러 해 동안 몸을 숙인 자세로 휴대전화를 들여다보느라 목뼈가 상당히 퇴화된 사람들을 많이 보며, 이런 자세에 이름까지 붙였다. '거북목tech neck'이다.[9]

첫째, 휴대전화를 내려놓고, 둘째, 척추를 중심으로 어떤 고유 감각을 계발하려고 노력하는 것이 중요한 이유가 바로 여기에 있다. 폄(뒤로 구부리기)과 굽힘(앞으로 구부리기)이 척추뼈 하나의 수준에서 어떤 느낌인지를 진정으로 이해하도록 말이다. 이 과정을 시작하기에 가장 쉬운 방법은 요가의 기초 자세인 고양이/소 자세와 비슷

질병 해방

하다. 두 손과 무릎을 바닥에 댄 채로 아주 천천히 등을 구부리고 펴는 것이다.*

요가와 차이점은 정말로 아주 느리게 움직여야 한다는 것이다. 각 척추뼈의 위치 변화를 하나하나 느낄 수 있도록 척추의 한쪽 끝에서 다른 쪽 끝까지 아주 천천히 신중하게 움직인다. 소 자세처럼 꼬리뼈에서 목뼈까지 천천히 움직이면서 등이 아래로 내려가도록 척추를 뒤로 구부려 편다. 그런 다음 반대로 움직인다. 골반을 앞으로 기울이고 척추뼈를 한 번에 하나씩 구부리면서 등이 다시 위로 올라가도록 한다. 이제 겁먹은 고양이 자세가 된다.(유의점 한 가지. 소 자세를 취할 때는 들숨, 고양이 자세를 취할 때는 날숨이다.)

이 운동의 요점은 극단적인 고양이 자세나 소 자세를 취할 수 있을 때까지 얼마나 최대한 많이 펴거나 굽히느냐가 아니다. 한쪽 극단에서 다른 쪽 극단으로 나아갈 때 각 척추뼈를 얼마나 많이 제어할 수 있느냐가 핵심이다. 각 척추뼈의 위치를 느끼는 법을 터득해야 하며, 그러면 척추 전체에 걸쳐서 부하와 힘을 더 고르게 분산시키는 데 도움이 된다.

나는 데드리프트를 할 때면 이 제어를 통해 등뼈에서부터 허리뼈에 이르는 부위를 더 곧게 유지함으로써 부하를 균등하게 분산시

---

* 내가 이야기하는 이 기초 DNS 안정성 운동 중 일부는 전형적인 요가 자세와 비슷하며, 최고의 요가 지도자는 적절한 안정성을 갖추는 데 핵심을 이루는 신경근 조절과 인식 함양을 돕는다. 그러나 대부분의 요가 강습은 너무나 모호해 내 취향에는 맞지 않는다.

킬 수 있다. 예전에는 이런 운동을 할 때 척추가 앞으로 심하게 휘곤 했다. 척추뼈끼리 접하는 부위에 너무 많은 힘이 가해지고 있었다는 의미다. 안정성이란 관절이나 척추뼈끼리 만나는 부위가 아니라 근육과 뼈 전체로 힘을 안전하고 강하게 전달하는 것이다.

이제 어깨를 생각해보자. 어깨는 복잡하면서 진화적으로 흥미롭다. 어깨뼈(견갑골)는 갈비뼈 꼭대기에 놓여 있고 움직임의 범위가 꽤 넓다. 어깨 관절은 어깨뼈와 위팔뼈(상완골)의 여러 지점에 붙어 있는 복잡한 근육 집합을 통해 제어된다. 위팔뼈는 말 그대로 위팔에 든 긴 뼈로서 어깨뼈와 연결되는 부위를 오목위팔 관절이라고 한다. 이 절구 관절을 훨씬 더 안정적이고 굳은 엉덩 관절과 비교하면 우리 조상들이 일어서기 시작했을 때 진화가 엄청난 트레이드오프를 했다는 것이 명확해진다. 우리는 어깨 관절의 가동 범위를 훨씬 더 늘리고 현실적으로 너무나 중요한 창 던지기 능력을 얻는 대신에 안정성을 많이 포기했다. 어깨에는 아주 많은 다양한 근육이 붙어 있기에(최소 17개) 엉덩 관절보다 훨씬 더 취약하다. 나는 권투와 수영을 하면서 이 사실을 깨달았다.

베스는 내게 어깨뼈의 위치와 제어의 중요성을 이해하도록 돕는 단순한 운동을 가르쳤다. 어깨뼈 제어 관절 회전Scapular CAR, Scapular controlled articular rotation이라는 것이다. 두 발을 어깨 넓이로 벌린 채 가볍거나 중간 수준의 저항을 일으키는 탄력 띠를 발로 밟고 서서 양손에 손잡이를 하나씩 쥔다(아주 가벼운 덤벨을 양손에 들어도 괜찮다). 두 팔을 옆구리에 붙인 채로 어깨뼈를 들어 올렸다가 뒤쪽으로 모은

질병 해방

다. 이것이 뒤당김retraction(후인, 들임)으로, 우리가 부하를 받을 때 원하는 자세다. 그런 다음 어깨뼈를 뒤쪽으로 떨어뜨린다. 마지막으로 다시 앞으로 당겨 처음 위치로 돌린다. 이런 식으로 처음에는 사각형을 그리면서 움직이지만, 목표는 원을 그리면서 어깨뼈를 매끄럽게 움직일 수 있을 만치 제어하는 법을 배우는 것이다. 안정성 운동에서 우리가 하는 것 대부분은 이런 유형의 신경근 제어를 통해 뇌와 주요 근육군 및 관절 사이의 연결을 재확립하는 것이다.

한편 우리가 피트니스에서 그리고 일상생활에서 하는 모든 일은 거의 다 손을 통해 이루어진다. 발이 바닥에 닿아 힘을 흡수하고 있다면, 손은 힘을 전달하는 수단이다. 손은 우리와 세계의 인터페이스다. 쥘힘—얼마나 꽉 움켜쥘 수 있는가—은 이 방정식의 일부일 뿐이다. 사실 우리 손은 레몬을 으깨어 즙을 짜낼 수 있을 만치 강하면서 피아노로 베토벤 소나타를 연주할 수 있을 만치 솜씨 좋은 대단히 놀라운 신체 부위다. 꽉 움켜쥘 수 있는 동시에 섬세하게 힘을 전달할 수 있을 만치 가볍다.

관건은 힘을 어떻게 분배하느냐다. 손을 통해 힘을 전달하고 조절할 수 있으면 효율적으로 밀고 당길 수 있다. 이 힘은 몸통의 강력한 근육에서 기원해 돌림근띠(회전근개)로부터 팔꿈치와 아래팔을 거쳐 손목까지 연쇄적으로 전달된다. 약한 돌림근띠(약한 어깨)와 약한 쥘힘 사이에는 강한 상관관계가 있다.

손의 힘 분배는 손가락 근력에서 시작된다. 그런데 안타깝게도 우리는 편안함과 편의성을 위해 손가락 근력을 희생하는 쪽을 택해왔다. 인류는 뭔가를 들고 운반하던 시절에는 손힘이 강해야 살아남을 수 있었다. 오늘날은 더 이상 그렇지 않다. 많은 이들이 자판을 두드리거나 화면을 쓸어넘기는 일 외에는 손을 사실상 거의 쓰지 않는다. 이렇게 약해진 손가락 근력은 밀고 당기는 움직임을 할 때 팔꿈치와 어깨에 부상을 입을 위험이 더 커진다는 뜻이다.

우리는 일상생활에서 움켜쥐기를 '단련하지' 않는다. 그러므로 상체 운동을 할 때 손부터 움직여 시작하고 모든 손가락을 이용하는 데 초점을 맞추는 쪽으로 신경 써서 운동해야 한다. 운동에 운반하기를 추가하는 것도 움켜쥐기를 단련하는 아주 좋은 방법이다. 그렇지만 언제나 손가락이 무엇을 하고 손가락을 통해 힘이 어떻게 전달되는지를 염두에 두는 것이 중요하다.

베스가 이 점의 중요성을 설명할 때 으레 쓰곤 하는 방법 하나는 위팔두갈래근(상완이두근)을 강화하기 위해 (가벼운) 덤벨을 양손에 들고 팔꿈치를 폈다 내렸다 하는 기본적인 바이셉 컬이다. 먼저 아래팔과 살짝 어긋날 정도로 손목을 뒤쪽으로 약간 젖힌 채 바이셀 컬을 한다. 이제 손목을 곧게 펴고서 같은 바이셉 컬을 해보라. 어느 쪽이 더 강하고 힘이 차는 느낌을 받는가? 어느 쪽이 손가락이 더 관여하는 것 같은 느낌을 받는가? 이 사슬의 마지막 고리인 손가락의 중요성을 의식하도록 하는 운동이다.

움켜쥐기가 중요하게 쓰이는 마지막 방식은 반응성을 요구하는 상황에서다. 필요할 때 개줄을 움켜쥐거나 난간을 움켜쥐어 넘어지는 것을 막게 해준다. 움켜쥐기와 발은 우리를 세계와 연결함으로써 우리 근육이 필요한 일을 할 수 있게 해준다. 데드리프트에서도 그렇다. 베스가 내게 가르친 핵심 중 하나는 데드리프트가 넙다리뒤 근육과 볼기근뿐 아니라 손과 발까지 운동시킨다는 것이다. 우리는 손가락으로 들어 올릴 때 바닥도 밀어대고 있다.

늦추어야 빨라진다

내가 지금까지 이야기한 움직임과 요령은 안정성 운동의 아주 기초적인 요소만을 다룬 것이다. 단순해 보일지 모르지만 강한 집중력을 요구한다. 나는 진료를 할 때 환자가 적어도 6개월 동안 이런 기본 원리에 숙달되기 전까지는 고중량 운동을 하지 못하게 한다.

한 가지 더 언급해두자. 트레이너는 기초 강습, 설명, 동기 부여 등 몇몇 목적에 유용할 수 있다. 하지만 우리는 환자가 운동할 때 매번 트레이너가 알려주는 대로 그대로 따라 하는 식으로 트레이너에게 지나치게 의존하지 말라고 한다. 나는 이를 잠수복을 입고 수영하는 법을 배우는 것에 비유하곤 한다. 처음에 잠수복은 부력을 추가로 제공하기 때문에 자신감을 심어주는 데 도움을 줄 수 있다. 그러나 더 장기적으로 보면 잠수복은 물에서 균형을 잡는 법을 알아내려는 욕구를 빼앗는다. 균형은 수영할 때 진정으로 터득해야 할 도전 과제다. 우리 무게 중심은 부피 중심과 어긋나 있어서 엉덩이가 가라앉도록 만들기 때문이다. 헤엄을 잘 치는 사람은 연습을 통해 이 불균형을 극복하는 법을 배운다. 그러나 잠수복을 벗지 않는다면 이 문제를 극복하는 법을 결코 배우지 못할 것이다.

이와 비슷하게 트레이너는 다양한 운동의 기본 요령을 가르치고 올바른 운동 습관을 갖추도록 동기를 부여하는 데 기여할 수 있다. 그러나 당신 스스로 운동을 하는 법을 배우지 못한다면, 또는 배운 방식과 다른 식으로 시도해보지 않는다면, 이상적인 움직임 패턴을 숙달하는 데 필요한 고유 감각을 결코 계발하지 못한다. 이래서는 안정성 훈련의 대단히 중요한 학습 과정, 다시 말해 자신이 하려고 생각하는 것과 실제로 하는 것 사이의 간격을 좁히는 과정을 진행할 수 없다.

지금까지 우리가 다룬 모든 내용은 2가지 목적을 지닌다. 훈련과 평가다. 나는 당신에게 자신이 운동하는 모습을 동영상으로 찍어서 자신이 하고 있다고 생각하는 것과 몸이 실제로 하고 있는 것을 비교하기를 권한다. 나도 매일 이렇게 한다. 삼각대에 장착한 휴대전화는 헬스장에서 내게 가장 가치 있는 장비 중 하나다. 나는 매일 내게 가장 중요한 10가지 운동을 한 세트 한 뒤 다음 세트로 넘어가기 전에 찍은 동영상을 본다. 그래서 내가 하고 있다고 생각하는 것과 들어맞는지 비교한다. 이 간격은 시간이 흐르면서 계속 좁혀진다.

처음에는 더 이상 고중량을 들지 말라는 말을 도저히 받아들이기가 어려웠다. 그러나 베스와 마이클 스트롬스니스는 설득력이 뛰어났다. 나는 스쿼트조차 제대로 못하고 단순한 팔굽혀펴기조차 올바로 못하고 있었다. 그러니 그 이상의 운동을 한다는 것은 부상 위

질병 해방

험을 더욱 늘리는 일이나 다름없었다.

나는 얼마 동안 씩씩대면서 화를 참아야 했다. 중량 운동을 하지 않으려니 도저히 견디기가 힘들었다. 몇 달이 걸리긴 했지만 이윽고 나는 충분히 배움으로써 데드리프트를 다시 할 수 있게 되었다. 예전에는 180킬로그램 이상을 들곤 했다. 그런데 베스는 내게 고작 43킬로그램에서 시작하라고 했고, 처음에는 거의 무게가 느껴지지 않는 듯했다.

그때 내 자동차 레이싱 코치인 토머스 메릴Thomas Merrill이 흔히 하는 말이 떠올랐다. 그는 세계에서 가장 유명한 자동차 경주 대회 중 하나인 르망 24시24 heures du Mans, 24 Hours of Le Mans에서 2022년에 준우승을 한 뛰어난 선수다. 그는 자신이 무슨 말을 하는지 잘 안다. 그가 으레 읊는 주문 중 하나는 바로 이것이다. "더 빨리 가려면 더 느리게 갈 필요가 있다."

이 말은 이런 뜻이다. 최대한 빨리 몰기 위해 몹시 차를 '혹사시킬' 때 실수를 저지른다는 것이다. 레이싱할 때 실수는 누적된다. 5번 코너에서 차가 빙그르르 돈다면, 아마 2번 코너에서 가장 안쪽 지점을 놓쳤고, 이를 3번 코너에서 바로잡지 못했기 때문일 것이다. 속도를 늦추어 알맞은 지점을 지나도록 해야 순탄하게 코너를 빠져나오게 된다.

늦추어야 빨라진다. 나는 안정성 학습도 마찬가지라고 본다.

엉덩이 접기 기본 운동: 스텝업 하는 법

나는 다양한 운동을 설명하기보다는 한 운동을 깊이 설명하는 편이 더 유익하다고 생각한다. 그래서 단순히 상자나 의자를 오르는 간단한 운동인 스텝업을 골라 여기서 소개한다. 이유는 3가지다. 첫째, 이 운동은 근력 운동의 핵심 요소 중 하나인 엉덩이 접기 운동이다. 둘째, 양손에 하중을 들고 하더라도 축(척추) 부하를 그다지 주지 않는 한쪽 다리 운동이다. 초보자도 아주 안전하게 할 수 있다는 뜻이다(처음에는 자기 체중만으로 시작하기 바란다). 셋째, 움직임의 동심성 단계뿐 아니라 편심성 단계까지 표적으로 하는 최고의 운동 중 하나다. 또 우리가 이번 장에서 배운 안정성의 주요 개념 중 몇 가지를 잘 보여준다.

먼저 오를 때 허벅지가 바닥과 평행을 이루는 높이의 상자나 튼튼한 의자를 준비하자. 대개는 약 40~50센티미터지만 너무 힘들다면 약 30센티미터에서 시작하자. 한 발을 상자에 올리고 엄지발가락과 새끼발가락, 발뒤꿈치 전체가 단단히 상자 위에 닿도록 한다(나는 맨발로 하는 쪽을 좋아한다). 다른 발은 약 30센티미터 뒤쪽 바닥에 그대로 둔 채 체중의 약 40퍼센트를 뒷다리에, 60퍼센트는 앞다리에 둔다. 엉덩관절(고관절)을 구부리고 척추는 곧게 세우고 가슴(갈비뼈)에 힘을 주고 팔은 양옆으로 편안히 내린 채 정면을 바라본다.

이제 머리, 갈비뼈, 골반을 동시에 앞으로 기울이면서 코로 천천히 숨을 끝까지 들이마신다. 가로막이 내려가면서 복강 내

질병 해방

압이 생기도록 한다. 앞발의 중앙에서 발뒤꿈치를 향해 압력이 느껴지도록 하면서 동시에 발가락이 상자에 붙어 있도록 해야 한다. 이제 넙다리뒤근육(햄스트링)과 볼기근(둔근)이 최대로 늘어나는 느낌이 들도록 앞쪽 넙다리뼈를 살짝 뒤로 당긴다. 부하가 아주 조금 늘어나도록 해야 한다. 이 느낌이야말로 엉덩이 접기의 핵심이다. 골반이나 갈비뼈가 아니라 볼기근과 넙다리뒤근육으로 해야 한다. 모든 힘이 허리가 아니라 이 두 근육의 협력에서 나와야 한다. 이때 무릎이 발가락보다 앞으로 나오지 않도록 하고, 골반과 갈비뼈가 직선을 이루도록 하고, 부하가 발가락이나 발 앞쪽이나 발뒤꿈치 어느 한 곳에 몰리지 않고 앞발 전체에 균등하게 분산되도록 해야 한다.

이제 뒷발의 도움을 최소한으로 받으면서 앞발로 상자를 누른다. 날숨을 내뱉는 것으로 움직임을 시작해 엉덩관절을 펴면서 몸을 들어 올려서 상자 위에 똑바로 선다. 머리와 갈비뼈가 골반과 직선을 이루도록 한다. 뒷다리는 앞다리 옆 살짝 앞쪽으로 놓는다. 이 모든 과정이 끝날 때 날숨이 끝나도록 한다(갈비뼈가 압착되는 느낌과 함께). 이 자세를 1~2초 동안 유지한다.

이제 내려온다. 머리, 갈비뼈, 어깨를 살짝 앞으로 내밀고 엉덩관절을 구부려 넙다리뒤근육과 볼기근이 체중을 낮추도록 준비하면서, 원래 위에 있던 발(이제 뒷발이 된다)을 상자 뒤쪽으로 당긴다. 고정된 발의 앞쪽에 부하를 가하면서 발가락이 구부러지며 상자를 누르도록 한다. 몸을 낮추면서 허공을 내려갈 때 발 앞쪽에서 중앙으로, 마지막으로 발뒤꿈치로 무게가 매끄럽게 조화를 이루면서 옮겨지는 느낌이 들도록 한다. 넙다리뒤근육의 제어를 통해서다(천천히 뒤로 흔든다고 생각하자).

최대한 느리고 균등하게 이 속도를 유지한다. 발을 바닥에 디딜 때까지 3초를 목표로 삼자(하기 어렵다. 2초도 괜찮은 수준이다). 뒷발을 내릴 때 바닥에 닿을 때까지 체중을 서서히 뒤로 옮긴다. 체중이 뒷다리로 40퍼센트 이상 넘어가지 않도록 하면서, 앞으로 기울어지는 운동량을 이용해 다음번 오르기를 하려는 유혹에 빠지지 말자. 이 과정을 반복한다.

양쪽 발로 5~6번 반복한다. 처음에는 체중만을 이용해 하고, 움직임과 감각에 익숙해지면 하중을 추가할 수 있다. 양손에 덤벨이나 케틀벨을 들고 하는 편이 가장 좋다.(하중을 들고 할 때 좋은 점 한 가지. 엉덩이 접기뿐 아니라 쥘힘까지 단련시킬 수 있다.)

하중을 추가해 이 운동을 할 때도 순서와 자세 모두 본질적으로 동일하지만 주의할 점이 몇 가지 있다.

1. 이제 부하는 2가지의 함수다. 하중과 상자 높이다. 상자 높이는 이동성(유연성과 허용 부하)이 중요한 경우 문제가 될 수 있다.
2. 하중은 어깨에서부터 직선상에 놓이도록 들어야 한다. 뇌는 에너지를 보존하는 방법을 찾아내어 우리를 '속일' 것이다. 따라서 오르기 시작할 때 하중을 앞으로 흔들거나 어깨를 들어 올리려는 무의식적 충동을 피해야 한다(하중이 너무 무거우면 이렇게 할 가능성이 아주 높다). 볼기근과 넙다리뒤근육이 모든 일을 해야 한다.
3. 편심성 단계(내려오기)를 제어할 수 없다면 하중이 너무 무거

운 것이다. 툭 떨어지는 느낌을 받고 싶지 않을 것이다. 더 가벼운 하중을 쓰거나 내려오는 데 걸리는 시간을 더 줄이자(2초로).

4. 오르기 시작할 때 갈비뼈와 머리가 골반보다 약간 앞쪽에 오도록 유지하는 것이 아주 중요하다. 골반이 더 앞쪽으로 나오면 허리가 뒤로 구부러질 것이고 무릎에 너무 많은 압력이 가해질 것이다.

내 웹사이트인 www.peterattiamd.com/outlive/videos에서 여러 동영상 시연을 볼 수 있다.

운동의 경이로운 힘
: 80대 다시 일어서다

전직 운동선수이자 평생 운동에 매달린 사람으로서 나는 이미 상당한 체력 토대를 쌓은 상태였다. 비록 올바로 움직이거나 들어 올렸다고 말할 수는 없을지라도 말이다. 내 문제 중 상당수는 너무 많이 들어 올리거나 너무 많이 자전거를 타거나 너무 많이 수영을 함으로써 비롯되었다.

대다수 사람은 정반대 문제를 안고 있다. 충분히 운동하지 않거나 충분히 한 적이 없다. 또는 충분히 할 수가 없다. 대다수에게는 이것이 도전 과제다. 이런 사람들에게는 도움닫기가 필요하다. 좋은 소식은 이들이야말로 가장 큰 혜택을 볼 수 있다는 것이다.

또 여기에서 운동의 진정한 힘을 확인할 수 있다. 사람들을 변화시키는 능력, 기능적으로 더 젊게 만드는 능력 말이다. 정말로 믿어지지 않을 정도다. 앞에서 60대의 어머니가 근력 운동을 함으로써 삶이 어떻게 달라졌는지 말한 바 있다. 그러나 배리야말로 가장 놀라우면서 우리에게 자극을 주는 사례일 것이다.

배리는 베스의 고객이었는데(내 환자는 아니다) 체력 단련은 말할 것도 없고 다른 쪽으로는 거의 시간을 할애하지 않은 채 오로지 장시간 일만 함으로써 성공한 사업체를 일군 기업가이자 경영자였다. 그저 어쩌다가 자전거를 타는 것만이 유일한 활동이었다.

내 환자들 중에도 그런 이들이 많다. 건강을 돌보지 않고 부를 얻기 위해 몰두한 사람들이다. 그러다가 어느 나이가 되면 자신이 나쁜 길을 가고 있음을 깨닫는다. 배리도 그랬다. 사실상 50년 동안 배리는 의자에 앉아서 생활한 뒤 은퇴했는데, 자신이 끔찍한 몰골이 되었다는 사실을 그제야 실감했다. 신체 능력이 극도로 쇠약해졌을 뿐 아니라, 거의 끊임없이 통증에 시달렸다. 그의 나이는 80세에 가까웠고, 앞으로 몇 년 동안 고통스럽게 지내다가 세상을 떠날 것 같았다. 안 좋은 끝자락 10년이었다.

그는 의문이 들기 시작했다. 대체 왜 그렇게 열심히 일했던 것일까? 그의 상태를 볼 때 은퇴는 더 이상 그다지 매혹적으로 보이지 않았다.

그러다가 문득 그는 깨달음을 얻었다. 은퇴하는 대신에 그는 새로운 직업을 구하기로 했다. 그가 생각한 이 '직업'은 삶의 즐거움을 더 누릴 수 있도록 소홀했던 몸을 재건하는 것이었다. 그는 베스와 함께 운동을 시작했고 코로나 팬데믹으로 얼마 동안 개인 강습을 받기가 불가능해진 상황에서도 운동을 계속했다. 그는 의욕에 불타오르고 있었다. 베스는 많은 고객들에게 운동 시간표를 꼭 지키라고 잔소리를 해야 했지만 배리를 대할 때는 정반대 문제에 직면했다. 그가 헬스장을 도무지 떠날 생각을 하지 않았기 때문이다. 그녀는 억지로 중단시키고 쉬게 해야 했다.

배리의 목표는 내 목표와 분명히 다르지만, 그저 모호하게 '더 건강해'지기를 원하는 차원을 넘어서 더 나아갔다. 그는 턱걸이를 할 수 있기를 바랐다. 그것이 그가 공표한 체력 목표였다. 그가 진정으로 원한 것은 강하다는 느낌이었고, 낙상하지나 않을까 하는 두려움 없이 더 젊었을 때처럼 다시 자신 있게 세상을 돌아다닐 수 있는 것이었다. 그러나 그에게 턱걸이는 엄두도 못 낼 일이었다. 베스가 철봉에 매달리게 했다면 그는 부상을 입을 가능성이 높았다. 그는 사실 아파서 걷기조차 힘들었다. 그래서 훨씬 더 기초적인 수준에서 시작해야 했다. 단순한 움직임 패턴을 안전하게 하는 법을 배우는 것부터였다.

베스는 내게 했던 것과 동일한 기초 운동 중 몇 가지부터 시작했다. 고양이/소 자세를 천천히 단계적으로 하면서 복식 호흡을 하는 것이다. 낙상 위험을 줄이기 위해 베스는 그에게 발부터 시작해서 균형을 잡는 움직임에 초점을 맞추도록 했다. 수십 년 동안 신발속에 들어가 있었던 발가락을 다시 느끼고 움직이는 법을 배우면서였다. 그런 다음 그는 한 다리로 걷고 서 있는 법을 배우는 쪽으로 나아갔다. 베스는 더 나아가 그에게 춤도 추게 했다. 발을 움직이는 법과 시각 단서에 반응해 균형 잡는 법을 다시 배우는 데 도움이 되기 때문이었다.

그런 뒤 하체를 튼튼하게 하는 걷기 런지로 시작해서 기초 근력을 쌓는 쪽으로 나아갔다. 20년 전 수술을 받은 뒤로 그의 복부 근력은 쇠약해진 상태로 있었다. 나도 관찰했듯이, 수술로 쇠약해진 몸 상태가 수십 년 뒤까지 이어지는 사례는 드물지 않았다. 그래서 베스는 내게 했듯이 복강 내압을 높이는 것에서 시작해서 그의 복부 근력을 강화하는 운동도 했다. 그리고 서서히 그에게 필요할 상체와 가슴 부위의 근력—그리고 어깨 안정성—을 강화하는 쪽으로 나아갔다. 머지않아 그는 헬스장의 대다수를 차지하는 20대들보다 팔굽혀펴기를 더 할 수 있었다.

베스는 그에게 균형을 유지하면서 반응 능력을 개선하도록 고안된 운동을 시켰다. 그녀는 NFL(미국 프로 미식축구) 선수들을 비롯한 구기 종목 선수들이 균형, 민첩함, 발놀림을 향상시키는 데 쓰는 것과 비슷한 민첩성 사다리agility ladder를 이용했다. 삶의 운동선수가 되고자 훈련받는다면 운동선수가 되기 위한 훈련을 받는 것이 마땅하지 않은가.

마지막으로 베스는 배리에게 높이뛰기 훈련도 시켰다. 대다수 80대에게는 분명히 무리한 운동이다. 처음에 그는 겁을 먹었지만, 이윽고 요가 블록 위로 뛰어올라서 스쿼트 자세로 착지할 수 있을 정도가 되었다. 그것도 흔들리지 않게 착 내려앉았다. 이 운동을 시킨 이유는 예기치 않은 상황에 대처할 수 있도록 하기 위해서였다. 갑자기 나타난 계단이나 연석에서 발을 헛디뎠을 때 몸을 추슬러서 넘어지지 않도록 말이다. 대다수는 겁을 먹는 바람에 본능적으로 몸이 굳는다. 자신의 '제동 장치'인 편심성 근력을 믿지 못해서 거의 언제나 덜 안전하게 발을 디디게 된다. 안정성을 갖춘다면 거의 댄서처럼 유연하게 반응할 준비가 되어 있을 것이다.

그가 훈련한 또 다른 중요한 움직임은 한 팔만 써서(아예 팔을 안 쓰면 더 좋다) 바닥에서 일어서는 것이다. 우리가 더 젊을 때는 당연히 할 수 있는 행동 중 하나다. 물론 우리는 바닥에서 일어날 수 있다. 그러다가 갑자기 할 수 없게 된다. 아이는 딱히 생각하는 일 없이 이 행동을 터득한다. 그러나 삶의 어느 시점에서 어른은 이 기본 행동을 하는 능력을 잃는다. 설령 필요한 근력을 지니고 있음에도. 신경근 제어 능력을 잃었을 수도 있다. 뇌에서 보내는 신호가 근육에 닿지 않는 것이다. 배리처럼 81세인 사람(이 글을 쓰는 현재)에게는 아주 힘든 일이다. 바로 이 동작이 계속 스스로 살아갈 수 있는지와 요양원에 들어갈 생각을 해야 할지의 차이를 낳을 수 있다. 그래서 베스는 그에게 앉은 자세에서 일어설 수 있도록 해줄 일련의 움직임들을 가르쳤고, 그는 숙달될 때까지 그 운동을 계속했다.

'배리 일어나기'는 우리가 모든 환자들에게 하는 체력 평가의 중요한 일부가 되었고, 백세인 10종 경기의 주요 종목이기도 하다(또 당신의 10종 경기 종목도 되어야 한다). 나동그라진 뒤 일어나거나 손주들과 바닥에서 놀거나 할 때 중요한 움직임이다.(배리 일어나기의 동영상 시연은 www.peterattiamd.com/outlive/videos에서 볼 수 있다.) 모든 사람이 할 수 있어야 한다.

그러나 나는 이것이 운동 훈련(그리고 물론 안정성)으로 무엇이 가능한지를 알려주는 비유라고도 생각한다. 배리 같은 사람들은 내 친구의 어머니인 소피를 비롯한 아주 많은 이들을 사로잡는 노쇠의 이야기를 고쳐쓰도록 돕는다. 설령 배리처럼 무에서 시작한다고 해도 운동은 우리를 심오하게 바꿀 힘을 준다. 스스로 바닥에서 일어날 수 있는 능력을 제공하며—말 그대로인 동시에 비유적인 의미에서도—우리를 더 강하고 더 유능하게 해준다. 노쇠를 늦추는 것이 아니라 시간이 흐를수록 점점 더 나아지는 것, 이것이 우리의 목표다.

배리는 이렇게 말했다. "앞으로 계속 밀어붙이지 않으면 뒤로 밀리는 겁니다."

질병 해방

14장

영양, 잘 먹는 법
식사법을 넘어 영양생화학으로

종교는 믿음의 문화다. 과학은 의심의 문화다.

—리처드 파인먼Richard Feynman

식사법 전쟁
: 너무나 오염된 식사법이란 용어

나는 모임에 가는 것이 두렵다. 내가 정말로 무슨 일을 하는지 알면(양치기라거나 자동차 경주 선수라는 등 내가 으레 하는 거짓말을 믿지 않고) 사람들은 늘 내가 가장 두려워하는 주제를 꺼내고 싶어하기 때문이다. '식사법diet'과 '영양' 말이다.

나는 그런 대화에서 빠지고 싶어서 할 수 있는 모든 행동을 다 할 것이다. 이미 음료수를 들고 있으면서도 딴 것을 가지러 가거나, 전화를 받는 척하거나, 그래도 안 되면 대발작이 일어난 척하기도 한다. 내 생각에 이런 주제들은 정치나 종교와 마찬가지로 대화에 적합하지 않다.(그리고 당신이 어느 모임에서 이런 발작을 일으킨 척하는 내 앞에 서 있었다면 용서를 구한다.)

식사법과 영양은 과학이 제대로 이해하지 못하고, 너무나 감정이 배어 있고, 그저 그런 정보와 엉성한 생각이 뒤죽박죽되어 있다. 그래서 모임이나 소셜 미디어 같은 곳에서 그 미묘한 사항들을 차근차근 이야기하기가 불가능하다. 그러나 요즘 대다수는 꼭 집어서 일목요연하게 정리한 내용, 한 줄짜리 표어, 온갖 형태의 피상적인 분석에 익숙해져 있다. 위대한 물리학자(그리고 내 영웅 중 한 사람)인 리처드 파인먼이 한 모임에서 노벨상을 받은 이유를 짧고 간단하게 설명해달라는 요청을 받았을 때 한 이야기가 떠오른다. 그는 자신의 연구를 짧고 간단하게 설명할 수 있다면 아마 노벨상을 받지 못했을 것이라고 대꾸했다.[1]

이 파인먼의 법칙은 영양에도 적용된다. 단서가 하나 따라붙긴 한다. 우리가 소립자보다 이 주제를 훨씬 더 모른다는 사실이다. 한쪽에는 매일 견과를 소량 먹으면 발암 위험이 정확히 18퍼센트 줄어든다[2](내가 꾸며낸 것이 아니다)는 등의 터무니없는 주장들이 담긴 클릭 횟수 늘리기용 유행병학적 '연구'가 있다. 다른 한쪽에는 거의 예외 없이 결함이 있는 경향을 보이는 임상 시험들이 있다. 이 분야 과학의 수준이 떨어지기 때문에 우리는 먹는 것이 건강에 어떻게 영향을 미치는지를 사실상 그다지 잘 모른다. 그 덕분에 자신만이 진정으로 올바른 식사법을 알고 있다고 목소리 높여 주장하는 자칭 전문가와 영양 분야의 구루가 쏟아져 나올 엄청난 기회의 장이 열려 있다. 아마존에서 검색하면 식사법 관련 책이 4만 권이나 된다. 그 책들이 다 옳을 수는 없다.

이는 영양과 식사법의 세계에 관한 내 마지막 트집 잡기로 이어진다. 극단적인 부족주의가 만연해 있다는 것이다. 저지방, 채식, 육식, 팔레오(구석기), 저탄수화물, 앳킨스 등. 각 식사법에는 결정적인 증거가 전혀 없음에도 죽는 날까지 자신의 식사법이 다른 모든 식사법보다 우월하다고 주장할 열혈 전사들이 있다.

나도 한때는 그런 열렬한 옹호자 중 한 명이었다. 나는 케톤 생성 식단을 3년 동안 고집했고, 그 여정을 상세히 글로 쓰고 블로그에 올리고 여기저기서 떠들어댔다. 좋든 싫든 간에 나는 저탄 식단 및 케톤 생성 식단과 뗄 수 없이 연관되어 있다. 가당의 포기—사랑하는 아내가 내게 "좀 찐 것 같아"라고 말한 2009년 9월 8일이 말 그대로 내가 손에 든 콜라를 내려놓은 날이다—는 내게 기나긴 인생의 변화를 이루는 첫 단계였지만, 식사법과 영양의 과학이라는 세계를 돌아다니면서 좌절하기 시작한 출발점이기도 했다. 좋은 소식은 그것이 내 초기 대사증후군을 회복시켜서 내 목숨을 구했을 수도 있다는 것이다. 또 이 책을 쓰도록 이끌었다. 안 좋은 소식은 내가 '식사법 논쟁'에 넌덜머리를 내게 되었다는 것이다.

그러니 이번 장을 내 고해성사라고 봐도 좋다.

종합하자면 나는 대다수가 이 주제를 너무 적게 생각하거나 너무 많이 생각한다고 본다. 아마 '너무 적게' 쪽이 더 많을 것이다. 비만과 대사증후군이 유행한다는 점에서 잘 드러난다. 반면에 '너무 많이' 쪽은 시끄럽고 고집이 세다(영양을 떠들어대는 트윗만 검색해도 알 수 있다). 나 자신도 예전에 그런 과실을 저질렀다. 돌이켜보면 내가 [14-1]에 묘사한 더닝-크루거 곡선Dunning-Kruger curve의 왼쪽 끝에 치우쳐 있었음을 깨닫는다. 지식은 최소면서 자신감은 최대로 갖고 있었기에 나는 '우매함의 봉우리'의 정상 가까이에 다다라 있었다.

지금 나는 '깨달음의 비탈길'을 절반쯤 올라와 있다고 할 수도 있겠지만, 내가 이룬 한 가지 주요 변화는 케톤 생성 식단이든 그 어떤 형태의 단식이든 간에 어떤 특정한 식사법을 더 이상 교조적으로 주장하지 않는다는 것이다. 이 점을 이해하기까지 긴 시간이 걸렸지만 식사법 전쟁과 대다수 영양 연구의 토대를 이루는 기본 가정—모든 사람에게 가장 좋은 완벽한 식사법이 하나 있다는 가정—은 절대적으로 틀렸다. 내가 이 교훈을 깨닫게 된 것은 무엇보다 환자들 덕분이다. 그들의 힘겨운 노력을 보면서 나는 과학 논문만 읽고서는 결코 배울 수 없었을 영양에 관한 겸손한 태도를 배우게 되었다.

나는 환자들에게 식사법이라는 용어를 쓰지 말라고 권하며, 내가 독재자였다면 아예 금지시켰을 것이다. 프로슈토(건염 생햄)나 라이스크리스피(콘플레이크)를 먹을 때 당신은 다양한 화합물을 소

14-1 | 더닝-크루거 효과

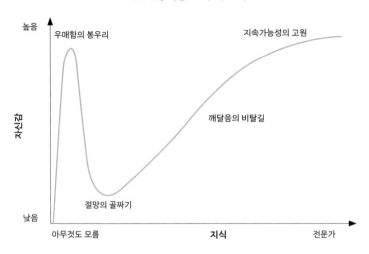

출처: Wikimedia Commons(2020).

화하고 있는 것이다. 음식물이 화학적 조성에 따라 맛이 달라지는 것처럼, 우리가 섭취하는 음식물의 분자들은 몸의 다양한 효소와 경로 및 메커니즘에 영향을 미친다. 그중 상당수는 이미 앞에서 다루었다. 이런 음식 분자들─기본적으로 탄소, 질소, 산소, 인, 수소 원자를 각기 다르게 배치한 것에 불과하다─은 우리 유전자, 대사, 장내 미생물, 생리 상태와도 상호작용한다. 게다가 우리 각자는 저마다 다른 방식으로 이런 음식 분자들에 반응할 것이다.

의학 3.0의 목표
: 이념과 종교를 넘어 과학으로 먹기

식사법 대신에 우리는 '영양생화학nutritional biochemistry'을 이야기해야 한다. 그러면 이념과 종교—무엇보다 감정—의 세계에서 벗어나서 과학의 세계로 확고히 복귀하게 된다. 우리는 이 새로운 접근법을 '영양 3.0'이라고 생각할 수 있다. 과학적으로 엄밀하고, 고도로 개인별 맞춤이 이루어져 있고, (뒤에서 살펴보겠지만) 이념과 꼬리표가 아니라 피드백과 데이터를 토대로 삼는 영양학이다. 무엇을 먹을지 알려주기 위해서가 아니다. 자신의 몸과 목표에 적합한 것이 무엇인지를 알아내기 위해서다. 마찬가지로 중요한 점은 그 식습관을 계속 유지할 수 있는지 여부도다.

여기서 우리가 해결하려고 시도하는 것은 어떤 문제일까? 영양 3.0으로 우리가 이루려는 목표는 무엇일까?

나는 이것이 10장에서 상정한 단순한 질문들로 귀결된다고 본다.

1. 영양 과다 상태인가, 영양 부족 상태인가?
2. 근육량이 충분한가, 부족한가?
3. 대사가 건강한가, 건강하지 못한가?

안 좋은 대사 건강과 영양 과잉과 근육 부족 사이의 상관관계는 매우 높다. 따라서 대다수 환자들의 목표는 에너지 섭취량을 줄이면

질병 해방

서 지방 뺀 체중을 늘리는 것이다. 이는 열량 섭취를 줄이면서 단백질 섭취량을 늘리고, 이를 적절한 운동과 조합할 방법을 찾아낼 필요가 있음을 의미한다. 이것이 영양에 관해 우리가 해결하려고 애쓰는 가장 공통적인 문제다.

내 환자들 중 영양 부족 상태에 있는 이들은 대개 근육량을 유지하는 데 필요한 단백질을 충분히 섭취하지 않아서 그렇다. 앞장에서 살펴보았듯이 근육량은 수명 및 건강수명의 중요한 결정 요인이다. 따라서 근육, 즉 지방 뺀 체중을 줄이는 모든 식사법은 고려할 가치가 없다. 영양 부족인 사람이든 영양 과다인 사람이든 마찬가지다.

예전에 나는 식사법과 영양이 건강을 완성하는 길의 하나라고 생각했다. 나 자신 및 환자들을 접하면서 다년간 경험을 쌓다보니 기대 수준을 좀 낮추게 되었다. 영양 개입은 대사 평형을 회복하고 만성 질환의 위험을 줄이는 강력한 도구일 수 있다. 그러나 과연 이것이 운동이 하는 식으로 거의 마법처럼 수명과 건강수명을 늘리고 개선할 수 있을까? 나는 그럴 수 있다는 확신을 이제는 갖고 있지 않다.

물론 대사 건강을 제어하거나 적어도 상황을 악화시키지 않으려면 섭식 패턴에 신경을 써야 하는 사람들이 대부분이라는 생각은 여전히 갖고 있다. 그러나 나쁜 건강과 질환을 바로잡는 전술 대 좋은 건강을 유지하는 행동을 구분할 필요도 있다고 믿는다. 석고 붕대는 부러진 뼈가 붙는 데 도움이 될 것이다. 그러나 완벽하게 정상적인 팔에 석고 붕대를 감으면 팔이 위축될 것이다. 이 사례는 명확히 와닿는데, 놀랍게도 같은 논리를 영양 쪽에 적용하지 못하는 사람이 대단히 많다. 심각한 문제를 바로잡는 용도의 영양 개입(비만, 비알코올성 지방간 질환, 2형 당뇨병을 치료하기 위한 고도로 제한된 식단이나 단식 같은)이 좋은 건강을 유지하기 위해 조정한 영양 계획(대사가 건강한 사람을 위한 균형 잡힌 식단 같은)과 다를 수 있다는 점은 분명해 보인다.

사실 영양은 비교적 단순하다. 몇 가지 기본 규칙으로 요약된다. 열량을 너무 많이 또는 너무 적게 섭취하지 마라. 단백질과 필수 지방을 충분히 섭취하라. 필요한 비타민과 미네랄(광물질)을 섭취하라. 대장균 같은 병원체와 수은이나 납 같은 독소를 피하라. 이것 외에 우리는 완전히 확실하게 아는 것이 상대적으로 거의 없다. 이 문장을 다시 한 번 읽어보기 바란다.

많은 진부한 표현들이 옳을 수도 있다. 예를 들면 이런 말들이다. 증조할머니가 몰랐을 만한 것이라면 먹지 않는 편이 나을 것이다. 식료품점의 가장자리에서 산 물건이 한가운데에서 산 물건보다 아마 더 나을 것이다. 식물은 먹기에 아주 좋다. 동물 단백질은 먹기에 '안전하다'. 우리는 잡식동물로 진화했다. 그러니 우리 대다수는 잡식동물로 살아가는 편이 건강에 좋을 수 있다.

그렇다고 해도 나는 여전히 할 말이 많다. 영양을 다루는 장들이 짧지 않은 것도 그래서다. 이념적인 언쟁과 뻔한 헛소리가 너무나 많기에 나는 그 논의에 적어도 약간의 명료함을 집어넣고 싶다. 그러나 이번 장과 다음 장의 내용은 대부분 "이것을 먹어라" "저것을 먹지 마라"라고 말하는 것이 아니라 식사법과 영양을 생각하는 방식의 변화에 초점을 맞춘다. 여기서 내 목표는 스스로 올바른 섭식 패턴을 찾아내는 데 도움을 줄 도구를 제공하는 것이다. 건강을 지키고 유지함으로써 삶을 더 나아지게 하는 패턴이다.

영양생화학에 관해 우리가 아는 것

영양—영양생화학—분야에서 내가 가장 좌절한 것 중 하나는 우리가 실제로 확실히 아는 것이 너무나 적다는 점과 관련이 있다. 이 문제는 영양 연구 중 상당수의 질이 떨어진다는 데서 비롯된다. 그리고 그런 연구는 언론에 엉터리 기사가 실리도록 하고, 소셜 미디어에 온갖 주장이 난무하게 만들고, 대중에게 극심한 혼란을 일으킨다. 우리는 무엇을 먹어야(그리고 먹지 말아야) 할까? 각자에게 알맞은 식사법은 무엇일까?

하버드의 최신 연구 결과를 소개하는 언론 보도나 자칭 식사법 전문가의 지혜를 곧이곧대로 다 받아들인다면 우리는 이 기약 없는 혼란 상태에서 결코 벗어나지 못할 것이다. 따라서 세부적인 사항을 깊이 파고들기 전에 한 걸음 물러나서 우리가 영양에 관해 무엇을 알고 모르는지를 이해하려고 시도하는 것도 가치가 있다. 어떤 유형의 연구는 진행할 가치가 있고, 어떤 유형의 연구는 안전하게 무시할 수 있는지. 신호와 잡음을 식별하는 법을 알아내는 것이 우리 계획을 도출하는 중요한 첫 단계다.

우리의 영양 지식은 주로 두 유형의 연구에서 나온다. 유행병학과 임상 시험이다. 유행병학에서는 연구자들이 대규모 집단의 습관에 관한 데이터를 모아서 암 진단, 심혈관 질환, 사망률 같은 결과와 의미 있는 관계나 상관관계가 있는지를 찾는다. 이런 유행병학 연구는 몸에 커피가 좋고 베이컨이 나쁜지, 아니면 그 반대인지 등 인터넷에 매일 같이 뜨는 식사법 '뉴스'의 상당량을 생성한다.

유행병학은 19세기 런던에서 대발생한 콜레라를 막은 유명한 일화와 굴뚝 청소부로 일하는 소년들에게 유행하던 음낭암이 그들의 직업과 관련이 있음을 밝혀낸 덜 유명한 일화°를 비롯해서, 유행병의 원인을 추적하는 데 유용한 도구로 쓰여왔다. 그리고 흡연 금지와 널리 퍼진 상수도 처리 같은 실질적인 공중 보건 업적들도 뒷받침했다. 그러나 영양 쪽에서는 통찰력이 더 떨어지는 양상을 보여왔다. 제시된 그대로 보자면 영양 유행병학자들이 내놓는 '연관성'은 불합리할 때가 많다. 한 연구진이 주장했듯이 헤이즐넛을 매일 12개씩 먹으면 수명이 실제로 2년 늘어날까?[3]°° 나도 그랬으면 하

° 1775년 영국 외과의사 퍼시발 포트Percival Pott는 기록상 이 암이 환경 요인(지금 발암 물질이라고 하는)으로 생길 수 있다는 것을 보여준 최초의 인물이 되었다. 포트는 어린 굴뚝 청소부들 중에 음낭 사마귀가 나는 사람이 늘어났다는 점에 주목했다. 굴뚝 안으로 들어가서 재와 검댕을 제거하는 일을 하는 소년들이었다. 포트는 조사 끝에 이 암—피부의 편평세포암종—이 음낭의 주름에 검댕 입자가 틀어박혀서 생긴다는 결론을 내렸다.

°° 2013년 바오Bao 연구진은 헤이즐넛을 하루에 12개씩 먹은 사람은 그 뒤로 30년 동안 사망할 확률이 20퍼센트 낮았다는 연구 결과를 내놓았다(이 기적 같은 결과의 정확한 메커니즘이 무엇인지는 한마디도 언급되지 않았다).

고 바란다.

문제는 유행병학이 상관관계와 인과관계를 구별할 수 없다는 것이다. 여기에 나쁜 언론이 끼어들어서 혼란을 부채질한다. 예를 들어 다이어트 탄산음료와 복부 지방, 고인슐린혈증, 심혈관 위험 증가 사이에 강한 연관관계가 있다는 연구 결과들이 많다.[4] 다이어트 탄산음료가 비만을 일으키는 나쁜 것이라는 말처럼 들리지 않는가? 그러나 그런 연구들이 실제로 보여주고 있는 것은 그것이 아니다. 그런 연구들은 한 가지 중요한 질문을 하지 않기 때문이다. 다이어트 탄산음료를 누가 마실까?

체중이나 당뇨병 위험을 걱정하는 사람들이 바로 그들이다. 그들은 체중이 많이 나가거나 체중이 불까봐 걱정이 들어서 다이어트 탄산음료를 마실 수도 있다. 문제는 내 닭이 방금 낳은 달걀을 깨서 내게 요리해줄 수 없는 것과 마찬가지로, 유행병학이 특정한 행동(다이어트 탄산음료 섭취)과 특정한 결과(비만) 사이의 인과 방향을 파악할 도구를 갖추지 못했다는 것이다.

이유를 이해하려면 11장에서 만난 영국 과학자 오스틴 브래드 퍼드 힐에게 (다시) 자문을 구해야 한다. 힐은 1950년대 초에 흡연과 폐암의 연관성을 추적하는 데 기여했고, 유행병학이 발견한 관계의 강도를 평가하고 인과관계가 어느 방향일 가능성이 높은지를 판단하는 9가지 기준을 내놓았다.[5]

앞에서 운동을 이야기할 때 언급한 바 있다. 이 기준 중 가장 중요한 것이자 상관관계와 인과관계를 가장 잘 구별할 수 있는 것은 영양 쪽에서는 실행하기가 가장 까다로운 것이기도 하다. 바로 실험이다.° 빅맥 또는 패스트푸드가 아닌 음식을 아이들에게 무작위로 제공함으로써 패스트푸드 섭취가 평생 어떤 효과를 미치는지를 검사하겠다고 연구 제안서를 쓴다고 해보자. 이 끔찍한 생각이 어떻게든 간에 어떤 기관의 심사 위원회를 통과했다고 하더라도 단순한 실험조차 잘못될 수 있는 방식이 아주 많다. 빅맥을 먹도록 한 아이들 중 일부가 몰래 채식주의자가 될 수도 있고, 대조군이 자주 맥도널드를 찾을 수도 있다. 요점은 인간이 영양 연구를(아니 그 어떤 연구든) 하기가 정말 어려운 대상이라는 것이다. 제멋대로인 데다가 통제에 따르지 않고 오락가락하고 잘 잊고 혼란에 빠지고 배고파 하는 등 복잡하기 그지없기 때문이다.

이것이 바로 우리가 유행병학에 의존하는 이유다. 유행병학은 관찰과 때로 피험자 자신으로부터 데이터를 이끌어낸다. 앞서 살펴보았듯이 운동에 관한 유행병학은 브래드퍼드 힐의 기준들을 우수한 성적으로 통과한다. 그러나 유행병학을 써서 영양을 연구할 때는 퍼센트로 나타내곤 하는 효과 크기, 즉 연관성의 강도에서부터 비참

° 브래드퍼드 힐의 기준은 다음과 같다. (1) 연관성의 강도(효과 크기), (2) 일관성 (재현성), (3) 특이성(특정한 지역에서 아주 특정한 집단에 관찰된 질병이 있을 때 다른 가능한 설명이 절대로 없는가?), (4) 시간성(원인이 결과보다 앞서는가?), (5) 용량 반응(용량을 높이면 효과가 더 강하게 나타나는가?), (6) 개연성(이치에 맞는가?), (7) 정합성(동물의 대조 실험에서 나온 데이터와 들어맞는가?), (8) 실험(발견을 뒷받침하는 실험 증거가 있는가?), (9) 유추(비슷한 요인들의 효과를 생각할 수 있는가?).

하게 실패하곤 한다. 운동처럼 흡연의 유행병학도 효과 크기가 너무나 압도적이기에 브래드퍼드 힐의 검사를 쉽게 통과하는 반면, 영양에서는 그 효과 크기가 대개 너무 작아서 혼란을 일으키는 다른 요인들의 결과물이 되기가 쉽다. 이것이 첫째 문제다.

사례를 하나 들어보자. 적색육과 가공육 섭취가 대장암의 '원인'이라는 주장을 우리는 흔히 접한다. 아주 널리 인용되는 하버드 보건대학원과 세계보건기구의 2017년 연구에 따르면, 그런 고기를 먹으면 잘록창자암 위험이 17퍼센트(위험비=1.17) 증가한다고 한다.[6] 섬뜩하게 들린다. 그런데 그 연구는 브래드퍼드 힐의 기준을 통과했을까? 나는 그렇게 보지 않는다. 연관성이 아주 약하기 때문이다. 비교하자면 연구한 집단에 따라서 흡연자는 폐암 위험이 1000~2500퍼센트(10~25배) 증가할 가능성이 높다.[7] 이는 어떤 유형의 인과관계가 실제로 작용하고 있을 것임을 시사한다. 그러나 어떤 식품이든 간에 위험을 50퍼센트(위험비=1.50)라도 증가시킨다는 것을 보여준 유행병학 연구는 거의 없다.

둘째, 훨씬 더 큰 문제는 이런 결론을 이끌어내는 데 쓰인 가공 안 된 원래 데이터가 아무리 좋게 보려고 해도 믿음직하지 못하다는 사실이다. 많은 영양 유행병학 연구는 '식품 섭취 빈도 설문 조사 food frequency questionnaire'라는 것을 통해 피험자에게서 정보를 수집한다. 지난 한 달 또는 길게는 1년 동안 먹은 것들을 아주 상세히 전부 떠올려서 적으라는 긴 점검표다. 나도 한번 적어보려고 했는데 3주 전은커녕 이틀 전에 먹은 것조차 정확히 떠올리기가 거의 불가능했다.[•] 그러니 그런 데이터를 토대로 삼은 연구를 어떻게 신뢰할 수 있겠는가? 한 예로 적색육 연구에서 우리가 적색육을 얼마나 먹었는지 얼마나 신뢰할 수 있을까?

그렇다면 적색육과 가공육이 실제로 암을 일으킬까, 아닐까? 우리는 알지 못하며, 아마 결코 명확한 답을 얻지 못할 것이다. 이 문제를 조사하는 임상 시험을 할 수 있을 가능성이 매우 낮기 때문이다. 혼란이 판친다. 그럼에도 나는 위험비 1.17은 너무 작아서 적색육/가공육을 먹든 닭고기 등 다른 단백질 공급원을 먹든 그다지 중요하지 않을 수 있다고 꼿꼿하게 주장하겠다. 이 연구가 적색육이 먹어도 '안전'한가라는 질문에 명확한 답을 제공하는 것과 거리가 아주 멀다는 점은 분명하다. 그럼에도 사람들은 여러 해 동안 그 문제로 열띤 논쟁을 벌여왔다.

영양 분야의 문제점이 또 하나 있다. 더 큰 현안을 거의 외면한 채 작은 문제들에 너무나 집착하는 바람에 사소한 것을 중시하고 중요한 것을 무시하는 이들이 너무나 많다는 사실이다. 우리가 식단에 주는 작은 변화는 대다수 사람들이 생각하는 것보다 아마 훨씬 덜 중요할 것이다. 그러나 나쁜 언론의 도움과 부추김을 받는 나쁜 유행병학은 기꺼이 그런 잘못된 생각을 불어넣으려 한다.

•   직접 해보고 싶은 사람은 구글에서 'Food Frequency Questionnaire'로 검색하기 바란다.

나쁜 유행병학에서 벗어나기
: 건강한 음주란 없다

나쁜 유행병학이 영양의 대중 담론을 너무나 주도하는 상황이기에 모든 형태의 나쁜 과학에 맞서는 십자군 전사인 스탠퍼드 예방연구센터의 존 이어니더스 같은 회의주의자들은 반론을 제기해왔다. 그의 기본 논리는 식품이 사람의 생리와 너무나 많은 방식으로 상호작용하는 수백만 가지의 조합이 가능한 수천 가지의 화합물로 이루어져 있는 너무나 복잡한 것이기에—다시 말해 영양생화학적으로 너무나 복잡하기에—유행병학이 어느 개별 영양소나 식품의 효과를 따로 분리하는 일을 해낼 수가 없다는 것이다.[8] 평소에 부드럽게 말하는 이어니더스는 CBC와 인터뷰를 할 때 퉁명스럽게 직설적으로 내뱉었다. "영양 유행병학은 추문거리입니다. 쓰레기통에 처박아야 합니다."[9]

유행병학, 적어도 사람의 영양에 관한 신뢰할 수 있는 인과 정보를 추출하는 도구로서의 유행병학이 지닌 진정한 약점은 그런 연구가 거의 언제나 가망 없는 혼란 속에 빠진다는 것이다. 우리의 식품 선택과 섭식 습관을 결정하는 요인들은 이루 헤아릴 수 없이 복잡하다. 유전학, 사회적 영향, 경제적 요인, 교육, 대사 건강, 마케팅, 종교, 그 밖의 온갖 것들이 관여한다. 그리고 그런 요인들을 식품 자체의 생화학적 효과들과 분리하기란 거의 불가능하다.

몇 년 전 과학자이자 통계학자인 데이비드 앨리슨David Allison은 가장 치밀하게 통제된 연구 모형이 가능하다고 해도 유행병학적 방법이 얼마나 잘못될 수 있는지를 보여주는 탁월한 실험을 수행했다.[10] 유전적으로 동일하면서 동일한 조건에서 키운 실험실 생쥐를 이용해서다. 앨리슨은 이 생쥐들을 대상으로 5장에서 이야기한 열량 제한 실험과 비슷한 무작위 대조 실험을 했다. 생쥐들을 세 집단으로 나눈 뒤 주는 먹이의 양만 다르게 했다. 저열량군, 중열량군, 고열량군이었다. 고열량군은 원하는 만큼 얼마든지 먹도록 했다. 그러자 평균적으로 저열량군이 가장 오래 살았고, 중열량군이 그다음이었고, 고열량군이 가장 수명이 짧았다. 이 결과는 앞서 이루어진 많은 연구들을 통해 충분히 예상할 수 있던 것이었다.

그러나 앨리스는 이어서 아주 탁월한 분석을 했다. 그는 고열량군, 즉 원하는 만큼 무제한 먹도록 한 생쥐들을 더 자세히 살펴보았다. 이 집단 자체는 유행병학적으로 보면 비무작위 동일 집단에 해당했다. 앨리슨은 이 집단에서 일부 생쥐가 다른 생쥐들보다 더 많이 먹었고, 같은 고열량군에서 이 허기를 더 느끼는 생쥐들이 덜 먹는 쪽을 택한 생쥐들보다 사실상 더 오래 살았다는 것을 발견했다. 더 규모가 크고 신뢰할 수 있고 더 널리 재현된 무작위 실험들에서 나온 결과와 정반대였다.

이 결과는 단순하게 설명할 수 있었다. 가장 튼튼하고 건강한 생쥐들이 식욕이 가장 왕성했고, 따라서 더 많이 먹었다는 것이다. 애초에 가장 건강했기에 가장 오래 살았다는 것이다. 그러나 우리가 지닌 것이 오로지 앨리슨이 이 특정한 부분집합을 유행병학적으로

질병 해방

분석한 결과뿐이고 더 규모가 크고 더 잘 설계된 임상 시험이 없다면, 우리는 열량을 더 많이 섭취한 생쥐일수록 더 오래 산다는 결론을 내릴 수도 있을 것이다. 그렇지 않다고 우리가 매우 확신하는 상황에서 말이다.

이 실험은 유행병학이 얼마나 쉽사리 우리를 오도할 수 있는지를 잘 보여준다. 한 가지 이유는 전반적인 건강을 살펴보는 이런 유형의 연구에서 혼란을 일으키는 중요한 교란 변수 때문이다. 건강한 피험자 편향healthy user bias이라는 것인데, 연구 결과가 조사하는 그 어떤 입력 변수의 영향보다도 피험자의 기본 건강 수준을 더 반영할 때가 많다는 뜻이다. 이 연구에서 더 '허기진' 생쥐들이 그렇다.*

나는 '적당한' 음주가 건강 향상과 상관있다고 말하는 널리 알려진 방대한 문헌들이 이의 전형적인 사례라고 본다. 이 개념은 대중 매체에서 거의 신앙 수준으로 받아들여졌지만, 이런 연구들은 거의 예외 없이 건강한 피험자 편향에 오염되어 있기도 하다.[11] 즉 노년에도 음주를 계속하는 이들은 건강하기 때문에 그런 것이지, 음주를 해서 건강한 것이 아니라는 말이다. 마찬가지로 무알콜 음료를 마시는 사람들은 건강 문제나 알코올중독 문제 때문에 술을 피하고자 그런 음료를 마시곤 한다. 그리고 그런 연구에서는 당연히 알코올중독으로 이미 사망한 이들이 제외된다.

---

* 나는 건강한 피험자 편향이 운동 유행병학 문헌에서도 가장 큰 단일 교란 변수라고 생각한다. 건강한 사람들은 건강하기 때문에 운동을 더 많이 하는 경향이 있다.

유행병학은 음주를 하면서도 건강해 보이는 노인들만을 살펴보고서 술이 그들이 건강한 원인이라고 결론짓는다. 그러나 최근에 《미국의사협회지》에 실린, 3장에서 다룬 멘델 무작위화란 도구를 써서 살펴본 연구는 그렇지 않다는 것을 시사한다. 이 연구는 적당한 음주에 동반될 만한 다른 요인들—낮은 체질량지수, 풍족함, 비흡연 등—의 효과를 제거하자 관찰된 음주의 혜택이 완전히 사라진다는 것을 보여주었다. 연구진은 '건강한' 음주량 같은 것은 아예 없다고 결론지었다.[12]

여성 건강 계획
: 좋은 의도가 혼란을 부추길 때

임상 시험은 한 식사법과 다른 식사법을 비교 평가하는 훨씬 더 나은 방법처럼 보인다. 즉 한 집단에는 X를 먹이고, 다른 집단에는 Y를 먹인 뒤 결과를 비교하는 것이다.(또는 음주 사례를 이어가자면, 한 집단에는 술을 적당히 마시게 하고 다른 집단에는 많이 마시도록 하고, 대조군은 전혀 마시지 못하게 한다.)

이런 실험은 유행병학보다 더 엄밀하며, 무작위화 과정 덕분에 인과관계를 추론하는 능력도 어느 정도 제공하지만, 마찬가지로 결함이 있을 때가 많다. 표본 크기, 연구 기간, 대조군 사이에는 트레이드오프가 있다. 대규모 집단으로 장기 연구를 수행하려면 앞서 말한 가상의 사례에서처럼 피험자들이 빅맥이든 단순한 저지방 식단이든 간에 지정한 식사법을 그대로 따른다고 믿어야 한다. 피험자가 실제로 그 식단을 유지하는지 확인하려면 대사 병동에 그들을 가둔 채로 매번 식사를 제공하면서 먹는 모습을 지켜보아야 한다(절대로 다른 것을 먹지 못하도록). 이런 일들을 다 할 수는 있지만 소수의 피험자들을 대상으로 한 번에 몇 주 동안만 가능하다. 이런 소규모 표본이나 짧은 기간으로는 영양과 건강에 관한 메커니즘을 몇 가지 알아낼 수 있을 뿐 그 이상의 연구는 하기 어렵다.

이런 연구들은 약리학적 연구를 단순해 보이게 만든다. 알약 X가 심근경색을 예방할 만치 혈압을 낮추는지 여부를 판단하려면, 몇 달이든 몇 년이든 간에 피험자에게 그 기간에 매일 약을 먹도록 주지시키기만 하면 되는데, 그 단순한 순응조차 쉽지가 않다. 1년 동안 피험자에게 총열량을 20퍼센트 줄인 저지방 식단을 유지하면서 매일 과일과 채소를 적어도 5접시 먹도록 하려고 애쓴다고 상상해보자.[13] 사실 나는 영양 연구, 더 나아가 식사법 연구에서는 그런 순응이야말로 핵심 문제라고 확신하기에 이르렀다. 당신은 이런 식사법을 유지할 수 있겠는가? 대답은 사람마다 다를 것이다. 이것이 바로 아무리 규모가 크고 야심차다고 해도 식사법과 질병의 관계에 관한 핵심 질문들의 답을 얻으려는 실험이 그토록 어려운 이유다.

여성 건강 계획WHI은 좋은 의도로 이루어진 영양 연구가 명쾌함보다는 혼란을 더 불러일으킨 대표적인 사례다. 여성 거의 5만 명을 대상으로 저지방 고섬유질 식단이 어떤 영향을 미치는지를 살펴보고자 한 대규모 무작위 대조 임상 시험이다. 1993년에 시작되어 8년 동안 이어졌고, 거의 7억 5000만 달러가 들었다.(이 연구 명칭을 들어본 듯하다면 아마 이 연구의 다른 부문이 널리 알려졌기 때문일 것이다. 앞서 말한 나이 많은 여성들에게 호르몬대체요법이 미치는 영향을 살펴본 연구가 그것이다.) 결국 이 모든 노력을 쏟아부었음에도 여성 건강 계획은 저지방 식단 집단과 대조군 사이에 유방암, 대장암, 심혈관 질환의 발병률에서든 전체 사망률에서든 통계적으로 유의미한 차이를 전혀 찾아내지 못했다.[14] ●

나 자신을 포함해서 많은 이들은 이 연구 결과가 저지방 식단이 효과가 없다는 것을 보여준다고 주장했다. 그러나 사실 이 연구는 저지방 식단에 관해서 우리에게 아무것도 말하지 않고 있을 수도 있다. '저지방' 실험군은 열량의 약 28퍼센트를 지방으로 섭취한 반면 대조군은 약 37퍼센트를 섭취했다.(그리고 이 연구는 사람들이 실제로 그 긴 세월 동안 무엇을 먹는지를 원격으로 정확히 평가할 수 있다는 가정까지 하고 있는데, 엄청난 가정이다.) 따라서 이 연구는 아주 비슷한 두 식사법을 비교해서 양쪽에서 나온 결과가 꽤 비슷하다는 것을 발견한 셈이다. 아주 놀랍다. 그랬음에도, 그렇게 결함이 있었음에도

● 이 연구에서는 8.5년이나 16.1년 동안 추적했을 때 유방암 사망률에서는 통계적으로 유의미한 차이가 전혀 없었다. 하지만 유방암 진단을 받은 여성들이 다른 원인으로 사망할 확률은 통계적으로 유의미하게 감소했는데 절대적인 위험 수준에서 보면 그 차이는 무의미했다. 8.5년일 때는 사망률이 0.013퍼센트, 16.5년일 때는 고작 0.025퍼센트 감소했다.

각기 다른 섭식 방법을 주장하는 이들은 오랫동안 여성 건강 계획의 연구 결과를 놓고 논쟁을 벌여왔다.

여담이지만 여성 건강 계획 연구는 영양이든 다른 분야든 간에 어떤 개입을 '효능efficacy' 대 '유효성effectiveness'이라는 관점에서 평가하는 것이 아주 중요한 이유를 명확히 보여주는 사례다. 효능은 그 개입이 완벽한 조건과 준수 아래에서 얼마나 잘 먹히는지를 말한다 (즉 피험자가 지정한 대로 정확히 따른다고 할 때). 유효성은 개입이 현실 조건에서 현실의 사람들을 대상으로 얼마나 잘 먹히는지를 가리킨다. 대다수 사람들은 이 2가지를 혼동하며, 그래서 임상 시험의 미묘함을 이해하지 못한다.

여성 건강 계획은 저지방 식단의 효능을 검사한 것이 아니었다. (a) 실제 저지방 식단을 검사하는 데 실패했고, (b) 피험자들이 그 식단을 철저히 유지하지 않았다는 단순한 이유들 때문이다. 따라서 여성 건강 계획를 토대로 저지방 식단이 건강을 개선하지 않는다고 주장할 수는 없다. 이 피험자 집단에서 저지방 식단의 처방이 건강을 개선하지 않은 것일 뿐이다. 차이를 알겠는지?

지중해식 식단의 유익성과 한계

그렇긴 해도 일부 임상 시험이 유용한 지식을 제공해왔다는 것도 사실이다. 지금까지 이루어진 가장 나은, 아니 가장 덜 나쁜 임상 시험 중 하나는 지중해식 식단—아니 적어도 견과류와 올리브유—이 확실히 유익하다는 것을 보여주는 듯했다. 이 연구는 음식 속 지방이 하는 역할에도 초점을 맞추었다.

PREDIMED_{PREvención con DIeta MEDiterránea, Prevention with Mediterranean Diet}(지중해식 식단으로 예방하기)라는 이 스페인의 대규모 연구는 탁월하게 설계된 것이었다. 연구진은 피험자 약 7500명에게 무엇을 먹어야 한다고 정확히 말하는 대신에 한 집단에 그냥 매주 올리브유 1리터를 '선물'로 주었다. 그 선물이 그들을 연구진이 원하는 식단 변화를 이루는 쪽으로(즉 올리브유를 써서 요리한 음식을 먹는 쪽으로) 옮겨갈 동기를 부여하려는 의도였다. 두 번째 집단에는 매주 견과류를 주고서 매일 몇 개씩 먹으라고 했다. 대조군에는 견과류도, 지방을 추가한 육류도, 소프리토(양파와 고추와 마늘에 토마토를 섞어서 만든 맛있는 스페인 양념)도, 기이하게도 생선도 없는 저지방 식단을 먹으라고 단순하게 말했다.

연구진은 원래 6년 동안 연구를 진행할 계획이었지만 겨우 4.5년이 지난 2013년에 일찍 끝낸다고 선언했다. 결과가 너무나 극적이었기 때문이다. 올리브유를 받은 집단은 저지방 집단보다 뇌졸중, 심근경색, 사망률이 약 3분의 1(31퍼센트) 더 줄었고, 견과류 집단도 비슷한 수준으로(28퍼센트) 위험이 감소했다.

따라서 임상 시험을 지속하는 것이 저지방 집단에 비윤리적으로 비쳤다. 수치로 따지면 견과류나 올리브유 '지중해식 식단'은 심장병의 1차 예방—아직 '발작 사건'을 겪거나 임상 진단을 받은 적이

질병 해방

없는 집단에서—에 쓰이는 최소 치료 환자 수로 볼 때 스타틴만큼 강력한 듯했다.[15] •

놀라운 성공 사례처럼 보였다. 연구자들이 단순한 식단 연구에서 단지 체중 감소가 아니라 사망이나 심근경색 같은 어려운 결과를 규명할 수 있음을 보여준 아주 드문 사례였기 때문이다. 이런 식단은 2형 당뇨병, 흡연, 고혈압, 높은 LDL-C 수치, 낮은 HDL-C 수치, 과체중이나 비만, 조기 심장동맥 질환 가족력 등 심각한 위험 요인을 이미 적어도 3가지 지닌 피험자들에게 도움을 주었다. 위험이 높은 상태임에도 올리브유(또는 견과류) 식단은 질병과 사망을 지연시키는 데 분명히 도움을 주었다. PREDIMED 데이터의 사후 분석에서도 지중해식 식단 집단은 인지 능력이 개선된 반면 저지방 식단 집단은 인지 능력이 쇠퇴했다는 것이 드러났다.[16]

그렇다고 해서 이것이 지중해식 식단이 모두에게 맞다거나, 엑스트라버진 올리브유가 가장 건강한 지방이라는 뜻일까? 그럴 수도 있다. 하지만 확실한 것은 아니다.

내가 볼 때 식사법과 영양 연구에서 가장 성가신 쟁점은 드러나

• 2차 예방에서 스타틴은 최소 치료 환자 수가 좀 더 낮은 경향을 보인다. PREDIMED 연구 결과는 나중에 철회되고 무작위화 오류를 수정하는 쪽으로 재분석되었다(특정한 개입이 진정으로 무작위화한 상태에서 이루어지도록 피험자들을 할당하지 않았기 때문이다). 그러나 새로운 분석에서도 연구의 결론은 그다지 달라지지 않았다. 내가 볼 때 PREDIMED의 가장 큰 문제점은 실행 편향performance bias이라는 것이다. 두 실험군의 피험자들이 대조군보다 연구진과 상호작용을 더 많이 한 탓에 행동에 변화가 일어났을 수 있다는 의미이다.

긴 하지만 모호할 때가 많은 개인별 차이다. 대체로 또는 전적으로 체중 감소를 최종 결과로 살펴보는 연구들은 더욱더 그렇다. 발표된 연구들은 평균적으로 거의 언제나 실망스러운 결과를 내놓는다. 피험자들은 평균적으로 줄어든 체중이 몇 킬로그램 이내였다. 현실적으로 식사법을 통해 체중을 아주 많이 줄이는 사람도 있고, 전혀 줄이지 못하거나 오히려 느는 사람도 있다.

여기서 2가지 문제가 관여한다. 첫째는 순응이다. 피험자가 식단을 얼마나 잘 지킬 수 있을까? 사람마다 다르다. 식품을 둘러싼 행동과 사고 패턴은 저마다 다르다. 둘째는 해당 식단이 개인에게 어떻게 영향을 미치는가다. 개인마다 대사와 위험 요인들이 다르다. 그러나 이런 점들은 무시될 때가 너무나 많으며, 결국 우리는 식사법이 '효과가 없다'라고 일반화하게 된다. 이런 연구가 실제로 의미하는 바는 식사법 X나 식사법 Y가 모든 사람에게 효과가 있지는 않다는 것이다.

다음 장의 목표는 당신 개인에게 가장 알맞은 섭식 계획이 무엇인지 알아내도록 돕는 것이다. 그러려면 꼬리표 너머로 나아가서 영양생화학을 깊이 살펴보아야 한다.

15장

영양생화학 적용하기
자신에게 가장 알맞은 식단 찾는 법

의사가 내게 4인용 내밀한 만찬을 즐기는 일을 그만두라고 했다.
다른 사람 3명이 없다면 말이다.

—오손 웰스Orson Welles

표준 식단이 당신의 건강을 위협한다

내 환자들은 대부분 나를 찾아올 때면 이미 어떤 것이든 '식사법'을 실천하고 있다. 그런데 그들 거의 모두가 공감하고 있는 점 중 하나는 결과가 흡족하지 않다는 사실이다.

나도 공감할 수 있다. 전공의 시절 내가 실제로 좀 살찐 피터보다 더 뚱뚱했을 때 나는 얼마 동안 비건 식단을 시도했다. 이론상 비건 식단을 택하면 살이 빠져야 마땅했다. 스테이크만큼 열량을 섭취하려면 엄청난 양의 샐러드를 씹어 먹어야 하니까. 그러나 현실적으로 나는 식사를 대개 병원에서 했으므로, 이 말은 온갖 과자와 간식을 먹으면서 매일 점심 때 채소로 보충을 한다는 뜻이었다. 그랬으니 체중은 6개월 동안 0.5킬로그램도 줄어들지 않았다. 돌이켜보면 당시에 뭐가 문제인지 알아차렸어야 마땅했다. 나는 명목상으로는 고상한 '비건' 식단을 유지했지만 실질적으로는 그저 동물성 식품이 들어 있지 않을 뿐인 정크푸드를 잔뜩 먹고 있었다. 다시 말해 표준 미국 식단Standard American Diet, SAD의 비건 판에 불과했다.

비건 식단조차도 표준 미국 식단의 손아귀에서 벗어나기에는 부족하다. 식료품점의 한가운데를 차지하고 있는 우리의 기본 식품 환경은 이런 것이다. 갖가지 지원을 받아서 옥수수, 밀가루, 설탕, 콩을 대량 생산하는 농업 체제로부터 나온 포장되고 냉동된 온갖 제품들이다. 어떤 면에서 이것은 처음부터 인류의 고민거리였던 4가지 문제의 탁월한 해결책이다. (1) 거의 모두를 먹일 수 있을 만큼 식량을 충분히 생산하는 방법, (2) 저렴하게 생산하는 방법, (3) 식품을 안전하게 저장하고 운반할 수 있도록 보존하는 방법, (4) 아주 맛있게 만드는 방법. 이 4가지를 모두 최적화한다면 표준 미국 식단으로 귀결된다고 거의 보장할 수 있다. 이것은 식단이라기보다는 세계를 효율적으로 먹일 방법에 관한 비즈니스 모델에 더 가깝다. 현대 산업식 식량 생산 체제에 경의를 표하자.

그러나 여기에 5번째 기준이 빠져 있다는 점에 주목하자. 바로 식품을 무해하게 만드는 방법이다. 물론 표준 미국 식단은 딱히 해를 끼치려는 의도를 지니고 있지 않다. 지나치게 섭취할 때 우리 대다수에게 해로운 것은, 위의 4가지가 수백만 년의 진화를 통해 우리에게 최적화한 고도로 효율적인 에너지 저장 수단과 충돌한 결과다. 이 비즈니스 모델의 불행한 외부 효과다. 담배도 비슷하다. 담배 제조사들은 풍부한 농산물을 이용해 많은 돈을 벌고자 나섰는데, 그들이 고안한 해결책인 담배는 불행한 부작용을 낳았다. 서서히 고객을 죽였다.

표준 미국 식단을 구성하는 요소들은 의도한 대로 대량 섭취할 때 대다수 사람들에게 거의 담배처럼 해를 끼친다. 가당, 섬유질이 적은 고도로 정제된 탄수화물, 가공유, 열량이 풍부한 기타 식품들이 그렇다. 여기서 모든 '가공' 식품이 나쁘다는 뜻이 아니라는 점을 언급해두자. 신선한 채소를 제외하고 우리가 먹는 것들은 거의 다 어느 정도 가공된다. 예를 들어 치즈는 우유를 보존하는 방식으로 창안된 가공 식품이다. 우유는 냉장 보관하지 않으면 쉽게 상할 테니까. 우리가 표준 미국 식단을 이야기할 때 실제로 언급하는 대상은 정크푸드다.

우리가 직면한 기본 문제는 아마 인류 역사상 처음으로 설령 지구상의 대다수까지는 아니라고 해도 많은 사람들이 충분한 열량을 섭취할 수 있게 되었다는 것이다. 진화는 우리를 이런 상황에 대비시키지 못했다. 자연은 기꺼이 우리가 살이 찌도록 하며, 솔직히 우리가 당뇨병에 걸리든 말든 개의치 않는다. 그래서 표준 미국 식단은 영양 쪽으로 우리의 주요 목적을 망친다. 필요한 양보다 더 많이 먹도록 유도함으로써 과다 영양 상태가 되도록 하는 한편으로, 단백질 등 건강을 최적 상태로 유지하는 데 필요한 영양소 대신에 저질 초가공 성분들을 선호하게 만드는 경향이 있다.

표준 미국 식단은 몸의 대사 균형을 교란한다. 혈당 수치를 조절하는 우리 능력에 엄청난 부담을 주고, 우리가 지방을 사용해야 할 때 오히려 저장하도록 만든다. 미국 농무부에 따르면 미국인이 섭취하는 열량의 주된 원천은 파이, 케이크, 과자 같은 '곡물 기반 디저트'라는 범주에 속한 것들이다. 이것이 바로 우리가 가장 많이 먹는 '식품군'이다. 치즈케이크 전문점 같은 곳에서 곡물 기반 디저트를 잔뜩 먹는다면 혈당 수치가 치솟을 것이다. 그리고 앞에서 보았듯이 이런 일이 계속 되풀이된다면 이윽고 그 모든 열량을 안전하게 처리할 수 없게 될 것이다. 표준 미국 식단은 본질적으로 우리의 대사 건강과 전쟁을 벌이고 있으며, 시간이 충분하다면 우리 대다수는 이 전쟁에서 질 것이다.

표준 식단의 중력에서 벗어나는 3가지 전략

표준 미국 식단으로부터 더 멀어질수록 우리는 더 나아질 것이다. 이는 대다수 '식사법'의 공통 목표다. 덜 먹고, 더 나아가 더 잘 먹

질병 해방

음으로써 표준 미국 식단의 강력한 중력으로부터 벗어나도록 돕는 것이다. 그러나 덜 먹는 것이야말로 1차 목표다. 일단 꼬리표와 이념을 벗겨내고서 보면, 거의 모든 식사법이 적어도 다음 3가지 전략 중 하나에 의존함으로써 목표를 달성하고자 한다는 점을 알아차리게 된다.

1. 열량 제한CALORIC RESTRICTION, CR: 전체적으로 덜 먹기. 하지만 무엇을 먹는지 또는 언제 먹는지에는 주의를 기울이지 않는다.
2. 식이 제한DIETARY RESTRICTION, DR: 식단에서 특정한 요소를 덜 먹기(고기, 당, 지방 등).
3. 시간 제한TIME RESTRICTION, TR: 특정한 시간 동안 안 먹기. 여러 날 단식하는 것까지 포함한다.

다시 말해 당신이 영양 과잉 상태라면, 즉 통계적으로 인구의 약 3분의 2에 해당한다면, 당신은 적어도 다음과 같은 열량 제한 방법 중 하나를 적용할 필요가 있을 것이다. 자신이 무엇을 먹는지를 꼼꼼하게 추적하기(그리고 줄이기), 특정한 식품을 끊기, 먹는 데 쓰는 시간을 줄이기. 이것이 전부다.

영양에 접근하는 방법을 이 세 전략으로 분류함으로써 우리는 '저지방'이나 '지중해식' 식단처럼 우리에게 그다지 알려주는 것이 없는 꼬리표에 의존하는 대신에 식단 개입을 더 객관적으로 논의할 수 있게 된다. 이 변수들 중 어느 것도 수정하지 않는다면—원하는 것을, 원할 때마다, 원하는 만큼 먹는다면―우리는 결국 표준 미국 식단으로 돌아가게 된다.

이 접근법 각각에는 나름의 장단점이 있으며, 지난 10년 동안 무수한 환자들과 영양 문제에 대처하면서 나도 숱하게 접했다. 뒤에서 상세히 살펴볼 텐데, 먼저 짧게 요약해보자.

1. 순수한 효능이라는 관점에서 보자면, 열량 제한$_{CR}$이 분명히 가장 낫다. 이것이 바로 보디빌더가 근육량을 유지하면서 체중을 줄이는 방법이자, 식품 선택에서 가장 융통성을 발휘할 수 있는 방법이기도 하다. 문제는 완벽하게 하지 않는다면―먹는 것 하나하나를 다 추적하고 속이거나 간식을 먹으려는 충동에 굴복하지 않아야 한다―효과가 없다는 것이다. 많은 이들은 이 방법을 계속하기가 힘들다.

2. 식이 제한$_{DR}$은 에너지 섭취량을 줄이고자 할 때 가장 흔히 쓰는 전략일 것이다. 개념은 단순하다. 특정한 식품을 골라서 아예 먹지 않는 것이다. 이 방법은 제외시켰을 때 열량 부족을 일으킬 만큼 그 식품이 풍족하고 충분히 중요할 때만 효과가 있을 것이 분명하다. 따라서 '상추 제외' 식단을 유지하겠다고 하면 실패할 가능성이 높다. 또 특정한 식이 제한을 완벽하게 유지한다고 해도 여전히 과식을 할 수 있다. 내가 비건 식단을 시도했을 때처럼 말이다.

3. 시간 제한$_{TR}$―간헐적 단식이라고도 한다―은 열량을 줄이는 방

법 중 가장 최근에 유행하는 것이다. 어느 면에서는 가장 쉽다고 본다. 내가 자전거 선수로 뛸 때 나는 이미 아주 가벼운(내 나름으로는) 내 체중에서 2.7킬로그램을 더 빼려고 애쓰고 있었는데 시간 제한이 내 주된 방법이 되었다. 나는 하루에 약 3시간 훈련을 하는 와중에도 하루 한 끼만 먹곤 했다. 그러나 이 방법은 과식 못지않게 역효과를 일으킬 수 있다. 재미있게도 나는 하루 한 끼 방법을 택한 환자들이 그 한 끼를 주로 피자와 아이스크림을 얼마나 많이 먹을 수 있는지를 알아보는 경연 대회로 바꿈으로써 체중이 오히려 불어나는 상황을 목격하곤 한다. 그러나 이 접근법의 더 중요한 단점은 시도한 사람들 대다수가 단백질 부족 상태에 이른다는 것이다(단백질 필요량은 이번 장의 뒷부분에서 다룰 것이다). 시간 제한에서 흔히 접하는 상황 중 하나는 체중은 빠지지만 신체 조성이 안 좋은 쪽으로 바뀌는 것이다. 체지방은 동일하거나 더 늘어나는 반면 지방 뺀 체중(근육)이 줄어든다.

이번 장의 나머지에서는 이 3가지 접근법을 구체적으로 살펴보겠다. 가장 중요한 것, 우리가 얼마나 많이 먹는지부터 시작하자.

열량 제한
: 열량이 가장 문제다

　같은 말을 반복하는 양 들릴지 모르지만, 우리가 해결하고자 또는 피하고자 하는 문제들 중 상당수가 우리가 안전하게 이용하거나 저장할 수 있는 수준을 초월해 열량을 많이 섭취하는 데서 비롯된다는 사실을 지금쯤 명백히 깨달았을 것이다. 필요한 양보다 더 많은 에너지를 섭취한다면 남는 양은 결국 어떤 식으로든 간에 지방 조직으로 들어갈 것이다. 이 불균형이 계속된다면 '안전한' 피부밑 지방 조직의 수용량을 초과하고, 6장에서 말했듯이 남는 지방은 간, 내장, 근육으로 흘러넘칠 것이다.

　열량을 얼마나 많이 섭취하는지는 이 책에서 이야기하는 다른 모든 것에 엄청난 영향을 미친다. 어떤 식품으로든 하루에 약 1000 칼로리를 추가로 섭취한다면 조만간 이런저런 문제가 생길 것이다. 앞의 장들에서 우리는 과잉 열량이 대사 질환뿐 아니라 심장병, 암, 알츠하이머병 등 여러 만성 질환에 기여한다는 것을 알았다. 또 열량 섭취를 줄일수록 수명이 늘어나는 경향을 보인다는 실험 자료들이 수십 년에 걸쳐 쌓여왔다는 것도 안다(5장). 적어도 쥐와 생쥐 같은 실험동물들은 그랬다(그리고 많은 현대인들에게서도 수명 연장 효과가 나왔다). 비록 이것이 이런 실험들 대부분에서 대조군으로 삼은 동물들의 기본 상태인 과식에 따른 알려진 위험들이 제거됨으로써 나타난 현상인지, 아니면 진정한 수명 연장인지를 놓고 논쟁이 벌어지고 있긴 하지만.

실험동물이 아닌 사람에게 적용할 때, 열량 제한은 대개 다른 이름으로 불린다. '열량 계산calorie counting'이다. 열량을 계산하고 제한하는 사람들이 체중을 줄일 수 있고 실제로 줄인다는 것을 보여주는 연구가 많다. 그런 연구들은 체중 감소를 알아보는 것이 주된 목표다. 다이어트 전문 기업인 웨이트 워처스Weight Watchers가 하는 일이 이것이기도 하다. 이 일이 성공하는 데 가장 큰 장애물은 첫 번째는 허기고, 두 번째는 자신이 먹는 것들을 세세하게 계속 추적해야 한다는 점이다. 지금은 10년 전보다 더 나은 도우미 앱들이 나와 있지만 여전히 쉽지 않다. 보디빌더와 운동선수가 선호하는 이 방식은 어떤 이들에게는 놀라울 만치 효과가 좋지만, 많은 이들에게는 무엇을 먹는지 계속 추적한다는 것이 실현 불가능한 요구 조건이다.

한 가지 사소한 장점은 열량 계산이 식품 선택에는 관여하지 않는다는 것이다. 즉 하루 섭취량을 유지하기만 하면 원하는 것을 먹을 수 있다는 뜻이다. 그러나 판단을 잘못 내리는 상황이 너무 잦아지면 배가 심하게 고플 것이고, 따라서 식품을 고를 때 신중해야 한다. 스니커즈 바만으로 이루어진 열량 제한 식단으로도 체중을 뺄 수 있겠지만, 삶은 브로콜리와 닭 가슴살을 고른다면 훨씬 더 즐겁게 먹을 수 있다.

열량 제한을 수명 연장 도구로 사람에게 적용할 수 있는지 또는 해야 하는지를 놓고 오래전부터 논쟁이 이어져왔다. 16세기 이탈리아 신사인 루이기 코르나로에게는 효과가 있었던 듯하다. 그는 100

세까지 살았다고 주장했다. 실제로는 80대에 사망했을 가능성이 높다. 이 장수 혜택이 실제로 있는지 사람을 대상으로 장기적으로 연구하기란 분명히 어렵다. 이유는 앞서 개괄한 바 있다. 그래서 원숭이를 대상으로 이 가설을 검증하는 연구가 이루어졌다. 2건의 장기 영장류 연구다. 결과는 아주 놀라우며, 지금도 열띤 논쟁이 벌어지고 있다.

2009년 7월 《사이언스》에 붉은털원숭이들을 대상으로 마음껏 먹도록 한 집단보다 열량 제한을 한 집단이 무려 20여 년 더 오래 살았다는 연구 결과가 실렸다.[1] 《뉴욕타임스》 1면에는 〈다이어트하는 원숭이가 장수에 희망을 제공하다〉라는 기사가 실렸다.[2] 함께 실린 사진들은 어떤 일이 일어났는지 잘 보여주었다. 왼쪽 사진은 칸토라는 원숭이로 꽤 나이가 든 27세임에도 말쑥하고 활기 차 보이는 반면, 오른쪽 사진의 원숭이 오언은 나이가 그보다 겨우 2년 더 많을 뿐인데도 칸토의 무기력하고 기운 없는 삼촌처럼 보였다. 칸토는 거의 평생 동안 열량 제한 식사를 한 반면, 오언은 원하는 대로 마음껏 먹으며 살았다.

20여 년 전 위스콘신대학교 매디슨캠퍼스 연구진은 오언과 칸토를 비롯한 원숭이 76마리를 대상으로 이 연구를 시작했다. 원숭이들 중 절반(대조군)은 원하는 만큼 먹이를 마음껏 먹을 수 있었고, 나머지 절반은 대조군보다 약 25퍼센트 더 적은 '식단'을 제공받았다. 연구자들은 그들이 살면서 나이를 먹어가는 모습을 지켜보았다.

노화 연구는 물감이 마르는 광경을 지켜보는 것만큼 지루한 경향이 있지만, 최종 결과는 너무나 극적이었다. 열량 제한 집단은 마음껏 먹은 대조군보다 상당히 더 오래 살았고 노화 관련 질병으로 사망할 확률이 훨씬 낮다는 것이 드러났다. 인슐린 민감성 같은 여러 척도들에서도 더 건강하다고 나왔다. 그들은 뇌도 대조군보다 더 나은 상태를 유지했다. 나이가 들어도 회백질이 더 많았다. 연구진은 이렇게 결론지었다. "이런 데이터는 열량 제한이 영장류 종에게서 노화를 늦춘다는 것을 보여준다."

그렇게 완결되었다. 아니 그렇게 보였다.

3년 뒤인 2012년 8월, 다른 원숭이 연구 결과[3]가 《뉴욕타임스》 1면을 장식했다. 그런데 이번에는 기사 제목이 전혀 딴판이었다. 〈심한 다이어트는 수명을 연장하지 않는다〉[4]라는 암울한 선언에 이런 단서가 따라붙었다. 〈적어도 원숭이에게서는〉. 이 연구도 1980년대에 시작되었고, 국립보건원 소속인 국립노화연구소의 지원으로 수행되었다. 실험 설계는 위스콘신 연구와 거의 동일했다. 한쪽 집단이 열량을 약 25~30퍼센트 덜 섭취하도록 했다. 그러나 미국 국립보건원 연구진은 열량 제한 집단이 대조군보다 더 오래 사는 것이 아니라는 결과를 얻었다. 양쪽 집단의 수명에는 통계적으로 유의미한 차이가 나타나지 않았다. 기사 제목을 쓴 기자의 관점에서 보자면 열량 제한은 '먹히지' 않았다.

기자들은 지난번에 널리 알려진 연구와 모순되는 연구 결과가 나올 때면 신이 난다. 노화를 연구하는 이들로 이루어진 소규모의 세계에서 미국 국립보건원 연구 결과는 당혹감을 일으켰다. 국립보건원 원숭이 연구가 위스콘신 연구를 확인하는 결과를 내놓을 것이라고 모두가 예상하고 있었다. 그런데 위스콘신 연구진은 열량 제한이 원숭이 수명을 늘린다고 하고 국립보건원 원숭이들이 사는 메릴랜드의 연구진은 그렇지 않다는 것을 보여주기 위해 연방 예산 수천만 달러를 갖다 쓴 것 같았다.

그러나 과학에서는 실험이 예상했던 결과를 내놓을 때보다 '실패할' 때 더 많은 것을 알려주는 사례가 종종 있으며, 이 원숭이 실험들도 그랬다. 나란히 놓고 살펴보자, 두 원숭이 연구에는 사소해 보이는 차이점들이 있었는데, 그런 차이가 엄청나게 중요하다는 것이 드러났다. 그리고 그 차이는 우리 전략과도 관련이 깊다. 종합하면 이 두 원숭이 연구는 지금까지 영양과 장기 건강 사이의 복잡한 관계를 살펴본 실험들 중에서 가장 엄밀한 것에 속한다. 그리고 여러 최고의 과학 실험들처럼 이 연구들도 적어도 어느 정도는 우연의 산물이었다.

두 연구의 가장 심오한 차이는 식사법 연구에서 가장 근본적인 차이기도 했다. 바로 원숭이들이 먹은 먹이였다. 위스콘신 원숭이는 '반정제된semipurified' 시판되는 원숭이 사료를 먹었다. 즉 성분들이 고도로 가공되고 비율이 엄밀하게 배합되어 있다는 뜻이었다. 국립보건원 원숭이는 다량영양소 비율로 보면 비슷한 먹이를 먹었지만, 국립보건원의 영장류 영양학자들이 원재료들을 나름의 공식에 따라 배합한 '자연적'이면서 덜 정제된 사료였다. 가장 뚜렷한 차이점은 이것이었다. 국립보건원 원숭이들의 사료에는 당이 약 4퍼센

질병 해방

트 들어 있었던 반면, 위스콘신 사료에는 자당 함량이 무게로 무려 28.5퍼센트나 되었다는 것이다. 하겐다즈 바닐라 아이스크림보다 당 함량이 더 높았다.

이것만으로 생존 결과의 차이를 설명할 수 있을까? 그럴 수도 있다. 위스콘신 대조군, 즉 열량 제한을 받지 않은 원숭이들 중 40퍼센트 이상은 인슐린 저항성과 당뇨병 전단계에 이른 반면, 국립보건원 대조군은 7분의 1만이 당뇨병 증세를 나타냈다.[•] 그리고 위스콘신 대조군은 다른 집단들보다 심혈관 질환과 암으로 사망할 가능성이 훨씬 높았다. 이는 위스콘신의 나쁜 식단을 고려할 때 열량 제한이 사실은 노화를 늦추기보다는 조기 사망을 억제한다는 것을 시사할 수도 있었다. 그래도 여전히 유용한 정보다. 당뇨병을 비롯한 대사 질환을 피하는 것도 우리 전략의 중요한 일부니까.

위스콘신 연구진은 자신들의 사료가 미국인이 실제로 먹는 식단과 더 비슷하다고 옹호했고, 그 말은 타당하다. 어떤 의미로 보아도 딱히 정확한 것은 아니지만, 사람의 기준으로 보자면 위스콘신 원숭이는 다소 패스트푸드로 산 반면 국립보건원 원숭이는 샐러드를 잔뜩 먹고 있었던 것이다. 위스콘신 대조군은 가장 많은 열량을 가장 안 좋은 사료를 통해 섭취했고, 건강이 가장 나빠졌다. 이치에 맞는다. 우리 식단이 주로 치즈버거와 밀크셰이크로 이루어져 있다

• 위스콘신 연구진은 인슐린 저항성 같은 당뇨병의 표지자들을 기록한 반면, 국립보건원 연구진은 2형 당뇨병 진단을 받은 사례만 적었다.

면 치즈버그와 밀크셰이크를 덜 먹는 편이 도움이 될 것이다.

국립보건원 식단은 질이 훨씬 좋았다. 옥수수 기름과 옥수수 녹말(위스콘신 식단에서 또 다른 30퍼센트를 차지한) 같은 초가공 성분 대신에 국립보건원 원숭이의 사료는 밀과 옥수수를 통째로 갈아서 만들었다. 그래서 전형적인 신선 식품에 들어 있는 것과 비슷한 2차 대사산물을 비롯한 유익한 미량 영양소가 더 많이 들어 있었다. 완전히 자연식이라고는 할 수 없지만 적어도 붉은털원숭이가 야생에서 먹는 먹이에 더 가까웠다. 따라서 국립보건원 원숭이들에게는 사료를 더 주거나 덜 주는 것이 영향을 더 적게 미쳤을 것이다. 애초에 사료가 그다지 해롭지 않았기 때문이다. 결론은 식사의 질도 양 못지않게 중요할 수 있다는 것이다.

정리해보자. 이 두 원숭이 연구는 영양생화학에 관해서 우리에게 무엇을 말하고 있을까?

1. 당뇨병과 관련 대사 질환들을 피하는 일—특히 정크푸드를 제거하거나 줄임으로써—은 장수에 대단히 중요하다.

2. 두 연구에서 대조군의 주된 사망 원인인 암과 열량 사이에는 강한 연관성이 있는 듯하다. 열량 제한 원숭이는 암 발병률이 50퍼센트 낮았다.

3. 우리가 먹는 식품의 질도 양 못지않게 중요할 수 있다. 표준 미국 식단이라면 훨씬 덜 먹어야 한다.

4. 거꾸로 애초에 질 좋은 식사를 하고 있고 대사가 건강하다면 약

간의 열량 제한만으로도—또는 단지 과식하지 않는 것만으로도—유익할 수 있다.

나는 이 마지막 요점이 핵심이라고 생각한다. 이 두 연구는 질 좋은 식사를 한다면—대사가 건강한 상태에서—굳이 열량 제한을 심하게 할 필요조차 없음을 시사한다. 국립보건원 대조군은 질 좋은 사료를 원하는 만큼 먹었으면서도 양쪽 연구의 열량 제한 원숭이들과 거의 비슷하게 오래 살았다. 흥미롭게도 사후 분석에서 국립보건원 대조군이 위스콘신 대조군보다 하루 열량 섭취량이 약 10퍼센트 더 적었다는 것도 드러났다. 이런 차이는 더 질 좋은 식사를 함으로써 허기를 덜 느꼈기 때문에 자연스럽게 나타났을 가능성이 높다. 연구진은 이런 아주 작은 열량 제한 차이조차 중요할 수 있다고 추정했다. 또 영양 과잉을 피하는 것이 좋다는 우리 논지를 분명히 뒷받침한다.

이런 연구 결과들이 모두 열량 섭취를 대폭 심하게 줄일 필요가 있다는 것을 시사하는 의미가 아니라는 점을 유념하자. 열량 제한은 대사 건강이 안 좋거나 영양 과잉인 사람에게 도움을 줄 수 있다. 그러나 나는 장기간에 걸친 심한 열량 제한이 제공할 수도 있을 수명 연장 혜택이 무엇이든 간에 과연 수반되는 트레이드오프를 무릅쓸 만한 가치가 있을지는 확신이 들지 않는다. 계속 허기가 지는 것은 말할 것도 없고 면역력 약화와 더욱 안 좋게는 악액질과 근감소증에 취약해지는 것 등이 그렇다. 이런 원치 않는 부작용은 이미 노화에 따라 진행되고 있는 부정적인 과정들 중 일부를 가속시킬 것이며, 이는 특히 노년층에서 열량 제한이 이롭기보다는 해를 끼칠 가능성이 더 높음을 시사한다.

이 원숭이들은 국립보건원 집단처럼 우리도 대사가 건강하고 영양 과잉이 아니라면 저질 식단을 피하는 것만 해도 된다고 알려준다. 국립보건원 열량 제한 집단의 몇몇 원숭이는 지금까지 기록된 붉은털원숭이들 중 가장 장수했다. 따라서 원숭이에게서도 열량 섭취 제한과 식사 질 개선이 '먹힌다'는 것이 아주 명확한 듯하다. 물론 이 일을 어떻게 할지는 까다로운 부분이다. 다음 절에서 말하겠지만, 우리가 섭취하는 열량을 제한하고 우리의 대사와 생활방식에 맞게 식품 섭취량을 조절하고자 할 때 채택할 수 있는 전략은 많다.

식이 제한
: 영양생화학이 알려주는 식사요법

식이 제한DR은 기존의 '식사요법' 영역을 가리킨다. 영양생화학의 관심—연구비, 에너지, 분노, 그리고 당연히 논쟁—중 90퍼센트가 집중되어 있는 영역이다. 그러나 깊이 파고들면 꽤 단순하다. 영양 세계에서 악귀 한두 마리를 찾아내서 내쫓자는 것이다. 밀의 글루텐 같은 것 말이다. 그 악귀가 더 흔한 것이고 그것을 더 엄격하게 제한하는 '식사요법'을 채택할수록 전체 열량 섭취량은 더 줄어들

가능성이 높다. 오로지 감자만 먹겠다고 결심해도 살은 빠질 것이다. 억지로 먹는다고 해도 하루에 먹을 수 있는 감자의 양은 한정될테니까. 나는 식이 제한을 하는 사람들을 보았고, 이 방법은 먹힌다. 어려운 부분은 제외하거나 제한할 식품을 결정하는 일이다.

우리 조상들은 이런 문제를 겪지 않았다. 우리 조상들이 기회주의적 잡식동물임을, 즉 필요할 때 식량을 전환할 수 있는 동물이었음을 시사하는 증거는 충분히 많다. 손에 넣을 수 있는 것이라면 무엇이든 닥치는 대로 먹었다. 많은 식물, 많은 녹말, 구할 수만 있으면 먹은 동물 단백질, 손에 넣을 수만 있다면 먹은 꿀과 열매 등.[5] 또 적어도 현존하는 몇몇 수렵채집 사회를 연구한 결과를 토대로 할 때 그들은 대사가 아주 건강했던 듯하다.[6]

우리도 그렇게 해야 할까? 우리도 수중에 넣을 수 있는 모든 것을 닥치는 대로 먹는 기회주의적 잡식동물이 되어야 할까? 진화는 우리를 그렇게 빚어냈지만, 우리 현대 식품 환경은 식량을 구하기가 너무나 쉬운 곳이다. 따라서 영양 과잉과 대사 건강 문제를 겪는 이들이 아주 흔하다. 열량을 섭취할 수 있는 식품과 맛있게 요리하는 방법이 너무나 많다. 따라서 식이 제한이 필요하다. 우리는 먹을 수 있는 것과 먹을 수 없는 것(또는 먹지 말아야 할 것)을 나누는 벽을 세울 필요가 있다.

식이 제한의 장점은 개인마다 맞춤 적용할 수 있다는 것이다. 자신의 필요에 따라서 제한을 다양하게 할 수 있다. 모든 가당 음료를 안 먹겠다고 결심할 수도 있으며, 그런 결심은 아주 좋은 출발점이 될 것이다(그리고 비교적 하기도 쉽다). 여기에서 한 단계 더 나아가 달콤한 과일 주스도 끊을 수 있다. 당을 첨가한 다른 식품들까지도 끊을 수 있다. 또는 탄수화물 전체를 줄이거나 끊는 데까지 나아갈 수도 있다.

많은 이들에게 탄수화물 제한이 그토록 효과적인 한 가지 이유는 먹는 식품의 종류뿐 아니라 식욕도 줄이는 경향이 있기 때문이다.[7] 그러나 식이 제한을 유지하기가 쉽지 않은 사람들도 있다(나조차도 케톤 생성 식단을 며칠 이상 지속할 생각이 결코 없다). 지방 제한은 선택할 식품의 종류도 제한하지만, 잘못된 저지방 식품을 먹는 쪽을 택한다면(고탄 정크푸드 같은) 식욕을 떨어뜨리는 데는 별 효과가 없을 수도 있다. 예를 들어 탄수화물을 대부분 시리얼 형태로 섭취한다면 온종일 배가 아주 고픈 상태로 지내게 될 것이다.

식이 제한의 한 가지 주된 위험은 신중하게 하지 않는다면 쉽사리 영양 과잉 상태로 치달을 수 있다는 것이다. 사람들은 단순히 배부르게 먹지 않도록 제한하면(탄수화물 같은 것) 그리 많이 먹을 수 없다고 (잘못) 가정하는 경향이 있다. 그런 생각은 틀렸다. 제대로 엄격하게 지킨다고 해도 식이 제한은 영양 과잉을 일으킬 수 있다. 탄수화물을 아예 끊어도 대신에 와규 스테이크와 베이컨을 과다 섭취하면 열량 초과 상태에 쉽게 이르게 될 것이다. 따라서 자신이 지킬 수 있는 동시에 목표를 달성하는 데도 도움을 줄 수 있는 전략을 채택하는 것이 중요하다. 여기에는 인내심, 의지력, 기꺼이 실험하려는 의향이 필요하다.

또 우리는 이 과정에서 절대 다른 목표들을 해치지 않기를 원한다. 예를 들어 단백질을 제한하는 형태의 모든 식이 제한은 아마 대다수에게는 안 좋은 방안일 것이다. 근육의 유지나 성장에 지장을 줄 가능성이 높아서다. 마찬가지로 탄수화물을 많은 포화 지방으로 대체하는 것도 apoB 수치를(따라서 심혈관 질환 위험을) 급증시킨다면 역효과를 일으킬 수 있다.

식이 제한의 더 중요한 문제점은 사람마다 대사가 다르다는 것이다. 저탄수화물 식단이나 케톤 생성 식단을 택하면 체중이 크게 줄어들고 대사 표지자가 개선되는 사람도 있는 반면, 오히려 체중이 늘고 지질 표지자들이 혼란스러운 양상을 보이는 이들도 있다. 똑같은 식단인 데도 그렇다. 또 저지방 식단을 택했을 때 체중이 줄어드는 이들도 있는 반면, 늘어나는 이들도 있다. 내 환자들에서도 이런 양상들을 종종 보아왔다. 비슷한 식단이라도 사람에 따라서 전혀 다른 결과가 나오곤 한다.

예를 들어 내 환자인 에두아르도는 몇 년 전 나를 찾아왔을 때 2형 당뇨병에 걸린 것으로 판명되었고, 따라서 분명히 탄수화물 섭취를 줄이는 것이 해결책이었다. 아무튼 2형 당뇨병은 탄수화물 대사에 장애가 있는 병이니까. 에두아르도는 겉보기에는 아주 건강했다. 그는 축구 선수 같은 체격이었고 건설 현장에서 일하고 있었다. 게으르고 많이 먹는 당뇨병 환자라는 진부한 (잘못된) 생각에 들어맞지 않았다. 그런데 검사를 하니 그가 섭취한 과다 당분을 저장할 능력이 거의 없다는 사실이 드러났다. 그의 당화혈색소 수치는 9.7퍼센트로 당뇨병 범위에 속했다. 라틴계였으므로 유전적으로 본래 비알코올성 지방간 질환과 당뇨병 위험이 더 높긴 했다.[8] 그는 40세도 되지 않았지만 뭔가 극적인 조치를 취하지 않는다면 고통스럽게 일찍 사망할 가능성이 매우 높았다.

여기서 탄수화물을 아예 끊는 것이 첫 단계 조치라는 점은 명백했다. 토르티야도 쌀도 녹말 함량이 높은 콩도 끊어야 했다. 게토레이도. 그는 야외에서 열기를 견디면서 일했기에 매일 '스포츠 음료'를 약 3~4리터씩 들이키고 있었다. 나는 이 식단을 결코 '케톤 생성' 식단이라고 말하지 않았고, 에두아르도도 직장에서 자신이 케톤 생성 식단을 새로 택했다는 말을 하지 않았을 것이 확실하다. 그는 그저 게토레이를 더 이상 마시지 않았을 뿐이다.(나는 그에게 당뇨약인 메트포르민도 먹게 했다. 효과적이면서 저렴하기 때문이다.) 약 5개월 사이에 에두아르도의 표지자들은 모두 정상으로 돌아왔고, 당뇨병도 사라진 듯했다. 식단 변화와 메트포르민 덕분에 그의 당화혈색소는 지극히 정상인 5.3퍼센트로 돌아왔다. 게다가 체중도 11킬로그램이 빠졌다. 나는 오로지 이 식단 덕분에 이런 결과가 나왔다고 말하는 것은 아니다. 하지만 이 비교적 단순하면서 하기 쉬운 형태의 식이 제한이 에너지 불균형을 충분히 해소함으로써 체중이 줄고, 그에 발맞추어서 다른 모든 것이 개선되었다.

나는 예전에는 케톤 생성 식단의 강력한 지지자였고, 이 식사법이 에두아르도 같은 환자들의 당뇨병을 관리하고 예방하는 데 특히 유용하다고 보았다. 또 '저탄'이나 '저지방'과 달리 케톤 생성 식단은

질병 해방

엄밀하게 정의된다는 점이 마음에 들었다. 케톤 생성 식단은 몸이 지방을 대사하여 근육과 뇌가 연료로 쓸 수 있는 '케톤체'로 만드는 일을 시작하는 수준까지 탄수화물 섭취를 제한한다는 의미다. 케톤 생성 식단은 좀 살찐 피터의 문제를 해결하는 데 도움을 주었고, 에두아르도의 목숨도 구했을 가능성이 높았다. 나는 그것이 대사가 건강하지 못한 모든 사람에게 필요한 의학이라고 생각했다.

그러나 종종 그랬듯이 내 환자들은 몽상에 빠져 있던 나를 현실로 끌어냈다. 의사는 때로 아주 직접적이고 개인적인 방식으로 피드백을 받곤 한다. 내가 환자에게 약을 처방하거나 어떤 권고를 한다면 그것이 효과가 있는지 여부를 금방 알아차리게 될 것이다. 이것은 엄밀한 의미에서의 '데이터'는 아니지만 마찬가지로 강력할 수 있다. 그런데 나는 케톤 생성 식단이 전혀 먹히지 않는 환자들도 보았다. 그들은 체중도 줄지 않았고 간 효소 같은 생체표지자들도 개선되지 않았다. 또는 그 식단을 유지하기가 불가능했다. 또 그 식단을 고수할 수는 있었지만 지질 수치(특히 apoB)가 까마득히 치솟은 환자들도 있었다. 아마 그들이 먹고 있던 포화 지방 때문이었을 것이다.

당시 나는 이런 결과들에 혼란을 느꼈다. 뭐가 잘못된 것일까? 식단을 그대로 유지하지 못한 이유가 뭘까? 나는 치료를 받음에도 환자의 암이 계속 진행될 때 스티븐 로젠버그가 으레 하던 말을 떠올려야 했다. 환자가 치료에 실패한 것이 아니다. 치료가 환자에게 맞지 않는 것이다.

이 환자들에게는 다른 치료가 필요했다.

식이 제한의 진정한 방식인 영양 3.0은 어떤 안 좋은 식품을 제거할지를 고르는 것이 아니다. 그보다는 환자에게 가장 적합한 다량영양소 조합을 찾아낸다. 지속할 수 있는 방식으로, 목표를 달성하는 데 도움을 줄 섭식 패턴을 도출하는 것이다. 이는 까다로운 균형을 잡는 행위며, (다시금) 우리에게 꼬리표와 견해를 잊고서 영양생화학에 초점을 맞출 것을 요구한다. 방법은 4가지 다량영양소를 조절하는 것이다. 알코올, 탄수화물, 단백질, 지방이다. 당신은 탄수화물을 얼마나 잘 견딜까? 단백질은 얼마나 필요할까? 어떤 종류의 지방이 가장 적합할까? 하루에 필요한 열량이 얼마나 될까? 당신에게 맞는 최적 조합은 무엇일까?

이제 이 4가지 다량영양소를 더 자세히 살펴보기로 하자.

알코올
: 음주 습관 관리하기

간과하기 쉽지만 알코올은 너무나 널리 섭취되고 있기에 별도의 다량영양소 범주라고 봐야 한다. 우리의 대사에 매우 강력한 효과를 미치며, 열량이 7킬로칼로리/그램kcal/g으로 아주 고열량이기 때문이다(4킬로칼로리/그램인 단백질과 탄수화물이 아니라 9킬로칼로리/그램인 지방에 가깝다).

알코올은 결코 영양이나 건강이 아니라 오로지 쾌락이라는 목적에 쓰이며, 관리할 필요가 있다. 특히 3가지 이유로 영양 과잉을 일으키기 때문에 해롭다. 알코올은 영양가가 0인 '공허한' 열량 원천이며, 에탄올 산화는 지방 산화를 지연시킴으로써 지방량을 줄이고자 애쓸 때 우리가 원하는 것과 정반대의 결과를 불러오고, 술을 마시다보면 무심코 음식도 계속 먹게 되곤 한다.

나도 이따금 좋아하는 벨기에 맥주, 스페인 적포도주, 멕시코 데킬라를 한 잔씩 즐기곤 하지만(한자리에서 섞어 마신다는 말은 결코 아니다), 장단점을 종합할 때 알코올 섭취가 장수에 부정적이라고도 믿는다. 에탄올은 강력한 발암 물질이며, 지속되는 음주는 알츠하이머병과 강한 연관성을 보인다.[9] 주로 수면에 미치는 부정적인 영향과 또 다른 가능성 있는 메커니즘들을 통해서다.[10] 과당처럼 알코올도 주로 간에서 대사되며, 과음한 이들에게 잘 알려져 있는 장기적 영향을 미친다. 마지막으로 다른 식품들의 섭취를 막는 자제력을 느슨하게 만든다. 몇 잔 마시고 나면 프링글스 통 바닥에 깔린 것까지 다 꺼내 먹은 뒤 다른 간식이 있는지 주방을 뒤적거리기 시작할 것이다.

적절한 양의 알코올 섭취가 이로울 수 있다고 시사하면서 언론에 도배되곤 한 연구 결과가 많이 나와 있다[11]. 내피 기능을 개선하고 혈액 응고 인자를 줄임으로써 심혈관 질환 위험을 줄인다는 주장이 한 예다. 그러나 지나친 음주는 이 효과를 뒤집는 경향이 있다. 그리고 앞장에서 이야기한 《미국의사협회지》의 멘델 무작위화 연구[12]가 보여주듯이, '적당한 음주'는 건강한 피험자 편향과 깊이 뒤얽혀 있어서 음주의 건강 혜택을 보여준다는 이런 연구들을 크게 신뢰하기가 불가능하다.

그럼에도 내 환자들 중 상당수에게는 적당한 음주(표준 미국 식단이 아닌 식사를 하면서 포도주 한 잔을 곁들이는 식)를 하는 생활습관이 스트레스를 해소하는 데 도움을 준다. 내 개인적인 기준은 이렇다. 술을 마신다면 늘 신경을 쓰면서 적당히 마시려고 애써라. 그러면 더 즐겁게 마시고 후유증이 더 적을 것이다. 비행기에서 공짜로 나온다고 해서 계속 마시지 말자.

나는 환자들에게 일주일에 7잔 이내로 마시라고 강하게 권하며, 하루에 2잔을 넘지 않는 것이 이상적이다. 그리고 나 자신도 이 규칙을 지키기 위해 꽤 열심히 노력하고 있다.

탄수화물
: 연속 혈당 측정기 활용하기

알코올을 제외한 우리 식단의 균형은 탄수화물, 단백질, 지방으로 이루어지며, 대체로 개인에게 알맞은 조합을 찾는 것이 중요한 과제다. 꼬리표가 붙은 식사법들을 중시하던 시절에, 우리는 이것은 먹을 수 있고 저것은 먹지 말라거나 이것들만 먹으라는 식의 규칙과 임의의 범위를 써서 다량영양소를 조합하고 다양한 식품들을 분류하곤 했다. 우리는 기본적으로 올바른 조합을 추측하곤 했다. 그런 뒤 그 조합이 '먹히는지' 지켜보곤 했다. 먹히는지 여부는 대개 몇 주 또는 몇 달에 걸쳐서 체중이 빠지는지 여부를 통해 정해졌다. 지금 은 가장 풍부한 영양소인 탄수화물부터 시작해서 다량영양소들을 더 정교한 방식으로 살펴본다.

탄수화물은 다른 다량영양소들보다 더 혼란을 야기하는 듯하 다. 탄수화물은 '좋은' 것도 '나쁜' 것도 아니다. 비록 다른 것들보다 더 나은 것들이 있긴 해도 말이다. 전반적으로 탄수화물은 내성과 수요에 맞게 섭취량을 조절하는 것이 더 중요하며, 지금은 예전보다 그렇게 하기가 훨씬 더 쉬워졌다. 기술의 발전 덕분에 우리는 더 이 상 추측할 필요가 없다. 지금은 데이터를 갖고 있다.

탄수화물은 우리의 1차 에너지원이다. 소화 과정에서 탄수화물 은 대부분 포도당으로 분해되며, 모든 세포는 포도당을 흡수해서 아 데노신삼인산 형태의 에너지를 만드는 데 쓴다. 지금 당장 필요하지 않아서 남는 포도당은 조만간 쓸 수 있도록 간이나 근육에 글리코겐 으로 저장되거나 지방 조직(또는 다른 부위)에 지방으로 쌓일 수 있 다. 이 결정은 인슐린 호르몬의 도움으로 이루어지며, 인슐린은 혈 당이 증가할 때 반응하여 급격히 분비된다.

이미 우리는 열량의 과다 섭취가 좋지 않다는 것을 안다. 6장에 서 살펴보았듯이 탄수화물 형태의 이런 추가 열량은 비알코올성 지 방간 질환에서 인슐린 저항성과 2형 당뇨병에 이르기까지 다양한 문제들을 일으킬 수 있다. 우리는 높은 혈당 수치가 충분히 오래 지 속된다면 네 기사 질병의 위험을 모두 증폭시킨다는 것을 안다. 그러나 반복되는 혈당 급증과 그에 수반되는 인슐린 급증도 부정적인 결과를 빚어낼 수 있다는 증거가 있다.[13]

포도당 유입에 대한 반응은 사람마다 다를 것이다. 누군가에게는 포도당(또는 탄수화물) 과다 상태가 다른 사람에게는 아직 부족한 상태일 수도 있다. 고강도 지구력 경기를 위해 훈련을 하거나 경기에서 뛰는 운동선수는 하루에 탄수화물 600~800그램을 쉽게 섭취할─그리고 태울─수 있다. 내가 지금 매일 그만큼 섭취한다면 아마 1년도 안 가서 당뇨병에 걸릴 것이다. 그렇다면 얼마나 많아야 너무 많은 것일까? 그리고 질은 어떨까? 파이 조각이 지구력 운동선수와 앉아 생활하는 사람에게 미치는 영향이 서로 다르리라는 점은 분명하다. 그리고 파이 조각이 삶은 감자나 프렌치 프라이와 다른 효과를 미치리라는 것도 분명하다.

현재 우리는 자신의 개인 탄수화물 내성과 자신이 특정한 식품에 어떻게 반응하는지를 이해하는 데 도움을 주는 도구를 갖고 있다. 바로 연속 혈당 측정기CGM인데, 최근에 내게 매우 중요한 의료 기기가 되었다.*

이 장치는 위팔에 이식하는 미세한 섬유 센서에 손톱만 한 송신기가 달린 것으로, 데이터를 환자의 스마트폰에 실시간으로 보낸다. 이름에서 짐작할 수 있듯이 연속 혈당 측정기는 혈당 수치를 실시간

---

* 나는 2015년부터 연속 혈당 측정기를 써왔으며, 2021년에 연속 혈당 측정기를 제조 판매하는 회사인 덱스컴Dexcom의 고문이 되었지만, 그 회사와 함께 하는 일은 포도당이 아닌 다른 물질을 측정하는 쪽이다.

질병 해방

으로 계속 알려준다. 경이롭다. 환자는 도넛이든 스테이크든 초콜릿이든 먹는 것에 반응해 자신의 혈당 수치가 어떻게 달라지는지를 매 순간 볼 수 있다. 더 중요한 점은 혈당 수치를 계속 기록함으로써 지금까지의 평균과 변동량을 파악하고 매번 매 순간 혈당이 치솟는지 급감하는지를 파악할 수 있다는 것이다.

연속 혈당 측정기는 연간 한 차례 공복 혈당을 측정하는 의학 2.0보다 상황이 훨씬 개선되었음을 나타낸다. 후자는 내가 볼 때 거의 아무런 가치도 없다. 1부에서 말한 자율주행차 비유로 돌아가보자. 연간 한 번 재는 공복 혈당도 뭔가 알려주긴 하지만 페달에 벽돌을 묶어놓는 것과 그리 다르지 않다. 연속 혈당 측정기는 현재 정교한 운전 보조 장치들을 갖춘 차에 들어 있는 센서들에 가깝다.

연속 혈당 측정기의 힘은 탄수화물 섭취에 몸이 어떻게 반응하는지를 실시간으로 볼 수 있고, 곡선의 기울기를 완만하게 만들고 평균을 더 낮추는 쪽으로 빠르게 변화시킬 수 있게 해준다는 것이다. 실시간 혈당은 인슐린이 과다 분비되는 인슐린 반응의 좋은 대리 지표 역할을 하며, 우리는 이 반응 또한 최소화하고자 한다. 그리고 마지막으로 나는 평균 혈당을 추정하는 데 쓰이는 전통적인 혈액 검사인 당화혈색소보다 이것이 훨씬 더 정확하고 활용 가능성이 높다고 본다.

•   섬유 센서는 환자의 혈액에 실제로 닿는 것이 아니라 조직 세포 사이의 액체인 사이질액의 포도당 농도를 측정해 혈액의 혈당 수치를 추정한다.

현재 연속 혈당 측정기는 의사의 처방을 받아야만 이용할 수 있고, 혈당 수치를 매 순간 측정해야 하는 1형과 2형 당뇨병 진단을 받은 환자들이 가장 많이 착용하고 있다. 그들에게 연속 혈당 측정기는 생명을 위협하는 혈당 수치 변화로부터 자신을 지킬 수 있는 대단히 중요한 도구다. 그러나 나는 거의 모든 성인이 적어도 몇 주 동안만 착용하면 이 장치의 혜택을 볼 수 있을 것이라고 생각하며, 머지않아 처방전 없이도 소비자들이 이용할 수 있게 될 가능성이 높다.[*] 현재 비당뇨인도 몇몇 대사 건강 스타트업 기업 중 한 곳에서 온라인으로 연속 혈당 측정기를 꽤 쉽게 구입할 수 있다.

그러나 일부 전문가들과 증거 기반 의학계는 연속 혈당 측정기를 이용하는 비당뇨인들이 점점 늘어나는 것을 비판해왔다. 그런 부류가 으레 그렇듯이 그들은 '비용'이 너무 많이 든다고 주장한다. 연속 혈당 측정기는 비용이 월간 약 120달러이므로 적은 돈이 아니다. 그래도 나는 대사 기능 이상이 생겨서 이윽고 2형 당뇨병으로 진행되도록 허용하는 것보다 훨씬 싸게 먹힌다고 주장하겠다. 인슐린 치료만 해도 월간 수백 달러가 들 수 있다. 또 연속 혈당 측정기가 더 흔해지고 처방전 없이 더 쉽게 이용할 수 있게 될수록 비용은 줄어

---

[*] 그 전까지는 약국에서 파는 단순한 혈당 측정기를 연속 혈당 측정기 대용으로 쓸 수도 있다. 시간마다 혈당을 측정해서 그래프에 기록하기만 하면 된다(언제 식사를 하고 간식을 먹었는지도). 식사 전후의 혈당 수치를 측정하는 것도 유용하다. 30분 간격으로 식후 2시간이 지날 때까지 잰다. 그럼으로써 다양한 식품과 식품 조합이 혈당 '곡선'에 어떻게 영향을 미치는지를 관찰한다.

들 것이 확실하다. 대개 내 건강한 환자들은 한두 달만 연속 혈당 측정기를 이용하면 어떤 식품이 혈당(그리고 인슐린)을 치솟게 하고 혈당 곡선을 더 안정시키려면 섭식 패턴을 어떻게 조절해야 하는지를 이해하기 시작한다. 일단 그런 깨달음을 얻으면 많은 이들은 더 이상 연속 혈당 측정기가 필요 없다. 그러니 투자할 가치가 있다.

건강한 환자에게 연속 혈당 측정기를 쓰는 것에 반대하는 두 번째 주장도 꽤 전형적이다. 이 기술의 혜택을 보여주는 무작위 임상 시험이 전혀 없다는 것이다. 엄밀히 말하면 사실이지만 약한 논리다. 한 가지는 연속 혈당 측정기의 이용자가 아주 빠르게 증가하고 기술이 아주 빠르게 발전하고 있기에, 당신이 이 책을 읽을 즈음이면 무작위 대조 시험 결과가 발표되었을 가능성이 높다는 것이다(충분히 오랜 기간에 걸쳐서 가장 중요한 척도를 검사하는 임상 시험을 설계할 수 있다고 가정한다면).

나는 그런 연구가 제대로 이루어지기만 한다면 혜택이 있음을 보여줄 것이라고 확신한다. 혈당을 낮고 안정하게 유지하는 것이 대단히 중요함을 보여주는 데이터는 이미 충분히 있다. 2011년 주로 2형 당뇨병에 걸리지 않은 이들로 구성된 2만 명을 살펴본 연구에서는 평균 혈당 수치(당화혈색소로 잰)가 증가함에 따라서 사망 위험이 일관되게 증가한다고 나왔다.[14] 혈당이 증가할수록 사망 위험도 증가했다. 혈당이 비당뇨 범위에 있을 때도 마찬가지였다. 사람들의 혈당 수치 변이 폭을 살펴본 2019년 연구에서는 혈당 변이 폭이 상위 사분위에 해당하는 이들이 하위 사분위에 속한(더 안정적인) 이들보다 사망 위험이 2.67배 높다고 나왔다.[15] 이런 연구들로 볼 때 우리가 평균 혈당 수치를 낮추고 매일, 매시간 단위로 변동 폭을 줄이고 싶어하는 것도 아주 당연해 보인다. 연속 혈당 측정기는 이 목표를 달성하도록 도와줄 수 있는 도구다. 우리는 이것을 건강한 사람들이 건강하게 지내도록 돕는 데 쓴다. 논란거리가 될 이유가 없다.

내 환자들에게 연속 혈당 측정기를 착용시킬 때 나는 진행 과정이 뚜렷하게 두 단계로 나뉘는 것을 보곤 한다. 첫 번째는 깨달음 단계다. 다양한 식품, 운동, 수면(특히 부족할 때), 스트레스가 혈당 수치에 어떻게 영향을 미치는지를 실시간으로 보는 단계다. 이 정보의 혜택은 아무리 강조해도 지나치지 않다. 환자들은 거의 다 자신이 좋아하는 식품 중 일부를 섭취했을 때 혈당 수치가 급증했다가 급감하는 양상을 보면서 놀라곤 한다. 이는 두 번째 단계로 이어진다. 내가 행동 단계라고 부르는 것이다. 이제 사람들은 감자 칩 한 봉지에 혈당 수치가 어떻게 반응할지를 대체로 알며, 이 지식은 부주의하게 먹는 행동을 자제시킨다. 나는 연속 혈당 측정기가 '호손 효과Hawthorne effect'를 강력하게 활성화한다는 것을 알았다. 호손 효과는 예전부터 관찰된 현상으로, 남들이 지켜볼 때 사람들이 행동을 바꾸는 것을 말한다(같은 이유로 호손 효과는 사람들이 실제로 무엇을 먹는지를 연구하는 것을 어렵게 만들기도 한다).

대개 연속 혈당 측정기를 사용하기 시작한 한 달 정도는 깨달음에 초점이 맞추어진다. 그 뒤에는 실제 행동 개선 쪽으로 초점이 옮겨진다. 그러나 양쪽 다 아주 강력한 효과를 일으키며, 환자들이 연속 혈당 측정기 사용을 중단한 뒤로도 나는 호손 효과가 지속되는 것을 보곤 한다. 감자 칩 한 봉지가 혈당 수치에 어떤 변화를 일으킬지 알기 때문이다.(간식 습관을 타파하는 데 더 많은 '훈련'이 필요한 사람은 대개 연속 혈당 측정기를 더 오래 사용해야 할 것이다.) 연속 혈당 측정기는 *APOE e4*인 사람들에게 특히 더 유용하다는 것이 드러났다. 그들은 비교적 젊을 때도 혈당 수치가 급격히 치솟는 양상을 보이곤 한다. 이들에게는 연속 혈당 측정기가 촉발하는 행동 변화가 알츠하이머병 예방 전략의 중요한 부분이 된다.

연속 혈당 측정기의 진정한 장점은 융통성을 발휘하면서도 환자의 식단을 조절할 수 있도록 한다는 것이다. 우리는 더 이상 가장 나은 결과가 나오기를 희망하면서 임의로 목표를 정해놓고 탄수화물이나 지방 섭취량을 줄이려고 애쓸 필요가 없다. 대신에 우리는 먹는 식품을 몸이 어떻게 처리하는지를 실시간으로 관찰할 수 있다. 평균 혈당 수치가 좀 높다고? 내가 예상하는 것보다 더 자주 160밀리그램/데시리터 넘게 치솟곤 한다고? 아니면 식단의 탄수화물 함량을 좀 더 높여도 충분히 감당할 수 있을 듯하다고? 모든 사람이 탄수화물을 제한할 필요는 없다. 남보다 더 잘 처리할 수 있는 이들도 있고, 탄수화물 섭취를 심하게 제한하는 식단을 고수하기가 어려운 이들도 있다.

종합하자면 나는 평균 혈당 수치를 100밀리그램/데시리터 이하로, 또 표준 편차를 15밀리그램/데시리터 미만으로 유지하고 싶다. 이 목표는 공격적이다. 100밀리그램/데시리터는 당화혈색소

5.1퍼센트에 해당하며, 아주 낮은 수치다. 그러나 나는 비당뇨인과 당뇨인 양쪽에서 충분한 증거가 나왔다는 점을 고려할 때 사망과 질병 위험 감소라는 측면에서의 보상이 감수할 만큼 가치가 있다고 본다.

이 모든 일에는 실험과 반복이 필요하다. 식이 제한은 환자의 생활습관, 나이, 운동 습관 등의 변화에 발맞추어서 융통성을 띠어야 한다. 어떤 식품을 먹었을 때 연속 혈당 측정기에서 수치가 올라가는 사람도 있고 그렇지 않은 사람도 있는 것을 볼 때면 늘 흥미가 솟구친다. 표준 미국 식단은 대다수 사람들의 연속 혈당 측정기에서 수치가 천장을 뚫고 치솟게 만든다. 모든 당과 가공된 탄수화물이 한꺼번에 혈액으로 쏟아져 들어와서 강한 인슐린 반응을 촉발하기 때문이다. 그런 양상은 우리가 원치 않는 것이다. 그러나 특정한 종류의 야채 타코처럼 '건강해' 보이는 음식도 때로 일부 사람들에게서 혈당 수치를 솟구치게 만들 수 있다. 이는 이런 탄수화물을 언제 먹느냐에 따라서도 달라진다. 한 끼에 쌀과 콩 요리 형태의 탄수화물을 150그램 섭취하는 것과 같은 양을 하루 전체에 걸쳐서 먹는 것은 효과가 다르다(그리고 같은 150그램의 탄수화물을 시리얼 형태로 먹

집단 내(또는 개체 내)의 변이 범위를 나타내는 통계 척도인 표준 편차는 개인의 혈당 수치가 평균에서 얼마나 변동하는지를 알려주며, 포도당을 처리하기 위해 인슐린이 얼마나 많이 분비되고 있는지를 알려주는 대리 지표 역할도 한다. 표준 편차가 클수록 변동이 심하다는 뜻이며, 아마 포도당을 처리하는 데 인슐린이 훨씬 더 많이 필요함을 나타낼 것이다. 내가 볼 때 이는 고인슐린혈증의 주요 조기 경고 표지판이기도 하다.

질병 해방

는 것과도 분명히 다르다). 또 모든 사람은 저녁보다 아침에 인슐린 반응이 더 민감한 양상을 띠는 경향이 있으므로, 탄수화물 섭취는 오전에 주로 하는 편이 맞다.

연속 혈당 측정기가 아주 빨리 가르치는 것 중 하나는 탄수화물 내성이 다른 요인들, 특히 활동 수준과 수면에 심하게 영향받는다는 것이다. 초지구력 운동선수, 즉 장거리 달리기나 수영이나 자전거 경주 선수는 훈련하는 시간 내내 탄수화물을 계속 태우므로 하루에 훨씬 더 많은 탄수화물을 섭취할 수 있다. 게다가 그들은 근육과 더 효율적인 미토콘드리아를 통해 포도당을 처리하는 능력이 대폭 증가해 있다. 또 수면 교란이나 부족은 포도당 항상성에 심한 지장을 초래한다. 다년간 나 자신과 환자들에게 연속 혈당 측정기를 쓰면서 많은 것을 보았지만, 단 하루만 잠을 설쳐도 다음 날 포도당 처리 능력이 얼마나 심하게 떨어지는지를 볼 때면 지금도 놀랍다.

내가 연속 혈당 측정기 덕분에 알게 된 또 한 가지 놀라운 사실은 밤에 혈당 수치에 어떤 변화가 일어나는가다. 예를 들어 잠자리에 들 때 80밀리그램/데시리터였다면 밤 동안 거의 내내 110까지 오른 상태로 유지된다. 이는 당사자가 심리적 스트레스를 처리하고 있을 가능성이 높음을 말해준다. 스트레스는 코르티솔 농도 증가를 촉발하고, 코르티솔은 간에서 혈액으로 포도당을 더 많이 분비하도

앞 장에서 살펴보았듯이 이 포도당 처리는 인슐린이 관여하는 방식과 관여하지 않은 방식 양쪽으로 이루어진다.

록 자극한다. 따라서 우리가 스트레스 수준을 낮추고 수면의 질도 개선할 필요가 있음을 시사한다.

그렇다고 해서 굶은 채로 운동을 해야 한다는 말은 아니다. 내 환자 한 사람은 마지 못해 연속 혈당 측정기를 착용하기로 동의했는데, 그 장치가 자신에게 속일 수 있는 '초능력'을 주었다고 킥킥거리면서 털어놓았다. 그는 특정한 유형의 '금지된' 탄수화물을 특정한 시간에만 다른 식품과 섞어 먹거나 운동한 뒤 먹으면, 평균 혈당 수치 목표를 유지하면서도 원하는 음식을 모두 다 즐길 수 있는 방법을 알아냈다고 했다. 즉 그는 연속 혈당 측정기를 상대로 게임을 하고 있었지만 자신도 모르게 영양의 또 다른 규칙을 발견하고 있었던 것이다. 바로 시간이 중요하다는 것이다. 운동하기 전에 커다란 삶은 감자 한 개를 먹는다면 잠들기 직전에 먹는 것보다 하루 혈당 수치에 영향을 훨씬 덜 미칠 것이다.

연속 혈당 측정기의 한계도 명심하는 것이 중요하다. 바로 한 가지 변수만 측정한다는 점이다. 이 변수는 아주 중요하긴 하지만 유일한 것은 아니다. 따라서 연속 혈당 측정기 데이터만으로는 이상적인 식사법을 찾아내는 데 부족할 것이다. 아침, 점심, 저녁에 베이컨을 먹는다면, 명백히 최적 식단은 아님에도 연속 혈당 측정기 기록에는 좋게 나올 수 있다. 마찬가지로 집의 체중계는 흡연이 살을 빼므로 좋다고 알려줄 것이다. 내가 환자들의 다른 생체표지자들도 자세히 추적하는 이유가 그래서다. 연속 혈당 측정기에만 기댄 선택으로 심혈관 질환 등 다른 질환들의 위험이 증가하지 않도록 하기 위해서다. 우리는 체중(당연하지만)뿐 아니라 지방 뺀 체중과 지방량의 비, 체성분 그리고 그것들이 어떻게 달라지는지에 이르기까지 식단과 관련된 다른 변수들도 추적한다. 또 지질, 요산, 인슐린, 간 효소 같은 생체표지자들도 살펴볼 수 있다. 이 모든 변수들을 종합적으로 고려하면 어느 한 가지만 따로 살펴볼 때보다 진행 양상을 더 잘 평가할 수 있다.

연속 혈당 측정기 사용에서 얻은 교훈들

다년간 연속 혈당 측정기를 이용하면서 내가 얻은 깨달음들은 다음과 같다. 명백해 보이는 것도 있지만, 확인의 힘을 무시할 수 없다.

1. 모든 탄수화물이 똑같지는 않다. 더 정제된 것일수록(모닝빵, 감자칩을 생각해보라) 혈당 수치가 더 빨리 더 높이 치솟는다. 반면에 덜 가공되고 섬유질이 더 많이 섞인 탄수화물일수록 혈당 수치에 변동에 영향을 덜 미친다. 나는 하루에 섬유질을 50그램 이상 먹으려고 노력한다.
2. 쌀과 오트밀은 그다지 정제되지 않았음에도 놀라울 만치 혈당을 급증시킨다. 더욱 놀라운 점은 현미가 백미보다 혈당을 그저 조금 덜 높일 뿐이라는 사실이다.
3. 과당은 연속 혈당 측정기로 측정되지 않지만, 언제나 포도당

과 함께 섭취되므로 과당이 많은 식품은 혈당 수치를 급증시킬 가능성이 높다.

4. 운동의 시간대, 지속 시간, 강도는 대단히 중요하다. 대체로 유산소 운동이 혈액에서 포도당을 제거하는 효과가 가장 큰 듯한 반면, 고강도 운동과 근력 운동은 혈당 수치를 일시적으로 높이는 경향이 있다. 간이 근육에 연료를 공급하기 위해 포도당을 더 많이 혈액으로 분비하기 때문이다. 그러니 운동할 때 혈당 수치가 급증해도 놀라지 말기 바란다.

5. 잠을 푹 자느냐 못 자느냐는 혈당 조절 능력에 큰 차이를 낳는다. 다른 조건들이 같을 때 8시간이 아니라 5~6시간만 자면 혈당 반응의 최고점이 약 10~20밀리그램/데시리터 증가하며 (엄청난 차이다!), 전반적인 수치도 약 5~10밀리그램/데시리터 상승한다.

6. 스트레스는 코르티솔을 비롯한 스트레스 호르몬을 통해 혈당에 놀라운 수준의 영향을 미친다. 단식을 하거나 탄수화물 섭취를 제한할 때도 그렇다. 정량화하기는 어렵지만 이 효과는 잠잘 때나 식사를 한 지 한참 지났을 때 가장 뚜렷이 드러난다.

7. 시금치나 브로콜리처럼 비녹말성 채소는 혈당에 거의 영향을 미치지 않는다. 그러니 많이 먹기 바란다.

8. 단백질과 지방 함량이 높은 식품(달걀, 소갈비 등)은 혈당에 거의 영향을 미치지 않지만(단 갈비에 달콤한 양념을 두르지 않았을 때), 지방 없는 단백질(닭가슴살 같은)을 대량 섭취하면 혈당

수치가 조금 올라갈 것이다. 단백질 셰이크, 특히 지방 함량이 낮은 것은 더 뚜렷한 효과를 보인다(당이 포함되어 있다면 더욱 그렇다).[16]

9. 이 깨달음들—긍정적 또는 부정적 양 방향에서—을 종합하면 아주 강력한 양상을 띤다. 따라서 스트레스를 많이 받고 잠을 설치고 운동할 시간을 낼 수 없다면 먹는 것에 최대한 주의를 기울여야 한다.

10. 아마 이 모든 것들로부터 얻은 가장 중요한 깨달음은 이것 아닐까? 바로 단순히 내 혈당 수치를 추적하는 것만으로도 내 섭식 행동에 긍정적인 영향을 미친다는 것이다. 나는 연속 혈당 측정기가 나름의 호손 효과를 일으킨다는 사실을 깨닫게 되었다. 사람들이 관찰되기 때문에 자신의 행동을 바꾸는 현상 말이다. 그래서 내 혈당 수치를 증가시킬 초콜릿으로 감싼 건포도 같은 간식을 주방에서 볼 때마다 나는 다시 생각하게 된다.

단백질

: 하루에 얼마나 먹어야 할까

단백질이 왜 그렇게 중요할까? 한 가지 단서는 그 이름 자체에 있다. 단백질의 영어 단어 프로테인protein는 '으뜸'이라는 뜻의 그리스어 프로테이오스proteios에서 유래했다. 단백질과 아미노산은 생명의 핵심 건축 재료다. 이것들이 없다면 우리가 필요로 하는 지방 뺀 근육을 만들 수도 없고 유지할 수도 없다. 11장에서 살펴보았듯이 단백질은 우리 전략에 절대적으로 중요하다. 늙어갈수록 우리는 근육을 더 쉽게 잃으며 재건하기가 더 어려워지기 때문이다.

11장에서 노쇠한 고령자 62명에게 근력 운동이 미친 효과를 살펴본 연구를 이야기한 바 있다. 6개월 동안 근력 운동만 한 피험자들은 근육량이 전혀 늘지 않았다. 내가 언급하지 않은 것은 단백질 보충(단백질 셰이크를 통해서)을 받은 다른 실험군도 있었다는 것이다. 그들은 지방 뺀 체중이 평균 약 1.4킬로그램 늘었다. 보충한 단백질이 그 차이를 만들었을 가능성이 높다.●

탄수화물이나 지방과 달리 단백질은 1차 에너지원이 아니다. 우리는 아데노신삼인산을 생산할 때 단백질에 의존하지 않을뿐더러 지방을 저장하거나(지방 세포에) 포도당을 저장하는(글리코겐) 용

●　다른 여러 연구에서도 비슷한 결과가 나왔다. 그런데 단백질 보충이 근육량뿐 아니라 근력 강화에도 도움이 되는지는 아직 불분명하다.

도로도 이용하지 않는다.* 지방 뺀 체중을 합성하는 데 쓸 수 있는 양보다 더 많은 단백질을 섭취한다면 남는 양은 그냥 요소 형태로 소변을 통해 배출될 것이다.

단백질은 몸에서 구조를 담당한다. 단백질을 구성하는 20가지의 아미노산은 우리의 근육, 효소, 가장 중요한 호르몬들 중 상당수를 만드는 구성 단위다. 털, 피부, 손톱을 자라게 하고 유지하는 것부터 면역계의 항체 생성을 돕는 것에 이르기까지 온갖 일에 관여한다. 게다가 우리는 이 20가지 중 9가지는 식사를 통해 얻어야 한다. 몸에서 직접 합성할 수가 없기 때문이다.

단백질에 관해 알아야 할 첫 번째 사항은 표준 하루 섭취 권고량이 헛소리라는 것이다. 현재 미국의 체중 1킬로그램당 1일 단백질 권장 섭취량recommended dietary allowance, RDA은 0.8그램/킬로그램/일g/kg/day이다. 이는 그저 살아 있기 위해 단백질이 얼마나 필요한지를 반영할 수는 있지만 우리가 잘 지내기 위해 필요한 양과는 거리가 멀다. 이보다 더 많이 필요하다는 것과 부족하면 안 좋은 결과가 빚어진다는 것을 보여주는 증거는 충분히 많다. 노인이 2주라는 짧은 기간만큼 단백질을 권장 섭취량 수준으로(0.8그램/킬로그램/일) 섭취한다고 해도 근육량이 줄어든다는 연구 결과가 2건 이상 있다.[17] 즉 그 정도로는 충분하지 않다.

• 아데노신삼인산 생산에 쓰일 수는 있다. 간은 포도당신합성이라는 과정을 통해 아미노산을 포도당으로 전환할 수 있다. 그러나 이것은 포도당의 주된 원천이 아니며 단백질의 주요 용도도 아니다.

이와 관련지어서 한마디 더 하자면, 저단백질 식단이 장수에 도움이 된다는 생각을 품고 있는 사람도 있을지 모르겠다. 단백질 제한이 수명을 연장시킬 수 있음을 시사하는 생쥐 연구 결과들이 많이 있긴 하다. 그러나 나는 이런 결과를 사람에게 적용할 수 있을지 확신하지 못한다. 생쥐와 사람은 저단백질에 전혀 다르게 반응하며, 많은 연구들은 노년에 단백질 섭취량이 적으면 근육량이 줄어들면서 사망 위험이 커지고 삶의 질이 나빠진다고 말한다. 나는 생쥐 연구 결과보다는 사람들을 대상으로 한 이런 연구 데이터가 더 신뢰가 간다. 생쥐는 우리와 다르다.

실제로 단백질이 얼마나 필요할까? 사람마다 다르다. 나는 환자들에게 대개 1.6그램/킬로그램/일을 최소량으로 제시한다. 권장 섭취량의 2배다. 이상적인 양은 사람마다 다를 수 있지만, 데이터는 콩팥 기능이 정상이면서 활동적인 사람이라면 처음에 2.2그램/킬로그램/일부터 시작하는 것이 좋다고 시사한다.[18] 최소 권장량의 거의 3배다.

따라서 체중 82킬로그램인 사람은 하루에 단백질을 최소한 130그램을 섭취해야 하며, 180그램이라면 더 이상적이다. 근육량을 늘리려고 하는 사람이라면 더욱 그렇다. 이는 먹기에는 많은 양이며, 여기에 덧붙여서 아미노산이 산화(즉 근육 단백질 합성에 이용되기를 원할 때 에너지 생산에 쓰이는 경우)로 사라지는 것을 피하려면 한 끼에 다 먹는 대신에 하루 전체에 걸쳐서 섭취해야 한다는 것이다. 이상적인 섭취 방식이 하루에 네 끼에 걸쳐서 약 0.25그램/킬로그램씩 먹는 것이라는 문헌도 나와 있다.[19] 한 끼에 닭고기, 생선, 육류를 170그램 먹으면 단백질 약 40~45그램(육류 30그램에는 약 7그램이 들어 있다)을 섭취하게 되므로, 이 82킬로그램인 사람은 그런 식사를 하루에 네 끼 해야 한다.

대다수는 단백질을 너무 많이 섭취하는 것 아닐까 걱정할 필요가 전혀 없다. 단백질 섭취의 안전한 상한이라고 정의되는(콩팥에 너무 부담을 주지 않는) 3.7그램/킬로그램/일보다 더 많이 섭취하려면 엄청난 노력을 해야 할 것이기 때문이다. 몸집이 나만 한 사람은 하루 최대 섭취량이 약 300그램인데, 닭가슴살 7~8개를 먹는 수준이다.

단백질이 얼마나 필요한지는 성별, 체중, 지방 뺀 체중, 활동 수준, 나이 같은 요인들에 따라 달라진다. 나이에 따라 발달하는 동화저항성anabolic resistance, 즉 근육량 증가가 더 어려워지는 현상 때문에 노인에게 단백질이 더 필요할 수 있다는 증거도 있다.[20] 안타깝게도 단백질용 연속 측정기는 없기에 시행착오 과정을 좀 거쳐야 한다. 나는 운동할 때 근육량을 유지할 만큼 섭취하려고 노력한다. 근육량이 줄고 있음을 알아차리면 나는 더 먹으려고 노력한다. 특히 노인은 체성분 체중계 또는 더 나은 DEXA(이중에너지엑스선흡수계측법) 영상 등으로 지방 뺀 체중의 변화를 추적하면서 근육량이 줄어들면 단백질 섭취량을 늘리는 식으로 조정하려 노력해야 한다. 나와 내 환자들은 네 번에 나누어서 그렇게 섭취하며, 적어도 한 번은 유청단백질 셰이크로 해결한다.(나로서는 실제 네 끼를 먹기가 아주 어렵다. 대개는 단백질 셰이크 한 끼, 고단백 간식 한 끼, 단백질 식사 두 끼로 섭취할 것이다.)

이제 식물성 단백질 이야기를 해보자. 단백질을 충분히 섭취하려면 육류, 생선, 유제품을 먹어야 할까? 그렇지 않다. 그러나 모든 단백질을 식물로 섭취하고자 한다면 2가지를 이해할 필요가 있다. 첫째, 식물에 든 단백질은 식물에게 유용하기에 들어 있는 것이다. 즉 대체로 우리가 소화할 수 없는 섬유질과 결합되어 있고, 따라서 먹은 사람의 몸이 활용할 가능성이 더 낮다. 일리노이대학교 어배너-섐페인캠퍼스의 식품학 및 인간 영양학 명예 교수이자 단백질 전문가인 돈 레이먼Don Layman은 식물의 단백질 중 상당량이 뿌리와 잎 같은 구조에 결합되어 있기에, 우리가 섭취한 양 중에서 약 60~70퍼센트만 우리 몸에 이용된다고 본다.

식물을 요리하면 몸에서 쓰일 수 있는 비율을 높일 수 있지만 그래도 두 번째 문제가 남는다. 식물성 단백질은 동물성 단백질과 아미노산 분포 양상이 다르다. 특히 필수 아미노산인 메티오닌, 라이신, 트립토판의 함량이 적어서 단백질 합성이 적게 이루어질 수 있다. 종합하자면 이 두 요인 때문에 식물로부터 얻는 단백질은 전반적으로 동물성 단백질보다 질이 상당히 떨어진다.

단백질 보충제에도 같은 말을 할 수 있다. 분리 유청 단백질(유제품에서 얻는)에는 분리 콩 단백질보다 가용 아미노산이 더 풍부하게 들어 있다. 따라서 동물성 단백질을 제외시키고자 한다면 단백질 품질 점수를 계산해야 할 것이다. 사실 이 계산은 시작하자마자 복잡해질 수 있다. 소화 가능 필수 아미노산 점수Digestible Indispensable Amino Acid Score, DIAAS와 단백질 소화율 보전 아미노산 점수Protein Digestibili-ty-Corrected Amino Acid Score, PDCAAS 같은 것들을 붙들고 씨름하다가 애를 먹기 때문이다.

온종일 데이터베이스를 훑으면서 시간을 보낼 수 있는 사람이라면 괜찮겠지만, 레이먼은 직업이 있는 우리 같은 사람들에게 류신, 라이신, 메티오닌 같은 몇몇 중요한 아미노산에 초점을 맞추라고 제안한다. 매 끼에 들어 있는 이런 아미노산들의 절대량에 초점을 맞추어서, 지방 뺀 체중을 유지하기 위해 하루에 류신과 라이신은 약 3~4그램, 메티오닌은 적어도 1그램을 섭취하자. 지방 뺀 체중을 늘리고자 한다면 류신을 한 끼에 약 2~3그램씩 하루 네 번 더 먹을 필요가 있을 것이다.

대체로 우리가 단백질을 더 많이 섭취할수록 더 낫다는 연구 결과가 많이 나와 있다. 노인 2000여 명을 대상으로 이루어진 건강한 노화와 체성분 연구Healthy Aging and Body Composition Study에서는 3년 동안 단백질을 가장 많이 먹은 집단(열량 섭취의 약 18퍼센트)이 단백질 섭취량이 가장 적은(열량의 10퍼센트) 사분위 집단보다 지방 뺀 체중을 더 많이 유지했다.[21] 이 차이는 중요했다. 저단백질 집단은 고단백질 집단보다 근육을 40퍼센트 더 잃었다.

우리는 단백질이 수행 능력 강화 다량영양소라고 주장할 수 있다. 권장 섭취량보다 적당히 더 많게 단백질 섭취량을 늘리면 심장병과 악액질(소모병) 환자를 비롯해서 노년층의 점진적인 근육량 감소 추세를 늦출 수 있다는 연구들도 있다.[22] 노쇠한 노년층의 식단

에 우유 단백질을 30그램 추가하자 신체 수행 능력이 상당히 개선되었다는 연구도 있다.[23]

근육을 만드는 역할 말고도 단백질은 우리 대사에 유익한 효과를 미칠 수 있다. 노년층에게 필수 아미노산을 포함한 보충제를 주자(즉 식단의 단백질 함량을 증가시키는 효과를 모방해서) 간 지방과 혈액의 중성지방 수치가 낮아졌다는 연구도 있다.[24] 또 2형 당뇨병 환자들의 총 섭취 열량 중 단백질 함량을 15퍼센트에서 30퍼센트로 늘리는 한편으로 탄수화물 섭취량을 절반으로 줄이자 인슐린 민감성과 혈당 조절 능력이 개선되었다는 연구도 있다.[25] 또 단백질 섭취는 허기를 일으키는 호르몬인 그렐린의 분비를 억제하여 포만감을 느끼도록 도움으로써 총열량 섭취를 줄인다.

내 요점이 명확히 드러나지 않았을까봐 한 번 더 말해둔다. 단백질을 무시하지 말자. 우리 목표에 절대적으로 필요한 다량영양소다. 탄수화물이나 지방에는 최소 필요량 같은 것이 없지만(현실적으로 볼 때), 단백질은 부족하면 거의 확실히 대가를 치를 것이다. 나이가 들수록 더욱 그럴 것이다.

질병 해방

지방
: 어떤 지방산을 얼마나 먹어야 할까

우리 식단의 균형에는 지방, 아니 지방들이 필요하다. 지방은 필수적이지만 너무 많은 지방은 총 에너지 섭취와 대사 양쪽으로 문제를 일으킬 수 있다. 비교적 간단해 보일 듯하지만 사실 식단의 지방은 예전에 많은 혼란을 빚어낸 전력이 있다.

지방은 오랫동안 비난을 받아왔는데 이유는 2가지다. 열량 함량이 높고(9킬로칼로리/그램), LDL 콜레스테롤을 증가시킴으로써 심장병 위험을 높인다는 것이다. 탄수화물처럼 지방도 부족적 또는 정치적 파벌에 따라서 '좋은' 또는 '나쁜'이라는 꼬리표가 붙곤 한다. 물론 현실에서는 그렇게 흑백 논리로 나뉘지 않는다. 지방은 모든 식단에서 중요한 역할을 하며, 따라서 제대로 이해하는 것이 중요하다.

탄수화물이 연료의 주된 원천이고 아미노산이 주된 구성 단위라면, 지방은 양쪽 다다. 산화의 아주 효율적인 연료며(느리게 타는 장작과 같다) 많은 호르몬(콜레스테롤 형태의)과 세포막의 구성 단위다. 지방들을 알맞은 비율로 섞어서 먹으면 대사 균형을 유지하는 데 도움이 될 수 있으며, 우리 뇌의 건강에도 중요하다. 뇌는 지방산이 상당한 비율을 차지하기 때문이다. 또 현실적으로 식단의 지방은 특히 단백질과 조합될 때 다양한 유형의 탄수화물보다 포만감을 더 일으키는 경향이 있다.[26]

지방은 (크게) 세 종류로 나뉜다. 포화 지방산saturated fatty acid, SFA,

불포화 지방산monounsaturated fatty acid, MUFA, 다가불포화 지방산polyunsaturated fatty acid, PUFA이다.* 화학 구조의 차이에 따라 구분한 것이다. '포화' 지방은 그저 탄소 사슬에 수소 원자가 더 많이 결합된 것이다.** 다가불포화 지방산 내에서는 또 한 가지 중요한 구분이 이루어지는데, 바로 오메가-6와 오메가-3의 구분이다(화학적으로 첫 번째 이중 결합의 위치에 따라서 구분된다). 오메가-3 다가불포화 지방산은 원천에 따라서 해양성(EPA, DHA)과 비해양성(ALA)으로 더 나뉜다. 연어를 비롯해서 기름이 풍부한 해산물은 전자, 견과류와 아마씨는 후자다.

---

* 　　걱정거리인 트랜스 지방도 있지만, 지금은 우리 식단에서 대체로 빠져 있으므로 여기서는 다루지 않을 것이다.

** 　　지방의 종류 구분은 모두 유기화학에서 비롯된 것이다. 지방산은 본질적으로 탄소 원자들이 죽 이어진 다양한 길이의 사슬이다. 일부 지방을 때로 중간사슬 지방산과 긴사슬 지방산으로 부르곤 하는 이유가 그 때문이다. 포화 지방은 탄소 사슬에 붙은 수소 원자들이 완전히 '포화되어' 있어서 붙은 이름이다. '불포화monounsaturated' 지방은 수소 원자로 완전히 포화되어 있지 않다는 사실을 가리키며, '하나mono는 탄소 사슬에 단일 결합이 하나 있다는 뜻이 아니라 이중 결합이 하나 있다는 뜻이다. 다가불포화 지방은 이중 결합이 2개 이상 있다는 뜻이다(그래도 혼란스러울 것이다). 이중 결합은 탄소 사슬을 구부러지게 하며, 지방산을 더 산화하기 쉽게 만든다. 포화 지방은 더 안정적이고 다른 분자와 반응을 잘 안 한다. 포화 지방은 선형이고 빽빽하게 모일 수 있으므로 실온에서 고체로 존재할 가능성이 더 높다. 불포화 지방은 더 꼬인 구조를 지니고 있어서 실온에서 액체로 존재할 가능성이 더 높다.

기억해야 할—그러나 왠일인지 거의 언제나 간과되곤 하는—중요한 점은 단 한 가지 종류의 지방만으로 이루어진 식품은 거의 없다는 사실이다. 올리브유와 홍화유는 우리가 얻을 수 있는 순수한 불포화 지방에 가장 가깝고 팜유와 코코넛유는 우리가 얻을 수 있는 순수한 포화 지방에 가장 가까울지 모른다. 하지만 지방을 함유한 모든 식품에는 대개 다가불포화 지방산, 불포화 지방산, 포화 지방산 3가지 지방이 다 들어 있다. 등심 스테이크에도 불포화 지방이 많이 들어 있다.

따라서 식단에서 특정한 범주의 지방산을 제거하려는 시도는 사실상 불가능하다. 대신에 우리는 그 비율을 조정하려고 시도한다. 내 환자 대다수의 기본 지방 상태(즉 나를 찾아올 때의 기본 지방 섭취 양상)는 불포화 지방산과 포화 지방산이 각각 약 30~40퍼센트고 다가불포화 지방산이 20~30퍼센트다. 그리고 다가불포화 지방산 내에서는 대개 오메가-6가 오메가-3보다 6~10배 많고 EPA와 DHA는 극소량이다.

우리의 경험적인 관찰과 완벽하지는 않지만 내가 가장 타당하다고 보는 문헌들을 토대로 판단할 때, 우리는 불포화 지방산을 50~55퍼센트에 가깝게 높이고 포화 지방산을 15~20퍼센트로 낮추고 나머지를 다가불포화 지방산이 채우도록 조정해야 한다. 또 해산물이나 보충제를 통해 뇌와 심혈관 건강에 중요할 가능성이 높은 지방산인 EPA와 DHA 섭취도 늘려야 한다. 우리는 특수하지만 쉽게 이용할 수 잇는 혈액 검사를 통해 적혈구 막의 EPA와 DHA 양을 측정함으로써 환자 식단의 EPA와 DHA 함량을 조절한다.* 환자의 *APOE* 유전형을 비롯해서 신경퇴행성 질환과 심혈관 질환 위험 인자들을 감안하긴 하지만, 대다수 환자들에게서는 적혈구 막의 EPA와 DHA 양이 8~12퍼센트가 되도록 한다.

이 모든 변화를 이루려면 대개 현실적으로 올리브유와 아보카도와 견과를 더 먹고, 버터와 돼지기름 같은 지방의 섭취를 줄이고 (그러나 완전히 끊을 필요는 없다), 오메가-6가 풍부한 옥수수유, 콩기름, 해바라기유를 줄이는 반면, 연어와 멸치 같은 해산물로부터 오메가-3가 풍부한 다가불포화 지방산 섭취를 늘려야 한다.**

그러나 우리 현대 식품 환경인 표준 미국 식단은 여기서도 상황을 복잡하게 만든다. 100년 전 우리 조상들은 버터, 돼지기름, 소기름이라는 형태로 동물로부터 그리고 올리브, 코코넛, 아보카도라는 과일 형태로 식물로부터 모든 지방을 섭취하곤 했다. 그들은 주로 이런 식품들을 비교적 천연 상태로 섭취했기에 지방산들의 합리적인 균형을 잡기가 꽤 쉬웠을 것이다. 그런데 20세기 들어 식품 가공 기술의 발전으로 우리는 다른 방법으로는 얻기가 불가능했을 채소와 씨앗으로부터 화학적으로 기계적으로 기름을 짜낼 수 있게 되었

---

* 이 검사의 최신 형태는 혈액의 모든 지방산 수치뿐 아니라 오메가-6/오메가-3 비율도 파악할 수 있다.

** 흥미롭게도 사람 지방 조직의 기본 조성은 대략 불포화 지방산 55퍼센트, 포화 지방산 30퍼센트, 다가불포화 지방산 15퍼센트로(Seidelin 1995), 내 환자 대다수에게 잘 들어맞는 식단 지방 비율과 거의 일치한다.

다. 이런 신기술 덕분에 우리는 갑자기 옥수수와 면화유(다가불포화 지방산의 일종인 리놀린산) 같은 다가불포화 지방 함량이 높은 기름을 대량으로 식품으로 이용할 수 있게 되었다. 예를 들어 1인당 콩기름 소비량은 1909년 이래로 1000배 증가했다. 또 지난 50년 사이에 사람 지방 조직의 리놀린산 수치도 136퍼센트 증가했다.[27]

이런 지방 산업 혁명은 트랜스 지방trans fat을 생성하는 데도 기여했다. 성분표에 '부분 경화유partially hydrogenated vegetable oil'라고 적힌 지방이다(마가린이 한 예다). 트랜스 지방은 표준 미국 식단의 보급에 기여했다. 식품의 유통 기한을 더 늘릴 수 있게 해준 덕분이기도 하다. 그러나 트랜스 지방은 죽상경화증에도 기여했기에(apoB를 증가시킴으로써) 결국 미국 식품의약국이 금지 조치를 내렸다.

콩기름을 비롯한 종자유의 이런 대규모 증가가 비만과 대사증후군 유행을 일으킨 식단의 원흉이라고 비난하고 싶은 유혹을 느낄 수도 있다. 우리 건강이 나빠진 바로 그 수십 년 사이에 1000배나 증가한 식품이 좋은 것일 리가 없지 않을까? 몇 년 전만 해도 나도 그렇다고 생각했다. 그러나 데이터를 자세히 살펴보면 살펴볼수록 과연 그렇게 말할 수 있을지 확신이 점점 줄어든다.

사실 2018년 코크린 연합Cochrane Collaboration이 내놓은 이 주제를 가장 포괄적으로 검토한 보고서—총 2만 4000명이 넘는 사람을 무작위화 연구한 49건의 연구 자료들을 종합한 422쪽의 보고서—인 《심혈관 질환의 1차와 2차 예방을 위한 다가불포화 지방산Polyunsaturated Fatty Acids for the Primary and Secondary Prevention of Cardiovascular Disease》은 다음과 같은 결론을 이끌어냈다. "다가불포화 지방산 증가는 우리의 사망 위험에 거의 또는 전혀 차이를 낳지 않으며(좋은 쪽으로든 나쁜 쪽으로든) 심혈관 질환 사망 위험에도 거의 또는 전혀 차이를 낳지 않을지 모른다. 그러나 다가불포화 지방산 증가는 심장병 발작 위험과 심장병과 뇌졸중 복합 발작 위험을 조금 낮출 수도 있다(중간 수준의 증거)."[28]

다가불포화 지방산 증가가 약간 혜택을 가져온다고 한 점에 주목하자. 코크린 연합이 더 최근인 2020년에 내놓은 《심혈관 질환을 위한 포화 지방 섭취 억제Reduction in Saturated Fat Intake for Cardiovascular Disease》라는 287쪽짜리 보고서는 총 5만 6000명이 넘는 환자들을 대상으로 한 15건의 무작위 대조 시험 결과를 살펴본 것인데, 무엇보다 "식단의 포화 지방을 줄이자 복합 심혈관 발작 위험이 17퍼센트 줄었다"라고 결론지었다. 흥미롭다. 그러나 이 보고서에는 "포화 지방 섭취 감소가 모든 원인 사망률이나 심혈관 사망률에 미치는 효과가 거의 또는 전혀 없다"라고도 적혀 있었다. 그뿐만이 아니다. "암 사망률, 암 진단율, 당뇨병 진단율, HDL 콜레스테롤, 혈청 중성지방이나 혈압에 미치는 영향이 거의 또는 전혀 없었고 체중, 혈청 총 콜레스테롤, LDL 콜레스테롤과 체질량지수는 약간 감소했다."[29]

즉 포화 지방이 약간 안 좋은 영향을 미치긴 하지만 사망 위험에 영향을 미치는 사례는 전혀 관찰된 적이 없다. 또 2020년 말에 나온 또 다른 검토 보고서인 《총 식이 지방 섭취, 지방 품질, 건강 영향: 전향 연구들을 체계적으로 검토한 종합 보고서Total Dietary Fat Intake, Fat

질병 해방

Quality, and Health Outcomes: A Scoping Review of Systematic Reviews of Prospective Studies》

도 59건의 무작위 대조 시험 또는 동일 집단 추적 연구들을 체계적으로 검토한 끝에 이런 결론을 내렸다. "총 지방, 불포화 지방산, 다가불포화 지방산, 포화 지방산은 만성 질환 위험과 대체로 아무런 상관관계가 없다."[30]

더 읊을 수도 있지만 이쯤 했으니 내가 무슨 말을 하는지 알아차렸을 것이다. 적어도 집단 수준에서 보자면 이 의문에 대답하기에는 데이터가 매우 불분명하다. 의학 3.0을 소개할 때와 이번 장의 앞부분에서도 이야기했듯이 증거 기반 의학에서 나온 두루뭉술한 깨달음을 영양에 적용하려고 한다면 실패할 수밖에 없다. 여기서 명확히 드러나듯이 이런 집단 수준의 데이터는 효과 크기가 아주 작을 때는 개인 수준에서 별 쓸모가 없기 때문이다. 의학 2.0이 제공할 수 있는 것은 오로지 두루뭉술한 윤곽뿐이다. 불포화 지방산은 지방들 중에서 '최고의' 지방인 듯하고(PREDIMED와 리옹 심장 연구를 토대로 할 때), 메타분석 결과는 다가불포화 지방산이 포화 지방산보다 약간 낫다고 말하는 듯하다는 것이다. 그러나 알려주는 것은 그것뿐이다.

의학 3.0은 이렇게 묻는다. 우리 환자에게 맞는 '최고의' 지방 조합은 무엇일까? 나는 지방산 섭취 양상을 바꿀 때 환자의 콜레스테롤 합성과 재흡수 양상과 전반적인 지질과 염증 반응이 어떻게 달라지는지를 계속 추적하기 위해 확장 지질 검사expanded lipid panel를 이용한다. 내가 반복해서 계속 접했듯이 지방 섭취량, 특히 포화 지방 섭취량이 미묘하게 달라질 때 지질 수치에 상당한 변화가 일어나는 사람도 있고 그렇지 않은 사람도 있다. 어떤 이들(나 같은)은 거의 아무 탈 없이 포화 지방을 섭취할 수 있는 반면, 누군가는 베이컨 한 조각만 먹어도 apoB 수치가 백분위수 90까지 솟구칠 수 있다.

의학 2.0은 이것이 누구도 포화 지방을 먹어서는 안 된다고 증명한다고 말한다. 의학 3.0은 이런 데이터를 보고서 이렇게 말한다. "우리 환자의 apoB가 이 정도로 치솟는 것은 분명히 좋지 않지만 이 결과는 우리에게 한 가지 선택권을 제공한다. apoB를 낮추는 약을 먹을까, 아니면 포화 지방 섭취를 줄여야 할까? 아니면 양쪽 다?" 여기에 명백하거나 단일한 답은 없으며, 이런 흔한 상황에 어떻게 대처할지 판단을 내려야 한다.

최종적으로 나는 환자들에게 가장 덜 나쁜, 적어도 가장 덜 모호한 데이터를 토대로 할 때 불포화 지방산이 우리 식단 지방 배합에서 대부분을 차지해야 한다고 말한다. 이는 엑스트라버진 올리브유와 불포화 지방산 함량이 높은 식물성 기름을 뜻한다. 그다음은 일종의 동전 던지기와 비슷하다. 포화 지방산과 다가불포화 지방산의 실제 비율은 지질 반응과 염증 척도 같은 개인별 요인에 따라 정해야 할 것이다. 마지막으로 기름기 많은 생선을 많이 먹어서 해양성 오메가-3 다가불포화 지방산으로 충분히 채우지 않는다면, 거의

● 케톤 생성 식단을 채택한 시절에 나는 하루에 지방을 약 250~350그램 섭취했고 그중 포화 지방산이 으레 40~50퍼센트를 차지했지만, 내 지질 수치와 다양한 염증 표지 자들은 지극히 정상이었다. 나는 왜 그랬는지 전혀 알지 못한다. 내가 하루에 약 3~4시간 운동을 했다는 것이 그나마 이유가 될 수 있을까?

반드시 캡슐이나 기름 형태의 EPA와 DHA 보충제를 먹을 필요가
있다.

시간 제한
: 단식은 무조건 몸에 좋을까

섭식 시간 제한TR(먹는 시간 조절하기), 즉 단식은 우리에게 전술
적 난제를 제시한다. 한편으로 이것은 크고 작은 우리 목표들 중 일
부를 달성하는 데 쓰이는 강력한 도구다. 다른 한편으로 단식은 그
유용성을 한정짓는 심각한 단점들도 지닌다. 간헐적 단식과 '섭식
창문eating window'(정해놓은 식사 가능 시간대)이 최근 들어서 점점 인기
를 얻고 더 나아가 첨단 유행이 되긴 했지만 나는 그 효과에 갈수록
회의가 일고 있다. 그리고 잦은 장기 단식은 충분히 부정적인 영향
을 수반하기에, 나는 대사 이상이 가장 심각한 환자들을 제외하고는
다른 이들에게 그 방법을 권하기를 꺼린다. 드물게 하는(예를 들어
해마다) 장기 단식의 효용성은 아직 판단 미정이다. 종합하자면 나
는 단식 기반 개입이 신중하게 그리고 정밀하게 사용되어야 한다고
믿게 되었다.

단식을 할 때 몇 가지 좋은 일들이 일어난다는 점은 부정할 수
없다. 인슐린 반응을 촉발하는 열량 유입이 전혀 없으므로 인슐린
수치가 대폭 떨어진다. 비교적 짧은 기간에 간의 지방도 텅 빈다. 약

사흘 사이에 몸은 '기아 케톤증starvation ketosis'이라는 상태에 들어간다. 에너지 수요를 충족시키기 위해 저장된 지방이 분해된다. 그러나 그와 동시에 내가 정기적으로 장기 단식을 할 때 종종 겪었듯이 허기도 거의 사라진다. 이 역설적인 현상은 이 상태에서 나타나는 아주 높은 케톤 수치가 허기를 누그러뜨리기 때문일 가능성이 높다.

장기 단식은 5장에서 다룬 성장과 노화를 촉진하는 경로인 mTOR도 억제한다.[31] 이것이 적어도 일부 조직에서는 바람직할 것이라고 생각할지 모르겠다. 또 영양소 부족은 세포의 활력을 높이는 데 기여하는 '재활용' 과정인 자가소화작용을 촉진하고,[32] 백세인들이 장수하도록 도울 수도 있는 세포 수선 유전자인 *FOXO*도 활성화한다.[33] 한마디로 단식은 우리가 보고 싶어하는 여러 생리학적 및 세포학적 메커니즘을 촉발한다. 그렇다면 나는 왜 모든 환자에게 추천하지 않는 것일까?

이 질문은 까다롭다. 다양한 형태의 단식을 권하는 대중서가 많이 나와 있긴 하지만, 단식에 관한 과학적 연구 결과는 아직 비교적 약한 편이기 때문이다. 나는 시간 제한 섭식time-restricted feeding(매일 정해놓은 시간에만 먹기)에서부터 최대 10일까지 물만 마시는 단식에 이르기까지 다양한 형태의 단식을 권해왔다(그리고 직접 했다). 단식에 관한 내 생각이 시간이 흐르면서 많이 달라진 탓에 나는 여기서 이 주제를 다룰 필요가 있다고 느낀다. 나는 일부 환자들, 대개 가장 심한 대사 이상이 있는 사람들에게는 단식이 유용할 수 있다고 여전히 생각하긴 하지만, 일부에서 믿는 것과 달리 만병통치약이라고까

질병 해방

지는 보지 않는다.

사실 시간 제한 섭식은 3가지 유형이 있는데, 차례로 살펴보기로 하자. 먼저, 앞서 언급한 단기 섭식 창문을 열어놓는 형태다. 하루 중 6~8시간처럼 특정한 시간대에만 음식을 섭취하는 방식이다. 현실적으로는 아침을 건너뛰고서 오전 11시에 첫 식사를 하고 저녁 7시까지 마지막 식사를 끝내는 식으로 할 수도 있다. 또는 오전 8시에 아침을 먹고 오후 2시에 마지막 식사를 한 다음 그 뒤로 전혀 먹지 않을 수도 있다.

거의 무한히 다양하게 변형할 수 있지만, 요점은 섭식 창문을 충분히 작게 만들어야만 효과가 있다는 것이다. 표준인 16/8(16시간 단식을 하고 8시간 사이에 먹기)은 대다수에게는 미흡하지만 그래도 먹힐 수 있다. 열량 부족을 충분히 일으키려면 대개 18/6 또는 20/4처럼 창문을 더 좁힐 필요가 있다. 한때 나는 2시간 섭식 창문을 실험하고 있었다. 사실상 하루에 단 한 끼만 먹는다는 의미였는데, 그 시간 동안 아주 많이 먹곤 했다. 음식을 계속 주문할 때마다 종업원이 놀라는 표정을 보면서 즐거워하곤 했다.

내 경험상 대다수는 이것이 열량 섭취를 줄이는 가장 쉬운 방법이라고 본다. 무엇을 먹을지 그리고 얼마나 먹을지가 아니라 언제 먹을지에 초점을 맞추기 때문이다. 그러나 단기적인 시간 제한 섭식이 과연 그 이상의 혜택을 줄 수 있을지 나는 확신이 들지 않는다.

원래의 16/8 모형은 생쥐를 대상으로 한 연구에서 나왔다. 이 연구에서는 하루 중 8시간 동안만 먹이를 주고 나머지 16시간에는 주지 않은 생쥐가 계속 먹이를 준 생쥐보다 더 건강하다고 나왔다. 양쪽 집단이 섭취한 열량이 동일하다고 해도 시간 제한 생쥐는 원할 때마다 먹은 생쥐보다 체중이 더 줄었다.[34] 이 연구는 8시간 식사요법 열풍을 불러일으켰지만, 어쩐 일인지 몰라도 사람들은 이것이 생쥐 연구로부터 대폭 확대 추정한 것이라는 사실을 외면했다. 생쥐는 수명이 약 2~3년이므로—게다가 겨우 48시간만 굶어도 죽을 것이다—16시간 단식은 사람이 며칠을 굶는 것에 해당한다.[35] 그러니 타당한 비교가 아니다.

사람을 대상으로 이 섭식 패턴이 혜택을 주는지 살펴본 연구들은 별 성과가 없었다. 2020년 이선 와이스Ethan Weiss 연구진은 자원자 116명을 대상으로 16/8 섭식 패턴이 체중 감소나 심장 대사 혜택을 제공하는지 임상 시험을 했는데 그런 혜택을 제공한다는 증거를 전혀 찾아내지 못했다.[36] 비슷한 2건의 연구에서도 미미한 혜택만을 찾아냈을 뿐이다.[37] 다른 한 연구에서는 섭식 창문을 하루 중 일찍, 즉 오전 8시에서 오후 2시까지로 옮기자 대조군에 비해 실제로 24시간 혈당 수치가 더 낮아지고, 혈당 수치 변동 폭이 줄어들고, 인슐린 수치도 낮아지는 결과가 나왔다. 따라서 섭식 창문을 오전에 내는 것은 효과가 있을지 모르지만, 나는 먹지 않고 보내는 16시간이 자가소화작용을 활성화하거나 mTOR의 만성적인 수치 상승을 억제하는 것을 비롯해서 우리가 얻고자 하는 단식의 다른 더 장기적인 혜택들을 볼 수 있을 만큼 긴 시간이 아니라고 생각한다.

또 한 가지 단점은 이 접근법이 단백질 섭취 목표를 달성하지

질병 해방

못하게 만든다고 거의 확신할 수 있다는 것이다(앞의 '단백질' 절 참조). 지방 뺀 체중을 늘려야 하는(즉 영양실조나 근육량 부족 상태인) 사람은 이 방법을 아예 포기하거나 섭식 창문 이외의 시간에 추가로 순수한 단백질 공급원을 섭취하거나 해야 한다는 의미다(그러면 시간 제한 섭식의 목적에 다소 어긋난다). 또 섭식 창문이 열릴 때 과식이라는 함정에 빠져서 아이스크림을 1.8리터씩 먹어 치우는 식으로 마구 먹어대기가 아주 쉽다. 종합하자면 이렇게 단백질을 너무 적게 섭취하는 한편으로 열량은 너무 많이 섭취하게 됨으로써 단식을 통해 우리가 원하는 것과 정반대 효과가 나타날 수도 있다. 지방이 늘어나고 지방 뺀 체중은 줄어들 수 있다. 내 임상 경험상 이런 결과가 아주 흔하게 나타난다.

앞서 말했듯이 나는 때로 특정한 환자들에게 시간 제한 섭식 패턴을 권하곤 한다. 허기를 최소한으로 느끼게 하면서 총열량 섭취량을 줄이는 데 도움이 되기 때문이다. 그러나 이는 식사요법보다는 훈련 수단에 더 가깝다. 식품 섭취 시간을 제한하면 표준 미국 식단의 핵심 특징 중 하나를 무너뜨리는 데 도움이 된다. 바로 먹는 것을 중단하기 어렵게 만든다는 특징 말이다. 시간 제한 섭식은 간식을 먹고 밤늦게 음식을 먹는 습관, 입이 심심하다고 무심코 계속 주전부리를 하는 습관을 깨는 방법이다. 그러나 나는 그런 용도 외에는 그다지 유용하다는 생각이 들지 않는다.

다음은 격일 단식alternate-day fasting, ADF을 살펴보자. 이것도 유행하고 있다. 하루는 평소처럼 또는 평소보다 조금 더 먹고, 다음 날에는 거의 (또는 전혀) 먹지 않는 방식이다. 이 방식은 사람을 대상으로 연구가 더 많이 이루어졌지만—따라서 책도 많이 나와 있다—결과를 보면 딱히 혹할 정도는 아니다. 격일 단식을 통해 정말로 살이 빠질 수 있다는 결과를 내놓은 연구도 있긴 하지만,[38] 몇 가지 상당한 단점이 있음을 시사하는 더 섬세한 연구 결과도 있다. 규모는 작지만 중요한 점을 시사하는 한 연구에서는 격일 단식을 한 집단이 살이 빠지긴 했지만, 단순히 매일 열량을 25퍼센트 덜 섭취한 집단보다 지방 뺀 체중(즉 근육)도 더 많이 줄어들었다고 나왔다.[39]

이 연구는 규모가 작고 실험 기간도 짧기에 한계가 있긴 하지만 일부 사람들, 특히 마른 사람들이 단식을 하다가는 근육이 너무 많이 줄어들 수도 있음을 시사한다.• 게다가 이 연구에서 격일 단식 집단은 활동량이 훨씬 적었다. 이는 굶는 날에 몸 상태가 그리 좋지 않다고 느낀다는 것을 시사한다. 단식을 더 오래 하면 이런 효과가 더 두드러질 뿐이며, 근육량 감소가 더욱 그렇다. 그래서 내게는 이 연구를 이끈 제임스 베츠James Betts의 말이 와닿는다. "단식을 한다면 단식을 오래했을 때 근육량과 신체 활동을 유지하기가 더 어려워지는

• 나도 자전거 타기에 매진하던 시기에 이런 경험을 한 적이 있다. 한창 때 나는 매일 약 20/4 주기로 아주 엄격한 시간 제한 섭식을 하고 있었다. 점심은 오후 2시에 기본적으로 닭고기 샐러드로 때웠고 저녁은 오후 6시에 평소 식사량으로 먹었는데, 지금보다 9킬로그램 더 가벼웠다. 주로 근육이 더 적어서였다. 자전거 타기에는 아주 좋았다. 체중이 가벼울수록 유리하기 때문이다. 그러나 상체 근육량 유지라는 측면에서는 안 좋았다.

지 여부를 고려해야 한다. 장기 건강에 매우 중요한 요소들이라고 알려진 것들이다."

이런 연구 결과들을 접하면서 나는 잦은 장기적인 단식이 대다수 환자들에게는 필요하지도 현명하지도 않을 수 있다는 확신을 갖게 되었다. 단식이 가져올 혜택이 무엇이든 간에 지방 뺀 체중(근육)과 활동량 감소라는 비용을 따지면 굳이 할 이유가 없어 보인다. 나는 어떤 식사법을 택하든 간에 지방 뺀 체중(근육)과 장기적인 활동량을 유지할 만큼 충분히 먹어야 한다고 본다. 이것이 바로 어떤 다이어트든 지속할 수가 없는 한 가지 이유이기도 하다. 단식 같은 강력한 도구를 쓰고자 한다면 아주 세심하고 신중하게 해야 한다.

그러나 일부 환자들에게는 단식이 유용할 수 있다. 대개 다른 식사요법이 전혀 효과가 없는 이들이 그렇다. 사례를 하나 들어보자. 7장에서 만난 지방 전문가인 내 친구 톰 데이스프링이 그렇다. 톰은 몇 년 전 내 환자가 되었다. 내가 그의 대사 건강을 너무나 우려했기 때문이다. 60대 중반인 그는 키 173센티미터에 109킬로그램이었고, 체질량지수가 36.5로 비만 범위에 들어갔다. 혈액 검사를 하니 그가 비알코올성 지방간염만이 아니라 중증 비알코올성 지방간 질환 환자이기도 하다는 것이 드러났다. 내가 여러 해 동안 끈덕지게 졸라대자 그는 결국 뭔가 조치를 취하기로 동의했다. 그의 문제들을 고려할 때 케톤 생성 식단을 출발점으로 삼아야 한다는 것은 분명했다. 나는 탄수화물 섭취량을 줄인다면 체중이 줄고 비알코올성 지방간 질환도 나을 가능성이 있을 것이라고 기대했고, 그의 생체표지자들과 체중을 조절할 수 있을 것이라고 내다보았다.

하지만 생각처럼 진행되지 않았다. 톰이 힘들게 6개월 동안 그 식단을 유지한 뒤에도 그의 간 효소와 체중은 개선되는 기미가 없었다. 1년 뒤에도 마찬가지였다. 2년, 3년이 지나도 아무런 변화가 없었다. 그사이에 그의 건강은 계속 나빠져서 이윽고 한 블록 거리도 걷기가 힘들어질 지경에 이르렀다. 결국 그는 고관절 치환술과 척추 유합술까지 받아야 했다. 문제는 톰이 엄격한 케톤 생성 식단을 오래 유지할 수가 없었다는 점이었다. 2주 정도는 그럭저럭 유지할 수 있지만 그는 결국 못 견디고 샌드위치나 파스타를 먹어 치우곤 했다. 한마디로 그 식단은 그에게 지속 가능한 것이 아니었다.

톰에게는 분명히 어떤 더 강한 조치가 필요했고, 나는 단식을 시도해보자고 결심했다. 안타깝게도 표준 미국 식단에 길들여진 많은 북아메리카인처럼 톰도 굶는다는 생각 자체에 심한 거부감을 일으켰다. 사실 그가 엄격한 케톤 생성 식단을 오래 지속하기 힘들어한 이유도 바로 그것이었다. 그는 계속 허기를 느꼈고, 결국 탄수화물이 풍부한 친숙한 식품을 탐식하게 되었다. 그래서 그의 몸에서는 케톤증이 일어나서 허기가 줄어드는 단계까지 대사 전환이 이루어질 수가 없었다. 계속 인슐린 수치가 높게 유지되었기에 그의 지방 세포는 저장된 에너지를 내놓기를 거부하고 있었다. 그래서 그는 늘 허기를 느꼈고, 지방을 줄일 수가 없었다. 이 악순환을 깰 뭔가가 필요했다.

처음에 톰은 단식이라는 말만 꺼내도 손사래를 쳤다. 그러나 그

질병 해방

도 과학자였기에 영양 부족 연구 결과들을 살펴보고 자신이 이미 알고 있는 지질과 대사와 질병 위험 지식과 결부시킨 끝에, 시도를 해보기로 했다. 그의 과학적 정신이 설득된 것이긴 하지만, 나는 어느 시점에 이르자 그가 뭔가 극적인 변화를 이루지 않으면 생애의 마지막 5년이 될 수도 있는 단계로 굴러떨어지기 시작하리라는 것을 깨닫지 않았을까 생각한다. 우리는 그가 견딜 수 있을 것이라고 생각하는 한계를 고려해서 공격적인 계획을 짰다. 매달 한 주씩, 월요일부터 금요일까지 하루 약 700칼로리만 섭취하는 식으로 식사량을 대폭 줄이는 계획이었다. 그 단식 기간의 식사는 주로 지방으로 이루어져 있었고, 단백질은 약간 들어 있는 반면 탄수화물은 거의 없었다.

이런 유형의 단식을 '저열량hypocaloric' 식단이라고 한다. 음식을 전혀 먹지 않는다는 의미의 진정한 단식이 아니기 때문이다. 몸이 포만감을 느낄 정도가 아니라, 그저 최악의 허기를 달랠 정도로만 먹는 것이다. 톰은 나머지 25일 동안은 '정상' 식단을 먹었다(비록 녹말과 당을 제한한 식사였지만). 그리고 정오에서 오후 8시 사이에만 식사를 했다. 단식하는 주에는 대개 약하게 드레싱을 한 샐러드, 아보카도 1개, 마카다미아 견과나 올리브 몇 개로 식사를 했다. 그는 몸이 무척 좋아진다는 느낌을 받고 놀랐다. 나중에 그는 내게 말했다. "원래 생각했던 것만큼 끔찍하지 않았어. 사흘이 지나면 허기가 사라져."

그의 혈액 생체표지자들이 극적으로 개선되는 데는 오래 걸리지 않았다. 원래 그의 혈액 화학 검사 결과표는 대체로 노란색과 빨간색만 가득했는데—즉 대부분의 수치가 '나쁨'이거나 거기에 가깝다는 의미—이제는 거의 다 녹색이었다. 지질도 줄어들었고, 간 효소 수치도 안전한 정상적인 범위 내로 떨어졌다. 이런 단식 주기를 몇 차례 하고 나자, 그는 계단을 오르거나 몇 블록을 걷는 것 같은 신체 활동을 숨이 차지 않으면서 할 수 있게 되었다. 혈압도 떨어졌고, 먹고 있던 갖가지 약물 중 상당수도 끊을 수 있게 되었다. 현재 그는 예전보다 체중이 30킬로그램 줄어든 상태다. 대사 건강이 정말로 정상으로 돌아왔음을 보여주는 한 징후다. 그리고 이것은 이 식사요법을 유지하려는 강력한 동기를 부여한다. "살이 그냥 빠졌어."

단식은 다른 어떤 식단 개입도 이룰 수 없었던 방식으로 그의 망가진 대사를 효과적으로 재설정하거나 재가동했다. 근육량에 해로운 효과를 미치기 때문에 나는 이것을 톰처럼 난치성 환자에게만 쓴다. 톰은 애초에 너무나 과체중이라서 근육 감소를 견딜 수 있었다. 그와 동시에 지방도 아주 많이 사라지고 있었기 때문이다. 그러나 대다수 사람들은 근육량 감소가 해로울 수 있으므로 단식은 다른 가용 대안이 전혀 없을 때처럼 극단적인 상황에서만 실제로 쓸 수 있는 도구다.

영양 이야기를 마치며

지금까지 두 장에 걸쳐서 우리가 먹는 것—그리고 때로는 먹지 않는 것—이 건강에 미치는 영향, 그리고 꼬리표와 유행과 이념이 아니라 피드백과 데이터를 토대로 한 영양 3.0 마인드셋으로 생각을 옮기는 일의 중요성을 살펴보았다.

나는 예전에 식단과 영양이 거의 모든 질병을 치유할 수 있을 것이라고 믿었지만 더 이상은 그렇게 확신하지 못한다. 영양생화학은 우리 전술의 중요한 요소지만 이것이 장수로 나아가는 유일한 경로도, 가장 강력한 경로도 아니다. 나는 이것을 구조 전술에 더 가까운 것이라고 본다. 특히 에두아르도와 톰처럼 비알코올성 지방간 질환과 2형 당뇨병 같은 정말로 심각한 대사 문제를 안고 있는 사람들에게 그렇다. 근육량을 늘리거나 유지할 필요가 있는 노년층에게도 필수적이다. 그러나 수명과 건강수명을 늘리는 수단으로서의 능력은 더 제한적이다. 좋은 영양이 우리를 도울 수 있는 힘보다 안 좋은 영양이 우리를 해칠 수 있는 힘이 더 강하다. 이미 대사가 건강하다면 영양 개입 효과는 제한적일 수밖에 없다.

이런 말이 믿기 어렵다는 것을 나도 안다. 이런저런 식사요법을 옹호하는 온갖 주장들이 난무하고 으레 받아들이는 분위기가 조성되어왔으니까. 그러나 현실적으로 이 문제에서 1차, 2차, 3차항은 모두 에너지 균형으로 귀결된다. 열량 제한, 식이 제한, 시간 제한은 그저 에너지 섭취량을 줄임으로써 영양 과잉과 대사 불건강 상태를 바로잡으려는 도구일 뿐이다.

안 좋은 소식은 대다수 미국인이 대사가 건강하지 않으므로, 영양에 주의를 기울일 필요가 있다는 것이다. 대개 이 문제에 대처한다는 것은 총 에너지 섭취량을 줄이지만—열량 저감—개인이 지속할 수 있는 방식으로 해야 한다는 의미다. 또 우리는 혈당 수치를 너무 심하게 높이는 유형의 식품을 제외하는 데 초점을 맞추는 한편으로 단백질 섭취량과 지방 뺀 체중에 지장을 주지 않는 식으로 해야 한다.

바로 이 부분에서 까다로워질 수 있다. 단백질은 사실 가장 중요한 다량영양소, 줄여서는 안 되는 다량영양소다. 대부분의 사람들이 영양 과잉 상태면서 근육 부족 상태일 것이라는 점도 명심하자. 그들에게는 단백질을, 따라서 근육량을 희생하는 대가로 열량을 제한하는 방식이 역효과를 낳는다.

이 부분에서 다른 전술들도 나름의 역할을 할 수 있다. 12장에서 살펴보았듯이 2구간 유산소 운동은 포도당을 안전하게 처리하는 능력과 지방으로 저장된 에너지를 이용하는 능력에 상당한 영향을 미칠 수 있다. 그리고 근육량이 더 많을수록 포도당을 사용하고 남는 양을 저장하고 저장된 지방을 이용할 능력도 더 커진다. 다음 장에서는 숙면이 대사 균형을 유지하는 데 얼마나 중요할 수 있는지 살펴볼 것이다.

당신이 지질단백질 수치와 심혈관 위험 쪽으로 더 문제가 있다면 이 방정식의 지방 쪽에 더 초점을 맞추는 것이 타당하다. 이는 주로 포화 지방을 뜻하며, 일부 사람들에게서 포화 지방은 apoB를 증가시킨다. 비록 약물로 비교적 쉽게 조절할 수 있기는 하지만. 지나친 탄수화물 섭취도 중성지방 수치를 높임으로써 apoB에 흘러넘침 효과를 일으킬 수 있다.(모든 사람의 식단에서 한 가지를 제거할 수 있다면 나는 탄산음료와 과일 주스를 포함한 과당 첨가 음료를 뺄 것이다. 너무나 많은 과당을 너무나 빨리 창자와 간으로 전달하기 때문이다. 과당은 더 천천히 흡수되는 편이 훨씬 낫다. 그냥 과일을 먹음으로써, 섬유질 및 물을 적절한 비율로 섞어서 제공하는 자연에 몸을 맡기자.)

결국 최고의 영양 섭취 계획은 자기 자신이 계속할 수 있는 것이다. 3가지 식사요법, 즉 열량 제한, 식이 제한, 시간 제한을 어떻게 활용할지는 우리 각자에게 달려 있다. 그 계획이 우리가 관심을 갖는 모든 매개변수들—혈당과 인슐린 수치뿐 아니라 근육량과 지방량, 더 나아가 체중까지도—을 개선하거나 유지하면서 가장 가까이 다가온 네 기사 질병 또는 질병들의 위험을 줄일 수 있다면 이상적일 것이다. 우리의 영양 목표는 각자의 위험 양상에 따라 달라진다. 대사 기능 이상나 심혈관 질환 위험이 더 높은가? 모든 사람에게 적용되는 하나의 정답 같은 것은 없다. 각자는 나름의 균형, 자신에게 가장 잘 맞는 접근법을 찾아야 한다. 나는 이번 장에서 내가 당신에게 맞는 계획을 도출할 도구를 제공했기를 바란다.

마지막으로 한 가지만 더 말하자. 당신이 이번 장을 읽고서 내가 말한 어떤 세부 사항—불포화 지방산과 다가불포화 지방산과 포화 지방산의 비, 콩 단백질의 정확한 생물 가용성, 종자유와 렉틴의 역할, 평균 혈당 수치의 이상적인 표적 등─에 전혀 동의하지 않아서 화가 나거나 당신의 식단이 최고의 식단이라는 말을 내가 하지 않아서 감정이 상했다면, 마지막으로 한마디만 조언하겠다.

영양에 지나치게 집착하지 말기 바란다. 그런 책을 덮어라. 나가서 운동을 하라.

질병 해방

16장

수면, 질과 양 높이기
뇌에 최고의 약, 잠을 사랑하는 법

매일 밤 잠자리에 들 때 나는 죽는다.
그리고 다음 날 아침 깨어날 때 다시 태어난다

—마하트마 간디Mahatma Gandhi

수면 부족을 부추기는 오만한 사회

전공의 과정을 영어로 '레지던시residency'(거주)라고 부르는 이유
가 있다. 전공의 기간에 사실상 낮이나 밤이나 병원에서 살고 있기
때문이다. 한때 나는 일주일에 평균 거의 120시간씩 일했고, 30시간
넘게 쉬지 않고 일할 때도 많았다. 매주 나머지 약 48시간은 먹고 자

고 다른 일을 하고 데이트를 하고(대개 한 번으로 끝났다) 다른 일상생활을 하는 데 썼다. 의대에서 내 1년 선배는 현명한 조언처럼 들리는 말을 했다. "그 자유 시간 전부를 잠자는 데 쓴다고 해도 여전히 피곤할 거야. 그리고 일하고 잠만 잔다면 비참해지겠지. 그러니 좀 즐겨. 잠은 줄여도 돼."

전공의 때 어느 여름 밤에 유달리 오래 근무한 뒤 나는 급성 수면 부족이 어떤 결과를 일으킬 수 있는지 맛봤다. 동료 중 한 사람이 앓아누웠을 때 나는 당직을 대신하겠다고 자원했는데, 마침 내 근무 시간 바로 뒤였다. 그 말은 월요일 오전 5시 반부터 수요일 오후 6시까지 일했다는 뜻이다. 마침내 퇴근할 때 나는 차를 타고 집으로 가기 위해 고속도로로 향했다. 그런데 신호등 앞에 멈췄을 때 나도 모르게 깜박 졸았다. "맙소사, 운전대를 잡은 채 잠이 들다니." 나는 그렇게 중얼거렸다. 다음 신호등에서도 똑같은 일이 벌어졌고, 이번에는 왼발이 클러치에서 미끄러지는 바람에 시동까지 꺼졌다.

나는 60시간 넘게 잠을 자지 않았음에도 운 좋게 적어도 내 목숨을 구하는 데 필요한 그나마 좋은 판단력을 발휘할 수 있었다는 사실에 지금도 감사하는 마음이다. 나는 이스턴가의 길가에 차를 댄 뒤 신선한 공기를 좀 마시고자 차에서 내렸다. 따사로운 산들바람이 불고 있었고 지는 해가 내 얼굴에 기분 좋게 햇살을 비추었다. 마침 거기에 공원이 있었기에 나는 삐삐(맞다, 삐삐 시대였다)의 알람을 30분 뒤로 맞춘 뒤 풀밭에 누워서 눈에 휴식을 주기로 했다.

나는 6시간 뒤 볼티모어의 패터슨공원 한가운데에서 깨어났다.

　　　　　　　　　　　　　　　　　　　　　　질병 해방

당시 헤로인 벼룩시장이 열리고 매춘부가 득실거리던 곳이었다. 그 동네 사람들 중에 우리 응급실에 들락거리는 이들이 꽤 많았다. 나는 한밤중까지 녹색 수술복 차림으로 네 활개를 펼치고 누운 채 자고 있었던 것이다. 목은 침으로 흥건하게 젖어 있었다. 아래 팔에는 수수께끼 같은 물린 자국들이 나 있었고, 주위에 주사기 몇 개가 버려져 있었다. 그 외에는 멀쩡했다. 병원 수술복을 입은 채 풀밭에 널브러져 있는 미친 녀석을 굳이 건드리려는 사람이 아무도 없었던 듯하다.

내가 이 오싹한 사건을 통해 수면이 얼마나 중요한지를 그 즉시 깨달았다는 말을 할 수 있었다면 좋으련만 그렇지 않았다. 사실 이 일화에 담긴 교훈을 내가 체득하기까지는 다시 약 10년이 걸렸다. 그런 수면 빚을 갚으라는 압력에 순식간에 굴복하는 극단적인 사례가 전공의 과정의 인위적인 환경 탓이라고 치부했기 때문이기도 했다. 즉 전공의 과정 때 으레 겪는 일일 뿐이었다. 내가 그런 일을 그때만 겪은 것도 아니었다. 한번은 헬스장 주차장의 차 안에서 라디오를 켠 채로 깜박 잠이 들어 배터리가 나가는 바람에 질이 새벽 2시에 점프선을 갖고 나와야 했다. 만나기 시작한 지 겨우 몇 달밖에 안 된 시점이었다.(나는 운 좋은 남자다.)

공원에서 깜박 잠이 들었던 당시에 전공의의 근무 시간을 놓고 엄청난 논쟁이 벌어지고 있었는데, 난처하게도 나는 근무 시간을 줄이자는 제안을 격렬하게 반대하는 쪽이었다고 고백해야겠다. 그 제안은 당시 110시간이 넘던 근무 시간을 최대 80시간으로 제한해야 한다는 것이었다. 나는 그렇게 하면 전공의들이 너무 물러터질 것이라고 생각했고, 상당수의 선배들도 동의했다.

돌이켜보면 의료계에서 잠을 그토록 오만하게 무시하는 태도가 용인되고 더 나아가 조장하기까지 했다는 사실이 충격적이다. 마치 일하면서 흡연과 음주를 하라고 장려하는 것과 거의 다름없었다. 그냥 갖다 붙인 비유가 아니다. 지금 우리는 잠을 하루만 제대로 못 자도 기능적으로 볼 때 음주 단속에 걸릴 정도로 술을 마친 상태와 같아질 수 있다.[1] 특히 수면 부족 상태의 의료인이 푹 쉰 의료인보다 실수를 훨씬 더 많이 저질러서 훨씬 더 많은 사망 사고를 일으킨다는 연구 결과들도 나와 있다.[2] 나도 거기에 포함된다. 수면 부족 상태로 지내던 전공의 기간에 내가 겪은 최악의 순간 중 하나는 또다시 터무니없이 장시간 근무를 할 때(48시간 이상) 찾아왔다. 복강경 쓸개 절제술을 하기 직전에 깜박 졸음이 쏟아지는 바람에 환자의 몸 위로 고개를 처박았다. 다행히 환자에게는 아무 일도 없었지만, 그 일만 떠올리면 지금도 고개를 처박고 싶다.

20년도 채 되지 않았지만, 당시에 우리는 잠을 왜 자야 하는지, 자는 동안 무슨 일이 일어나는지, 그리고 잠이 단기 수행 능력과 장기 건강에 얼마나 중요한지를 거의 모르고 있었다. 지금은 만성 수면 부족이 신호등 앞에서 깜박 잠이 들게 하는 급성 수면 부족보다 훨씬 더 은밀한 살인마임을 안다. 수면 부족(평균적으로 하룻밤에 7시간 미만)과 감기에 잘 걸리는 것부터 심장마비로 죽을 위험에 이르기까지 갖가지 건강 위해 사이에 강력한 연관관계가 있다는 연구 결과

　　　　　　　　　　　　　　　　　　질병 해방

가 많이 나와 있다. 잠을 제대로 못 자면 대사 기능 이상이 나타날 위험이 커지며,[3] 심하면 2형 당뇨병까지 걸리고,[4] 몸의 호르몬 균형마저 깨질 수 있다.[5] 돌이켜보면 30대에 내 건강 문제 중 적어도 일부는 오만하게 잠을 무시한 데서 비롯되었을 수 있다.

잠은 몸에도 중요하지만 뇌에는 더욱더 중요할 수 있다. 양뿐 아니라 질 측면에서 볼 때 좋은 잠은 우리의 인지 기능, 기억, 더 나아가 정서 균형에도 대단히 중요하다.[6] 우리는 밤에 잠을 푹 자고 나면 모든 면에서 훨씬 상쾌해진다. 무의식 상태에서도 우리 뇌는 여전히 작동하면서 생각과 기억과 감정을 처리하고 있다(따라서 꿈을 꾼다). 더 나아가 수면은 도시가 거리를 청소하는 것과 비슷한 방식으로 뇌를 청소한다.[7] 또 숙면이 늘어갈 때 인지력을 보존하고 알츠하이머병을 예방하는 데도 필수적이라는 증거가 늘어나고 있다.[8]

이런 결론은 내가 14장에서 영양을 다룰 때 의문을 제기한 바 있는 '관찰' 연구에 주로 토대를 두고 있으며, 동일한 결함들을 일부 안고 있다. 특히 잠을 얼마나 잤는지를 떠올리는 피험자들의 회고는 그다지 정확하지 않을 수 있다.(당신은 지난밤에 정확히 얼마나 오래, 얼마나 잘 잤는지 아는가? 아마 대답하기 어려울 것이다.) 그러나 이런 연구는 영양 유행병학과 다르다. 입력이 단 한 가지, 즉 수면이기 때문이다. 관찰을 통해 나온 발견들 중에는 더 엄밀한 임상 연구를 통해 확인된 것들도 있으며, 데이터가 더 일관되게 동일한 방향을 가리키고 있어서다.

한마디로 수면 부족은 장기 건강과 일상생활에 심각한 지장을 초래할 수 있다. 예전의 내가 그랬듯이 수면의 가치를 소홀히 하는 사회에서 수면 부족이 어떤 파급 효과를 일으키는지를 살펴보면 경악할 양상이 드러난다.

캘리포니아대학교 버클리캠퍼스의 인간수면과학센터 매슈 워커Matthew Walker 소장은 저서 《우리는 왜 잠을 자야 할까Why We Sleep: Unlocking the Power of Sleep and Dreams》에서 이렇게 선언한다. "산업 국가들에서 수면 부족은 우리의 건강, 기대수명, 안전, 생산성, 아동 교육에 재앙 수준의 영향을 미치고 있다."[9] 나도 환자들의 건강 문제를 파고들다보면 수면 부족에서 비롯되는 사례가 많다는 것을 알았다. 그리고 수면 문제를 해결하면 다른 전술들의 효과가 더 좋아진다는 것도 알았다.

운 좋게 또다시 재앙에 가까운 일을 겪지 않고서도 나는 잠이 중요함을 깨닫게 되었다. 미 해군 특수부대 대원이었고 나중에 해군 군의관이 되어서 대원들을 진료한 내 친구 커크 파슬리Kirk Parsley의 예리한 질문 덕분이었다. 2012년의 어느 날 커크와 저녁을 먹으면서 나는 하룻밤에 5~6시간만 자도 충분하며 피곤함이 느껴지지 않는다면 굳이 잠을 더 잘 필요가 없다고 주장했다. 사실상 나는 잠자리에서 시간을 낭비해야 한다는 것이 안타깝다고 선언하기까지 했다. 잠을 완전히 없앨 수 없다면 얼마나 많은 것을 더 이룰 수 있을지 상상해보라!

당시 나는 다시금 우매함의 봉우리를 용감하게 오르고 있었다. 그때 커크는 단순하고 현명한 질문으로 내 말을 가로막았다. "잠이

질병 해방

그렇게 하찮다면 왜 진화 과정에서 제거되지 않은 걸까?"

그의 논리는 반박할 수 없었다. 잠을 잘 때 우리는 쓸모 있는 일을 전혀 하고 있지 않다. 생식 활동도 식량 채집도 가족 보호도 하고 있지 않다. 게다가 내가 패터슨공원에서 그랬듯이, 그렇게 잠에 곯아떨어져 있을 때 우리는 포식자와 적에게 극도로 취약하다. 커크는 바로 이런 점들이 잠이 우리에게 대단히 중요하다는 사실을 보여준다고 주장했다. "쉽게 살해당하거나 먹힐 수 있는 데도, 많으면 생애의 3분의 1까지나 되는 시간을 그렇게 의식이 없는 상태로 보내도록 진화가 허용한 이유가 있지 않을까?" 그는 더욱 압박했다. "자연선택이 수억 년 전에 잠잘 필요성을 제거했어야 마땅하다고 생각하지 않아? 그렇지 않았다는 것은 잠이 절대적으로 필요하다는 뜻이 아닐까?"

이 말이 너무나 옳았기에 마치 그가 내 뇌 속을 쿡 찌른 듯한 충격을 받았다. 모든 동물은 어떤 식으로든 잠을 잔다.[10] 과학자들은 지금까지 예외 사례를 전혀 발견하지 못했다. 말은 서서 잘 수 있다. 돌고래는 뇌의 절반씩 잠을 잔다. 결코 움직임을 멈추는 법이 없는 백상아리도 잠자는 것과 비슷한 상태에 들어가곤 한다. 코끼리는 하루에 겨우 4시간 자는 반면, 갈색박쥐는 24시간 중에서 19시간을 잠자면서 보낸다. 나는 그 사실에 좀 놀라곤 하지만, 요점은 지금까지 꼼꼼히 조사한 모든 동물이 어떤 식으로든 간에 잠을 잔다는 것이다. 커크는 옳았다. 진화적으로 수면은 타협 불가능한 것이다.

수면의 중요성을 무시하거나 폄하한 사람이 나만은 아니다. 오래전부터 과학계와 서구의 산업 사회에서 무시되어왔다. 수십 년 전에 수면은 그저 빈 석판, 즉 중요한 일은 전혀 일어나지 않는 무의식 상태의 시간이라고 여겨졌다. 고도 성취를 이룬 우리 문화에서도 여전히 수면은 시간을 낭비하는 것이라고, 아기, 개, 게으름뱅이나 필요로 하는 것이라고 여겨지는 듯하다. 그러나 지난 30년 사이에 수면의 과학이 출현했고, 이런 태도가 잘못되었음을 시사하는 발견들이 이루어졌다. 현재 우리는 안정성이 근력의 토대인 것처럼 수면이 우리 건강에 근본적임을 안다.

수면을 내 삶의 우선순위에 올려놓은 이래로 나는 매일 혜택을 본다. 정말로 아주 푹 자고 일어났을 때의 기분만큼 좋은 것은 없다. 머릿속에서는 새로운 착상이 샘솟고, 아무리 힘든 운동도 쉽사리 할 수 있을 것 같고, 주위 사람들에게 진정으로 더 친절해진다. 당신은 깨어나면서 이런 느낌을 받은 적이 언제였는가? 오늘 아침? 지난주? 지난달? 아니면 까마득히 오래전?

후자라면 수면 패턴과 수면의 질을 꾸준히 기록하면서 문제를 바로잡는 방법을 찾을 필요가 있다. 지질단백질, 대사 건강, 신체 건강의 표지자들을 개선하려고 노력할 때처럼 해야 한다. 그만큼 중요하다.

질병 해방

잠은 얼마나 자야 할까? 이 질문은 까다롭다. 우리 수면 주기가 감정과 스트레스는 말할 것도 없고 햇빛, 소음, 인공 조명 같은 외부 요인들에 강하게 영향을 받기 때문이다. 또 우리는 적어도 어느 정도는 수면 부족에도 꽤 잘 적응한다. 그러나 어머니가 늘 하는 말이 옳다고 재확인하는 연구 결과들이 많이, 아주 많이 나와 있다. 하룻밤에 약 7.5~8.5시간을 자야 한다고. 캄캄한 동굴에서 이루어진 실험들을 통해 우리의 약 8시간 수면 주기가 어느 정도는 유전적으로 정해진 것일 수 있다는 증거들까지 나와 있다.[11] 즉 타협이 불가능한 요구 조건임을 시사한다. 수면 시간을 이보다 상당히 더 줄이거나 상당히 더 늘리면 장기적으로 문제가 생길 것이 거의 확실하다.

단 하룻밤이라도 잠을 설치면 우리의 신체 및 인지 수행 능력에 해로운 효과가 미친다는 것이 밝혀져왔다.[12] 경주나 경기에 나서기 전날 밤에 제대로 못 잔 운동선수는 푹 잔 선수보다 성적이 확연히 떨어진다. 지구력도 떨어지고, 최대 산소 섭취량도 떨어지고, 최대로 낼 수 있는 근력도 떨어진다. 땀을 내는 능력조차도 지장을 받는다.[13] 그리고 부상당할 가능성이 더 높아진다. 2014년에 하룻밤에 6시간 미만으로 자는 젊은 운동선수가 8시간 넘게 자는 선수보다 부상을 입을 가능성이 2.5배가 넘는다는 관찰 연구 결과도 나왔다.[14]

숙면은 수행 강화 약물과 같다. 한 연구에서는 스탠퍼드 농구 선수들에게 쪽잠을 자든 말든 간에 하루에 10시간 자려고 애쓰고,

술과 카페인을 피하라고 했다. 5주 뒤 슛의 정확도가 9퍼센트 증가했고, 달리는 속도도 더 빨라졌다.[15] • 르브론 제임스LeBron James는 회복 과정에 꼭 수면을 포함시키려고 노력한다. 늘 하룻밤에 9시간, 때로는 10시간까지 자려고 애쓰며 거기에 낮잠도 종종 추가한다. "그렇게 잠을 푹 자면 정말로 상쾌한 기분으로 저절로 깨요. 알람 시계가 필요 없어요. 그냥 이런 느낌을 받아요. 좋아, 오늘 뭐든지 최고 수준으로 할 수 있어."[16]

직업 운동선수가 아닌 우리 같은 사람들에게도 수면은 운전 같은 더 평범한—그리고 위험한—과제의 수행 능력에 핵심적인 역할을 한다. 직업 운전사들이 하룻밤 잠을 못 잔 뒤에 브레이크를 밟아서 충돌을 피해야 하는 상황에서 반응 시간이 훨씬 떨어졌다는 연구 결과도 있다.[17] 안타깝게도 수면 부족 상태에서 운전하는지 여부를 측정하는 기기 같은 것은 없으므로 정확한 통계를 내기가 훨씬 어렵다. 그러나 미국자동차협회의 설문 조사에 따르면, 지난 한 달 사이에 너무 피곤해서 눈이 계속 감기는 가운데 힘들게 운전한 적이 있다고 답한 운전자가 3명 중 약 1명 꼴(32퍼센트)이라고 나왔다.[18]

그러나 우리는 수면 부족이 우리의 에너지 수준과 수행 능력에 미치는 해로운 효과를 알아차리지 못할 때가 많다. 수면이 부족한 이들이 이런 효과들을 으레 과소평가한다는 연구 결과들이 나와 있

• 잠을 충분히 자느냐만이 중요한 것은 아니다. 자는 시점도 중요하다. NBA/NFL/NHL 팀들의 승률을 살펴본 연구들은 서쪽으로 원정을 간 팀들이 수면 시간 교란으로 불리한 상황에 놓인다는 것을 명확히 보여준다(Roy and Forest, 2018).

다.[19] 수면 부족에 적응했기 때문이다. 아기를 낳아 길러본 사람이라면 잘 알겠지만, 우리는 그 뒤로 육아에 수반되는 가벼운 피로와 몽롱한 정신 상태를 일종의 '기준 재설정baseline resetting' 가정을 통해 정상적인 새로운 상태로 받아들이게 된다. 나도 그랬기에 안다. 나는 전공의로 그리고 컨설턴트로 일할 때 내가 잠을 충분히 자고 있다고 생각했다. 비교 대상이 없었기 때문이다. 훨씬 더 잘 자고 있는 지금은 그런 수면 부족 상태에서 살아남은 것이 정말로 용하다고 생각하곤 한다. 평범한 TV만 죽 보고 있었다면 그 화면이 괜찮아 보이는 것과 마찬가지다. 그러나 일단 4K 화면을 보면 예전 음극관 TV가 그다지 선명하지 않다는 사실을, 너무나 차이가 난다는 것을 깨닫게 된다.

수면과 대사 건강의 관계

섬뜩한 상황도 일어날 수 있긴 하지만, 하룻밤이나 사흘밤 잠을 제대로 못 잤을 때 생길 수 있는 단기적인 위해는 그런 상황이 지속될 때 입을 피해에 비하면 아무것도 아니다. 커크 파슬리는 해군 특수부대의 의사로 일할 때 그런 상황을 목격했다. 언뜻 볼 때 대원들은 엄격한 훈련을 통해 단련된 신체적으로 우수한 이들을 고른 표본 같았다. 하지만 혈액 검사를 했을 때 파슬리는 결과를 보고 충격을 받았다. 이 젊은이들 중에 호르몬 수치와 염증 표지자 수치가 수십 년 더 나이 든 사람들과 비슷한 수준인 이들이 많았던 것이다. 파슬리는 그들이 '노인의 피'를 지녔다고 요약했다. 훈련과 임무가 종종 밤에 시작되고 한번에 24시간 이상 깨어 있어야 할 때도 많았기에 대원들은 만성적인 수면 부족 상태에 있었고, 자연적인 수면 주기도 깨진 상태였다.

커크에게 그 이야기를 듣는 순간, 아하! 하는 깨달음이 찾아왔다. 나 역시 좀 살찐 피터이던 시절에 바로 그런 '노인의 피'를 갖고 있었다. 인슐린, 중성지방, 테스토스테론 수치가 미국 남성의 하위 5퍼센트에 들었다. 나는 당시의 안 좋은 건강 상태와 호르몬 불균형이 내 느슨한 식사, 오로지 식단 탓이라고 여겼지만, 전공의 과정과 그 뒤에 걸쳐서 적어도 10년 동안 심각한 수면 부족 상태에 있었던 것도 사실이었다. 뒤늦게 비로소 나는 수면 부족이 실제로 나를 그런 상태에 이르게 했다는 것을 깨달았다. 아마 내 얼굴에서도 뚜렷이 드러났을 것이다. 만성 수면 부족에 시달리는 이들은 잠을 더 잘 자는 동년배보다 피부가 더 처지고 더 늙어 보이는 경향이 있다.[20]

이제 나는 수면, 식단, 장기 질환 위험이 서로 밀접한 관계에 있음을 인정한다. 내가 지금 아는 사실들에 비추어 볼 때 당시에 몇 달만 잠을 푹 잤어도 내 문제들 중 80퍼센트는 해결되었을 것이라고 장담한다. 설령 형편없는 식사를 했어도 그랬을 것이다.

수면 부족이 우리 대사도 엉망으로 만든다고 말하면 당신은 아마 놀랄지 모르겠다. 나도 그랬으니까. 수면 부족은 단기적일 때도 심각한 인슐린 저항성을 일으킬 수 있다. 시카고대학교 수면 연구자 이브 밴코터Eve van Cauter가 젊은이들의 수면을 하룻밤에 겨우 4.5시간

질병 해방

으로 심하게 제한하자 4일 뒤에 인슐린 수치가 비만인 중년 당뇨인 수준으로 치솟고, 더 나아가 포도당 처리 능력이 약 50퍼센트나 줄어들었다.[21] 이 결과는 모든 수면 연구에서 가장 일관되게 나타나는 현상임이 드러났다. 수면 부족이 인슐린 저항성을 최대 3분의 1까지 증가시킨다는 연구 결과가 9건이나 나와 있다.[22] 의학에서 유행병학의 발견을 그토록 강력하게 재확인하는 실험 증거가 이렇게 일관되게 나오는 사례는 아주 드물다. 부족하거나 설친 잠이 대사 기능 이상을 일으키는 데 기여할 수 있다는 점은 아주 명확해 보인다.

안타깝게도 더 장기적인 이런 유형의 임상 시험은 이루어진 적이 없지만, 관찰 연구는 수면 부족과 장기 대사 교란 사이에 뚜렷한 연관성이 있음을 시사한다. 여러 수면 연구들을 대규모 메타분석한 결과도 수면 시간과 2형 당뇨병 및 대사증후군 사이에 긴밀한 관계가 있음을 보여주었다.[23]

그러나 수면 시간이 너무 길어도 문제가 있다는 징후일 수 있다. 하룻밤에 11시간 이상 자는 사람은 모든 원인 사망 위험이 거의 50퍼센트 더 높다. 그렇게 오래 자면 수면의 질이 낮을 가능성이 높을 뿐 아니라, 어떤 질병이 있어서 그런 것일 수 있기 때문이다. 마찬가지로 수면 부족이나 수면의 질 저하는 고혈압(17퍼센트), 심혈관 질환(16퍼센트), 심장동맥 질환(26퍼센트), 비만(38퍼센트) 위험 증가와도 관련이 있다.[24]

종합하자면 이런 발견들은 안 좋은 수면의 장기 효과가 단기 연구들을 토대로 예상할 수 있는 것에 부합함을 시사한다. 인슐린 저항성 증가 그리고 그에 수반되는 비알코올성 지방간염과 2형 당뇨병과 심장병에 이르는 다양한 질병의 위험을 높인다는 것이다. 만성적으로 수면에 지장이 있다면 대사도 마찬가지 양상을 띨 수 있다.

이 수면과 대사 건강의 관계는 언뜻 볼 때면 의아한 생각이 들기도 하지만, 나는 여기에서 빠진 연결 고리가 스트레스일 것이라고 생각한다. 누구나 알다시피 스트레스가 심할수록 잠을 잘 못 이룰 수 있으며, 수면 부족은 더욱더 스트레스를 유발한다. 일종의 되먹임 고리가 형성된다. 수면 부족과 스트레스는 교감 신경계를 활성화하며, 그 결과 진정시키는 것과 정반대 효과가 나타난다. 이는 우리의 투쟁-도피 반응의 일환인데, 이때 스트레스 호르몬인 코르티솔을 포함해서 글루코코르티코이드라는 호르몬들의 분비가 촉발된다. 코르티솔은 혈압을 높인다. 또 간의 포도당 분비를 일으키는 한편으로 근육과 지방 조직의 포도당 흡수와 이용을 억제한다.[25] 아마 포도당이 가장 먼저 뇌로 전달되도록 하기 위해서일 것이다. 이때 스트레스로 유도된 인슐린 저항성 때문에 혈당 수치가 증가한다. 나는 이런 양상을 나 자신에게서도 보았고, 환자들에게서도 종종 본다. 연속 혈당 측정기에서 밤 동안 혈당 수치가 높게 나오는 것은 거의 예외 없이 코르티솔 농도가 높다는 징후다. 밤늦게까지 먹고 마시는 바람에 더 악화될 때도 흔하다. 이런 양상이 지속된다면 높아진 혈당 수치는 2형 당뇨병으로 이어질 수 있다.

수면 부족은 식품에 관한 우리의 행동에도 변화를 일으킴으로써 문제를 더 복잡하게 만든다. 이브 밴코터 연구진은 피험자의 하룻밤 수면 시간을 4~5시간으로 제한했을 때 포만감을 일으키는 호르몬인 렙틴의 농도가 억제되고 '허기' 호르몬인 그렐린의 수치가 증가한다는 것도 알아냈다.[26] 즉 잠을 제대로 못 자면 다음 날 비합리적일 만치 몹시 허기를 느낄 수 있으며, 건강한 식품보다는 고열량 가당 식품에 손을 댈 가능성이 더 높다. 수면 부족에 더 시달리는 이들이 밤늦게 한 번 더 식사를 할 가능성이 높다는 연구도 나와 있다. 밴코터 연구진은 후속 연구에서 수면이 부족한 이들이 푹 잔 이들에 비해 다음 날 약 300칼로리의 열량을 더 섭취한다는 결과를 얻었다.[27] 이 결과들을 종합하면 비알코올성 지방간 질환과 인슐린 저항성을 일으킬 완벽한 요리법 된다.

수면과 심혈관 질환

교감 신경계는 수면 부족이 심혈관 질환 및 심장마비와 강한 연관성을 보이는 이유를 설명하는 데 도움이 될 수도 있다. 우리가 어떤 위협을 지각할 때 코르티솔과 아드레날린 같은 스트레스 호르몬이 왈칵 분비되면서 심박수와 혈압이 증가한다. 안타깝게도 수면 부족도 거의 동일한 효과를 일으킴으로써 교감 신경계를 계속 활성 상태로 유지한다. 우리는 투쟁-도피 반응에 갇히고, 혈압과 심박수는 높은 상태로 유지된다. 이는 우리 혈관이 받는 스트레스를 증폭시킨다. 나도 그런 일을 겪었다. 내가 즐겨 착용하곤 하던 자가 연속 측정기기들을 통해서였다. 잠을 설치는 밤에 내 심박수는 더 높아지고 (나쁘다), 심박수 변동은 더 줄어들었다(마찬가지로 나쁘다).

장기간에 걸친 수면 부족이 심장 발작 사건 위험 증가와 연관성이 있는 이유를 이것으로 설명할 수 있을지 모른다. 이런 문제는 무작위 대조 임상 시험 같은 방법을 써서 명확히 연구하기가 쉽지 않다. 두 대규모의 메타분석 연구에서는 수면 부족(하룻밤 6시간 미만) 때 심혈관 질환 위험이 약 6~26퍼센트 증가한다고 나왔다.[28] 이 결과가 인과관계를 말하는 것은 아니다. 분명히 잠을 제대로 못 자는 사람이 다른 이유들 때문에 심장병 위험이 높을 수도 있다. 근무 시간이 더 길거나 소득이 낮거나 스트레스를 더 많이 받을 수도 있다. 그런데 평생에 걸쳐서 잠을 더 짧게 자거나 더 길게 자도록 할 가능성을 높이거나 낮추는 유전자 변이체를 지닌 이들의 관찰 연구 자료와 멘델 무작위화 자료를 비교한 매우 흥미로운 연구가 있다.[29] 멘델 무작위화 자료는 하룻밤 수면이 6시간 미만일 때 심장마비 위험이 약 20퍼센트 높다는 관찰 결과가 옳다고 재확인했다.[30] 더욱 주목할 점은 하룻밤 수면이 6~9시간일 때(즉 연구진의 정의상 충분히 잘 때) 심장마비 위험이 더 적었다는 것이다. 유전적으로 심장동맥 질환에 더 취약한 이들조차 그랬다.

요약하면 이렇다. 숙면은 나처럼 유전적으로 심장병 위험이 높은 사람들의 위험을 줄이는 데 도움을 줄 수 있다. 이 모든 연구 결과들을 믿고서 나는 수면을 내 삶의 최우선순위에 올렸고, 환자들의 수면 습관에 관심을 기울이고 있다.

건강한 뇌에 필수적인 깊은 잠

지금까지 이번 장에서 다룬 대부분의 내용—수면이 대사 건강과 심혈관 건강에 매우 중요한 역할을 한다는 것—에 관해 정말로 놀라운 점은 이 효과의 상당수가 뇌를 통해 매개된다는 것이다. 수면은 뇌 건강에 중요한 역할을 하며, 늙어갈수록 더욱 그렇다. 일상적인 인지 기능 측면에서만이 아니라 건강수명의 핵심 기둥 중 하나인 장기적인 인지 건강 측면에서도 그렇다.

누구나 밤잠을 설친 뒤에는 몽롱하고 굼뜬 기분을 느낀다. 평소와 달리 뇌가 잘 돌아가지 않는다. 그러다가 밤에 푹 자거나 낮잠이라도 푹 자고 나면 대개 회복된다. 그런데 수면 연구자들은 숙면이 장기적인 뇌 건강에 대단히 중요하며, 나쁜 수면이 어떻게 뇌에 심한 손상을 일으킬 수 있는지를 다양한 방식으로 보여주고 있다. 나쁜 수면은 오랫동안 알츠하이머병의 초기 증상 중 하나로 여겨져왔다. 그러나 거꾸로 만성적인 수면 부족이 알츠하이머병과 치매의 강력한 원인일 가능성이 있음을 시사하는 연구도 나와 있다.[31] 즉 수면은 뇌 기능뿐 아니라 뇌 건강 유지에도 중요하다.

잠자리에 들어서 눈을 감으면 일련의 생리적 변화가 일어나기 시작하면서 우리는 잠에 빠져든다. 잠이 들기를 기다리는 동안 심장 박동이 느려지고, 심부 체온이 떨어지고, 호흡이 규칙적인 양상을 띠게 된다. 그사이에 뇌는 나름의 여정을 시작한다.

현재 연구자들은 우리가 일련의 잘 정의된 단계들을 거쳐서 잠이 든다는 것을 안다.[32] 각 단계는 나름의 특수한 기능을 지니며, 독특한 뇌파 '서명'을 지닌다. 애초에 연구자들은 이 뇌파를 통해 수면 단계를 구분했다. 이 단계들을 시각화해보자. 잠자리에 누워서 눈을 감을 때 잠수함을 타고 깊은 바다로 잠수한다고 상상해보자. 몸이 이완되면서 빠르면 몇 분 사이에 잠에 빠져들 때 이 잠수함은 수면 아래로 들어가서 가라앉기 시작한다.

대개 하강은 아주 빠르게 일어난다. 얕은 잠을 자는 구간을 지나서 깊은 잠을 자는 구간으로 빠르게 하강한다. 이 수면 단계를 '비렘수면non-REM sleep, NREM'이라고 하며, 얕은 비렘과 깊은 비렘 두 단계로 나뉜다. 둘 중에 후자가 더 중요하며, 신경 건강 측면에서 특히 더 그렇다. 잠수함에 비유하자면 빛이 없는 깊은 물속으로 내려가고 있는 단계다. 뇌가 외부 자극을 전혀 받지 못하는 곳이다. 그렇다고 해서 이때 아무런 일도 일어나지 않는다는 의미는 아니다. 깊은 잠에 빠져들 때 우리 뇌파는 느려지다가 이윽고 극도로 낮은 진동수에 다다른다. 초당 약 1~4주기에 이르는 단조로운 리듬이다. 이 깊은 잠은 잠자는 시간 중 전반기에 우세하게 나타나지만, 대개 깊은 비렘수면과 얕은 비렘수면이 주기적으로 오간다.

대체로 잠의 후반기에 이르면 우리 '잠수함'은 다시 수면으로 올라오기 시작하며, 이때 '빠른 눈 운동 수면'이란 뜻의 '렘수면rapid eye movement sleep, REM' 구간에 들어선다. 렘수면 단계에서는 감긴 눈꺼풀 안에서 눈알이 아주 빠르게 움직인다. 우리는 뭔가를 '보는' 중이지만 마음속에서만 본다. 꿈은 대부분 이 단계에서 꾼다. 이 단계에서 마음은 친숙해 보이는 이미지와 사건을 처리하지만, 때로 전형적인 맥락에서 벗어난 낯설거나 이상한 맥락에서 그렇게 하곤 한다. 흥미롭게도 렘수면 특유의 뇌파는 우리가 깨어 있을 때의 뇌파와 아주 비슷하다. 주된 차이점은 몸이 마비되어 있다는 것인데, 이는 우연이 아닐 것이다. 기이한 꿈에 빠져 있을 때 몸이 반응하지 못하게 막기 때문이다. 렘수면에 빠져 있을 때 일어나서 달리곤 한다면 좋지 않을 것이다.(우리가 꿈속에서 뭔가로부터 달아나려고 할 때 몸이 협조하지 않는 것은 바로 이 때문일 것이다.)

전형적인 밤에 우리는 이 수면 단계들을 주기적으로 오갈 것이다. 이 수면 주기는 약 90분 동안 이어지며, 한 주기가 끝나고 다음 주기가 시작될 때 잠깐 깨기도 한다. 나와 함께 환자들의 수면 문제에 대처하고 있는 스탠퍼드 출신의 수면 전문의 비카스 자인Vikas Jain은 이것이 밤에 사자나 적에게 공격받는 상황에 대비해서 우리를 보호하기 위해 진화한 것일 가능성이 높다고 말한다.

렘수면과 깊은 비렘수면(간편하게 '깊은 잠'이라고 부르기로 하자) 모두 학습과 기억에 대단히 중요하지만 방식은 서로 다르다. 깊은 잠 단계에서 뇌는 해마의 단기 기억 저장소를 청소하고 중요한 기억을 겉질의 장기 저장소로 옮김으로써 그날의 가장 중요한 기억을 저장하고 강화한다.[33] 연구자들은 밤에 얼마나 푹 자는지가 다음 날 기억 검사에서 얼마나 좋은 점수가 나오는지와 직접적인 선형 관계가 있음을 관찰했다.[34]

어릴 때 렘수면은 뇌가 자라고 발달하도록 돕는 중요한 역할을 한다.[35] 잠을 자는 동안에도 뇌는 새로운 연결을 형성하며 신경망을 확장한다. 어릴 때 렘수면이 더 긴 것은 바로 이 때문이다. 성년기에는 렘수면 시간이 안정 상태를 유지하는 경향이 있으며, 특히 창의성과 문제 해결에 중요한 역할을 계속한다. 사실과 기억 사이에 무작위적인 양 보이는 연결을 형성하고, 무의미한 연결을 버리고 유망해 보이는 연결을 골라냄으로써, 뇌는 낮에 막혔던 문제의 해결책을 도출할 수도 있다. 또 연구자들은 렘수면이 절차 기억procedural memory이라는 것에 특히 도움이 된다는 것도 알아냈다.[36] 운동선수와 음악가가 몸을 움직이는 새로운 방식을 배울 때 쓰는 기억이다.

렘수면의 또 다른 아주 중요한 기능은 정서 기억 처리를 돕는 것이다.[37] 어떤 감정을 촉발한 부정적인(또는 긍정적인) 경험의 기억과 그 감정 자체를 분리하는 일을 돕는다. 심란한 상태로 잠자리에 들었을 때, 거의 언제나 아침에 깨어나면 기분이 더 나아진 듯이 느껴지는 것은 이 때문이다. 우리는 그 사건을 기억하지만 거기에 수반되었던 고통은 (이윽고) 잊는다. 이렇게 경험과 감정을 끊어서 정서적 치유를 하지 않는다면, 우리는 기억을 떠올릴 때마다 그 사건에 수반된 감정에 다시금 새롭게 휩싸임으로써 끊임없이 불안한 상태로 살아갈 것이다. 이 말이 외상 후 스트레스 장애post-traumatic stress disorder, PTSD를 가리키는 양 들린다면 그 생각이 맞다. 외상 후 스트레스 장애 증상을 보이는 퇴역한 전투병들을 조사했더니 바로 렘수면이 부족하기 때문에 기억과 감정을 분리하는 능력이 떨어진다는 것이 드러났다. 이 퇴역병들은 뇌가 렘수면에 들어갈 만치 충분히 느

질병 해방

굿해지는 것을 사실상 가로막는 투쟁-도피 호르몬인 노르아드레날린의 수치가 높았다.[38]•

아마 가장 흥미로운 점은 렘수면이 정서 인식을 유지하는 일을 돕는다는 점이 아닐까?[39] 렘수면에 들지 못하게 하면 남의 얼굴 표정을 읽기가 더 힘들어진다는 연구 결과들이 나와 있다.[40] 렘수면에 들지 못하게 하자 사람들은 호의적이거나 중립적인 표정조차 위협적인 것으로 해석했다. 이는 사소한 것이 아니다. 우리가 사회적 동물로서 살아가는 능력은 남의 감정을 이해하고 그런 감정에 대응하는 능력에 달려 있기 때문이다.[41]•• 한마디로 렘수면은 기억과 정보를 처리하도록 돕는 한편으로 우리 정서 균형을 보호하는 듯하다.

반면에 깊은 잠은 우리 뇌라는 기관 자체의 건강에 필수적인 듯하다. 몇 년 전 로체스터 연구진은 우리가 깊은 잠에 빠져 있을 때 뇌가 일종의 내부 쓰레기 처리 체계를 활성화한다는 것을 발견했다.[42] 뉴런 사이를 채우고 있는 뇌척수액을 빼서 세포 사이의 노폐물들을 청소한다는 것이다. 이 일이 이루어질 때 뉴런은 움츠러들어서 청소가 더 잘 이루어질 수 있도록 돕는다. 도로 청소차가 지나갈 때 시민들이 차를 딴 곳으로 옮기는 것과 마찬가지다. 이 청소 과정에서 신

•　　노르아드레날린 수치는 프라조신prazosin이라는 혈압약으로 낮출 수 있다.

••　　흥미로운 점은 렘수면이 진화 과정에서 비교적 늦게 출현했다는 것이다. 모든 동물은 비렘수면에 들지만, 조류와 비수생 포유류만 렘수면에 든다. 비조류 파충류에게도 렘수면과 비슷한 상태가 존재할 수 있다는 연구 결과가 최근에 나오기도 했다.(수생 포유류는 호흡을 하기 위해 주기적으로 수면으로 올라와야 하므로 깊은 잠에 빠지지 않는다.)

경퇴행과 관련된 두 단백질인 아밀로이드 베타와 타우 같은 잔해들도 씻겨나간다.[43] 그러나 깊은 잠을 충분히 오래 자지 않으면 이 체계는 효과적으로 작동하지 못하고 아밀로이드와 타우가 뉴런 사이에 쌓인다. 더 폭넓게 조사를 하니 대체로 수십 년 동안 하룻밤에 7시간 미만으로 잔 이들이 7시간 이상 잔 사람들보다 아밀로이드 베타와 타우가 훨씬 더 많이 쌓이는 경향이 있다고 나왔다.[44] 건강하지 못한 뉴런 안에 '엉킨 덩어리'를 만드는 단백질인 타우는 그 자체가 정상적인 인지 능력을 지닌 사람들 및 치매 초기 단계인 경도 인지 장애MCI가 있는 사람들의 수면 교란과 상관관계가 있다.

이는 일종의 악순환이 될 수 있다. 알츠하이머병에 걸리면 수면 교란을 겪을 가능성이 높다. 알츠하이머병 환자는 깊은 잠과 렘수면 시간이 점점 줄어들며, 하루 주기 리듬(즉 수면-각성 주기)에도 극적인 변화가 일어날 수 있다.[45] 또 알츠하이머병의 최대 절반은 수면 무호흡증을 겪게 된다.[46]

그러나 거꾸로 수면 교란은 알츠하이머병이 진행되는 조건을 형성하는 데 기여할 수 있다. 노년층의 30~50퍼센트는 불면증에 시달리며, 치매 진단을 받기 몇 년 앞서 수면 교란이 나타날 때가 흔하다는 것을 보여주는 연구가 많이 있다.[47] 더 나아가 인지력 감퇴보다 먼저 나타날 수도 있다. 한 연구에 따르면 인지력이 정상인 사람들에게서 수면 질 저하가 일어난 바로 다음 해에 인지력 장애가 시작된다고 한다.[48]

한편 수면의 질이 좋은 노년층은 경도 인지 장애와 알츠하이머

질병 해방

병에 걸릴 위험이 더 낮으며, 인지 기능도 더 높은 수준으로 유지된다.[49] 수면 교란을 잘 치료하면 경도 인지 장애가 시작되는 연령을 늦출 수도 있으며—한 연구에서는 약 11년이라고 나왔다—이미 알츠하이머병 진단을 받은 환자들의 인지 기능이 개선될 수도 있다.[50]

분명히 수면과 인지 건강은 깊이 관련되어 있다. 우리가 알츠하이머병의 예방, 특히 고위험군의 예방을 위해 수면 개선에 힘쓰는 이유가 바로 이것이다. 잠자는 시간만이 중요한 것이 아니다.

뇌의 장기 건강에는 수면의 질도 대단히 중요하다. 이 구분은 매우 중요하다. 수면이 불규칙하거나 중간에 끊기거나 충분히 깊지 못하다면 뇌는 수면의 혜택들을 제대로 누릴 수 없을 것이다.

안타깝게도 깊은 잠을 자는 능력은 나이를 먹음에 따라서 감소하며, 20대 말이나 30대 초에 시작되어서 중년에 들어서면 더욱 나빠진다. 이 수면 질 저하 중에서 나이를 먹는 것 자체 때문에 이루어지는 비율이 어느 정도고 나이를 먹으면서 건강이 안 좋아짐에 따라서 나타나는 비율이 어느 정도인지는 아직 불분명하다. 성인의 수면 패턴 변화가 대부분 19~60세에 이루어지고, 건강을 잘 유지한다면 (아주 중요한 가정이다) 그 뒤로는 미미하게만 쇠퇴한다는 분석 결과도 있다.

나이에 따라서 이렇게 깊은 잠이 줄어드는 데 기여할 만한 요인 중 하나는 성장 호르몬 분비 양상 변화다. 성장 호르몬은 대개 밤에 잠든 지 약 1시간 뒤에, 즉 깊은 잠에 들어갈 가능성이 높은 시점에 왈칵 분비된다. 반면에 성장 호르몬을 억제하면 깊은 잠이 줄어들므로, 여기서 어느 쪽이 원인이고 결과인지가 불분명하다. 성장 호르몬은 사춘기 때 정점에 다다랐다가 청년기에서 중년기 사이에 급속히 줄어들며, 그 뒤에는 더 천천히 줄어든다. 이 양상은 나이를 먹을수록 깊은 잠이 줄어드는 양상과 나란히 진행된다.

40대와 60대가 깊은 잠이 알츠하이머병 예방에 특히 중요한 시기라는 연구도 있다.[51] 이 시기에 잠을 적게 자는 이들은 나중에 치매에 걸릴 위험이 더 높은 듯하다. 따라서 중년의 숙면은 인지 건강을 유지하는 데 특히 중요한 듯하다.

내가 지금 깨달은 것은 하룻밤에 5~6시간 자면서 내가 최고의 능력을 발휘하고 있다고 생각하던 그 시절에, 사실상 수면 부족 때문에 지닌 잠재력보다 훨씬 못한 수준의 능력을 발휘하고 있었을 가능성이 높았다는 것이다. 그리고 그 시절에 나는 장기 질환 위험을 스스로 높이고 있었을 것이다. 대사, 심장, 인지 측면에서. 나는 늘 이렇게 읊어대곤 했다. "내가 죽는 날이 잠드는 날이야."

나는 잠을 자지 않음으로써 죽는 날을 앞당기려고 기를 쓰고 있었다는 사실을 거의 알지 못했다.

자신의 수면 평가하기
: 수면 질 지수, 시간형, 수면무호흡증

과학이 일종의 '수면 스위치'를 찾아낼 수 있다면 얼마나 좋을

질병 해방

까. 즉시 잠이 들게 하고 밤새도록 깊은 잠과 렘수면의 주기를 매끄럽게 오가도록 함으로써 아침에 정말로 상쾌하게 깨도록 촉발하거나 억제하는 어떤 뇌의 경로 같은 것을 말이다. 그러나 그런 일은 아직 일어나지 않았다.

대형 제약사의 노력이 부족해서가 아니다. 수면 문제를 겪고 있는 이들이 아주 많으므로, 미국 식품의약국의 승인을 받은 수면제가 10여 가지 나와 있다. 최초로 진정으로 대박을 친 수면제는 제품명 암비엔Ambien인 졸피뎀zolpidem으로 1990년대에 승인을 받은 지 2년 동안 40억 달러의 수익을 올렸다.[52] 수요가 엄청났지만 이 현상은 훨씬 더 이전으로 거슬러 올라간다. 1806년 양귀비에서 처음으로 분리된 약물인 모르핀은 꿈의 신인 모르페우스Morpheus의 이름을 딴 것이다. 아주 효과적으로 잠들게 하기 때문이었다. 수면과 꿈이 신체적 고통과 정서적 고통으로부터 달아나는 피신처가 될 수 있다는 점을 생각하면 딱 맞는 이름이었다. 그러나 모르핀은 중독성이 있기에 결코 이상적인 수면제가 아니다.

현재 미국 수면제 시장은 가치가 연간 약 280억 달러에 달한다고 추정된다.[53] 그러나 처방전 수는 최근 들어 줄어왔다. 대체로 이런 약들이 실제로는 그다지 효과가 없다는 사실을 소비자들이 알아차렸기 때문일 것이다. 이 약들은 무의식을 유도하는 쪽으로는 뛰어날 수 있지만, 무하마드 알리의 오른쪽 주먹도 마찬가지였다. 암비엔이나 루네스타Lunesta 같은 수면제는 건강하게 지속되는 수면을 촉진하는 것이 아니라 수면과 유사한 무의식 상태를 촉진하는 경향이 있다. 따라서 렘이나 깊은 잠의 뇌 치유 작업과 같은 일을 사실상 그다지 해내지 못한다. 암비엔이 렘수면을 늘리지 않은 채 사실상 느린 뇌파 수면(깊은 잠)을 줄인다는 연구도 있다.[54] 이런 수면제를 먹는 이들이 기본적으로 질 좋은 수면을 질 낮은 수면으로 대체한다는 의미다. 또 암비엔에는 잘 알려진 부작용도 있는데 먹고서 '잠이 든' 상태에서 걸어 다니고 이런저런 활동을 하는 이들도 나타난다는 것이다. 이는 온갖 문제로 이어진다.

그래서 제약업계는 각성을 촉진하는 뇌 화학물질 오렉신orexin을 차단함으로써 몽유병 문제를 해결하고자 한 새로운 유형의 수면제를 내놓았다.[55] 흥미로운 점은 오렉신이 처음에는 식욕과 더 관련이 있다고 여겨졌다는 것이다. 실제로 식욕도 조절한다(허기를 증가시킴으로써). 그러나 데이비고Dayvigo, lemborexant와 큐비빅Quviviq, darid-orexant 같은 이른바 오렉신 길항제와 억제제는 불면증 치료제로 승인받았고, 유망해 보인다.[56] 특히 사용자가 밤에 청각 자극에 반응하는 능력이 더 잘 유지되기에 그렇다(부모가 잠이 들면서도 아이가 울면 깨어날 수 있기를 바랄 때처럼). 그렇지만 꽤 비싸다.

또 발륨Valium, diazepam과 자낙스Xanax, alprazolam 같은 더 오래된 벤조디아제핀 계열의 약물들도 있다.[57] 이런 약들은 아주 인기가 있으며—우리 사회의 거의 어디에서나 볼 수 있다—때로 불면증 치료에도 쓰인다. 이런 약들은 대개 무의식을 유도하지만 수면의 질은 개선하지 않는다. 좀 우려스럽게도 이런 약물의 이용은 인지력 감퇴와도 관련이 있으며, 대개 노년층에는 아주 짧은 기간 쓰는 용도 외에는 권하지 않는다(암비엔도 마찬가지다).

나는 새로 찾아오는 환자들에게 이런 수면 보조제에 의존하지 말라고 으레 이야기한다. 암비엔이나 자낙스를 한 달에 한 번이나 여행할 때만 또는 정서적 스트레스를 받을 때 잠을 자고자 이용할 뿐이라면 괜찮다. 그러나 이런 약을 정기적으로 이용하고 있다면, 이런 수면 보조제를 끊고 이런 약 없이 제대로 잠을 자는 법을 터득하게 하는 것이 우리의 최우선순위가 된다.

우리가 수면을 돕는 데 유용하다고 보는 약물 중 하나는 트라조 돈trazodone이다. 1981년에 승인받은 항우울제인데 별로 인기가 없었다. 이 약은 우울증을 치료할 때 하루 200~300밀리그램을 투여하는데 사용자가 잠에 빠지는 원치 않는 부작용이 나타나곤 했다. 그러나 누군가에게는 쓰레기인 것이 누군가에는 보물이 되기도 한다. 이 부작용은 우리가 수면제에서 원하는 것이다. 특히 수면 구조도 개선한다면 더욱 그럴 텐데, 트라조돈은 다른 대다수 수면제가 하지 못하는 바로 그 일을 한다.[58]• 우리는 대개 100밀리그램에서 50밀리그램이나 더 적은 양까지 훨씬 낮은 용량으로 처방한다. 최적 용량은 개인에 따라 달라지지만 다음 날 몽롱하지 않으면서 수면 질을 개선하는 용량을 찾아내는 것이 목표다.(또 우리는 영양제인 아슈와간다ash-wagandha도 효과가 있다는 것을 알아냈다.)

• 수면을 위해 트라조돈을 이용하는 사례가 점점 늘어나고 있지만 미국 식품의약국은 아직 '승인 용도 외' 사용이라고 간주한다. 이 약은 밤 동안 깨지 않고 푹 자도록 하는 데 특히 유용한 듯하다.

수면을 위한 만병통치약 같은 것은 아직 없지만 잠이 들고 푹 자는 데—더 나아가 이번 장에서 이야기한 온갖 안 좋은 문제들을 충분히 피하는 데—도움이 될 수 있는 꽤 효과적인 수단들이 있다. 그러나 불면증이나 수면무호흡증 같은 진정한 수면 장애가 있다면 이런 요령과 전략이 효과가 없을 수도 있다는 점을 명심하자[59](상담을 위해 의사에게 가져갈 수 있는 설문지 평가는 아래를 참조하라).

이 과정의 첫 단계는 회복 프로그램의 첫 단계와 비슷하다. 만성 수면 부족 '중독'을 끊고 양과 질 양쪽으로 잠을 충분히 더 자야 함을 인정하는 것이다. 우리 자신에게 수면을 허락하는 것이다. 나는 수십 년 동안 정반대로 해왔기에 처음에는 사실 그렇게 하기가 좀 어려웠다. 이쯤 왔으니 당신도 건강의 다양한 차원에서 수면이 중요함을 납득했을 것이라고 본다.

다음 단계는 자신의 수면 습관을 평가하는 것이다. 자신이 실제로 얼마나 잘 자는지를 꽤 잘 파악할 수 있게 해주는 수면 추적 장치가 많이 나와 있다. 심박수, 심박 변이도, 움직임, 호흡수 등의 변수를 측정한다. 이런 입력은 수면 시간과 단계를 추정하는 데 쓰이며, 합리적인 수준으로(완벽하지는 않지만) 정확히 추정한다. 나 자신은 수면을 최적화하는 데 이런 장치들이 꽤 도움이 되었지만 어떤 이들은 수면 점수가 안 좋게 나오면 민감하게 반응한다. 그러면 수면에 더욱 지장이 초래될 수 있다. 나는 그런 상황이라면 환자들에게 측정 장치 없이 몇 달 동안 지내라고 권한다. 또 너무 긴 수면이 수면 질이 나쁘다는 것뿐 아니라 다른 건강 문제가 있을 수 있음을 알리는 징후일 때가 많다는 점도 다시 언급해두자.

또 더 장기적으로 한 달 동안 자신의 수면 질이 어떠했는지도 평가할 필요가 있다. 아마 가장 타당성이 입증된 수면 설문 조사지는 피츠버그 수면 질 지수Pittsburgh Sleep Quality Index일 것이다. 이 4쪽짜리 설문지에는 지난 한 달 동안의 수면 패턴을 파악하는 질문들이 담겨 있다. 30분 이내에 잠이 들지 못한 날, 밤에 깨어 있던 날, 호흡하기 어려웠던(즉 코골이) 날, 낮에 졸음이 계속 쏟아진(운전할 때 등) 날, "아무것도 하기가 싫었던" 날이 며칠이었을까?

이 설문지와 점수표는 온라인에서 쉽게 구할 수 있으며, 나는 환자들에게 잠을 진지하게 고려하고 삶에서 우선순위에 놓아야 한다고 설득할 때 이런 설문지를 유용하게 쓰곤 한다.[*]

엡워스 졸림 척도Epworth Sleepiness Scale라는 더 단순한 설문지도 있는데, 특정한 상황에서 얼마나 졸음을 느끼는지를 0(전혀 졸리지 않음)에서 3(아주 졸림)까지 점수로 매기는 것이다.

- ▶ 앉아서 책을 읽을 때
- ▶ TV를 볼 때
- ▶ 회의실 같은 공공장소에 앉아 있을 때
- ▶ 1시간쯤 차에 승객으로 타고 있을 때

---

[*] 피츠버그 수면 질 지수 설문지는 다음 웹사이트에서 볼 수 있다. www.sleep.pitt.edu/instruments/#psqi. 점수 매기는 방식은 다음을 참조하라. Buysse et al.(1989).

- ▶ 오후에 편안히 누워서 쉬고 있을 때

- ▶ 앉아서 누군가와 이야기를 나눌 때

- ▶ 점심을 먹은 뒤 앉아 있을 때(술은 마시지 않은 상태)

- ▶ 운전하는 차가 교통 정체로 몇 분간 멈춰 있을 때

    총점이 10점 이상이면 낮에 심하게 졸린다는 뜻이며 수면의 질에 문제가 있음을 가리킬 가능성이 높다.[*]

    또 한 가지 유용한 선별 도구는 불면증 심각도 지수Insomnia Severity Index로 자신이 겪은 수면 문제와 그것이 기능 및 안녕에 미친 영향을 생각하면서 스스로 평가할 기회를 제공한다.[**]

    수면 평가에서 중요하지만 흔히 무시되곤 하는 한 가지 요소는 사람들마다 '시간형chronotype'이 크게 다를 수 있다는 것이다. 시간형은 누군가가 '아침형 인간'인지 아닌지를 이야기할 때 써먹는 뭔가 있어 보이는 용어다. 사람들은 하루 주기 리듬이 저마다 다르며, 그 양상은 유전자에 많이 좌우된다. 아침형 인간과 저녁형 인간은 하루 주기 리듬 유전자에 차이가 있을 것이다.[***] 유전적으로 아침 일찍

[*] 엡워스 졸림 척도와 점수 양상은 다음 웹사이트를 보라. www.cdc.gov/niosh/emres/longhourstraining/scale.html.

[**] 불면증 심각도 지수와 점수 양상 및 해석은 다음 웹사이트에서 볼 수 있다. www.ons.org/sites/default/files/InsomniaSeverityIndex_ISI.pdf.

[***] 자신의 수면 시간형을 알고 싶다면 아침형/저녁형 설문 조사Morningness/Eveningness Questionnaire, MEQ를 해보기 바란다. https://reference.medscape.com/calculator/829/morningness-eveningness-questionnaire-meq.

잠자리에서 벌떡 일어나는 성향을 지닌 이들도 있는 반면, 오후에야 일어나는 것까지는 아니라고 해도 본래 더 늦게 일어나는(그리고 더 늦게 자는) 성향을 지닌 이들도 있음이 여러 연구로 밝혀졌다.[60] 예전에는 늦잠을 자는 이들을 으레 '게으르다'고 여겼다. 그러나 그저 시간형이 다를 뿐일 수도 있다.

생물학에서 으레 그렇듯이, 이 역시 진화에서 비롯되었을 수 있다. 한 씨족이나 부족의 모든 이들이 동일한 시간에 자고 깬다면 집단 전체가 매일 밤 몇 시간 동안 포식자와 적에게 취약해질 것이다. 결코 이상적이지 않다. 반면에 수면 시간이 서로 어긋난다면, 즉 어떤 이들은 일찍 잠이 들고 어떤 이들은 더 늦게까지 모닥불 주위에 앉아 있다면 집단 전체는 훨씬 덜 취약해질 것이다.

10대 청소년이 늦게까지 깨어 있고 싶어하는 이유를 이것이 설명해줄 수도 있다. 우리 시간형은 사춘기에는 더 늦게 자고 더 늦게 일어나는 쪽이었다가 그 뒤로 시간대가 옮겨지는 듯하다. 그런데 청소년과 부모인 우리에게는 불행하게도 학교는 완강하게도 아주 일찍 등교하기를 고집한다. 다행히 최근 들어서 청소년의 수면 패턴에 더 알맞게 등교 시간을 늦추자는 운동이 전국적으로 활기를 띠고 있다.

마지막으로 폐쇄성 수면무호흡증이 있는지 알아보는 것이 매우 중요하다. 진단을 받지 않았지만 이 증상을 지닌 이들이 놀라울 만치 많다. 수면 연구실이나 가정에서 정식 검사를 받을 수도 있지만 스톱-뱅STOP-BANG이라는 설문 조사를 이용할 수도 있다. 이 설문 조사는 정식 수면무호흡증 검사와 상관관계가 매우 높다.[*] 코를 골고 혈압이 높고 늘 피곤하거나, 자신이 밤에 자다가 때때로 잠깐이라도 숨이 멎곤 한다고 반려자가 말한다면 의사에게 수면무호흡증 검사를 받을 필요가 있다.(남성이면서 체질량지수가 30을 넘는 것도 위험 요인이다.) 수면무호흡증은 심각한 문제며, 심혈관 질환 및 치매 위험과도 관련이 있을 수 있다.

어떻게 해야 숙면을 취할 수 있을까

일단 수면무호흡증 같은 심각한 문제가 없다는 것이 드러나면 (또는 그런 문제를 해결하면), 수면을 개선할, 아니 적어도 숙면을 취할 가능성을 높이기 위해 취할 수 있는 확실한 조치들이 있다.

가장 중요한 점은 잠을 잘 잘 수 있는 환경을 조성해야 한다는 것이다. 숙면을 취하기 위한 첫 번째 조건은 어둠이다. 빛은 단연코 수면의 적이다. 따라서 침실 자체를 가능한 한 어둡게 해야 한다. 야간 조명이 환한 지역에 산다면 암막 커튼을 치고 실내의 모든 광원을 제거해야 한다. TV와 콘센트 같은 전자 기기의 전원까지 끄기 바란다. 그런 작은 LED 불빛조차 숙면을 방해할 만치 강하다. 디지털

● 스톱-뱅 설문 조사는 다음 웹사이트를 참조하라, www.stopbang.ca/osa/screening.php.

시계는 밝은 숫자판도 그렇고 잠깐 깨었는데 새벽 3시 31분임을 알면 7시에 제대로 일어날 수 있을지 걱정이 되어 잠을 못 이루게 만들 수 있다는 점에서도 특히 안 좋다.

물론 말은 쉽지만 실천하기는 쉽지 않다. 침실에서 21세기 자체를 내쫓는 것에 해당하기 때문이다. 현대 생활은 어디에나 있는 전등부터 시작해서 제대로 잠을 자는 우리 능력을 거의 체계적으로 파괴한다. 인공조명은 우리의 자연적인 하루 주기 리듬을 방해할 뿐 아니라, 어둠이 찾아올 때 분비되면서 우리 뇌에 잠잘 시간이 되었다고 알리는 호르몬인 멜라토닌의 분비도 차단한다.[61] 표준 미국 식단이 우리에게 배가 부르니까 그만 먹어도 된다고 말하는 포만 호르몬을 방해하는 것과 비슷하다.

비교적 최근에 등장한 LED 조명은 더욱 나쁘다. 색깔 스펙트럼의 파란색 쪽 파장이 많이 들어가서 햇빛에 더 가깝기 때문이다. 뇌는 파란 빛을 검출하면 낮이라고 생각하고 깨어 있어야 한다고 판단을 내리므로 잠드는 것을 막으려고 시도한다. 따라서 저녁에 노출되는 밝은 LED 조명의 양을 줄여야 한다. 잠자기 2시간 전부터 집 안의 불필요한 조명을 끄기 시작해서 서서히 빛 노출을 줄인다. 또 청색광이 강한 LED 전구를 스펙트럼의 더 따스한 쪽의 빛을 내는 전구로 바꾸자.

우리가 잠자기 전에 쳐다보는 모든 기기들—휴대전화, 노트북, 비디오 게임기—은 수면에 더욱 지장을 준다. 우리 눈에 청색광을 더 많이 쏟아낼 뿐 아니라, 우리의 잠자는 능력에 지장을 주는 방식으로 정신을 활성화한다. 잠자기 전에 사용하는 상호작용 기기가 더 많을수록 잠이 들고 잠을 유지하는 데 더 어려움을 겪는다는 대규모 설문 조사 결과도 있다.[62] 반면에 TV, 전자 음향 기기 같은 수동적인 기기들, 그리고 무엇보다 책은 수면 문제를 일으킬 가능성이 적다. 오스트레일리아 플린더스대학교의 심리학 교수이자 수면 연구자인 마이클 그래디사Michael Gradisar가 내놓은 자기 전에 TV를 시청하는 것이 비디오 게임을 하거나 소셜 미디어를 훑는 것보다 수면에 미치는 부정적인 영향이 적은 듯하다는 연구 결과[63]는 이것으로 어느 정도 설명될 수도 있다.

나는 우리가 24시간 일주일 내내 화면과 소셜 미디어에 중독되는 것이 수면 능력뿐 아니라 정신 건강 전반에 해를 끼치는 가장 파괴적인 습관일 것이라는 확신이 점점 들고 있다. 그래서 저녁이면 그것들을 모두 치운다(아니 최소한 시도를 한다). 적어도 잠자기 1시간 전에 컴퓨터를 끄고 휴대전화를 치우자. 노트북이나 휴대전화를 잠자리 옆에 갖다놓지 말자.

또 한 가지 아주 중요한 환경 요인은 바로 온도다. 많은 이들은 따뜻해야 잠이 잘 온다고 생각하지만 사실은 정반대다. 잠이 든다는 신호 중 하나는 체온이 약 섭씨 1도 떨어지는 것이다.[64] 그러니 잠이 잘 오도록 침실을 선선하게 유지하자. 약 섭씨 18.3도가 최적 온도인 듯하다. 자기 전에 하는 따뜻한 목욕은 이 과정을 도울 수도 있다. 목욕 자체가 긴장을 풀어줄 뿐 아니라 몸을 씻고 나와서 시원한 잠자리에 들어갈 때 우리 심부 체온도 떨어지기 때문이다. 이 체온 저하는 뇌에 잠들 때가 되었다고 알리는 신호다.(또 잠잘 때 선선하게 유지하도록 돕는 침구도 많이 나와 있다.)

우리의 체내 '환경'도 숙면에 마찬가지로 중요하다. 내가 수면 문제를 겪고 있는 환자들에게 가장 먼저 하는 말은 술을 줄이라는 것이다. 완전히 끊으면 더 낫다. 이 말이 직관에 반한다고 보는 이들도 있을 것이다. 알코올은 처음에 진정제 역할을 하므로 더 빨리 잠들도록 도울 수 있어서다.[65] 그러나 밤이 깊어지는 동안 알코올은 친구에서 적으로 돌아선다. 알코올 대사로 수면에 지장을 주는 화학물질들이 생기기 때문이다. 술을 얼마나 마셨느냐에 따라서 밤의 후반기에 렘수면에 들기가 더 어려워지며, 더 쉽게 깨고 비생산적인 얕은 잠에 머물러 있게 된다.

알코올이 기억과 인지에 미치는 영향은 적당히 마시는 사람들에게서도 뚜렷이 나타난다. 폭음을 하는 젊은이들은 문을 잠그거나 메일을 보내는 것 같은 기본적인 일조차 까먹을 가능성이 더 높다는 연구 결과들이 있다. 일주일에 평균 9잔을 마시는 학생(대학생의 기준으로 보면 그리 많은 양은 아니다)은 단어 기억 검사에서 더 안 좋은 점수를 받았다. 또 놀랄 사람은 아무도 없겠지만 술을 더 많이 마시는 학생은 더 늦게 자고 낮에 더 졸며 성적도 더 안 좋았다. 더 우려되는 점은 과음을 하는 학생은 뭔가를 배우거나 공부한 지 이틀 뒤면 배운 것을 대부분 잊거나 떠올리지 못한다는 발견이다.[66]

이 모든 발견들이 젊은이들, 즉 아마 인지력이 정점에 달했을 나이의 학생들을 대상으로 이루어졌다는 점을 유념하자. 이런 발견을 중년과 노년의 우리, 즉 알코올 분해 능력이 더 떨어지고 더 잘 까먹곤 하는 우리에게 확대 적용하면 더욱 우려스럽다. 나 자신은 하루 저녁에 2잔이 최대 한계라고 본다. 더 마시면 잠을 설치며, 다음 날 커피를 아무리 많이 들이키든 업무 수행 능력도 떨어진다.

커피는 수면 부족 문제의 해결책이 아니다. 너무 많이 또는 (특히) 엉뚱한 시간에 마신다면 더욱 그렇다. 사람들은 대개 카페인이 우리에게 어떤 식으로든 에너지를 제공하는 자극제라고 생각하지만 사실 수면 차단제에 더 가까운 기능을 한다.[67] 아데노신이라는 화학물질의 수용체를 억제함으로써 작용한다. 아데노신은 매일 밤 잠이 들도록 돕는 물질이다. 하루가 지나는 동안 아데노신은 뇌에 점점 쌓이면서 과학자들이 '수면 압력sleep pressure'이라고 부르는 것, 즉 잠자려는 욕구를 일으킨다. 하루가 끝나갈수록 우리는 피곤해지고 잠을 자고 싶어진다. 그러나 카페인을 섭취하면 사실상 아데노신이 수용체에 결합하지 못하고, 뇌는 그 신호를 받지 못한다.

물론 아침에는, 특히 우리 '시간형'이 오전 6시에도 여전히 자야 한다고 말하고 있다면, 분명히 커피는 도움이 된다. 그러나 카페인의 체내 반감기는 최대 6시간이다. 즉 정오에 커피 한 잔을 마신다면 오후 6시에도 몸에 반 잔 분량의 카페인이 여전히 남아 있다는 뜻이다.[68] 여기에다가 그날 마신 잔 수를 곱하고 마신 시간부터 얼마나 지났는지를 계산하자. 오후 3시에 마지막으로 더블 에스프레소를 마셨다면 오후 9시에도 그 카페인의 절반이 아직 몸에 남아 있을 것이다. 그런 상태에서는 언제든 곯아떨어지려는 충동을 그다지 느끼

질병 해방

지 못할 것이다.

유전자를 비롯한 요인들에 비추어 볼 때 카페인 내성은 사람마다 다르다(생명공학 기업인 23andMe는 사람들이 공통적으로 지닌 카페인 관련 유전자를 하나 검사해준다). 나는 카페인을 아주 빨리 대사하는 편에 속하기에 오후에 에스프레소를 마셔도 수면에 그다지 영향을 받지 않는다. 저녁식사 후에도 커피를 마실 수 있으며, 그래도 아무 영향이 없는 듯하다(술과 달리). 카페인 대사가 느린 사람은 오전에만 한두 잔 마시고 오후에는 마시지 말아야 할 것이다.

수면 압력, 즉 잠을 자려는 욕구라는 이 개념은 우리의 많은 수면 전술에 핵심이 된다. 우리는 수면 압력을 높이고 싶다. 알맞은 시간에 알맞은 양으로 너무 많지도 너무 적지도 않게, 너무 일찍 불어나지도 않게. 의사가 불면증 환자를 치료할 때 쓰는 주된 방법 중 하나가 사실상 수면을 제한하는 것인 이유도 바로 여기에 있다. 수면 시간을 6시간 이내로 제한하는 것이다.[69] 그러면 충분히 피곤해져서 하루가 끝날 즈음에 더 쉽게 잠이 들 수 있고, (바라건대) 정상적인 수면 주기가 회복될 것이라고 여겨서다. 그러면 수면 압력이 점점 쌓여서 불면증을 일으키는 것이 무엇이든 간에 압도하는 수준에 이르게 된다. 이는 낮잠이 역효과를 낳을 수 있는 이유도 어느 정도 설명해준다. 낮잠은 때로 매력적이지만, 수면 압력을 너무 많이 덜어냄으로써 밤에 잠들기 더 어렵게 만들 수도 있다.

수면 압력을 늘리는 데 기여하는 또 한 가지 방법은 운동이다.[70] 특히 지속적인 지구력 운동(2구간 운동 같은)이 그렇다. 하지만 잠자기 전 두세 시간 내에는 하지 않는 편이 좋다. 내 환자들은 2구간 운동을 30분 하고 나면 잠자는 능력이 대폭 개선된다는 사실에 놀라곤 한다. 햇빛에 좀 노출된 상태로(즉 야외에서) 운동을 하면 더 좋다. 저녁 늦게 접하는 청색광은 수면을 방해할 수 있지만, 낮에 강한 햇빛을 30분쯤 쬐면 하루 주기 리듬을 강화함으로써 밤에 푹 자도록 돕는다.

또 잠을 잘 마음의 준비를 하는 것도 중요하다. 나로서는 메일을 읽거나 특히 뉴스를 살펴보는 것 같은 스트레스나 불안을 일으킬 만한 일을 피한다는 의미다. 그러면 대체로 스트레스가 잦아들고 편안해지기를 원하는 시간에 교감 신경계(투쟁-도피 반응)가 활성화한다. 나는 저녁에 억지로 컴퓨터에서 멀어지려고 애쓴다. 쏟아지는 메일은 아침까지 그대로 있을 것이다. 마음속에서 몰아낼 수가 없는 흥분되는 주제가 있다면 나는 다음 날 아침에 어떻게 할지를 담은 계획을 몇 줄 끼적이고 넘긴다. 교감 신경계 활성을 떨어뜨리고 뇌에 잠잘 준비를 시키는 또 다른 방법은 명상이다.[71] 오로지 수면에 초점을 맞춘 것을 포함해서 명상하는 법을 알려주는 아주 좋은 앱들이 나와 있다.

여기서 가장 중요한 점은 밤의 숙면이 어느 정도는 낮에 각성 상태에서 얼마나 잘 보내느냐에 달려 있다는 것이다. 운동, 야외 활동, 사려 깊은 섭식(밤늦게 간식을 먹지 않는 것 포함), 최소한의 음주 또는 무음주, 적절한 스트레스 관리, 업무를 비롯한 스트레스 요인들의 적절한 한계가 어디인지 아는 것 등이 그렇다.

수면을 개선하는 10가지 방법

다음은 내가 숙면을 위해 시도하는 몇 가지 규칙 또는 지침이다. 어떤 만병통치약 같은 것이 아니라 주로 잠자기에 더 좋은 조건을 조성하고 뇌와 몸을 쉬게 하는 방안들이다. 이런 조건을 더 잘 조성할수록 수면은 더 나아질 것이다. 물론 이 모든 일을 반드시 해야 한다고 주장하는 것은 아니다. 대체로 잠에 집착하지 않는 것이 가장 좋다. 그러나 이 항목들을 더 많이 충족시킬수록 밤에 푹 잘 확률이 더 높다.

1. 술을 마시지 않는다. 그리고 꼭 마셔야 한다면 오후 6시 이전에 딱 한 잔만 마시기 바란다. 술은 우리가 조절할 수 있는 그 어떤 요인보다 더 수면의 질에 지장을 준다. 술이 유발하는 졸음을 수면의 질과 혼동하지 말기 바란다.
2. 잠자기 전 3시간 안에는 아무것도 먹지 않는다. 더 일찍부터 먹지 않으면 더 좋다. 허기를 약간 느끼는 상태에서 잠자리에 드는 편이 가장 좋다(배가 너무 고프면 신경이 쓰일 수 있긴 하지만).
3. 잠자기 2시간 전부터는 자극을 주는 전자 기기를 피한다. 잠을 잘 못 잔다면 모든 종류의 화면을 피하려고 노력하자. 어쩔 수 없이 화면을 봐야 한다면 청색광을 줄이는 쪽으로 화면 설정을 하자.
4. 잠들기 적어도 1시간 전부터 메일을 읽거나 소셜 미디어를 훑

거나 하는 등 불안을 유발하거나 자극하는 모든 것을 피한다. 그런 것들을 접하면 뇌의 반추하고 으레 걱정하는 영역이 활성을 띤다. 우리가 원치 않는 일이 벌어진다.

5. 가능하다면 잠자리에 들기 전에 사우나나 온탕에서 잠시 시간을 보내도록 한다. 그런 뒤 시원한 잠자리에 들면 체온이 떨어지면서 뇌에 잠잘 시간이 되었다고 신호를 보낼 것이다.(따뜻한 물로 목욕이나 샤워를 해도 좋다.)

6. 방은 시원해야 하며 약 섭씨 18도가 이상적이다. 잠자리도 시원해야 한다. 시판되고 있는 '시원한' 매트리스를 비롯해서 시원하게 하는 다양한 장치를 이용하는 것도 좋다. 좌우 온도를 다르게 설정할 수 있는 매트리스처럼 선호하는 잠자리 온도가 서로 다른 부부에게 유용한 장치들도 나와 있다.

7. 침실을 완전히 어둡게 한다. 가능하다면 얼굴 앞에 손을 갖다 대도 보이지 않을 만치 어둡게 하자. 그렇게 할 수 없다면 안대를 사용하자. 나는 약 8달러짜리 알래스카베어라는 비단으로 된 안대를 쓰는데, 지금까지 시도한 더 멋져 보이는 것들보다 더 낫다.

8. 잠자는 시간을 충분히 준다. 과학자들이 수면 기회라고 부르는 것이다. 적어도 8시간, 더 나아가 9시간은 잠잔 뒤에 일어날 필요가 있다. 충분히 잠잘 기회를 스스로에게 주지조차 못한다면 이번 장의 나머지 내용은 추상적인 이야기에 불과할 것이다.

9. 깨어 있는 시간을 정해놓는다. 그리고 주말에도 그 시간을 벗

질병 해방

어나지 않는다. 융통성을 발휘해야 하는 상황이 생긴다면 잠
드는 시간을 바꿀 수 있지만 매일 밤 적어도 8시간을 자는 것
을 우선순위로 올린다.

10. 수면에 강박적으로 매달리지 않는다. 수면 장애를 앓고 있다
면 더욱 그렇다. 알람 시계가 필요하다면 숫자가 보이지 않도
록 돌려놓아야 한다. 시간을 볼 수 있도록 하면 잠자기가 더
힘들어진다. 수면 측정 수치가 낮게 나와서 걱정스럽다면 수
면 측정 장치를 아예 빼놓는다.

불면증 치료하기

그래도 여전히 잠을 잘 수 없다면? 마지막으로 가장 성가신 수
면 문제인 진정한 불면증을 살펴보자. 아마 누구나 잠을 못 이루는
상황을 겪어본 적이 있겠지만 많은 이들은 만성적으로 이런 문제를
겪고 있다. 따라서 첫 번째 질문은 이것이다. 정말로 불면증일까? 아
니면 그저 잠잘 준비를 제대로 안 해서 그런 것일까?

잠자다가 문득 깨어났는데 다시 잠들 수가 없다면 어떻게 해야
할까? 내 조언은 굳이 다시 잠자려고 애쓰지 말라는 것이다. 그냥 일
어나서 다른 방으로 가서 마음을 느긋하게 하는 뭔가를 하라. 차(당

연히 카페인이 없는)를 한 잔 타고 책을 읽으면서(가능한 한 지루한 책) 다시 졸음이 오기를 기다린다. 수면 전문의 비카스 자인은 몸과 마음을 느긋하게 풀면서 기분을 좋게 하지만 아무런 기능도 없는 수단을 찾아내는 것이 핵심이라고 말한다. 일을 하거나 청구 요금을 내는 등 불면증에 어떤 목적을 부여하고 싶지는 않을 것이다. 그렇게 한다면 뇌는 그런 일을 위해 으레 깨어 있게 될 것이기 때문이다. 또 실제로 불면증이 아닐 가능성도 염두에 두어야 한다. 자신이 그저 저녁 '시간형'인데 뇌나 몸이 잠잘 준비를 하는 시간보다 훨씬 더 일찍 잠자리에 들어야 '한다'고 생각할 수도 있다. 그렇다면 잠자리에 들고 깨어나는 시간을 조정하자.

위에 개괄한 방법들을 따랐음에도 여전히 잠을 못 이룬다면 아마 불면증인지행동치료Cognitive Behavioral Therapy for Insomnia, CBT-I라는 심리치료가 가장 효과적인 방법일 듯하다. 불면증인지행동치료의 목표는 나쁜 수면 습관을 끊고 잠드는 것을 방해할 수 있는 불안을 없애도록 도움으로써 자신이 잠을 잘 잘 수 있다는 자신감을 회복시키는 것이다. 또 치료사는 수면 압력을 증가시키기 위해 수면 제한도 사용할 것이다. 이 방법도 잠을 잘 잘 수 있다는 자신감을 회복시키는 데 기여한다. 수면제보다 불면증인지행동치료 기법이 더 효과적이라는 연구들도 나와 있다.

나는 수면을 수십 년 동안 무시하다가 지금은 수면 예찬론자가 되어 있다. 신체적으로나 인지적으로나 수면이 일종의 수행 능력 증진제라고 생각한다. 장기적으로 볼 때 수면은 우리 건강수명을 놀라운 방식으로 개선하는 힘도 지닌다. 운동과 마찬가지로 수면은 몸 전체뿐 아니라 국부적인 차원에서도 뇌, 심장, 특히 대사에 혜택을 주는 경이로운 자체 약물이다.

따라서 진화가 수면을 타협 불가능한 것으로 만들었다면 나는 이 문제를 갖고 더 이상 왈가왈부하지 않겠다. 그냥 받아들이자.

17장

정서 건강 보살피기
내가 정서 건강을 무시한 대가와 교훈

우리 각자는 물려받은 유산과 물려줄 유산을 잇는 다리다.

—테런스 리얼Terrence Real

냉혹한 진실
: 나는 바닥으로 떨어지고 있었다

월요일마다 새로운 환자들이 도착한다. 나는 가장 먼저 도착했다. 크리스마스 몇 주 전이었고, 나는 샌디에이고에서 내슈빌까지 비행기로 간 다음, 니코틴으로 찌든 낡은 미니밴 택시를 타고 2시간을 달려서 켄터키주의 볼링그린이라는 전혀 들어본 적 없는 곳으로 향했다. 추운 아침이었고, 운전사는 택시를 몰면서 계속 휴대전화를 들여다보곤 했다. 기이하게도 나는 걱정하지 않았다. 나는 택시가 어딘가를 들이받기를 바랐다. 그러면 적어도 앞으로 접할 일을 하지 않게 될 테니까.

아침 늦게 나는 '회복의 다리The Bridge to Recovery'라는 시설의 공용 구역에 앉아 있었다. 숲속 깊숙이 동떨어진 시설이었다. 실내에는 곰팡내가 풍겼다. 남들이 오기를 기다리면서 주방을 돌아다닐 때 이렇게 적힌 팻말이 눈에 띄었다. "종교는 지옥을 두려워하는 사람들을 위한 것이다. 영성은 지옥에 가본 사람들을 위한 것이다."

'내가 대체 어딜 온 거야?'

나 다음으로 온 사람은 50세쯤 되는 여성이었다. 우리는 말없이 서로를 쳐다보았다. 그녀는 아주 슬퍼 보였다. 마치 1년 내내 울고 있는 양 보였다. 나는 그녀에게 나도 그렇게 보이는 것이 아닐까 생각했다. 저녁 무렵에는 '새 입소자들'이 모두 도착했다. 지치고 창백하고 완전히 고갈된 모습이었다. 중독자들도 있었다. 마약이나 술이나 섹스, 또는 그것들의 어떤 조합에 중독된 이들이었다. 나는 그들과 다르다고 생각하면서 혐오스러운 눈길로 그들을 쳐다보았다.

잠시 시설 소개와 설명이 이어진 뒤 우리는 일종의 자기 드러내기를 했다. 돌아가면서 자신의 감정 상태를 이야기하는 시간이었다. 바로 그 시점에 어떤 느낌인지를 이야기했는데 나는 한마디도 하지 않았다. 말할 수 없이 화가 나 있었다. 속이 부글부글 끓고 있었다.

질병 해방

그저 말로 표현할 수가 없었을 뿐이다. 내 감정을 말로 표현하기는 커녕 나 자신의 감정을 이해할 정서적 인식조차 없었다. 나는 여기에 와야 했다는 사실 자체에 화가 치밀어 있었다. 내가 실패했다는 사실에 분개했다. 나는 여기에 와 있을 이유, 이 망가진 사람들 무리에 속해 있을 이유가 없다고 믿었다. 내 몸의 모든 세포는 죽음행 택시를 불러서 당장 나가기를 원했다.

그때 3주째 머물고 있는(그리고 나중에 알게 되지만 늘 적절한 방식으로 말하는 법을 알고 있는) 나와 같은 나이의 세라라는 여성이 내 얼굴을 본 것이 분명했다. 그녀는 내 이름도 아직 몰랐지만 나를 돌아보면서 말했다. "어이, 괜찮아요. 잘 나가서 여기로 오는 사람은 아무도 없어요."

나는 바닥까지 내려갔다고 느끼지는 않았을지라도 바닥을 향해 빠르게 내려가고 있었다. 몇 주 전에는 주차장에서 누군가와 거의 주먹다짐을 할 지경까지 이르렀다. 나는 그의 바로 앞에 바짝 서서 제발 먼저 한 방 날리기를 바랐다. 몇 가지 욕설과 함께 상세히 수술 과정을 들먹거리면서 그의 후두를 찢어발길 수 있게 말이다. 나는 그 싸움에서 이길 것이라고 꽤 확신했지만 그 대신에 모든 것을 잃을 수도 있었다. 집도, 의사 면허증도, 자유도, 아마 그나마 남아 있던 결혼 관계도. 겉보기에 나는 잘나가는 병원을 운영하고 있고, 아름다운 아내와 아이들이 있고, 멋진 친구들도 있고, 건강도 좋고, 이 책의 집필 계약까지 맺은 성공한 인물이었다. 그러나 현실적으로 나는 통제력을 잃은 상태였다.

길거리에서 그냥 분노를 쏟아내는 차원에 그치지 않았다. 그보다 훨씬 심각했다. 몇 달 전―정확히 2017년 7월 11일 화요일 오후 5시 45분―나는 아내에게서 온 전화를 받았다. 갓난아기인 아들과 함께 구급차를 타고 병원으로 가면서 건 전화였다. 무슨 이유인지 몰라도 아기가 갑자기 숨을 멈추고 의식을 잃었다. 눈이 완전히 뒤로 돌아가고 심장 박동이 멎고 꼼짝도 않은 채 창백해졌다. 돌보미의 빠른 대응 덕분에 아들 에어턴은 목숨을 구했다. 돌보미는 서둘러 아들을 안고 아내에게 달려갔다. 아내는 간호사였다. 아내는 본능적으로 곧바로 아기를 바닥에 내려놓고 심폐소생술을 시작했다. 손가락으로 아기의 작은 가슴을 리듬 있게 세심하게 압박했다. 그사이에 돌보미는 911에 전화를 걸었다. 아들이 생후 한 달쯤 되었을 때였다.

약 5분 뒤 구급대원들이 집으로 들이닥칠 즈음에 아들은 다시 숨을 쉬고 있었고, 창백했던 피부도 산소가 돌면서 다시 분홍색으로 돌아오고 있었다. 구급대원들은 깜짝 놀랐다. 그들은 아내에게 이런 아기의 호흡이 되돌아온 사례를 처음 보았다고 했다. 지금까지도 우리는 어떻게 또는 왜 그런 일이 일어나는지 알지 못하지만 아기가 잠을 자다가 그런 일이 일어나면 급사할 가능성이 높다. 자신의 침에 숨관이 얼마 동안 막히거나 혈관미주신경에 뭔가 문제가 생겨서 미성숙한 신경계가 호흡을 재개하는 데 실패해서 그럴 수 있다.

질이 구급차에서 전화를 걸었을 때 나는 뉴욕에 있었다. 택시를 타고 45번가에서 저녁식사를 하러 가던 중이었다. 아내의 이야기를 들은 뒤 나는 전혀 감정의 동요 없이 그냥 이렇게 말했다. "알았어,

병원에 도착하면 전화해. 응급실 의사와 통화할 수 있게."

　아내는 전화를 탁 끊어버렸다. 아내가 화가 난 이유는 분명했다. 아들이 거의 죽을 뻔했는데 그 순간 내가 했어야 할 말은 하나뿐이었다. 다음 비행기로 당장 가겠다고 말했어야 옳았다.

　아내는 나흘 동안 병원에서 홀로 아들을 돌보았다. 아내는 내게 집으로 오라고 간청했다. 나는 매일 의사와 통화하면서 그날의 검사 결과를 논의했지만 계속 뉴욕에 머문 채 '중요한' 일을 하느라 바빴다. 아들의 심장마비는 화요일에 일어났는데 내가 샌디에이고의 집에 돌아온 것은 다음 주 금요일이었다. 열흘이 지난 뒤였다.

　지금도 당시 일을 생각만 하면 내 행동에 역겨움이 솟구친다. 내가 가족에게 그런 짓을 했다니 도저히 믿기지가 않는다. 내가 그토록 무심하고 이기적이고 소홀한 남편이자 아빠였다는 사실이 도저히 믿어지지가 않는다. 내가 죽는 날까지 결코 나 자신을 용서할 수 없으리라는 것을 안다.

　그 시기에 내가 몹시 안 좋은 분위기를 풍기고 있었던 것이 틀림없다. 그 무렵에 의대 동창이자 현재 명석하면서 매우 직관력이 뛰어난 정신과 의사로 일하고 있는 가까운 친구 폴 콘티Paul Conti가 내게 켄터키주의 이곳에 가보라고 계속 재촉했기 때문이다. 내가 찾아보니 중독자들이 가는 시설 같았다. 그래서 말했다. "뭔 소리야, 난 중독자가 아니야."

　그는 그 뒤로 몇 달 동안 조곤조곤 내게 설명했다. 중독은 마약이나 술만이 아니라 여러 형태를 취할 수 있다고. 개인의 과거에 일어났던 어떤 마음의 상처trauma(트라우마, 정신적 외상)가 자라난 것일 때가 많다고도 말했다. 폴은 정신적 외상의 전문가로서 내가 드러내는 모든 행동 징후들을 지켜보았다. 분노, 애착 상실, 강박, 불안으로 촉발된 성취욕 등. "무엇 때문에 그렇게 된 것인지는 모르겠지만 내 말이 맞는다고 그냥 믿어야 해." 그의 말은 가차 없었다.

결국 나는 켄터키로 가기로 했지만 여전히 빠져나갈 명분을 찾고 있었다. 11월 초에 회복의 다리의 한 여성에게 연락이 와서 전화로 면접을 보았다. 길고도 지루하게 대화가 이어졌고, 그녀가 이렇게 물었을 때 결국 내 인내심은 폭발했다. "과거에 어떤 학대를 받은 적이 있나요?"

나는 벌컥 화가 나서 "꺼져!"라고 소리치면서 전화를 끊었다. 전화를 끊은 뒤 나는 입소 계획을 철회하기로 했다. '그런 멍청한 질문을 하다니, 뭔가 문제가 있는 사람들 아냐?'

그해 추수감사절 주말을 생각하면 지금도 우울하다. 친구들이나 친척들을 집으로 초대하거나 우리가 찾아가서 만찬을 즐기지 않은 채 보낸 우리의 유일한 추수감사절이었다. 우리 식구는 그냥 집에 있었다. 일요일 밤에 아내는 내게 켄터키에 가라고 다시 부탁했다. 나는 그렇게 오래 자리를 비울 수 없다고 대꾸했다. 환자들에게 내가 필요하고 육아에도 내 도움이 필요할 것이라고 말했다. 헛소리였다. 그리고 우리 둘 다 그 사실을 알고 있었다. 아내는 무뚝뚝하게 대답했다. "당신은 내게 전혀 도움이 안 돼. 사실 나에게도, 그리고 아이들에게도 아주 심하게 상처를 주고 있어."

그 냉혹한 진실을 접한 나는 가야 한다는 것을 깨달았다.

자신이 불행하다면 과연 더 오래 살고 싶을까

지금쯤 확실히 알아차렸겠지만 이번 장은 다른 장들과 다르다. 내가 의사로서가 아니라 환자로서 이야기하고 있기 때문이다. 그리고 나는 살아 있는 것이 행운이라고 여기는 환자다. 지금까지 나는 거의 오로지 건강수명과 장수의 신체적 측면에만 초점을 맞추었지만 여기서는 정서적이고 정신적인 측면을 살펴볼 것이다. 어느 면에서는 이 측면이 지금까지 살펴본 다른 모든 것들보다 더 중요하다.

그 여행은 나 자신의 삶뿐 아니라 가족의 삶도 바꾸었고, 장수를 보는 내 관점도 바꾸었다. 이 과정은 현재 진행형이다. 내게 매일 노력할 것을 요구한다. 내가 운동에 들이는 것과 거의 비슷한 시간과 노력(지금쯤이면 알아차렸겠지만 나는 아주 많이 투자한다)을 요구한다. 나는 나중에야 깨달았지만 마땅히 그래야 한다. 정서 건강과 신체 건강은 긴밀하게 얽혀 있으며, 주류 의학인 의학 2.0은 이제야 겨우 그 관계를 파악하기 시작했다. 가장 명백히 드러나는 수준에서 보자면 그 주차장에서 내가 직면한 것 같은 분노 일화는 심장 발작 사건을 쉽게 촉발할 수 있었다. 유전적으로 내가 심장병에 걸리기 쉽다는 점을 생각하면 더욱 그랬다. 나는 그날 오후에 쓰러져서 죽을 수도 있었다.

정신 건강이 수명에 미치는 또 한 가지 매우 직접적인 방식은 자살을 통해서다.[1] 자살은 10대부터 80대까지 모든 연령 집단에서 상위 10대 사망 원인에 든다. 자살을 생각할 때면 나는 켄 볼드윈Ken Baldwin을 떠올리곤 한다. 그는 1985년 28세 때 골든게이트다리(금문교)에서 뛰어내렸다. 그 다리에서 뛰어내린 사람들의 99퍼센트와 달리 그는 살아남았다. 그는 나중에 작가인 테드 프렌드Tad Friend에게 떨어질 때 이런 생각이 들었다고 말했다. "내가 바로잡을 수 없다고 생각했던 인생의 모든 것들이 모두 바로잡을 수 있다는 것을 그 즉시 깨달았어요. 방금 뛰어내린 행동만 빼고요."[2]

모든 자살이 다리에서 뛰어내리는 방식은 아니다. 서서히 비참한 상황에 빠져들면서 다양한 우회 경로를 통해 때이른 죽음을 맞이하는 이들이 더 많다. 스트레스와 분노가 건강을 갉아먹도록 방치하거나, 스스로 술과 마약을 처방하는 중독에 빠지거나, 정신 건강 전문가들이 준자살행위라고 부르는 목숨을 위협하는 무모한 행동을 함으로써다. 술이나 마약 남용과 관련된 사망자 수가 지난 20년 사이에 급증한 것은 놀랄 일이 아니다.[3] 특히 30~65세의 사람들이 많이 늘어났다. 미국 질병통제센터는 2020년 4월에서 2021년 4월 사이에 마약 남용으로 사망한 미국인이 20만 명을 넘었다고 추정한다.[4] 당뇨병 사망자 수와 비슷하다.

이런 '우발적인' 과잉 투여는 모든 사고사의 약 40퍼센트를 차지한다.[5] 여기서 사고사란 교통사고와 추락 사고도 포함하는 범주다. 이런 과잉 투여 중에는 진정으로 우연한 사고로 일어난 사례도

질병 해방

분명히 있었지만 나는 어느 정도는 결국 희생자의 정신 건강 문제에서 비롯된 사례들이 대부분이라고 본다. 즉 느린 자살, 절망사였다.[6] 앞서 이야기한 '느린 죽음'의 괴로운 하지만 흔히 잘 드러나지 않는 형태다.

지난 약 20년 동안 우리 사회에서 중독성 아편 유사제가 범람하면서 이 범주에 속한 사망자가 너무나 늘어나는 바람에 미국 인구 집단의 일부 부문에서 기대수명을 실제로 줄이는 데 기여해왔다.[7] 100여 년 남짓한 기간에 처음으로 벌어진 일이었다. 2015년 앤 케이스Anne Case와 앵거스 디턴Angus Deaton이 처음 관찰했는데, 특히 백인 중년 남녀의 마약과 술 남용, 간 질환, 자살률이 높아졌다.[8] 마약과 술 남용 위기는 장수 위기도 조장해왔다. 이것이 사실상 정신 건강 위기의 위장된 형태기 때문이다.

이런 유형의 문제는 자살률이 시사하는 것보다 훨씬 더 널리 퍼져 있다. 자신의 건강, 삶, 인간관계에 집중할 수 있게 하는 기쁨을 앗아가고, 살아가는 대신에 그저 죽음을 기다리게 만든다. 이것이 바로 내가 정서 건강이 건강수명의 가장 중요한 요소를 나타낸다고 믿게 된 이유다. 행복, 충만함, 사람들과의 연결이 어느 정도 존재하지 않고서는 장수란 사실상 별 가치가 없다. 그리고 비참함과 불행은 암, 심장병, 신경퇴행성 질환, 골절만큼 확실하게 신체 건강을 훼손할 수 있다.

단지 혼자 살기만 해도 또는 외로움을 느끼기만 해도 사망 위험이 대폭 높아진다. 정서 건강의 문제들 중에는 연령과 관계가 없는 것이 대부분이지만 이 '위험 요인'은 나이를 먹을수록 더 악화되는 듯하다. 미국의 노년층이 중년층이나 더 젊은 사람들보다 매일 혼자 지내는 시간이 더 많고—75세인 사람은 하루에 평균 약 7시간—홀로 생활할 가능성이 훨씬 높다는 설문 조사 결과도 있다.[9] 그리고 내게 일어나고 있던 일들이 그대로 진행된다면 나는 슬프고 외롭고 비참한 노년을 맞이할 가능성이 높았다.

내가 그렇다는 사실을 인정하기까지는 시간이 좀 걸렸지만 남들 및 자기 자신과 연결되어 있고 건강한 관계를 맺고 있다는 느낌은 효율적인 포도당 대사나 최적 지질단백질 수치를 유지하는 것만큼 중요하다. 설령 더하지는 않더라도 대장 내시경이나 Lp(a) 검사를 받는 것 못지않게 정서 건강을 관리하는 데 신경을 쓰는 것이 중요하다. 다만 훨씬 더 복잡하다.

정서 건강과 신체 건강은 양방통행로다. 나는 진료를 하면서 환자들의 신체 건강과 장수 문제 중 상당수가 정서 건강에 뿌리를 두고 있거나 정서 건강 문제로 악화되는 사례를 직접 무수히 목격해왔고 매일 같이 본다. 침울한 환자에게 가서 운동 프로그램을 시작하라고 동기를 부여하기란 쉽지 않다. 업무로 지나치게 스트레스를 받고 사생활도 비참한 이들은 조기 암 선별 검사나 연속 혈당 측정에 신경을 쓸 겨를이 없을 수 있다. 정서적 비참함이 신체 건강을 함께 끌어내림에 따라서 그들은 그렇게 계속 흘러간다.

나 자신의 상황은 거의 정반대였다. 나는 정서적으로 완전히 비참한 상황임에도 더 오래 살기 위해 할 수 있는 모든 일을 하고 있었

질병 해방

다. 나는 줄곧 그랬듯이 2017년경에도 신체적으로는 건강했지만 대체 뭘 위해 건강에 힘썼을까? 나는 정서적으로도 인간관계 측면에서도 끔찍한 길을 가고 있었다. 내 치료사인 에스터 페럴이 한 말이 매일 같이 머릿속에서 울리고 있었다.

"자신이 불행하다면 과연 더 오래 살고 싶을까요?"

내가 일부 환자들과 지닌 공통점 중 하나는 너무나 복잡하고 압도적인 양 보이는 문제들을 그냥 회피하는 편이 더 쉽다고 여겼다는 사실이다. 나는 어디에서 시작해야 할지조차 알지 못했다. 도움이 필요하다는 사실이 내 주위의 모든 사람들에게 훤히 보이게 된 지 오랜 시간이 지난 뒤까지도 깨닫지 못했다. 나는 거의 막판까지 가서야 진실을 직시할 수 있었고, 회복의 다리로 향했다. 켄터키의 숲속에 자리한 외지고 힘들고 궁극적으로 놀라움을 안겨준 곳으로. 그리고 해야만 했던 일을 시작했다. 정서적으로 더 제대로 기능하는 데 필요한 도구들을 습득하기 시작했다.

누군가가 울 때 휴지를 건네지 마라

회복의 다리에서 보낸 처음 며칠은 몇 주, 심지어 몇 달처럼 느껴졌다. 시간이 그저 아주 느릿느릿 흐를 뿐이었다. 휴대전화도 없었고, 심지어 운영진은 내 책도 다 가져갔다. 자신의 비참함을 고스란히 느끼면서 앉아 있도록 하는 계획의 일환이었다. 말 그대로 달리 할 일이 전혀 없었다. 나는 아침에 커피 한 잔을 마시는 것부터 시작해서 내면 아이 일깨우기와 말과 교감하는 치료에 이르기까지 하루 일과를 그냥 좀비처럼 따라 했다. 내 유일한 위안거리는 오전 4시 반에 하는 운동이었다. 내가 여전히 탐닉하도록 허용된 유일한 중독을 의미하기도 했다. 그 외에는 위안거리도 없었고 홀로 지낼 시간도 없었다.

나는 오기 전에 직원을 시켜서 개인실을 마련해달라고 요청했다. 그런데 전화를 받은 사람은 낄낄거리다시피 하면서 대답했다. "여기는 그런 거 없다고 VIP께 말씀드리세요. 혼자 쓰는 방은 없어요." 내 룸메이트는 꽤 괜찮은 남자처럼 보였고, 꽤 멋진 문신도 몇 개 있었지만 나는 그(그리고 다른 이들)를 오로지 눈에 보이는 차이점들만으로 성급하게 판단했다. 그는 대학에 다니지 않았다. 그는 기계 공장에서 일했다. 그는 스트리퍼와 코카인을 좋아했다. 그의 아내는 그를 싫어했고, 바로 그 점이 사실상 당시에 우리의 공통점일 수 있었다.

처음에 나는 입을 꾹 다물고 있었다. 내가 가장 끔찍하다고 여긴 시간은 하루에 두 차례씩 하는 정서적 자기 드러내기 시간이었다. 바로 그 시점에 무엇을 느끼고 있는지를 정확히 묘사하는 시간이었다. 나는 도저히 할 수가 없었다. 그래서 속이 부글부글 끓는 가운데 그냥 앉아 있었다. 수요일이나 목요일 즈음에는 그 시간이 거의 농담 따먹기 시간처럼 변했다. 적어도 모두의 이야기를 단편적으로나마 들었다. 하지만 내 이야기를 들은 사람은 아무도 없었다. 그

질병 해방

러다가 문득 누군가가 말했다. "이봐요, 당신, 연쇄 살인범이나 뭐 그런 거예요? 왜 그러고 있어요?"

나는 아무 말도 하지 않았다. 나는 내 룸메이트가 그날 밤에 잠을 설치지 않았을까 생각한다.

마침내 나흘이나 닷새쯤 지난 뒤 나도 더 이상 입을 다물고 있을 수 없는 상황이 되었다. 모두가 자신이 살아온 이야기를 처음부터 죽 하는 날을 하루 비워두었기 때문이다. 각자에게 이야기할 시간을 1시간쯤 주었기에 모두 나름 준비를 할 수밖에 없었다. 그래서 나도 마침내 처음으로 이 완벽하게 낯선 이들로 이루어진 집단 앞에서 내 인생 이야기를 하게 되었다. 아내에게조차 전체 이야기를 들려준 적이 없었는데 말이다. 그러나 나는 그저 사실만을 나열하는 방식으로 이야기를 했다. 다섯 살 때 이런 일이 있었고, 일곱 살 때 이런 일을 겪었고 하는 식이었다. 성적인 일도 겪었고, 신체적인 일도 겪었다. 그러나 모두 다 나쁜 쪽은 아니었으며, 적어도 식구에게 당한 일은 없었다고 나는 설명했다. 나는 이런 일들이 그 자체로는 끔찍해 보일지라도, 내게 13세 때 권투와 무술에 뛰어든 계기를 마련해주었다고 말했다. 나는 샌드백과 상대 선수를 주먹으로 쳤고, 그럼으로써 분노를 해소할 수 있었다. 나 자신을 지키는 법을 터득하는 한편으로, 스스로를 다스리고 집중하는 능력도 배웠으며, 그렇게 함양한 자질들이 19세 무렵에 이루 헤아릴 수 없는 가치를 지니게 되었다고 했다. 내가 권투에서 수학으로 방향을 틀었을 때였다.

나는 그 자체만 보면 끔찍할지 몰라도, 과거는 내게 의사가 되는 길로 나아가게 했다고 설명했다. 그런데 이야기를 이어갈수록 왠지 점점 방어적인 태도가 드러나고 있었다. 나는 대학 내내 성적 학대를 받은 10대 청소년들을 위한 쉼터에서 자원봉사를 했고, 그 4년 동안 그들 중 상당수와 친해졌으며, 그중에는 아버지에게 학대당한 여성도 있었다. 여기서 나는 그런 일을 겪지 않았다는 말을 덧붙였다. 그녀가 자살을 시도했을 때—이미 여러 번 시도했다—나는 병원으로 문병을 갔다. 당시 나는 4학년이었고 이미 최고의 항공공학 박사 과정 몇 곳에 지원을 한 상태였다. 그러나 그쪽이 정말로 내 천직인지 확신하지 못했다. 병원에서 그녀와 꽤 시간을 보내고 있으려니 문득 방정식을 풀기보다는 사람들을 돌보는 쪽이 내게 맞는다는 깨달음이 찾아왔다.

이야기의 결과가 어떨지 뻔히 보이지 않는가? 나는 이렇게 결론을 내렸다. 내 과거에 나쁜 일들이 있었을지 모르지만 어떤 면에서 그런 일들은 내게 더 나은 삶으로 나아갈 길을 깔아주기도 했다고. 반면에 함께 자라고 권투도 함께 했던 아이들 중 몇 명은 나중에 무장 강도로 체포되었고, 몇몇 여자아이들은 고등학생 때 임신을 하는 등 이런저런 안 좋은 길로 빠져들었다고 말했다. 나도 얼마든지 그런 길로 빠질 수 있었다. 그러니 어느 면에서 보자면 내가 받은 학대는 사실상 내 삶을 구한 것일 수도 있었다. 한마디로 이랬다. "나는 사실 여기에 있을 필요가 없는 사람이라고요!"

바로 그때 치료사인 줄리 빈센트Julie Vincent가 내 말을 끊었다. 회복의 다리에는 많은 규칙들이 있었는데, 가장 중요한 것 중 하나는 결코 경시하지 말라는 것이다. 남이 말하고 있는 그 어떤 것도 경시해서는 안 되며, 특히 자신의 경험을 경시해서는 안 되었다. 그러나 그녀는 그 때문에 내 말을 끊은 것이 아니었다. 대신에 그녀는 단순한 질문을 던졌다. "이런 일을 처음 겪은 것이 다섯 살 때라고 했죠?"

"맞아요."

"또 지금 아들인 리스가 거의 다섯 살이라고 했죠?"

나는 고개를 끄덕였다.

"그럼 당신은 아들의 나이 때 자신이 이런 일을 겪었는데 괜찮다고 말하고 있는 거네요. 그렇다면 누군가가 지금 리스에게 그런 일을 저질러도 괜찮다고 말할 건가요?"

이곳의 또 한 가지 규칙은 누군가가 울 때 휴지를 건네지 말라는 것이다. 스스로 일어나서 휴지를 집어야 한다. 지금은 내 차례였다. 나는 일어나서 휴지가 있는 곳으로 걸어갔다. 가는 동안 계속 눈물이 왈칵왈칵 쏟아졌다. 그제야 나는 내가 거기에 있는 이유를 받아들일 수 있었고, 지난 40년에 걸친 내 삶을 풀어내는 어려운 일을 시작할 수 있었다.

마음의 상처 나무가 알려주는 것

회복의 다리 치료사들이 채택한 기본 개념 틀 중 하나이자 나도 유용하다고 느낀 것이 있는데, 바로 '마음의 상처 나무Trauma Tree'

라는 것이다. 중독과 걷잡을 수 없는 분노처럼 성인 때 표출되는 특정한 바람직하지 못한 행동들이 사실상 어릴 때 겪은 다양한 유형의 마음의 상처에 나름 적응하면서 나온 결과라는 것이다. 우리는 나무 중 땅 위로 솟아오른 부분, 즉 줄기와 가지만 보고 있지만 나무를 온전히 이해하려면 땅속에 있는 뿌리도 봐야 한다. 그러나 뿌리는 아주 잘 숨겨져 있을 때가 많다. 내게 그러했듯이.

마음의 상처는 대개 5가지 범주로 나뉜다. (1) 학대(신체적이나 성적인 것도 있고, 정서적이거나 정신적인 것도 있다), (2) 방치, (3) 유기, (4) 밀착(어른과 아동의 경계 모호), (5) 비극적인 사건 목격. 아동에게 상처를 입히는 것들은 대부분 이 5가지 범주에 들어간다.

마음의 상처trauma(트라우마)는 꽤 많은 부담스러운 의미를 함축한 용어이며, 회복의 다리 치료사들은 '큰' 것과 '작은' 것이 있을 수 있다고 이해시키고자 노력한다. 성폭행을 당한다는 것은 큰 쪽일 것이고, 알코올중독자 부모를 둔 아이는 작은 마음의 상처를 입을 수 있다. 그러나 작은 것도 충분히 오랜 시간 아주 많이 쌓이면 큰 끔찍한 사건 못지않게 개인의 삶에 변화를 일으킬 수 있다.

양쪽 다 엄청난 피해를 입힐 수 있지만 작은 쪽이 대처하기가 더 어렵다. 내 생각에는 그런 상처는 으레 무시하는 경향 때문에 더 그런 듯하다. 나와 함께 일한 치료사인 제프 잉글리시Jeff English는 유용한 포괄적인 정의를 제시했다. 큰 것이든 작은 것이든 간에 마음의 상처는 무력감을 자각하는 순간을 겪는다는 것이다. 그는 그 상황이 생사가 달린 것일 수도 있고 아닐 수도 있지만 "뇌가 아직 덜 발달한 아동에게는 생사를 가르는 상황이라고 비칠 수도 있어요"라고 설명했다.

이는 유년기의 특정한 시기에 내가 느낀 감정을 완벽하게 묘사했다. 무력감은 내 고통(그리고 훗날의 내 분노)의 크나큰 원천이었다. 그런 한편으로 나는 마음의 상처와 역경의 구분도 중요하다는 말을 하고 싶다. 둘은 같은 것이 아니다. 나는 아이가 역경을 겪지 않으면서 성장하는 것이 이상적이라고 주장하는 것이 아니다. 왠일인지 그것이 현대에는 육아의 주된 목표인 양 보이곤 하지만 말이다. 스트레스 요인들 중에는 유익할 수 있는 것도 많다. 마음의 상처와 역경을 나누는 뚜렷한 선 같은 것은 전혀 없다. 내가 겪은 일들은 그 자체로는 끔찍해 보이지만 어떤 면에서는 나를 더 강하게 만들었다. 줄리의 질문은 꽤 좋은 리트머스 시험지다. 나는 자식에게 그런 일을 겪게 하고 싶을까? 딸이 크로스컨트리 경주에서 마지막으로 들어와서 메달을 따지 못한다면(예를 들어)? 그래도 괜찮을 것이다. 딸은 그 당시에는 속상할 것이 틀림없지만 더 열심히 훈련을 해서 언젠가는 3위 이내로 들어오는 기쁨을 맛볼 동기를 부여할 수도 있다. 그러나 내가 가장 키가 작은 아이에게도 밀렸다고 다른 선수들 앞에서 딸에게 소리를 질러댄다면? 괜찮지 않을 것이다.

또 좌절이 종합적으로 따지면 긍정적일 수 있다는 원칙을 탁월하게 보여준 2019년 연구도 있다. 연구진은 미국 국립보건원에 연구비 신청을 한 신진 과학자들을 조사해서 두 집단으로 나누었다. 한쪽 집단은 평가 점수가 연구비를 받을 수 있는 기준을 간신히 충족시켰고, 다른 집단은 그 기준에 조금 못 미쳤다. 즉 후자는 연구비를 받지 못했다는 뜻이다. 이 아깝게 탈락한 이들은 그 직후에 과학계를 떠날 가능성이 더 높았지만 그래도 버틴 이들은 첫 시도에서 연구비를 딴 이들보다 나중에 더 좋은 성과를 냈다. 초기의 좌절은 연구 경력에 지장을 주기보다는 정반대 효과를 낳았을 수 있다.

유년기 마음의 상처에서 가장 중요한 점은 사건 자체가 아니라 아이가 그것에 적응하는 방식이다. 아동은 놀라운 회복력을 지니며, 상처 입은 아이는 적응력 강한 아이가 될 수 있다. 문제는 이런 적응력 강한 아이가 자라서 기능 장애를 지닌 부적응자가 될 때 생긴다. 이런 기능 장애는 마음의 상처 나무의 가지 4개로 나타낼 수 있다. ⑴ 중독, 마약과 술과 도박 같은 악덕만이 아니라 일이나 운동이나 완벽주의 같은 사회적으로 용납되는 것들도 포함, ⑵ 상호 의존, 누군가에게 심리적으로 지나치게 의지하는 것, ⑶ 습관성 생존 전략, 열내고 화내는 성향, ⑷ 애착 장애, 남과 연결을 맺고 의미 있는 관계를 형성하기가 어려움. 이 가지들은 꽤 명백하고 알아차리기 쉬울 때가 많다. 그러나 뿌리까지 파헤쳐서 그 얽힌 가지들을 풀어내는 일은 쉽지 않다. 게다가 개인마다 상황이 매우 다르다. 마음의 상처에 저마다 독특한 방식으로 반응하고 적응한다. 또 마음의 상처나 그 적응 양상을 그냥 없앨 수 있는 알약 같은 것은 없다. 없애는 일은 아주 힘들다. 그리고 내가 깨달았듯이 아주 긴 시간이 걸릴 수도 있다.

질병 해방

정신 건강과 정서 건강은 다르다

이 분야에서도 의학 2.0은 으레 부족함을 드러내곤 한다. 대다수의 치료사는 정신 건강 분야의 경전이나 다름없는 《정신 장애 진단 통계 편람Diagnostic and Statistical Manual of Mental Disorders》 5판(DSM-5)을 토대로 진단을 내린다. 상상할 수 있는 모든 심리 증상을 모아놓은 991쪽에 달하는 책이다. 이 책은 모든 정신 장애를 체계화하고 질병 코드를 부여하고자 하는 야심 찬 시도다. 과학적으로 분류하고 사실상 보험 적용이 가능하게 하려는 시도다. 그러나 폴 콘티가 관찰했듯이 현실적으로 우리의 인생 이야기와 조건은 사실 저마다 다른 자기만의 것이다. 깔끔하게 정리된 진단 범주에 모두가 딱 들어맞는 것은 결코 아니다. 모두 저마다 다르다. 각자의 인생 이야기는 저마다 다르다. 어느 누구도 어느 하나의 '코드'에 딱 들어맞는 것이 아니다. 그래서 그는 그런 엄밀한 코드화가 "사람을 실제로 이해하는 것을 가로막는 장애물"이라고 믿는다.

따라서 이 주제에 관해 모든 사람에게 일반적인 조언을 하는 것도 쉽지 않다. 모든 개인은 나름의 정서적 조성과 인생사와 해결할 문제들을 안고 있을 테니까. 그러나 우리 모두에게 공통된 문제 중 하나는 의학 2.0이 다른 모든 질병을 치료하는 것과 거의 동일한 방식으로 정신과 정서 건강을 치료하고자 한다는 식이다. 진단하고 처방하고 당연히 치료비를 받는 식으로다. 항우울제를 비롯한 정신 활성 약물들은 나를 비롯한 많은 환자들에게 완전한 해결책을 찾는 과정이 단순할 리가 거의 없다는 점을 깨닫게 도움을 주어왔다. 예를 들어 의학 2.0이 감염이나 급성 질환 같은 문제들에 대처하고 해결하고자 할 때 주로 쓰는 질병 기반 모델은 이런 식이다. 증상들을 치료한 다음 환자를 집으로 돌려보내는 것이다. 내 사례처럼 상황이 더 심각하다면 환자를 2주 동안 회복의 다리 같은 곳에 보낸 다음 집으로 돌려보낸다. 만세, 문제 해결.

이 접근법이 심리 분야 쪽으로는 그다지 성과를 내지 못하는 한 가지 이유는 정신 건강과 정서 건강이 같은 것이 아니기 때문이다. 정신 건강은 임상적 우울증과 조현병 같은 질병 상태들을 포함한다. 복잡하면서 치료하기도 어렵지만 알아볼 수 있는 증상들을 드러내는 사례들이다. 반면에 여기에서 우리는 '정서 건강' 쪽에 더 초점을 맞추고 있다. 정서 건강은 정신 건강도 포함하지만 훨씬 더 폭이 넓다. 그리고 범주로 분류하고 질병 코드를 부여하기가 더 어렵다. 정서 건강은 감정을 조절하고 인간관계를 관리하는 일과 더 관련이 깊다. 나는 정신 질환은 지니고 있지 않았지만 행복하고 잘 적응한 삶을 살아가는 능력에 지장이 생길 만치 정서 건강에 심각한 문제가 있었다. 그 결과 내 삶 자체가 위험에 처할 수 있었다. 의학 2.0은 이런 상황에 잘 대처하지 못한다.

우리 정서 건강을 돌보려면 의학 2.0에서 의학 3.0으로 넘어가는 것과 비슷한 패러다임 전환이 필요하다. 심혈관 질환을 예방하기 위해 우리가 쓰는 접근법과 마찬가지로 장기 예방 접근법이 필요하다. 우리는 잠재적인 문제들을 일찍 간파하고 장기간에 걸쳐서 이런 문제들에 대처하는 힘든 노력을 지속할 의지를 발휘할 수 있어야 한다. 그리고 사람마다 살아온 내력과 지닌 문제들이 저마다 다르므로 각 개인에 맞는 접근법을 택해야 한다.

의학 3.0은 우리가 정서 건강에 대처하고, 더 나아가 일찍 대처한다면 우울증과 만성 불안 같은 임상적인 정신 건강 문제를 피할 가능성이 더 높아질 것이라고 말한다. 그리고 당연히 건강 전반에도 혜택이 있을 것이다. 그러나 암이나 대사 질환에 어떤 간단한 해결책이 없는 것과 마찬가지로, 정서 건강에도 단일한 치료법이나 간단한 해결책이 있을 가능성은 거의 없다.

우리는 운동 계획을 짜고 영양 프로그램을 따르고 수면 습관을 지키는 등의 일을 하면서 신체 건강의 여러 측면을 관리하는 것처럼 정서 건강에 대처하는 일에도 그에 못지않게 지속적인 노력과 일상적인 실천이 필요하다. 남은 생애 수십 년 동안 건강수명의 모든 영역에서 계속 활력을 유지할 수 있으려면 최대한 선제적으로 행동하는 것이 매우 중요하다.

나는 정서 건강이 신체 건강보다 다루기가 훨씬 더 어려운 이유가 변화를 이룰 필요성을 알아차리지 못할 때가 더 많아서 그런 것이 아닐까 추측한다. 과체중이면서 몸이 불어난 이들 중에서 변화가 필요함을 깨닫지 못하는 사람은 거의 없다. 물론 실제로 변화를 이루겠다고 나서는 것은 전혀 다른 이야기지만. 반면에 절실하게 도움이 필요한 정서 건강 상태에 있음에도 그런 상태임을 드러내는 징후와 증상을 알아차리지 못하는 이들이 무수히 많다. 내가 바로 대표적인 사례였다.

마음의 상처는 자녀에게 대물림된다

2주 뒤 나는 회복의 다리를 떠났다. 치료사들은 내 퇴소가 너무 빠르다고 생각했다. 그들은 한 달은 더 지냈으면 하고 바랐지만 나는 비교적 짧은 그 기간에 엄청난 발전을 이루었다고 느꼈다. 내 과거를 받아들인 것이 내게는 엄청난 진전처럼 느껴졌다. 나는 희망에 부풀었고, 그들은 결국 떠나도 좋다고 동의했다. 그래서 나는 크리스마스 전날 집으로 돌아왔다.

아마 실수였을 것이다.

여기서 이야기가 끝났다고, 즉 이기심과 분노에 사로잡힌 옛 피터에게 안녕을 고하고 새로운 피터가 대신 들어서서 그 뒤로 모두가 행복하게 잘 살고 있다고 말할 수 있다면 좋으련만. 안타깝게도 현실은 그렇지 않았다. 지금까지 한 이야기는 기껏해야 서막이 끝난 것에 불과했다.

집에 오자 할 일이 아주 많았다. 회복의 다리에서 얻은 깨달음을 발전시키고 아내 및 아이들과의 관계를 치유하려는 노력도 시작했다. 두 뛰어난 치료사인 에스터 페럴(내 전담 치료사)와 로리 티그노Lorie Teagno(우리 부부 상담 치료사)의 도움을 받아서 몇 주 몇 달이 지나는 동안 나는 조금씩 개선을 이루었다. 로리와 에스터는 내게 남성 치료사가 필요하다고 느꼈다. 건강한 남성 정서의 본보기가 될 수 있는 사람이 말이다. 그래서 괜찮은 남성 치료사 몇 명을 만나보았지만 회복의 다리에서 나를 담당한 치료사인 제프 잉글리시만큼 뭔가 연결되어 있다는 느낌을 주는 사람은 없었다.

결국 포기하려 할 즈음에 에스터의 추천으로 테런스 리얼Ter-rence Real의 《남자가 정말 하고 싶은 말I Don't Want to Talk About It》[10]을 읽었다. 남성 우울증의 근원을 파헤친 획기적인 책이었다. 책을 펼치자 도저히 내려놓을 수가 없었다. 만난 적도 없는 저자가 나에 관해 쓰고 있는 듯한 오싹한 기분이 들 정도였다. 그의 주된 논지는 여성은 대체로 우울증이 명백히, 즉 뻔히 드러나는 반면 남성은 우울증을 숨기는 쪽으로 사회화가 이루어진다는 것이다. 속으로 삭이거나 분노 같은 다른 감정으로 표출하면서 우울증 이야기는 언급조차 하기 싫어한다는 것이다.(원서 제목이 바로 그것이다.) 그가 자신의 부모에 관해 한 이야기도 마치 내 사례처럼 들렸다. 그래서 나는 테리에게 상담을 받기 시작했다. 오랜 세월 아무런 심리치료도 받지 않다가 이제 치료사 3명을 만나고 있었다.

테리(테런스)는 뉴저지주 캠든의 노동 계층 가정에서 자랐다. 그는 아버지를 "애정이 깊고, 명석하고, 잔인하게 폭력적인 남자"라고 묘사했다. 아버지의 폭력성은 숨겨져 있던 우울증에서 비롯되는 것임이 드러났고, 그 우울증을 테리에게 고스란히 물려주었다. 테리는 내게 말했다. "아버지는 회초리질로 자신의 우울증을 내게 쏟아냈어요." 아버지의 분노와 폭력에 대처하려고 애쓰다가 그는 이윽고 심리요법을 공부하는 쪽으로 나아갔다. "아버지와 그 폭력성을 이해해야 했어요. 내가 되풀이하지 않으려면요."

테리는 내가 청소년기와 성년기에 뚜렷이 드러냈던 기능 이상들을 유년기에 있었던 일들과 연결하도록 도움을 주었다. 지금 10대 때의 나 자신, 대학생일 때의 내 행동을 돌이켜보면 나는 자신이 지독히 우울한 상태였음을 안다. 임상적으로 보자면 심각한 우울증 단계였다. 그저 당시에 그 사실을 몰랐을 뿐이다. 나는 드러나지 않은 남성 우울증의 전형적인 증상들을 지니고 있었는데, 스스로 외톨이가 되려는 성향과 무엇보다 분노를 표출하는 성향이었다. 아마 후자가 가장 강력한 중독 증상이었을 것이다. 내가 테리와 초기에 상담을 한 뒤 일지에 적은 말 중 하나는 지금도 내 심금을 울린다. "남성분노의 90퍼센트는 좌절로 위장한 무력감이다."

테리는 내가 지금도 느끼고 있는 무력감을 이해하도록 도와주었다. 나는 내가 괴롭힘을 당했다는 사실 자체에서 느끼는 수치심이 내게 결정적인 요인이었음을 이해하기에 이르렀다. 많은 남성들이 그렇듯이 나는 그 수치심을 거만함이라는 감정으로 뒤엎었다. 테리는 내게 말했다.

"수치심은 나쁘게 느껴지고, 거만함은 좋게 느껴지죠. 남성성과 전통적인 남성다움의 핵심이에요. 피해자에서 복수자로의 이 뒤집기는요. 수치심에서 거만함으로의 이 뒤집기가 무서운 점은 바로 그 방식이 먹힌다는 사실 때문이에요. 단기적으로 기분을 좋게 만들거든요. 하지만 장기적으로 보면 말썽을 일으킬 뿐입니다."

내 행동이 식구들, 특히 아이들에게 어떤 악영향을 미치고 있는지를 깨닫자 나는 더욱 심란해졌다. 당시 나는 자신이 아주 좋은 아빠라고 여길 정도로 망상에 빠져 있지는 않았지만 내가 겪은 마음의 상처를 자식들이 겪지 않도록 보호할 수 있다는 사실에 적어도 어느 정도는 자부심을 갖고 있었다. 나는 뛰어난 '제공자'이자 '보호자'였다. 내 아이들은 내가 어릴 때 겪었던 수치심을 결코 겪을 일이 없을 터였다. 그러나 나는 아이들이 내 흘러넘치는 분노를 보곤 한다는 것을 알고 있었다. 자신들이나 엄마에게 향하는 일이 거의 없었음에도 그랬다.

회복의 다리에서 나는 아이들이 부모의 분노에 논리적인 방식으로 반응하지 않는다는 것을 배웠다. 내가 앞으로 끼어드는 운전자에게 소리를 질러대는 모습을 볼 때 아이들은 그 분노를 자신들에게 향한 것처럼 내면화한다는 것이다. 게다가 마음의 상처는 비록 반드시 직접적으로 전달되는 것은 아니라고 해도 다음 세대로 전달된다. 알코올중독자의 자녀가 반드시 알코올중독자가 될 운명은 아니지만 이런저런 식으로 마음의 상처는 자녀에게 전달된다.

테리는 책에 이렇게 썼다. "가족 병리는 모든 것을 불태우면서 나아가는 산불처럼 세대를 이어나간다. 어느 세대에 누군가가 용기를 내어 화염 앞에 맞설 때까지다. 그 사람은 조상들에게 평안을 안겨주고 자녀들을 구한다."

나는 그런 사람이 되고 싶었다.

관점 바꾸기
: 나를 변화시킨 기술

테리 그리고 에스터와 로리의 도움으로 나는 서서히 과거를 처리하는 데 도움을 주고 더 나은 길로 나아가도록 일상 행동을 인도할 도구를 갖추기 시작했다. 테리가 내가 알려준 한 가지 유용한 모형은 내 인간관계를 섬세한 생태계와 비슷하다고 생각하라는 것이다. 일종의 정서생태학emotional ecology이다. 나는 내가 살아가야 할 환경에 왜 독을 풀려는 것일까?

그저 기본적인 말처럼 들리지만 심사숙고하게 만들며 더 나아가 실천하려면 전략을 짜야 했다. 매일 같이, 아니 심지어 매시간 내가 주변 사람들에게 짜증을 내곤 했던 사소한 것들에 매몰되지 말아야 한다는 의미였다. 이제 나는 그것이 우물에 독을 푸는 것과 같다는 사실을 알아차렸다. 일상에서 접하는 문제들과 좌절에 대처하는 새로운 방법들을 배워야 했다. 바로 이 부분이 테리의 기본 틀, 단계적인 교육 과정 중에서 중요한 단계다. '이것이 올바른 방법이다. 상대방의 불평에 귀를 기울이면서 공감하는 법이 바로 이것이다.'

테리는 내게 말했다. "이게 답니다. 평생에 걸쳐 숙달하려고 애쓴 다른 모든 기술처럼 이 기술도 배울 수 있어요."

내가 이룬 변화 중에는 아주 간단해 보이는 것도 있다. 나는 집에 있을 때면 늘 아이들과 시간을 보냈다. 휴대전화 없이 얼굴을 보면서다. 또 매일 아내와 오늘 무슨 일이 있었는지('사건'이 아니라) 이야기하곤 했다. 나는 휴대전화 사용 시간과 업무 시간을 엄격하게 지켰다. 일주일에 하루씩, 대개 토요일이나 일요일에는 아무 일도 하지 않고 보내곤 했다. 수십 년 동안 뿌리 박힌 내 습성에 반하는 행동이었다. 더욱 놀라운 점은 아내와 내가 여러 해 만에 처음으로 아이들 없이 휴가를 갔다는 것이다.

그러기 위해 내가 배운 좀 복잡한 기술 중 하나는 '관점 바꾸기 reframing'라는 것이다. 관점 바꾸기는 기본적으로 해당 상황을 다른 사람의 관점에서 바라보는 능력이다. 데이비드 포스터 월리스David Foster Wallace가 2005년 케니언대학교 졸업식 때 한 지금은 유명해진 축사인 〈이것은 물이다This Is Water〉에서 설명했듯이 이 관점 바꾸기는 대다수 사람에게는 정말로 어려운 일이다.

"나 자신이 직접 경험한 모든 일은 내가 우주의 절대 중심이라는 깊은 믿음을 뒷받침합니다. 내가 가장 진실하고 가장 두드러지면서 가장 중요한 인물이라는 믿음이죠. 우리는 자신이 기본적으로 이런 자기중심적인 성향을 타고난다는 사실을 거의 생각조차 안 합니다. 사회적으로 볼 때 도저히 받아들여질 수 없는 것이니까요. 그러나 우리 모두는 이 점에서 거의 누구나 똑같습니다. 태어날 때 우리의 기판에 새겨진 기본 설정값이기 때문이죠."[11]

이렇게 생각해보라. 자신이 한 모든 경험 중에서 자신이 절대 중심이 아니라고 말하는 것은 전혀 없다. 자신이 경험하는 세계는 자신의 앞이나 뒤, 왼쪽이나 오른쪽, 자신의 TV나 모니터에 있다. 그런 식으로 죽 이어진다. 남들의 생각과 감정은 어떤 식으로든 자신에게 전달되어야 하는 반면, 자신의 생각과 감정은 너무나 직접적이고 긴급하고 현실적이다.

나는 공감할 수 있었다. 내가 기억하는 가장 어린 시절부터 그것은 분명히 내 기본 설정값이었다. 나 자신의 마음의 상처의 역사와 스스로를 지키기 위해 그런 상처에 적응하고자 했는데 실제로는 내게 명백히 도움이 안 된 것들을 낱낱이 파헤치려고 노력한다는 것은 혹할 만한 일이다. 말은 쉽지만 실천하기는 어렵다. 관점 바꾸기는 자신이 접한 상황에서 한 걸음 물러나서 이렇게 자신에게 묻는 과정을 수반한다. "이 상황이 다른 사람의 눈에는 어떻게 비칠까? 그들은 어떻게 볼까? 그리고 나 자신의 시간, 편의, 목표가 그들의 것보다 왜 더 중요할까?"

이 방법은 거의 모든 일상적인 상황에서 유용하다. 예를 들어 아내가 집에 와서 장본 것을 정리하는 일을 돕지 않는다고 잔소리를 한다면 나는 으레 이렇게 생각할 것이다. '하, 나 정말로 힘들게 일하고 왔어. 늘 도울 수는 없다고.' 게다가 내가 정말로 열심히 일하고 왔는데 식료품 정리 정도야 당신이 할 수도 있지 않냐는 오만함이 은연중에 마음에 불쑥 스며들 것이다.

하지만 그럴 때 스스로에게 이렇게 묻는다. "아내의 오늘은 어땠을까?"

아내는 학교에서 아이들을 차에 태우고 오다가 슈퍼마켓에 들렀고, 그곳에서 아마 신나게 돌아다니는 개구쟁이들을 통제할 수 없어 야생 동물처럼 싸우면서 모두에게 지구 최악의 엄마처럼 비쳤을 것이고, 포장육에서는 찾을 수 없는 완벽하게 잘 썰린 고기를 내게 주려고 정육 판매대 앞에 줄을 섰을 것이고, 아이들이 서로에게 레고 블록을 던지면서 난리를 치는 가운데 신호등마다 걸리는 바람에 짜증을 내면서 집까지 차를 몰고 왔을 것이다.

그렇게 아내의 입장에서 상황을 바라보자 내 교만함은 즉시 사라지고 내가 정말로 이기적인 사람임을 깨닫는다. 그리고 다음번에는 더 잘해야겠다는 생각이 든다. 이것이 바로 관점 바꾸기의 힘이다. 당면한 상황에서 한 발짝 떨어져서 반사적으로 생기는 반응을 누그러뜨리고 실제로 어떤 일이 벌어지는지 보려고 노력해야 한다는 것을 깨닫는다.

이런 노력을 하는 와중에 나는 멀리 출장을 가다가 들른 공항에서 데이비드 브룩스David Brooks의 《인간의 품격The Road to Character》을 구입했다. 비행기 안에서 브룩스가 '이력서 덕목résumé virtues'과 '추도사 덕목eulogy virtues'이라는 중요한 구분을 한 대목을 읽었다. 전자는 이력서에 나열하는 학위와 상장과 직업 같은 성취들을 뜻하고, 후자는 우리가 세상을 떠났을 때 친구와 가족이 떠올리는 것들을 의미한다.[12] 나는 울컥했다.

평생에 걸쳐서 나는 주로 이력서 덕목만을 쌓아왔다. 잔뜩 모았다. 그러나 최근에 암으로 세상을 떠난 동년배 여성의 장례식에도 참석했는데, 친지들이 정말로 애정 어린 태도로 감명 깊게 그녀를 추도하는 모습을 보면서 깊은 인상을 받았다. 그들은 그녀가 직업과 학업 쪽으로 이룬 인상적인 성취는 거의 언급도 하지 않았다. 그들에게는 그녀가 어떤 사람이었고 남들, 특히 자녀들을 위해 어떤 일을 했는지가 중요했다.

'내가 관에 들어갔을 때 그런 식으로 이야기해줄 사람이 과연 있을까?'

나는 의구심이 들었다. 그래서 바꿔야겠다고 결심했다.

또 다른 문제, 자기혐오

나는 매일 같이 이런 도구와 전략을 써서 일종의 정서 건강 운동 계획을 짰다. 나는 이력서 덕목이 아니라 추도사 덕목에 초점을 맞추었다. 가족과 더 함께 지내고 더 친밀해지기 위해 노력했다. 또 관점 바꾸기를 실천하려고 애썼다. 그래도 뭔가 아직 부족함을 느꼈다. 가장 가까운 이들과의 관계를 도모하기 위해 노력했음에도 내게는 아직 큰 맹점이 하나 있었다. 바로 나 자신과의 관계였다. 나는 훨씬 더 나은 남편이자 아빠가 되었을지라도 나 자신과의 관계는 여전히 힘든 상태로 남아 있었다. 내 깊은 자기혐오는 여전히 내 생각과 감정의 대부분을 오염시키고 있었지만 나는 깨닫지조차 못했다. 그리고 왜 그런 일이 일어나고 있는지도 이해하지 못했다.

이런 감정을 나만 느끼는 것이 아님을 안다. 내 환자였던 매우 성공한 저명 인사와 이야기를 나눌 때 그의 말에 나는 깜짝 놀랐다. "내가 쓸모없다는 기분을 느끼지 않으려면 위대해질 필요가 있어요."

그 말에 나는 멍해졌다. 그도 그렇다고?

그러나 나 자신의 불안과 자기혐오는 계속 나를 좀먹고 있었다. 나는 남들을 대하는 쪽으로는 점점 나아지고 있었지만—어느 정도 발전을 이루었다—나 자신은 전과 마찬가지로 힘겨웠다. 여전히 분노가 나를 지배하고 있었다. 재미있게 놀고 있을 때도 그랬다. 양궁장에서 쏜 화살이 과녁을 빗나가거나 운전 시뮬레이터에서 코너를 돌 때 차가 도랑에 처박히기만 해도 자기혐오적인 분노가 부글부글 끓어올랐다. 나는 화살이 과녁을 벗어나면 소리를 지르고 심지어 화살을 허벅지에 대고 부러뜨리기도 하면서 계속 성질을 부리고 울화를 쏟아내곤 했다. 많이 아프기도 했지만 그런 짓을 계속했다.

마치 경기장 옆에서 새빨갛게 달아올라서 난동을 부리곤 하던 (그래서 결국 쫓겨난) 인디애나대학교 농구팀 코치 바비 나이트Bobby Knight가 내 머릿속에 들어 있는 것 같았다. 내가 사소한 것이라도 실수를 하거나 제대로 못 했다고 느낄 때마다 머릿속 나이트는 벤치에서 벌떡 일어나서 내게 고래고래 소리를 질러댔다. "저녁 요리를 준비하다가 실수를 한다고? 스테이크를 굽는 법을 대체 어떻게 모를 수 있지?" "팟캐스트를 시작할 때 실수를 저지른다고? 너는 팟캐스트는커녕 어떤 일도 못 할 무능한 쓰레기야!"

얼빠지게도 나는 그 목소리가 내게 아주 잘 봉사한다고 실제로 믿었다. 이 분노와 자기혐오는 개인적으로 나를 부추김으로써 내가 이룬 모든 성공에 도움을 주었다고 나는 스스로에게 말했다. 그것은 그저 내가 지불해야 하는 대가라고 생각했다. 그러나 현실적으로 그것이 생산한 모든 것은 이력서 덕목에 더 가까웠다. 그리고 심지어 나는 그 이력조차 자랑스럽지가 않았다. 아무리 해도 부족하다고 느꼈을 것이다.

그러다가 난생처음으로 급진적인 생각이 떠올랐다. '이렇게 비참하다면 아무리 일을 잘한들 무슨 소용이 있을까?'

이 무렵에 친구로서 내 악화되는 정서 건강을 계속 지켜보고 있던 폴 콘티는 또 다른 폭풍이 솟구치는 것을 감지했다. 그는 내게 다른 치료 시설에 입소하라고 권하기 시작했다. 회복의 다리는 내게 큰 도움을 주었고, 그곳이 없었다면 나는 가족을 잃었을 것이다. 그러나 폴은 내가 회복의 다리를 너무 일찍 나왔다고 느꼈다. 즉 겨우 2주만 있었기에 내가 나 자신과의 관계를 살펴보고 치유하는 일을 겨우 겉핥기만 하고 나왔다고 생각했다. 하지만 나는 완강하게 재입소를 거부했다. 괜찮다고 하면서.

결국 뭔가 일이 터질 수밖에 없었고 곧 그렇게 되었다.

나는 2020년이 여느 해와 비슷했더라면, 몇 년 더 그렇게 버티면서 어떤 식으로든 그럭저럭 지낼 수도 있었을 것이라고 상상한다. 그러나 다른 모든 부글거리는 문제들을 한꺼번에 끓어넘치게 만드는 데는 위기만 한 것이 없다.

코로나가 들이닥쳤을 때 우리 병원은 이미 포화 상태였다. 우리는 해마다 처음 2분기 사이에 새 환자들을 거의 대부분 받기에 그나마 남는 시간을 새 환자들을 알아가는 일에 다 쏟고 있었다. 그런데 코로나는 우리 업무 부하를 곧바로 2배 또는 3배로 늘렸다. 아주 이

질병 해방

른 아침부터 이 병에 관해 알아낼 수 있는 것은 모조리 모아다가 매일 연구진과 전화로 논의를 하고, 엄청난 분량의 새로운 코로나 관련 팟캐스트도 준비해야 했다. 나는 환자들로부터 끝없이 오는 전화를 받기 위해 아침 명상을 포기했다. 당연히 그들은 공황 상태에 빠졌고 누군가로부터 안심시키는 말을 들어야 했다.

3월에서 4월로 넘어갈 무렵에는 끝이 보이지 않는다는 것이 명확해졌다. 2020년 4월 말의 어느 날 병원 관리자와 으레 하는 아침 통화를 하다가 더 이상 받아들이지 못하고 왈칵 불평을 쏟아내기 시작했다. 나는 더 이상 못하겠다고 토로했다. 환자들의 이야기를 더 이상 따라갈 수가 없었다. 지난주에 딸이 학교 생활을 힘들어한다는 말을 한 사람이 X였던가 Y였던가? 오늘 저녁에 문제를 살펴보기 위해 연락을 해야 하는 환자가 A였던가 B였던가? 관리자는 내가 이런 상황에서 최선을 다하고 있으며 환자들이 무척 고마워하고 있다고 하면서 나를 달래려고 애썼다. 하지만 그녀가 말을 하면 할수록 나는 더욱더 분노가 차올랐다.

그리고 바로 그때 나는 그 전에도 그 후에도 결코 겪은 적이 없는 급진적인 자기파괴적인 발작 사건을 일으켰다. 지금 떠올리는 것조차도 끔찍하다. 나는 탁자를 거실 저편으로 내동댕이쳤다. 그리고 티셔츠를 갈기갈기 찢으면서 분노와 고통에 비명을 질러댔다. 아내는 자신이나 아이들에게 해를 끼칠까봐 내게 제발 집을 떠나라고 애원했다. 나는 차를 몰고 교각이나 다른 어떤 구조물을 세게 들이받아서 죽어버리자고 생각했다. 뼈가 부러지면서 여기저기 틀어박힐 것이라고 확신했다. 뇌를 부검하면 내가 얼마나 망가졌는지 알아차리릴 터였다. 고칠 수 있는 수준을 넘어섰을 것이고, 어떤 치료도 소용없을 터였다.

결국 나는 어느 모텔에 틀어박혀서 폴, 에스터, 테리와 통화를 했다. 그들은 내게 회복의 다리 같은 곳에 돌아갈 필요가 있다고 계속 설득했다. 지금 당장. 사실 나는 그저 시간과 지원이 좀 필요할 뿐이라고, 집에 가서 좀 쉴 수만 있다면 나을 수 있다고 주장하면서 완강하게 거부했다. 그들과 48시간 동안 실랑이를 한 끝에 나는 마침내 누그러졌다. 한밤중에 나는 애리조나주 피닉스까지 차를 몰고 가서 '심리 상담 서비스Psychological Counseling Services, PCS'라는 시설에 들어갔다.

앞서 테리는 내게 거의 1년 동안 심리 상담 서비스 이야기를 해왔다. 영구적인 것처럼 보이는 상처를 치유하는 기적 같은 일을 하는 곳이라고 했다. 나는 그에게 어떻게 그렇게 확신할 수 있냐고 물었다. 그는 그냥 자기 말을 믿으라고 말했다.

나에 관한 긍정 선언 작성하기

2년 반 전 회복의 다리에 갔을 때와 마찬가지로 적응하는 데 며칠이 걸렸다. 코로나 팬데믹이 막 시작될 즈음이었기에, 나는 시설에서 몇 킬로미터 떨어진 작은 에어비앤비 숙소에 홀로 앉아서 하루에 12시간 동안 줌으로 원격으로 치료사와 만났다.

두 번째 주가 되어서야 나는 진척을 보이기 시작했다. 서서히 나는 내가 수행 기반 존중의 기둥들 위에 완벽주의와 일중독이라는 구조를 지어왔다는 사실을 받아들이게 되었다. 이 구조는 내 수치심이라는 토대 위에 있었고, 그 수치심 중 일부는 마음의 상처에서 비롯되었고 일부는 물려받은 것이었다. 아이가 주변 사람들의 수치심을 자신의 것으로 받아들이듯이 말이다. 그러나 이 모든 것은 내 자기혐오와 내 행동에 수반된 죄책감이라는 악순환을 통해 더 악화되었다. 내가 양궁이나 경주차처럼 완벽을 요구하는 스포츠에 빠진 것은 결코 우연의 일치가 아니었다.

나는 심리 상담 서비스에서 3주—괴로워하면서 중단 없이 21일—를 보내면서 회복의 다리에서 시작했던 일을 끝냈을 뿐 아니라 내가 가능하다고 상상한 차원을 훨씬 넘어 나아갔다. 우리는 많은 일들을 했지만 나를 지독히 막막하게 만든 과제도 하나 있었다. 둘째 날에 내가 받은 과제는 47가지 긍정 선언 목록을 작성하라는 것이었다. 47은 내가 살아온 햇수를 나타냈다. 나는 대여섯 문장을 쓴 뒤에 완전히 막히고 말았다. 며칠이 지나도록 나 자신에 관해 쓸 만한 좋은 내용이 전혀 떠오르지 않았다. 완벽주의와 수치심 때문에 나는 나 자신에게 좋은 점이 있다고 믿지 못했다. 믿기가 불가능했다.

마침내 그 일이 일어난 것은 19일째가 되어서였다. 몹시 찌는 수요일 아침이었다. 치료사 중 한 사람인 마커스는 내가 일곱 살 때쯤 더 이상 생일을 축하하고 싶지 않아졌다고 내가 앞서 했던 이야기를 더욱더 깊이 생각하도록 밀어붙이고 있었다. 사실 나는 20대에 들어서도 내 생일을 계속 '비밀'로 하곤 했다고 털어놓았다. 그의 질문들을 접하면서 그것이 건강한 아이가 하는 행동이 아니었으며, 더 심원하게 잘못된 뭔가를 가리는 역할을 했을 가능성이 높다는 사실이 명백해졌다. 그는 딴 데로 새지 못하게 하면서 그 문제를 계속 파고들었다.

그 점을 깨닫자 나는 정서적으로 추락하는 기분을 느꼈다. 깨닫는 데 2년 반이 걸렸지만 마침내 나는 그 어떤 변명도 합리화도 하지 않은 채, 내 과거에 관한 진실과 그것이 어떻게 나를 형성했는지가 드러나도록 하고 받아들일 수 있었다. 나의 좋고 나쁜 모든 모습들은 내가 겪은 일에 대한 반응으로 나온 것이었다. 단순히 큰 심리적 상처들 때문만이 아니었다. 우리는 틈새에 숨겨진 작은 마음의 상처들도 많이, 아주 많이 발굴했다. 내게 더욱 깊이 영향을 미친 것들이었다. 나는 보호를 받지 못했다. 안전하다고 느끼지 못했다. 내가 믿었던 가까운 사람들은 내 신뢰를 무너뜨렸다. 나는 버려진 기분을 느꼈다. 그 모든 것들은 어른이 되어서 자기혐오라는 형태로 드러났다. 나는 자신의 최악의 적이 되어 있었다. 그리고 내가 굳이 그런 일들은 겪어야 할 이유는 전혀 없었다. 그것이 바로 핵심 깨달음이었다. 그 귀여운 아이가 억울하게 그런 일들을 겪을 이유는 없었다. 그리고 그 아이는 지금도 내 안에 있었다.

이 모든 것들을 받아들이고 나자 47가지 긍정 선언을 적는 일을 쉽게 할 수 있었다.

질병 해방

- ▶ 나는 결점이 있지만 불량품이 아니다.
- ▶ 나는 좋은 남편이자 아빠다.
- ▶ 나는 좋은 요리사다.
- ▶ 나는 부끄럽지 않다.
- ▶ 나는 스스로를 사랑하는 방법을 찾을 것이다.

이런 선언들이 그냥 내 안에서 쏟아져나왔다. 위대한 덴마크계 미국인 언론인이자 사회 개혁가인 제이컵 리스Jacob Riis가 간파한 점이 떠올랐다. "아무것도 도움이 안 될 듯할 때 나는 돌아가서 바위에 망치질을 하는 석공을 바라본다. 아마 망치로 100번을 쳐도 바위에는 실금 하나 보이지 않을 것이다. 그러나 101번째 내려칠 때 바위는 둘로 쪼개질 것이고, 나는 바위를 쪼갠 것이 마지막 타격이 아니라 그전까지 죽 이어진 타격임을 안다."[13]

변증법적행동치료
: 감정 조절, 고통 감내력, 대인관계 효율성, 자기 관리

이 모든 것을 돌아볼 때 내가 얻은 가장 중요한 교훈 하나가 있다. 이번 장에서 내가 이야기한 유형의 변화가 정서적 균형을 측정하고 유지하고 회복시키는 데 쓸 효과적인 도구와 감지기가 없다면 불가능하다는 교훈이다. 이런 도구와 감지기는 타고나는 것이 아니다. 우리 대다수는 매일 배우고 다듬고 실천해야 한다. 그리고 손쉬운 만병통치약 같은 것도 없다.

그렇다, 항우울제와 기분안정제 같은 약은 중요하며 도움이 될 수 있다. 그렇다, 마음챙김 명상mindfulness meditation은 이 모든 일을 더 수월하게 해줄 수 있다. 그렇다, 올바른 의료 지침에 따라 적절한 조건에서 사용하면 MDMA와 실로시빈psilocybin 같은 향정신성 물질도 약물로서 강력한 효과를 발휘할 수 있다. 나는 회복기의 중요한 시점에서 두 분자를 썼는데 놀라운 효과를 얻었다. 그러나 나는 사람들이 샤먼과 함께 아야후아스카ayahuasca가 주는 환각 경험을 좇아 페루 정글로 여행을 떠나거나 케타민ketamine 같은 마취제를 마약으로 악용하거나 다른 어떤 독특한 경험 같은 한 가지 수단에 매달려서 변화를 도모하고자 애쓰는 사례를 너무나 자주 본다(또는 내 경우처럼 회복의 다리 같은 시설에서 2주 보내는 것으로 충분하다고 생각하고서, 근본적으로는 아무것도 바뀌지 않았음에도 바뀐 양 살아갈 수도 있다).

이 모든 요법은 강력하면서 유용할 수 있다. 하지만 우리는 이것들을 실제 심리치료에서 요구되는 심오하고, 흔히 아주 불쾌하면서 불편하며, 때로 아주 느리게—때로는 너무 빠르게—진행되는 자기 탐구를 그저 보조하는 것이라고 생각할 필요가 있다. 진정한 회복을 이루려면 자신을 형성한 것, 거기에 적응한 방식, 이런 적응 양상이 현재 자신에게 이바지하는(내 사례에서는 반대였다) 방식을 깊이 탐구해야 한다. 또 내가 힘들게 알아차렸듯이 시간도 걸린다. 그리고 가장 큰 실수는 어떤 약물을 몇 달 투여하거나 어떤 요법을 몇 번 받은 뒤 '완치되었다'고 믿는 것이다. 실제로는 아직 절반밖에 치료가 되지 않았음에도.

심리 상담 서비스에서 돌아온 뒤의 개선 과정은 일상적인 활동에 뿌리를 두고 있었는데 상당수는 불편한 것이었다. 가장 힘든 과제는 처음에 심리 상담 서비스로 가게 만들었던 것 같은 붕괴가 다시 일어나지 않도록 하는 아주 단순한 일이었다. 그 전에도 나는 더 약한 발작 사건을 몇 차례 일으켰지만 누적되어 일어난 그 발작 사건은 1986년 발사 직후에 대서양 상공에서 산산조각이 난 우주왕복선 챌린저호의 폭발처럼 느껴졌다.

당시 그 폭발 사고는 전혀 예상할 수 없었던 것처럼 보였지만 기나긴 조사를 통해 사실은 전혀 그렇지 않았다는 것이 밝혀졌다. 우주왕복선 사업 내부에 이미 여러 해 동안 경고 신호와 시스템 장애 사례들이 계속 쌓이고 있었다는 사실이 드러났다. 기술자들은 이런 문제들을 계속 보고해왔지만 관리자들은 무시하거나 덮었다. 발사를 늦추기보다는 그 편이 '더 쉬워' 보였기 때문이다. 그 결과 충분히 예방할 수 있었을 재앙이 일어났다.

내 목표는 내 삶을 폭발시킬 상황으로 이어질 수 있는 경고 신호와 시스템 장애들을 이해하는 법을 배움으로써 그런 일이 다시 일어나지 않게 막는 것이었다. 이 개념은 우리가 의학 3.0을 다루면서 이야기한 것과 비슷하다. 정서 건강에 적용된다는 점만 다를 뿐이다. 문제를 일으킬 만한 것들을 미리 찾아내서 최대한 일찍 예방 조치를 취하자는 것이다.

내가 이 일을 하는 방식과 이 일에 쓰는 도구는 변증법적행동치료dialectical behavior therapy, DBT라는 심리학파에서 나온 것이다. 1990년대에 마샤 리네한Marsha Linehan이 개발했다. 환자들에게 새로운 관점에서 자신의 문제를 바라보거나 거기에 대처하는 법을 가르치는 인지행동치료의 원리들을 토대로 한 변증법적행동치료는 자신의 감정을 조절하지 못하고 자해하거나 더 나아가 자살하려는 충동을 드러내는 등의 더 심각하면서 위험한 문제들을 안고 있는 사람들을 돕기 위해 개발되었다. 이들은 다양한 질환들을 모아놓은 좀 포괄적인 진단명인 경계인격장애borderline personality disorder라는 하나의 범주로 묶이지만 변증법적행동치료는 훨씬 더 많은 이들을 포함하는 범주인 덜 극적이면서 위험한 정서 건강의 문제들에 시달리는 환자들에게도 도움이 된다. 나는 이를 포뮬러 원Formula One에 비유하곤 한다. 이 자동차 경주 대회는 자동차 제조사들이 우리가 일상적으로 쓰는 승용차에까지 적용될 기술들을 개발하고 시험하는 고비용 고위험 연구 시설에 해당한다.

변증법적행동치료를 내가 좋아하는 이유 중 하나는 뒷받침하는 증거가 나와 있다는 사실이다. 자살을 시도하고 자해하는 환자들이 그런 위험한 행동을 중단하도록 돕는 데 효과가 있다는 사실이 여러 임상 시험을 통해 드러났다.[14] 또 한 가지 이유는 변증법적행동치료가 이론적인 차원에 그치지 않고 실제로 적용할 수 있는 기술이라는 점이다. 변증법적행동치료를 적용한다는 것은 말 그대로 변증법적행동치료 치료사들이 업무 편람을 통해 일상적으로 치료 활동

질병 해방

을 한다는 의미다. 나는 때로 생각보다 실천을 더 잘한다. 변증법적 행동치료는 스트레스를 받는 상황에서 정립된 기술을 반복해서 적용하는 법을 배우도록 한다. '부정적 자극 → 부정적 감정 → 부정적 생각 → 부정적 행동'으로 이어지는 연쇄 반응을 끊는 것이 목표다.

변증법적행동치료는 하나의 포괄적인 주제로 묶인 네 기둥으로 이루어진다. 포괄적인 주제는 마음챙김이다. 마음챙김은 다른 네 기둥을 통해 작업할 능력을 제공한다. 감정 조절emotional regulation(자신의 감정 제어하기), 고통 감내력distress tolerance(정서적 스트레스 요인들에 대처하는 능력), 대인관계 효율성interpersonal effectiveness(자신의 욕구와 감정을 남에게 얼마나 잘 알리는가), 자기 관리self-management(제시간에 일어나서 출근하거나 등교하는 것 같은 단순한 과제들부터 시작해 자신을 돌보기)를 말한다. 앞의 2가지 감정 조절과 고통 감내력은 내가 가장 집중해야 할 것이며, 그래서 나는 변증법적행동치료 치료사인 앤디 화이트Andy White와 함께 그쪽에 초점을 맞추었다.

고통 감내력과 감정 조절 능력 높이기 훈련

나는 내 고통 감내력을 위아래로 여닫는 창문에 비유한다. 이 창문이 좁아질수록 나는 조절 문제를 겪을 가능성이 더 높다. 내 목표는 이 창문을 최대한 넓게 열어놓는 것이고, 그것을 좁힐 만한 모든 것들에 매우 주의를 기울이는 것이다. 내 통제 너머에 있는 요인

17-1 | 고통 감내력 유지와 향상

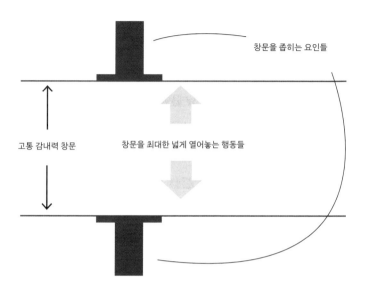

이것이 내가 매일 같이 고통 감내력 수준을 유지하고 늘리려고 노력하는 모습을 시각화하는 방식이다. '창문' 또는 간격으로 나타낸 것이 바로 그 수준이다. 나는 이 창문을 최대한 넓게 열어놓기 위해 할 수 있는 모든 일을 다 하려고 애쓴다.

들까지도([17-1] 참조).

　많은 행동이 이 창문을 넓힌다. 운동, 숙면, 좋은 영양, 가족과 함께하는 시간, 항우울제나 기분안정제 같은 약물, 깊은 사회적 연결, 자연에서 보내는 시간, 자기 판단을 중시하지 않는 여가 활동 같은 것들이다. 모두 내가 통제할 수 있는 것들이다. 나는 내 창문을 좁히는 것들을 아주 잘 조절하지는 못하지만 그래도 일부는 조절한다.

예를 들어 나는 맡은 일에 과도하게 몰입하고 내가 감당할 수 있는 것 이상으로 하겠다고 달려드는 것 등은 통제할 수 있다. 이 창문을 관리하고(어느 정도는 아니라고 말하는 법을 배움으로써) 최대한 활짝 열어놓으려고 애쓰는 것이야말로 내가 매일 같이 생각하고 실천하는 일이다.

이것들은 서로 연결되어 있다. 나는 내 감정을 조절하는 능력을 회복하기 위해 고통 감내력을 증진시켜야 했다. 그리고 감정을 더 잘 조절할수록 고통 감내력 창문에 의존할 필요성은 줄어든다. 나는 이 2가지를 개선하자 완벽함과는 분명히 거리가 멀었던 내 대인관계 효율성이 자연스럽게 개선된다는 것을 알아차렸다. 자기 관리는 사실 내게 결코 문제였던 적이 없었지만 사람마다 필요한 측면이 다를 수 있다. 변증법적행동치료는 매우 적응력이 높다.

변증법적행동치료는 마음챙김에 뿌리를 두고 있다. 마음챙김은 사실 내가 늘 경멸하곤 했던 흐리멍덩한 현학적인 유행어 중 하나다. 그러다가 나는 그것이 내 생각과 나 자신 사이에 거리를 만드는, 어떤 자극과 내 무조건 반사 사이에 약간이라도 틈새를 벌릴 수 있는 정말로 효과적인 도구임을 깨닫기 시작했다. 내게 정말로 필요했던 틈새를 말이다.

나는 회복의 다리를 떠난 이래로 죽 마음챙김 명상을 했는데, 결과는 분명 엇갈렸지만 가끔씩 번쩍이는 깨달음의 순간이 찾아오기 시작했다. 나 자신을 생각과 감정으로부터 분리할 수 있는 순간들이 때때로 찾아왔다. 체크아웃하고 떠난다는 의미의 완전한 초연

함은 아니지만 화가 나 있거나 심란한 생각에 잠겨 있을 때, 다른 차가 갑자기 끼어들 때처럼 일어나는 어떤 일에 단순히 반사적으로 반응하지 않도록 자극과 반응 사이에 충분한 틈새를 마련하고 싶다. 이 틈새는 더 차분하고 더 합리적인 방식으로 상황을 처리할 수 있도록 해준다. 정말로 빵빵거리고 욕설을 쏟아냄으로써 상황을 더 악화시키고 싶은가(설령 상대방이 욕을 들어 마땅하다고 해도)? 아니면 그냥 그러려니 하고 넘어가는 편이 더 나을까? 마음챙김은 우리가 관점을 바꾸도록 돕는다. 그 운전자가 아픈 아이를 병원으로 데려가느라 서둘렀을 수도 있다.

마음챙김이 도움을 주는 또 한 가지 방식은 우리가 고통을 겪을 때 그 순간에 바위가 다리를 짓뭉개는 것 같은 어떤 직접적인 원인 때문에 고통이 생길 가능성이 드물다는 점을 상기시켜주는 것이다. 그보다는 과거에 겪었던 어떤 고통스러운 사건을 떠올리거나 앞으로 일어날지 모르는 일을 걱정하기에 그런 고통을 겪는 사례가 훨씬 더 많다. 이 점도 내게는 엄청난 계시로 다가왔다. 요약하자면 그 고통의 원천이 내 머릿속에 있다는 사실을 인정할 수 있게 되면 고통이 줄어든다. 이는 새로운 통찰은 아니지만 그럼에도 심오했다. 나보다 약 2500년 전에 살았던 부처는 "부주의한 생각이야말로 자신의 최악의 적보다 더 큰 해를 끼칠 수 있다"라고 했다. 서기 1세기에 세네카Seneca도 비슷한 견해를 피력했다. "우리는 현실보다 상상 때문에 고통받을 때가 더 많다." 또 16세기에 셰익스피어의 희곡 주인공인 햄릿도 이렇게 말했다. "원래 좋고 나쁜 것은 없다. 생각하기

　질병 해방

나름이다."

　이 깨달음을 적용하는 한 가지 명백한 방법은 자기 자신에 대해 생각하는 방식에 달려 있다. 우리 내면의 대화는 어떻게 들릴까? 친절하고 관대하고 현명할까, 아니면 내 내면의 바비 나이트처럼 혹독하고 비판적일까? 내가 훈련한 가장 강력한 수단 중 하나는 그저 내 자기 대화에 귀를 기울이는 것이었다. 나는 양궁이나 경주차 시뮬레이터 운전이나 저녁 요리 같은 자기 판단을 낳을 수 있는 뭔가를 한 뒤 휴대전화로 나 자신에게 하는 말을 음성 녹음한 다음 치료사에게 보냈다. 이런 상황에서 내가 본능적으로 하는 행동은 대개 어떤 식으로든 실패할 때 나 자신에게 소리를 질러대는 것이었다. 심리 상담 서비스의 치료사는 그런 행동을 하는 대신에 내 절친이 똑같은 실수를 저질렀다고 상상해보라고 했다. 나는 그에게 뭐라고 말할까? 나 자신을 호되게 꾸짖곤 하는 것과 같은 방식으로 그를 꾸짖을까? 당연히 아니다.

　이는 관점 바꾸기와 약간 달랐다. 내게 나 자신의 바깥으로 나와서 내 '실수'(사소한 것)와 내가 그 실수에 관해 나 자신에게 말하는 방식(야만적인 것) 사이의 단절을 실제로 보도록 했다. 나는 약 4개월 동안 이 일을 매일 하루에 여러 번씩 했다. 휴대전화 기억 용량이 얼마나 꽉 찼을지 상상할 수 있을 것이다. 시간이 흐를수록 내 내면의 바비 나이트는 점점 희미해져갔고, 지금은 그 목소리가 예전에 내게 어떻게 들렸는지조차 거의 기억나지 않는다.

　변증법적행동치료의 또 한 가지 중요한 목표는 사람들이 자신의 감정을 조절하는 법을 배우도록 돕는 것이다. 회복의 다리에 갔을 때 나는 내 감정 상태를 바꾸거나 관리하기는커녕 내가 어떻게 느끼고 있는지를 알아차리는 능력조차 거의 없었다. 그저 오로지 분노가 끓어넘치고 있다는 것만 알고 있었다. 코로나 팬데믹이 시작될 때 상황은 극단으로 치달았고, 그 감정에 너무나 치이고 압도되는 바람에 결국 폭발하고 말았다. 나는 내 감정의 높낮이를 조절하는 능력을 잃었다. 가까운 친구인 임상심리학자 짐 코찰카Jim Kochalka는 이런 유형의 감정 조절 이상을 '정신의 염증'이라고 부른다. 내 감정이 바로 그러했다.

이 분노는 가족과의 관계에서만이 아니라 오래전부터 내 사적인 인간관계에도 장애물이 되어왔다. 테리 리얼이 오래전에 지적했듯이 이 분노는 수치심에 뿌리를 두고 있었지만 내 분노 자체는 더욱더 수치심을 일으키곤 했다. 예를 들어 내가 아이들에게 소리를 지르면, 특히 다른 뭔가에 화가 나 있을 때 그렇게 하면 나는 수치심을 느낀다. 그 수치심은 아이들과 화해하려는 내 능력에 지장을 주고, 그리하여 나는 더욱 수치심을 느낀다. 이것은 내 스스로 더 깊이 구멍을 파고 들어가는 것과 같았고, 아이들과의 관계에서만 그런 것이 아니었다. 나 자신의 행동을 조절하고 장악할 수 있기 전까지는 어떤 진척도 이룰 수 없다. 예전에는 이것이 훨씬 더 큰 문제였지만 적어도 지금은 대개 구멍이 너무 깊어지기 전에 실시간으로 알아차릴 수 있다.

변증법적행동치료는 고통 감내력을 유지하고 개선할 수 있는

질병 해방

다양한 기법들을 가르친다. 또 자신의 감정을 알아차리고 대처할 수 있는 기법들과 내가 오랫동안 그랬듯이 자신의 감정에 지배당하는 것을 막는 방법들도 알려준다.

내가 쌓이는 감정 스트레스에 대처하는 데 쓰는 한 가지 단순한 전술은 갑작스러운 지각 변화를 유도하는 것이다. 대개는 얼굴에 얼음물을 끼얹거나 정말로 힘들 때는 찬물로 샤워를 하거나 얼음물 욕조에 들어가는 것이다. 이 단순한 개입이 중요한 뇌신경인 미주신경을 자극한다. 그러면 심박수와 호흡 속도가 느려지고 더 차분한 부교감 신경 모드로 들어간다(그리고 투쟁-도피 교감 신경 모드에서 빠져나온다). 이런 개입은 다시 집중력을 높여서 상황을 더 차분하고 건설적으로 생각하도록 도움을 주곤 한다. 내가 점점 선호하는 또 다른 기법이 있는데 바로 천천히 심호흡을 하는 것이다. 4초에 걸쳐서 들이마시고 6초에 걸쳐서 내뱉는다. 이 호흡을 반복한다. 호흡이 차분해짐에 따라서 신경계도 차분해진다.

또 다른 전술들
: 정반대 행동, 운동, 규칙적 치료

또 변증법적행동치료가 수동적인 방식이 아니라는 점도 중요하다. 매일 의식적으로 생각하고 행동해야 한다. 내가 특히 유용함을 알아차린 한 가지 전술은 '정반대 행동opposite action'이라는 것이다.

말 그대로 내가 뭔가(대체로 유용하지도 긍정적이지도 않은 것)를 하는 것 같은 느낌을 받는다면 정반대로 하도록 스스로를 압박하는 것이다. 그렇게 함으로써 밑바탕에 흐르는 감정도 바꾼다.

내가 이 경험을 처음으로 한 것은 오스틴으로 이사한 직후의 어느 화창한 일요일 오후였다. 나는 매주 하루는 아내에게 전념해왔으며, 이번 일요일은 가족과 함께 지낼 생각이었다. 일요일이 찾아왔고 나는 일에 빠져서 허우적거리고 있었다. 심하게 스트레스를 받고 짜증이 잔뜩 나 있었고, 누구도 보고 싶지 않았고 누구의 말도 듣고 싶지 않았다. 그저 일에만 매달려 있고 싶었다. 내 이기적인 행태에 너무나 익숙해져 있었기에, 아내는 내가 너무 바빠서 아이들을 데리고 근처 계곡으로 소풍을 갈 시간이 없다고 말하자 굳이 가자고 떠밀지도 않았다. 그러다가 아내가 아이들과 함께 미니밴에 올라타는 모습을 봤을 때 나는 이론을 실천으로 옮길 완벽한 기회가 왔음을 깨달았다. 나는 서둘러 달려가서 앞자리에 올라타면서 말했다. "자, 출발." 우리는 바턴크릭으로 향했고, 그냥 거닐고 물수제비를 뜨고 물에 빠지지 않으면서 누가 물 위에 놓인 돌들을 건너뛸 수 있는지 내기하는 등 정말로 사소한 일들을 하면서 보냈다. 그런데 매우 놀랍게도 내 기분이 완전히 달라졌다. 심지어 나는 돌아가는 길에 가게에 들러서 버거와 감자튀김(!)을 먹자고 고집하기까지 했다.

분명히 아주 쉬운 일이다. 일하는 대신에 아이들과 놀고 싶지 않은 사람이 누가 있으랴? 그러나 예전의 피터에게는 불가능한 일이었을 것이다. 이 사소한 교훈으로 나는 아주 중요한 깨달음을 얻

질병 해방

었다. 행동을 바꾸면 기분을 바꿀 수 있다는 것이다. 나는 그 뒤로 죽 그렇게 실천을 하고 있다. 행동을 바꾸기 위해 기분이 나아질 때까지 기다릴 필요는 전혀 없다. 인지치료만 썼을 때 종종 한계에 부딪치곤 하는 이유도 이 때문이다. 생각 자체가 병들어 있다면 단순히 문제를 생각하는 것만으로는 도움이 안 될 수도 있다.

운동도 내 종합적인 정서 건강 프로그램의 중요한 구성 요소다. 12장에서 말한 러킹이 특히 그렇다. 나는 그저 바람이 얼굴에 와 닿는 느낌과 봄의 새싹이 풍기는 냄새(그리고 등에 진 무거운 배낭)을 즐기는 것만으로도 라이언 홀리데이Ryan Holiday가 '고요함stillness'이라고 부른 것이 충만해지는 느낌을 받는다. 고요함은 우리를 산만하게 하는 세상의 온갖 것들 속에서 차분함과 집중력을 유지하고 스스로를 함양하는 능력이다. 식구들과 함께 하는 시간은 중요한 결속을 이루는 시간이다. 내가 홀로 있을 때 러킹은 일종의 마음챙김 훈련 역할을 한다. 걸으면서 하는 명상이다. 휴대전화도 음악도 팟캐스트도 없다. 그저 자연의 소리와 내가 헐떡이는 소리만 있을 뿐이다. 이는 활동이 더 나은 정신 상태로 이어질 수 있음을 보여주는 또 하나의 사례다. 그리고 마이클 이스터가 내게 지적했듯이 자연의 프랙털 기하학적 패턴을 접하면 심리적 스트레스가 줄어들 수 있고, 이런 효과가 뇌전도electroencephalography, EEG에서도 나타난다고 시사하는 연구 결과도 있다.[15]

내게 월등한 차이로 가장 중요한 '전술'은 매주 규칙적으로 치료를 받는 일이다(심리 상담 서비스를 떠났을 때의 일주일에 서너 번보다는 줄었다). 이는 선택 사항이 아니다. 각 치료 시간은 일종의 물리적 자기소개로 시작된다. 지금 어떤 기분인가? 잠(밤잠)은 잘 잤는가? 몸에 아픈 곳이 있는가? 어떤 갈등을 겪고 있는가? 그런 뒤 그 주에 있었던 사건들과 문제들을 아주 상세히 해부하면서 논의한다. 어떤 주제도 하찮게 여기지 않는다. 예를 들어 TV나 영화를 보다가 정말로 화가 치미는 것을 느낀다면 그 일은 살펴볼 가치가 있는 것일 수 있다. 그런 한편으로 우리는 큰 그림에 해당하는 문제들, 애초에 나를 위기로 내몰았던 문제들도 다룬다. 나는 치료 시간을 가진 뒤 일지를 씀으로써 미진한 부분을 보완한다. 일지는 내가 아무것도 숨기지 않은 채 내 감정을 상세히 분석하고 이해하는 훈련을 할 수 있는 공간이다. 나는 노련한 훈련사와 함께하는 이런 작업을 대체할 수 있는 것은 없다고 강하게 느낀다.

대부분의 날에 나는 내 '초록불' 행동을 지키려고 애쓴다. 자동적으로 그렇게 하고 싶지 않을 때나 너무 바쁘다고 느끼거나 할 때도 그렇다. 나는 매일 이런저런 실수를 저지르며, 매일 그런 나 자신을 용서하려고 노력한다. 더 좋은 날도 더 안 좋은 날도 있지만 시간이 흐르면서 눈에 띌 만치 개선이 이루어져왔다. 여기서 나의 할 일과 행동 목록이 다른 사람들의 것과 동일하지 않을 수 있으며, 내 지금 목록이 심리 상담 서비스를 떠난 뒤 6개월 사이의 목록과도 같지 않다는 점을 유념할 필요가 있다. 변증법적행동치료 문헌에는 "자신의 가치에 부합하는" 즐거운 활동을 추구하는 것이 대단히 중요하다는 구절이 있다. 사람마다 서로 다른 문제들을 안고 있고 정신

질병 해방

적 조성도 다르며, 저마다 독특한 해결책을 찾을 수 있다. 변증법적 행동치료의 기법들은 융통성 있고 맞춤 적용할 수 있으며, 바로 그 점 덕분에 변증법적행동치료는 아주 다양한 사람들에게 유용하다.

* * *

내 이야기로부터 딱 하나만 취한다면 바로 이것을 고르기 바란다. "내가 바꿀 수 있다면 당신도 바꿀 수 있다."

이 모든 과정은 진정한 변화가 가능하다는 단순한 믿음에서 시작되어야 한다. 이것이 가장 중요한 단계다. 나는 자신이 문명 속으로 내동댕이쳐진 가장 끔찍하고 구제 불능이고 비참한 개자식이라고 믿었다. 기억할 수 있는 가장 어린 시절부터 나는 자신이 불량품이자 내 결함이 태어날 때부터 깊이 새겨져 있는 것이라고 믿었다. 즉 무슨 수를 써도 바꿀 수 없다고 여겼다. 내가 실제로 괴물이 아닐 수도 있다는 개념을 최소한으로나마 받아들였을 때야 비로소, 나는 내 삶을 거의 파괴했으며 주변의 모든 사람들에게 피해를 끼치고 있던 서사를 도려내는 일을 시작할 수 있었다.

이것이 핵심 단계다. 자신을 바꿀 수 있다는 것, 그리고 더 나은 사람이 될 자격이 있다는 것을 믿어야 한다.

그러나 많은 이들에게는 갖가지 이유로 이 단계가 매우 어려울 수 있다. 정신 건강과 정서 건강에 으레 따라붙는 사회적 낙인도 그런 이유 중 하나다. 예전에 나도 그랬지만 많은 이들에게는 자신이 문제가 있음을 인정하고, 도움이 필요함을 받아들이고, 행동을 취하는 것이 쉽지가 않다. 그 행동이라는 것이 남들에게 공개적으로 이야기를 하거나 오랜 시간이 걸리거나 많은 비용이 드는 치료라면 더욱더 그렇다.

그러나 우리가 정서 건강 장애라는 유행병과 그에 수반되는 마약 투여, 알코올중독, 섭식 장애, 자살, 폭력에 대처하는 일을 시작하려면 우리의 마인드셋 전환이 필요하며, 이 단계는 그 전환 과정의 일부다. 우리는 나약해질 수 있다는 것을 받아들이고, 필요할 때 도움을 요청하고 받는다는 마인드셋을 가져야 한다.

나는 가장 오랜 시간 도움 요청하기를 거부했다. 견딜 수 없는 선택의 기로에 직면했을 때야—가족을 잃거나 더 나아가 내 손으로 내 목숨을 끊을 수도 있는—비로소 나는 훨씬 더 일찍 했어야 하는 것을 하기로 마지못해 동의했고, 내가 늘 신경 써왔던 신체 건강에 못지않게 정서 건강에도 주의를 기울이게 되었다.

회복의 다음 단계로 들어섰을 때 나는 한번도 겪은 적이 없는 뭔가가 일어남을 알아차리기 시작했다. 뭔가를 한다는 데서가 아니라 그저 존재한다는 데서 더 기쁨을 느끼기 시작했다. 난생처음으로 나는 좋은 아빠가 될 수 있다고 느꼈다. 좋은 남편이 될 수 있다고 느꼈다. 좋은 사람이 될 수 있다고 느꼈다. 결국 이것이 바로 삶의 이유다. 그리고 더 오래 살고자 하는 이유다.

내가 종종 떠올리곤 하는 파울로 코엘료Paulo Coelho의 명언이 있다. "어쩌면 여행은 뭔가가 된다는 일과는 별 관련이 없을 수 있다.

아마 여행은 진정한 자신이 아닌 모든 것을 벗어던지는 일에 관한 것일지 모른다. 애초에 자기 자신이었어야 할 바로 그 사람이 될 수 있도록 말이다."

에필로그

이 모든 경험을 깊이 되돌아본 뒤에야 비로소 나는 정서 건강이 장수와 얼마나 깊은 관계가 있는지, 내 여정이 내 관점을 재정의하는 데 얼마나 도움을 주었는지를 진정으로 깨닫기 시작했다.

나는 오랫동안 장수와 건강을 일종의 실리콘밸리 방식으로 접근했다. 우리의 생물학을 해킹하고 해킹하고 또 해킹하면, 마침내 120세까지 살 수 있는 완벽한 작은 휴머노이드가 될 수 있을 것이라고 믿고서. 나는 나 자신의 수명을 최대로 늘리기 위해 새로운 단식 요법이나 수면 보조 기기를 실험하고 이리저리 수정해보고 하는 짓을 줄곧 해왔다. 내 삶의 모든 것을 최적화할 필요가 있었다. 그리고 수명은 기본적으로 공학 문제였다. 아니, 그렇게 생각했다.

5년 동안 두 차례 입원 치료를 받고, 결혼 생활이 거의 파탄나고 아이들을 잃을 뻔한 일을 겪은 뒤에야 비로소 나는 마음을 바꾸었다. 이 길고도 매우 고통스러운 여행을 한 뒤에야 비로소 나는 삶이 엉망이라면 장수가 무의미하다는 것을 깨달았다. 아내가 나를 싫다는 표정으로 바라보는데 달리 뭐가 중요하겠는가. 아빠 역할도 제대로 못 하면서, 아니 늘 화만 내고 딴 데 정신을 팔고 있으면서 뭐 대단한 일을 한답시고 그러는 걸까? 또 자신의 영결식을 맞이할 때 이력서가 뭐 그리 중요하겠는가?

자신의 삶을 연장할 가치가 있는 것이 되도록 하려면 이 모든 일에 관심을 가져야 한다. 장수 방정식 전체에서 가장 중요한 요소는 '왜'이기 때문이다. 우리는 왜 더 오래 살고 싶을까? 무엇을 위해? 누구를 위해?

장수에 대한 내 집착은 사실 죽음을 두려워하는 내 마음에서 나온 것이었다. 그리고 자녀를 얻으니 장수에 대한 집착은 더욱 광적인 양상을 띠어갔다. 나는 최대한 빨리 죽음에서 멀어지고자 달리고 있었다. 그런데 역설적이게도 그렇게 하면서 나는 사실상 삶을 회피하고 있기도 했다. 전술 차원에서 보면 포도당 수치를 최적 상태로 조절하고 지질단백질 수치를 이상적인 상태로 유지하는 방법들은 내 삶을 좀 더 늘리는 데 기여했을지 몰라도, 전략 차원에서 보면 내가 후회할 일을 점점 쌓아가고 있었다는 데는 의문의 여지가 없다. 육체와 인지 능력 면에서는 아주 건강했지만 정서 건강은 파탄 나고 있었다.

가장 후회하는 일은 내가 겪은 비참한 일들과 남들에게 준 고통의 상당수가 내가 더 일찍, 아니 훨씬 더 일찍 이 사실을 더 제대로 이해했더라면 피할 수 있었을 것이라는 점이다. 가장 슬픈 점은 너

무나 동떨어지고 너무나 비참하고 너무나 잘못된 방향으로 나아가
느라 너무나 많은 시간을 허비했다는 사실이다. 공허한 목표를 추구
하느라 너무나 많은 시간을 낭비했다.

그러나 회복이 진행됨에 따라서 나는 죽음에 대한 강박도 약해
지기 시작한다는 것을 알아차렸다. 그리고 내 장수 추구도 더 이상
음울하고 필사적인 과제처럼 느껴지지 않게 되었다. 이제 내가 매일
하는 일들이 즐겁고 필요한 것처럼 느껴졌다. 나는 삶을 증진시키고
미래를 기대하고 있었다. 더 오래 살기 위한 내 여정은 마침내 명료
함, 목적, 의미를 지니게 되었다.

그러자 소중한 친구 에릭 일라이어스가 예전에 내게 했던 말이
떠올랐다. 에릭은 2009년 1월 US 에어웨이스 항공기가 허드슨강에
비상 착륙했을 때 타고 있던 155명 중 한 사람이었다. 항공기가 하
강할 때 에릭을 비롯한 승객들은 대부분 곧 죽는다고 확신했다. 조
종사의 능력과 적잖은 행운 덕분에 그들은 재앙을 피할 수 있었다.
속도가 조금 더 빨랐다면 항공기는 충격에 산산조각 났을 것이다.
시속 몇 킬로미터만 더 느렸다면 기수가 더 아래로 기울어져서 물속
으로 처박혔을 것이다. 그런 몇 가지 작은 요인들이 탑승자의 상당
수 또는 대다수(또는 전부)의 생사를 갈랐다.

그날 장수에 관한 에릭의 생각은 내 생각과 진정으로 공명하는
방식으로 바뀌었다. 당시 나는 잘못된 이유로 장수에 집착하고 있었
다. 나는 오래도록 이어질 건강한 삶을 생각하고 있던 것이 아니었
다. 대신에 나는 과거를 한탄하고 있었다. 나는 내 과거가 일으킨 고

통에 갇혀 있었고, 계속 그 고통을 이어가고 있었다. 내가 더 오래 살고자 했던 것은 그저 상황을 바로잡으려고 노력할 시간이 더 많이 필요하다는 것을 알았기 때문이었다고 생각한다. 그러나 나는 앞이 아니라 뒤를 보고 있었을 뿐이다.

에릭은 내게 말했다.

"나는 미래를 생각하는 일을 멈출 때 사람들이 늙는다고 생각해. 사람들의 진짜 나이를 알고 싶다면 무슨 말을 하는지 들어봐. 옛날 일을 이야기하고 예전에 어떤 일이 있었는지만 떠들어댄다면 그들은 늙은 거야. 자신의 꿈, 열망을 이야기한다면 지금도 미래를 내다보고 있는 거야. 젊다는 거지."

이것이 바로 나이를 먹으면서도 젊음을 유지하는 비결이다.

감사의 말

이 책은 빛을 못 볼 뻔한 상황까지 겪었다. 2020년 초 이미 1년이나 원고가 미루어지고 있자 참다못한 출판사로부터 손을 떼겠다는 통보를 받았다. 나는 더 이상 뭔가 하고 싶은 마음이 싹 사라졌고 그냥 다 갖다 버리자고 결심했다. 손도 대고 싶지 않았던 터라 초고는 약 9개월 동안 그냥 먼지를 뒤집어쓰고 있었는데, 어느 날 친구인 마이클 오비츠가 한번 읽어봐도 되냐고 물었다. 2주 뒤 마이클이 전화를 해서 아주 괜찮아 보인다면서 꼭 출판해야 한다고 말했다. 그는 공저자인 빌 기퍼드와 내게 원고를 정리해서 펭귄랜덤하우스에 있는 친구 다이애나 배러니에게 보내보라고 했다.

마이클이 다이애나에게 소개하고 펭귄랜덤하우스와 계약을 성사시키기까지 계속 떠밀지 않았다면 이 책은 빌과 나를 비롯한 몇몇 이들만이 본 구글 독스Google Docs 문서로 남아 있었을 것이다. 좀 들쭉날쭉한 원고가 무엇이 될지를 알아보고 그렇게 될 수 있도록 우리를

질병 해방

이끌어준 다이애나의 능력에 감사할 따름이다.

그보다 훨씬 전에 빌의 도움이 없었다면 이 책은 아예 싹을 틔우자마자 시들어 죽었을 것이다. 2017년 중반에 내가 약 3만 자 분량의 원고를 직접 썼을 때 당시 출판사는 원고가 너무 학술적이며, 내 개인의 삶과 장수의 중요성을 이해하기까지 어떤 길을 걸어왔는지를 이야기하는 내용이 부족하다고 말했다. 그들은 공저자를 구하면 어떻겠냐고 제안했고, 그래서 나는 오랜 수소문 끝에 빌을 만나게 되었다. 나는 빌이 2015년에 라파마이신에 관해 쓴 글을 읽었고, 《스프링 치킨: 똥배 나온 저널리스트의 노화 탈출 탐사기Spring Chicken: Stay Young Forever (or Die Trying)》라는 그의 저서도 읽은 적 있었다. 그래서 그가 이 아주 섬세한 일을 하는 데 도움을 줄 딱 맞는 사람이라고 느꼈다. 이 복잡한 주제를 정확하게 그러면서도 미묘하고 세세한 부분까지 주의를 기울이면서 전달함으로써 더 폭넓은 대중이 쉽게 읽고 이해할 수 있도록 만들어줄 것 같았다. 말하자면 빌은 나의 번역자다. 그 과정에서 빌은 가까운 친구이자 나의 최악의 모습을 본 사람이 되었다. 내 가장 좋은 모습도 보았기를 바란다.

또 밥 캐플런이 없었다면 과연 이 책을 쓸 수 있었을지 상상조차 할 수 없다. 밥은 2015년부터 2021년까지 내 연구 책임자였고, 이 책에 들어간 모든 연구를 취합하고 파고드는 데 핵심적인 역할을 했을 뿐 아니라 내 생각을 지지하고 더욱 엄밀하게 가다듬도록 밀어붙였다. 그것으로도 부족하다는 듯이 밥은 2022년 퇴직한 뒤에는 이 책의 주를 정리하는 초인적인 일을 맡았다. 또 빈 밀러와 함께 내용의 사실 확인도 대부분 맡았다. 몇몇 조사에 도움을 준 레이철 해러스, 샘 리프먼, 캐서린 버컨배치에게도 감사한다.

이 책을 쓰면서 나는 자신의 시간과 전문 지식을 기꺼이 내어주는 분들이 대단히 많다는 사실을 알고 정말로 경이로움을 느꼈다. 나는 원고의 여러 부분을 전문가들에게 보내면서 평을 좀 해달라고 부탁했다. 단 한 분도 예외 없이 기꺼이 응했다. 다음 분들께 아무리 감사해도 부족하지 않다. 켈리안 니오티스와 리처드 아이작슨(신경퇴행성 질환), 매슈 워커와 빅 제인(수면), 루이스 캔틀리와 키스 플래허티(암), 레인 노턴, 데이비드 앨리슨, 케빈 배스(영양), 스티브 오스태드(열량 제한), 니르 바르질라이(100세 이상 고령자), 매트 캐벌라인과 데이비드 사바티니(라파마이신, mTOR), 톰 데이스프링(죽상경화증), 안정성을 쉽게 이해할 수 있도록 쓰고자 애쓸 때(시도하고 또 시도할 때) 지대한 도움을 준 베스 루이스께 감사드린다.

이 책에 쓴 내용 중 상당 부분은 환자들 그리고 내 팟캐스트 초대 손님들과의 상호작용에서 나온 것이다. 환자들의 경험은 이 책의 토대이자 원료 역할을 했으며, 내게 더욱더 배워야 한다고 끊임없이 상기시킨다. 내가 팟캐스트인 〈드라이브The Drive〉를 운영하는 이유도 바로 여기에 있다. 나와 직원들에게 아찔한 속도로 계속 배워야 한다고 끊임없이 압박하는 역할을 한다. 이 책에서 당신이 읽는 내용 중 상당 부분은 내가 매주 전문가들을 인터뷰하면서 얻은 지식에서 나왔다.

또 이 분야에 종사하는 내내 내게 스승이자 조언자 역할을 한 많은 뛰어난 과학자들과 의사들께도 큰 빚을 졌다. 특히 나를 회복의 다리로 가라고 떠민 폴 콘티와 내 삶을 구한 치료사들께 감사를 드린다. 에스터 페럴, 테리 리얼, 로리 테그노, 케이티 파월, 앤디 화이트, 제프 잉글리시, 심리 상담 서비스의 모든 분들께다.

또 이 책의 앞부분을 읽고서 귀한 평을 해준 친구들에게도 고맙다는 말을 하고 싶다. 로지 커매니액, 데브와 휴 잭맨, 데이비드 버타로, 제이슨 프라이드, 주디스 바커다.

당신은 모를 수도 있겠는데(지금쯤이면 알았을 수도 있겠지만) 나는 좀 까탈스러운 성격이라서 딱 '맞는' 표지를 고르는 일이 내게는 결코 쉽지가 않았다. 다행히 로드리고 코럴과 직원들은 빌과 내가 정말로 책의 내용을 잘 표현했다고 느끼는 표지를 디자인해서 보여주었다. 내가 이 과정에서 세세한 부분들까지 꼬치꼬치 따질 때 그들은 불평 한마디 없이 꾹 참고 견디는 경이로운 인내심을 보여주었다.

이 책을 쓰는 동안 가장 힘들었던 일 중 하나는 쓸 시간을 내는 것 자체였다. 얼리 메디컬Early Medical의 임상 쪽 사람들은 초과 근무까지 하면서 내게 방해받지 않고 집필할 시간을 내주었다. 레이시 스텐슨은 내 업무 시간뿐 아니라 개인 생활의 거의 모든 측면을 관리하면서 이 책이 나올 수 있도록 온갖 일을 했다. 레이시가 없었다면 아마 제시간에 맞추어 진행되는 일이 전혀 없었을 것이다. 닉 스텐슨은 우리의 디지털 및 팟캐스트 내용의 모든 측면을 관리할 뿐 아니라 이 책을 위한 전략을 세우고 실행하는 모든 과정을 감독했다. 그나 내가 예상했던 것보다 할 일이 훨씬 더 많다는 것이 드러났다.

마지막으로 그리고 아마 가장 중요한 사람일 아내 질에게 고맙다는 말을 하고 싶다. 좋은 일도 안 좋은 일도 늘 함께 겪으면서 언제나 나를 응원한 사람이다. 단 한순간도 그렇지 않은 적이 없다. 제정신인 사람이라면 누구라도 그만하라고 나를 말릴 것이 당연한 상황에서도 질은 늘 내 편이 되어주었다. 당신은 결코 내 손을 놓지 않았다. 밤에도 주말에도 늘 컴퓨터 화면을 들여다보고 있는 아빠를 보면서 제발 일 좀 줄이라고 잔소리를 하던 올리비아, 리스, 에어턴에게도 고맙다는 말을 하고 싶다. 이 책을 끝냈으니 드디어 너희와 많은 시간을 보낼 수 있을 거야.

_피터 아티아

이 길고도 때로 힘든 일을 하는 동안 늘 다정하게 이끌어주고 든든하게 받쳐준 마사 맥그로에게 고마움을 전한다. 당신이 없었다면 아마 도중에 포기했을 것이다. 엄청난 연구 자료를 구해주고 많은 복잡한 주제들을 이해할 수 있도록 도와준 밥 캐플런께도 감사한다. 또 늘 함께 산책을 해준 친구 스티븐 다크에게도 고맙다고 말하고 싶다.

_빌 기퍼드

옮긴이의 말

노화와 장수를 다룬 책을 번역할 때면 괜히 죄책감이 슬며시 들곤 한다. 건강하게 늙어가는 법을 설파하는 책을 옮기면서 정작 그 책에서 좋지 않다고 강조하는 습관은 다 지니고 있기 때문이다. 배 안쪽에 내장 지방이 잔뜩 쌓인 것이 한눈에 들어오고, 틈틈이 간식을 오물거리고, 대부분의 시간을 컴퓨터 앞에 앉아서 지내고, 자기 직전까지도 핸드폰을 들여다보고, 규칙적으로 운동을 하기는커녕 의자에서 일어서지도 않은 채 몇 시간을 보내고, 헬스장에 등록해놓고 며칠밖에 안 나가는 등. 독자에게 습관을 바꾸시라고 권하기조차 민망하다.

게다가 이 책을 번역하고 있자니 더욱더 그런 마음이 든다. 저자는 단순히 의학 측면에서만 건강과 장수를 이야기하는 것이 아니다. 영양과 운동, 정서 건강(정신 건강)까지 포함해 우리의 노화와 장수에 영향을 미칠 수 있는 주요 요인을 골고루 살펴본다.

더 나아가 저자의 목표는 단지 어떻게 하면 중년 이후에 더 건강하게 나이 들 수 있는지 방법만 제시하려는 것이 아니다. 이 책은 의학의 패러다임 전환을 목표로 삼는다. 저자는 질병이든 노화든 건강이든 지금까지 우리가 노화와 장수를 대하는 방식이 낡았다고 본다. 대개 우리는 어떤 질병에 걸렸다는 진단을 받고서야 허겁지겁 약을 먹고 식사를 조절하고 운동을 하는 등의 대책에 나서곤 한다. 또 미리 영양제를 신경 써서 먹거나 간헐적 단식을 하거나 규칙적으로 운동을 하는 사람도 사실 자신이 어떤 질병에 걸릴 가능성이 높은지, 또 몸이 어느 쪽으로 취약한지 등을 그다지 고려하지 않은 채 그렇게 한다. 그러다가 오히려 건강을 해치는 사례도 많다. 저자는 이런 패러다임을 바꾸어야 한다고 본다. 모든 일이 시작되기 전에, 즉 건강할 때부터 미리 자신이 어느 방면으로 안 좋아질 가능성이 높은지 파악해 약이든 식사든 운동이든 알맞은 방식으로 행동하는 습관을 들여야 한다는 것이다.

저자는 강조한다. 의학과 과학 기술의 발전 덕분에 우리에게는 미리 또는 실시간으로 자신의 몸 상태를 알 수 있는 수단이 많다고. 예를 들어 유전체를 검사해 유전적으로 어떤 질병에 취약한지 알 수 있고, 가족력을 조사해 심혈관 질환에 걸릴 가능성이 높은지 여부를 짐작할 수 있고, 단 음식을 먹었을 때 혈당이 얼마나 올라가는지 실시간으로 측정할 수 있고, 저녁에 커피를 마시면 수면에 지장을 주는지 몸이 카페인을 분해하는 능력까지 어느 정도 알 수 있다.

이런 온갖 방법을 이용할 수 있는데 왜 안 쓰고 병에 걸릴 때까

질병 해방

지 기다리는 걸까? "10대부터 심혈관 질환에 걸릴 가능성이 있는지 검진을 하라고? 건강한 데 굳이? 비싼 돈을 들여가면서?" 저자는 이런 태도와 비용도 패러다임 전환을 가로막는 요소긴 하지만 가장 중요한 것은 기존 의료 체계가 질병과 건강을 대하는 관점이라고 강조한다. 건강할 때 식단을 조절해 당뇨병에 걸릴 가능성을 50퍼센트 줄인다면 그래도 보험사가 보험금을 내줄까? 운동을 열심히 하고 혈압이 정상 범위로 유지되는 사람이라면 그래도 의사가 검사 수치가 평균보다 약간 높은 수준이므로 약을 먹으라고 할까?

저자는 나이 들수록 근육량과 근력이 빠르게 줄어든다는 점을 생각해보라고 한다. 80대에 넘어져 다치지 않으려면? 40대부터, 아니 20대와 30대부터 근력을 유지하고 몸의 안정성을 기르는 올바른 방식으로 운동을 해야 한다는 뜻이다. 우리는 나이를 먹을수록 몸이 쇠퇴한다는 사실을 감안하지 않은 채 노년을 생각한다. 몸이 질병에 취약해지는 것을 염두에 두지 않는다. 저자는 그런 것까지 감안해 지금까지 의학뿐 아니라 우리 자신이 생각해온 시점보다 훨씬 더 일찍부터 건강에 신경을 써야 한다고 말한다.

게다가 무턱대고 식사를 조절하고 운동을 하는 대신에 자신의 취약점을 파악하고서 해야 한다고 지적한다. 이렇게 자신의 몸 상태를 올바로 알고, 젊고 건강하다고 여길 때부터 미리 올바른 건강한 생활습관을 들이면 질병 없이 건강을 유지하면서 활기차게 생활하며 사는 기간이 그만큼 늘어난다고 본다.

이 책은 장수와 노화를 다룬 책을 여러 권 번역했음에도 여전히 내가 잘못 생각하고 있었음을 깨닫게 해주었다. 특히 식사법과 운동 측면에서 그랬다. 이 책이 독자에게 큰 도움이 되리라 믿어 의심치 않는다.

참고문헌

AAA Foundation. (2016). 2015 Traffic Safety Culture Index. https://aaafoundation. org/2015-traffic-safety-culture-index/.

Abbasi, F., Chu, J.W., Lamendola, C., McLaughlin, T., Hayden, J., Reaven, G.M., and Reaven, P.D. (2004). Discrimination between obesity and insulin resistance in the relationship with adiponectin. *Diabetes* 53, 585-590. https://doi. org/10.2337/diabetes.53.3.585.

Abdelhamid, A.S., Martin, N., Bridges, C., Brainard, J.S., Wang, X., Brown, T.J., Hanson, S., Jimoh O.F., Ajabnoor S.M., Deane K.H.O., et al. (2018). Polyunsaturated fatty acids for the primary and secondary prevention of cardiovascular disease. *Cochrane Database Syst. Rev. 11*, CD012345. https://doi.org/10.1002/14651858. CD012345.pub3.

ACS (American Cancer Society). (2022a). Breast Cancer Statistics | How common is breast cancer? Last revised January 12. https://www.cancer.org/cancer/breast-cancer/about/how-common-is-breast-cancer.html.

———. (2022b). Colorectal cancer facts and figures, 2022-2022. https://www.cancer. org/content/dam/cancer-org/research/cancer-facts-and-statistics/colorectal-cancer-facts-and-figures/colorectal-cancer-facts-and-figures-2020-2022. pdf.

———. (2022c). Eating well during treatment. March 16. https://www.cancer.org/ treatment/survivorship-during-and-after-treatment/coping/nutrition/once-treatment-starts.html.

ACSM (2017). *ACSM's guidelines for exercise testing and prescription.* Philadelphia: Lippincott Williams and Wilkins.

Ahima, R.S., and Lazar, M.A. (2013). The health risk of obesity – Better metrics imperative. *Science 341*, 856 – 858. https://doi.org/10.1126/science.1241244.

Alghamdi, B.S. (2018). The neuroprotective role of melatonin in neurological disorders. *J. Neurosci. Res. 96*, 1136 – 1149. https://doi.org/10.1002/jnr.24220.

Allen, H., and Coggan, A. (2010). *Training and racing with a power meter.* Boulder, CO: VeloPress.

Anand, S.S., Tarnopolsky, M.A., Rashid, S., Schulze, K.M., Desai, D., Mente, A., Rao, S., Yusuf, S., Gerstein, H.C., and Sharma, A.M. (2011). Adipocyte hypertrophy, fatty liver and metabolic risk factors in South Asians: The Molecular Study of Health and Risk in Ethnic Groups (mol-SHARE). *PLOS ONE 6*, e22112. https://doi.org/10.1371/journal.pone.0022112.

Ancoli-Israel, S., Palmer, B.W., Cooke, J.R., Corey-Bloom, J., Fiorentino, L., Natarajan, L., Liu, L., Ayalon, L., He, F., and Loredo, J.S. (2008). Cognitive effects of treating obstructive sleep apnea in Alzheimer's disease: A randomized controlled study. *J. Am. Geriatr. Soc. 56*, 2076 – 2081. https://doi.org/10.1111/j.1532-5415.2008.01934.x.

Andersson, C., Blennow, K., Almkvist, O., Andreasen, N., Engfeldt, P., Johansson, S.-E., Lindau, M., and Eriksdotter-Jönhagen, M. (2008). Increasing CSF phospho-tau levels during cognitive decline and progression to dementia. *Neurobiol. Aging 29*, 1466 – 1473. https://doi.org/10.1016/j.neurobiolaging.2007.03.027.

Andreasen, N., Hesse, C., Davidsson, P., Minthon, L., Wallin, A., Winblad, B., Vanderstichele, H., Vanmechelen, E., and Blennow, K. (1999). Cerebrospinal fluid beta-amyloid(1-42) in Alzheimer disease: Differences between early-and late-onset Alzheimer disease and stability during the course of disease. Arch. Neurol. 56, 673 – 680. https://doi.org/10.1001/archneur.56.6.673.

Andreasen, N., Vanmechelen, E., Van de Voorde, A., Davidsson, P., Hesse, C., Tarvonen, S., Räihä, I., Sourander, L., Winblad, B., and Blennow, K. (1998). Cerebrospinal fluid tau protein as a biochemical marker for Alzheimer's disease: A community-based follow up study. *J. Neurol. Neurosurg. Psychiatry 64*, 298 – 305. https://doi.org/10.1136/jnnp.64.3.298.

Andrieu, S., Guyonnet, S., Coley, N., Cantet, C., Bonnefoy, M., Bordes, S. (2017). Effect of long-term omega 3 polyunsaturated fatty acid supplementation with or without multidomain intervention on cognitive function in elderly adults with memory complaints (MAPT): A randomized placebo-controlled trial.

Lancet 16, 377–389. https://doi.org/10.1016/S1474-4422(17)30040-6.

Araujo, C.G., de Souza e Silva, C.G., Laukkanen, J.A., Singh, M.F., Kunutsor, S.K., Myers, J., Franca, J.F., and Castro, C.L. (2022). Successful 10-second one-legged stance performance predicts survival in middle-aged and older individuals. Br. J. Sports Med. 56, 975–980. https://doi.org/10.1136/bjsports-2021-105360.

Araújo, J., Cai, J., and Stevens, J. (2019). Prevalence of optimal metabolic health in American adults: National Health and Nutrition Examination Survey 2009–2016. Metab. Syndr. Relat. Disord. 17, 46–52. https://doi.org/10.1089/met.2018.0105.

Arbon, E.L., Knurowska, M., and Dijk, D.-J. (2015). Randomised clinical trial of the effects of prolonged-release melatonin, temazepam and zolpidem on slow-wave activity during sleep in healthy people. J. Psychopharmacol. 29, 764–776. https://doi.org/10.1177/0269881115581963.

Artero, E.G., Lee, D.C., Ruiz, J.R. (2011). A prospective study of muscular strength and all-cause mortality in men with hypertension. J. Am. Coll. Cardiol. 57(18), 1831–1837. https:// doi:10.1016/j.jacc.2010.12.025.

Asarnow, J.R., Berk, M.S., Bedics, J., Adrian, M., Gallop, R., Cohen, J., Korslund, K., Hughes, J., Avina, C., Linehan, M.M., et al. (2021). Dialectical Behavior Therapy for suicidal self-harming youth: Emotion regulation, mechanisms, and mediators. J. Am. Acad. Child Adolesc. Psychiatry 60, 1105–1115.e4. https://doi.org/10.1016/j.jaac.2021.01.016.

Atkins, M.B., Kunkel, L., Sznol, M., and Rosenberg, S.A. (2000). High-dose recombinant interleukin-2 therapy in patients with metastatic melanoma: Long-term survival update. Cancer J. Sci. Am. 6, Suppl 1, S11–14.

Attia, P. (2018a). #09—David Sabatini, M.D., Ph.D.: Rapamycin and the discovery of mTOR—The nexus of aging and longevity? The Drive (podcast), episode 9, August 13. https://peterattiamd.com/davidsabatini/.

———. (2018b). #10—Matt Kaeberlein, Ph.D.: Rapamycin and dogs—man's best friends? Living longer, healthier lives and turning back the clock on aging and age-related diseases. The Drive (podcast), episode 10, August 20. https://peterattiamd.com/mattkaeberlein/.

———. (2018c). #18—Richard Isaacson, M.D.: Alzheimer's prevention. The Drive (podcast), episode 18, October 1. https://peterattiamd.com/richardisaacson/.

———. (2019). #38—Francisco Gonzalez-Lima, Ph.D.: Advancing Alzheimer's disease treatment and prevention: Is AD actually a vascular and metabolic disease? *The Drive* (podcast), episode 38, January 28. https://peterattiamd. com/franciscogonzalezlima/.

———. (2020a). Colorectal cancer screening. *peterattiamd.com* (blog), September 27. https://peterattiamd.com/colorectal-cancer-screening/.

———. (2020b). The killer(s) on the road: Reducing your risk of automotive death. *peterattiamd.com* (blog), February 9. https://peterattiamd.com/the-killers-on-the-road-reducing-your-risk-of-automotive-death/.

———. (2020c). Rick Johnson, M.D.: Metabolic effects of fructose. *The Drive* (podcast), episode 87, January 6. https://peterattiamd.com/rickjohnson/.

———. (2021a). Michael Rintala, D.C.: Principles of Dynamic Neuromuscular Stabilization (DNS). *The Drive* (podcast), episode 152, March 8. https:// peterattiamd.com/michaelrintala/.

———. (2021b). Steven Rosenberg, M.D., Ph.D.: The development of cancer immunotherapy and its promise for treating advanced cancers. *The Drive* (podcast), episode 177, September 27.

Avgerinos, K.I., Spyrou, N., Mantzoros, C.S., and Dalamaga, M. (2019). Obesity and cancer risk: Emerging biological mechanisms and perspectives. *Metabolism 91*, 121–135. https://doi.org/10.1016/j.metabol.2018.11.001.

Azad, M.B., Abou-Setta, A.M., Chauhan, B.F., Rabbani, R., Lys, J., Copstein, L., Mann, A., Jeyaraman, M.M., Reid, A.E., Fiander, M., et al. (2017). Nonnutritive sweeteners and cardiometabolic health: A systematic review and meta-analysis of randomized controlled trials and prospective cohort studies. *CMAJ 189*, E929–E939. https://doi.org/10.1503/cmaj.161390.

Bagherniya, M., Butler, A.E., Barreto, G.E., and Sahebkar, A. (2018). The effect of fasting or calorie restriction on autophagy induction: A review of the literature. *Ageing Res. Rev. 47*, 183–197. https://doi.org/10.1016/j.arr.2018.08.004.

Bannister, C.A., Holden, S.E., Jenkins-Jones, S., Morgan, C.L., Halcox, J.P., Schernthaner, G., Mukherjee, J., and Currie, C.J. (2014). Can people with type 2 diabetes live longer than those without? A comparison of mortality in people initiated with metformin or sulphonylurea monotherapy and matched, non-diabetic controls. *Diabetes Obes. Metab. 16*, 1165–1173. https://doi. org/10.1111/dom.12354.

Bao, Y., Han, J., Hu, F.B., Giovannucci, E.L., Stampfer, M.J., Willett, W.C., and Fuchs, C.S. (2013). Association of nut consumption with total and cause-specific mortality. *N. Engl. J. Med. 369*, 2001–2011. https://doi.org/10.1056/ NEJMoa1307352.

Barnes, J.N., and Corkery, A.T. (2018). Exercise improves vascular function, but does this translate to the brain? *Brain Plast.* *4*, 65 – 79. https://doi.org/10.3233/BPL-180075.

Baum, J.I., Kim, I.-Y., and Wolfe, R.R. (2016). Protein consumption and the elderly: What is the optimal level of intake? *Nutrients 8*, 359. https://doi.org/10.3390/nu8060359.

Baur, J.A., Pearson, K.J., Price, N.L., Jamieson, H.A., Lerin, C., Kalra, A., Prabhu, V.V., Allard, J.S., Lopez-Lluch, G., Lewis, K., et al. (2006). Resveratrol improves health and survival of mice on a high-calorie diet. *Nature 444*, 337 – 342. https://doi.org/10.1038/nature05354.

Bautch, V.L., and Caron, K.M. (2015). Blood and lymphatic vessel formation. *Cold Spring Harb. Perspect. Biol. 7*, a008268. https://doi.org/10.1101/cshperspect.a008268.

Beckett, L.A., Harvey, D.J., Gamst, A., Donohue, M., Kornak, J., Zhang, H., Kuo, J.H., and Alzheimer's Disease Neuroimaging Initiative (2010). The Alzheimer's Disease Neuroimaging Initiative: Annual change in biomarkers and clinical outcomes. *Alzheimers Dement. 6*, 257 – 264. https://doi.org/10.1016/j.jalz.2010.03.002.

Belloy, M.E., Napolioni, V., Han, S.S., Le Guen, Y., and Greicius, M.D. (2020). Association of Klotho-VS heterozygosity with risk of Alzheimer disease in individuals who carry APOE4. *JAMA Neurol. 77*, 849 – 862. https://doi.org/10.1001/jamaneurol.2020.0414.

Benito-León, J., Bermejo-Pareja, F., Vega, S., and Louis, E.D. (2009). Total daily sleep duration and the risk of dementia: A prospective population-based study. *Eur. J. Neurol. 16*, 990 – 997. https://doi.org/10.1111/j.1468-1331.2009.02618.x.

Benn, M., Tybjærg-Hansen, A., Stender, S., Frikke-Schmidt, R., and Nordestgaard, B.G. (2011). Low-density lipoprotein cholesterol and the risk of cancer: A Mendelian randomization study. *J. Natl. Cancer Inst. 103*, 508 – 519. https://doi.org/10.1093/jnci/djr008.

Biddinger, K.J., Emdin, C.A., Haas, M.E., Wang, M., Hindy, G., Ellinor, P.T., Kathiresan, S., Khera, A.V., and Aragam, K.G. (2022). Association of habitual alcohol intake with risk of cardiovascular disease. *JAMA Netw. Open 5*, e223849. https://doi.org/10.1001/jamanetworkopen.2022.3849.

Billat, V., Dhonneur, G., Mille-Hamard, L., Le Moyec, L., Momken, I., Launay, T., Koralsztein, J.P., and Besse, S. (2017). Case studies in physiology: Maximal oxygen consumption and performance in a centenarian cyclist. *J. Appl. Physiol.*

122, 430 – 434. https://doi.org/10.1152/japplphysiol.00569.2016.

Blackwell, D.L., and Clarke, T.C. (2018). State variation in meeting the 2008 federal guidelines for both aerobic and muscle-strengthening activities through leisure-time physical activity among adults aged 18 – 64: United States, 2010 – 2015. *Natl. Health Stat. Rep. 112* (June), 1 – 22.

Blasbalg, T.L., Hibbeln, J.R., Ramsden, C.E., Majchrzak, S.F., and Rawlings, R.R. (2011). Changes in consumption of omega-3 and omega-6 fatty acids in the United States during the 20th century. *Am. J. Clin. Nutr. 93*, 950 – 962. https://doi.org/10.3945/ajcn.110.006643.

Blessed, G., Tomlinson, B.E., and Roth, M. (1968). The association between quantitative measures of dementia and of senile change in the cerebral grey matter of elderly subjects. *Br. J. Psychiatry J. Ment. Sci. 114*, 797 – 811. https://doi.org/10.1192/bjp.114.512.797.

Boden, G., Sargrad, K., Homko, C., Mozzoli, M., and Stein, T.P. (2005). Effect of a low-carbohydrate diet on appetite, blood glucose levels, and insulin resistance in obese patients with type 2 diabetes. *Ann. Intern. Med. 142*, 403 – 411. https://doi.org/10.7326/0003-4819-142-6-200503150-00006.

Bohannon, R.W. (2019). Grip strength: An indispensable biomarker for older adults. *Clin. Interv. Aging 14*, 1681 – 1691. https://doi.org/10.2147/CIA.S194543.

Boneti Moreira, N., Vagetti, G.C., de Oliveira, V., and de Campos, W. (2014). Association between injury and quality of life in athletes: A systematic review, 1980 – 2013. *Apunts Sports Med. 49*, 123 – 138.

Booth, F.W., and Zwetsloot, K.A. (2010). Basic concepts about genes, inactivity and aging. *Scand. J. Med. Sci. Sports 20*, 1 – 4. https://doi.org/10.1111/j.1600-0838.2009.00972.x.

Børsheim, E., Bui, Q.-U.T., Tissier, S., Cree, M.G., Rønsen, O., Morio, B., Ferrando, A.A., Kobayashi, H., Newcomer, B.R., and Wolfe, R.R. (2009). Amino acid supplementation decreases plasma and liver triglycerides in elderly. *Nutr. Burbank Los Angel. Cty. Calif. 25*, 281 – 288. https://doi.org/10.1016/j.nut.2008.09.001.

Bosy-Westphal, A., Hinrichs, S., Jauch-Chara, K., Hitze, B., Later, W., Wilms, B., Settler, U., Peters, A., Kiosz, D., and Müller, M.J. (2008). Influence of partial sleep deprivation on energy balance and insulin sensitivity in healthy women. *Obes. Facts 1*, 266 – 273. https://doi.org/10.1159/000158874.

Bouwman, F.H., van der Flier, W.M., Schoonenboom, N.S.M., van Elk, E.J., Kok, A., Rijmen, F., Blankenstein, M.A., and Scheltens, P. (2007). Longitudinal changes of

CSF biomarkers in memory clinic patients. *Neurology 69*, 1006 – 1011. https://doi.org/10.1212/01.wnl.0000271375.37131.04.

Bradley, D. (2004). *Biography of Lewis C. Cantley. Proc. Natl. Acad. Sci. 101*, 3327 – 3328. https://doi.org/10.1073/pnas.0400872101.

Branger, P., Arenaza-Urquijo, E.M., Tomadesso, C., Mézenge, F., André, C., de Flores, R., Mutlu, J., de La Sayette, V., Eustache, F., Chételat, G., et al. (2016). Relationships between sleep quality and brain volume, metabolism, and amyloid deposition in late adulthood. *Neurobiol. Aging 41*, 107 – 114. https://doi.org/10.1016/j.neurobiolaging.2016.02.009.

Brondel, L., Romer, M.A., Nougues, P.M., Touyarou, P., and Davenne, D. (2010). Acute partial sleep deprivation increases food intake in healthy men. *Am. J. Clin. Nutr. 91*, 1550 – 1559. https://doi.org/10.3945/ajcn.2009.28523.

Brookmeyer, R., Abdalla, N., Kawas, C.H., and Corrada, M.M. (2018). Forecasting the prevalence of preclinical and clinical Alzheimer's disease in the United States. *Alzheimers Dement. 14*, 121 – 129. https://doi.org/10.1016/j.jalz.2017.10.009.

Brooks, D. (2016). *The road to character*. Farmington Hills, MI: Large Print Press.

Broussard, J.L., Chapotot, F., Abraham, V., Day, A., Delebecque, F., Whitmore, H.R., and Tasali, E. (2015). Sleep restriction increases free fatty acids in healthy men. *Diabetologia 58*, 791 – 798. https://doi.org/10.1007/s00125-015-3500-4.

Broussard, J.L., Ehrmann, D.A., Van Cauter, E., Tasali, E., and Brady, M.J. (2012). Impaired insulin signaling in human adipocytes after experimental sleep restriction. *Ann. Intern. Med. 157*, 549 – 557. https://doi.org/10.7326/0003-4819-157-8-201210160-00005.

Broussard, J.L., Kilkus, J.M., Delebecque, F., Abraham, V., Day, A., Whitmore, H.R., and Tasali, E. (2016). Elevated ghrelin predicts food intake during experimental sleep restriction. *Obesity 24*, 132 – 138. https://doi.org/10.1002/oby.21321.

Brown, B.M., Rainey-Smith, S.R., Villemagne, V.L., Weinborn, M., Bucks, R.S., Sohrabi, H.R., Laws, S.M., Taddei, K., Macaulay, S.L., Ames, D., et al. (2016). The relationship between sleep quality and brain amyloid burden. *Sleep 39*, 1063 – 1068. https://doi.org/10.5665/sleep.5756.

Brown, E.J., Albers, M.W., Shin, T.B., Ichikawa, K., Keith, C.T., Lane, W.S., and Schreiber, S.L. (1994). A mammalian protein targeted by G1-arresting rapamycin-receptor complex. *Nature 369*, 756 – 758. https://doi.org/10.1038/369756a0.

Brys, M., Pirraglia, E., Rich, K., Rolstad, S., Mosconi, L., Switalski, R., Glodzik-Sobanska, L., De Santi, S., Zinkowski, R., Mehta, P., et al. (2009). Prediction and longitudinal study of CSF biomarkers in mild cognitive impairment. *Neurobiol.*

Aging 30, 682–690. https://doi.org/10.1016/j.neurobiolaging.2007.08.010.

Bunout, D., de la Maza, M.P., Barrera, G., Leiva, L., and Hirsch, S. (2011). Association between sarcopenia and mortality in healthy older people. *Australas. J. Ageing 30*, 89–92. https://doi.org/10.1111/j.1741-6612.2010.00448.x.

Business Wire (2021). U.S. sleep aids market worth $30 billion as Americans battle insomnia, sleep disorders—ResearchAndMarkets.com, June 30. https://www.businesswire.com/news/home/20210630005428/en/U.S.-Sleep-Aids-Market-Worth-30-Billion-as-Americans-Battle-Insomnia-Sleep-Disorders---ResearchAndMarkets.com.

Buxton, O.M., Pavlova, M., Reid, E.W., Wang, W., Simonson, D.C., and Adler, G.K. (2010). Sleep restriction for 1 week reduces insulin sensitivity in healthy men. *Diabetes 59*, 2126–2133. https://doi.org/10.2337/db09-0699.

Buysse, D.J., Reynolds, C.F., Charles, F., Monk, T.H., Berman, S.R., and Kupfer, D.J. (1989). The Pittsburgh Sleep Quality Index: A new instrument for psychiatric practice and research. *Psychiat. Res. 28*(2), 193–213.

Cacace, R., Sleegers, K., and Van Broeckhoven, C. (2016). Molecular genetics of early-onset Alzheimer's disease revisited. *Alzheimers Dement. 12*, 733–748. https://doi.org/10.1016/j.jalz.2016.01.012.

Calle, E.E., Rodriguez, C., Walker-Thurmond, K., and Thun, M.J. (2003). Overweight, obesity, and mortality from cancer in a prospectively studied cohort of U.S. adults. *N. Engl. J. Med. 348*, 1625. https://doi.org/10.1056/NEJMoa021423.

Calvin, A.D., Carter, R.E., Adachi, T., Macedo, P.G., Albuquerque, F.N., van der Walt, C., Bukartyk, J., Davison, D.E., Levine, J.A., and Somers, V.K. (2013). Effects of experimental sleep restriction on caloric intake and activity energy expenditure. *Chest 144*, 79–86. https://doi.org/10.1378/chest.12-2829.

Campbell, K.L., Winters-Stone, K., Wiskemann, J., May, A.M., Schwartz, A.L., Courneya, K.S., Zucker, D., Matthews, C., Ligibel, J., Gerber, L., et al. (2019). Exercise guidelines for cancer survivors: Consensus statement from International Multidisciplinary Roundtable. *Med. Sci. Sports Exerc. 51*, 2375–2390. https://doi.org/10.1249/MSS.0000000000002116.

Campbell, W.W., Trappe, T.A., Wolfe, R.R., and Evans, W.J. (2001). The recommended dietary allowance for protein may not be adequate for older people to maintain skeletal muscle. *J. Gerontol. A. Biol. Sci. Med. Sci. 56*, M373–380. https://doi.org/10.1093/gerona/56.6.m373.

Case, A., and Deaton, A. (2015). Rising morbidity and mortality in midlife among white non-Hispanic Americans in the 21st century. *Proc. Natl. Acad. Sci.*

112(49), 15078 – 15083. https://doi.org/10.1073/pnas.151839311.

Caselli, G., and Lipsi, R.M. (2006). Survival differences among the oldest old in Sardinia: Who, what, where, and why? *Demogr. Res. 14*, 267 – 294.

Cavazzoni, A., Digiacomo, G., Alfieri, R., La Monica, S., Fumarola, C., Galetti, M., Bonelli, M., Cretella, D., Barili, V., Zecca, A., et al. (2020). Pemetrexed enhances membrane PD-L1 expression and potentiates T cell-mediated cytotoxicity by anti-PD-L1 antibody therapy in non-small-cell lung cancer. *Cancers 12*, E666. https://doi.org/10.3390/cancers12030666.

Cerri, S., Mus, L., and Blandini, F. (2019). Parkinson's disease in women and men: What's the difference? *J. Parkinson's Dis. 9*(3), 501 – 515. https://doi.org/10.3233/JPD-191683.

CDC (Centers for Disease Control). (2020a). The influence of metabolic syndrome in predicting mortality risk among US adults: Importance of metabolic syndrome even in adults with normal weight. https://www.cdc.gov/pcd/issues/2020/20_0020.htm.

————. (2020b). Diabetes. FastStats. https://www.cdc.gov/nchs/fastats/diabetes.htm.

————. (2021). Facts about falls. Injury Center. https://www.cdc.gov/falls/facts.html.

————. (2022a). Accidents or unintentional injuries. FastStats. https://www.cdc.gov/nchs/fastats/accidental-injury.htm.

————. (2022b) Adult obesity facts. https://www.cdc.gov/obesity/data/adult.html.

————. (2022c). Heart disease facts. https://www.cdc.gov/heartdisease/facts.htm.

————. (2022d). Life expectancy in the U.S. dropped for the second year in a row in 2021. Press release, August 31. https://www.cdc.gov/nchs/pressroom/nchs_press_releases/2022/20220831.htm.

————. (2022e). National diabetes statistics report. https://www.cdc.gov/diabetes/data/statistics-report/index.html?ACSTrackingID=DM72996&ACSTrackingLabel=New%20Report%20Shares%20Latest%20Diabetes%20Stats%20&deliveryName=DM72996.

————. (2022f). Ten leading causes of death and injury. https://www.cdc.gov/injury/wisqars/LeadingCauses_images.html.

Chan, J.M., Rimm, E.B., Colditz, G.A., Stampfer, M.J., and Willett, W.C. (1994). Obesity, fat distribution, and weight gain as risk factors for clinical diabetes in men. *Diabetes Care 17*, 961 – 969. https://doi.org/10.2337/diacare.17.9.961.

Chapman, C.D., Schiöth, H.B., Grillo, C.A., and Benedict, C. (2018). Intranasal insulin in Alzheimer's disease: Food for thought. *Neuropharmacology 136*, 196–201. https://doi.org/10.1016/j.neuropharm.2017.11.037.

Chen, D.L., Liess, C., Poljak, A., Xu, A., Zhang, J., Thoma, C., Trenell, M., Milner, B., Jenkins, A.B., Chisholm, D.J., et al. (2015). Phenotypic characterization of insulin-resistant and insulin-sensitive obesity. *J. Clin. Endocrinol. Metab. 100*, 4082–4091. https://doi.org/10.1210/jc.2015-2712.

Chen, X., Dong, Z., Hubbell, E., Kurtzman, K.N., Oxnard, G.R., Venn, O., Melton, C., Clarke, C.A., Shaknovich, R., Ma, T., et al. (2021). Prognostic significance of blood-based multi-cancer detection in plasma cell-free DNA. *Clin. Cancer Res. 27*, 4221–4229. https://doi.org/10.1158/1078-0432.CCR-21-0417.

Cholerton, B., Baker, L.D., Montine, T.J., and Craft, S. (2016). Type 2 diabetes, cognition, and dementia in older adults: Toward a precision health approach. *Diabetes Spectr. 29*, 210–219. https://doi.org/10.2337/ds16-0041.

Christofferson, Travis. *Tripping Over the Truth: How the Metabolic Theory of Cancer Is Overturning One of Medicine's Most Entrenched Paradigms*. Chelsea Green Publishing, 2017.

Cirelli, C., and Tononi, G. (2008). Is sleep essential? *PLOS Biol. 6*, e216. https://doi.org/10.1371/journal.pbio.0060216.

Colman, R.J., Anderson, R.M., Johnson, S.C., Kastman, E.K., Kosmatka, K.J., Beasley, T.M., Allison, D.B., Cruzen, C., Simmons, H.A., Kemnitz, J.W., et al. (2009). Caloric restriction delays disease onset and mortality in rhesus monkeys. *Science 325*, 201–204. https://doi.org/10.1126/science.1173635.

Copinschi, G., and Caufriez, A. (2013). Sleep and hormonal changes in aging. *Endocrinol. Metab. Clin. North Am. 42*, 371–389. https://doi.org/10.1016/j.ecl.2013.02.009.

Cordain, L., Eaton, S.B., Miller, J.B., Mann, N., and Hill, K. (2002). The paradoxical nature of hunter-gatherer diets: Meat-based, yet non-atherogenic. *Eur. J. Clin. Nutr. 56*, S42–S52. https://doi.org/10.1038/sj.ejcn.1601353.

Cordain, L., Miller, J.B., Eaton, S.B., Mann, N., Holt, S.H., and Speth, J.D. (2000). Plant-animal subsistence ratios and macronutrient energy estimations in worldwide hunter-gatherer diets. *Am. J. Clin. Nutr. 71*, 682–692. https://doi.org/10.1093/ajcn/71.3.682.

Creevy, K.E., Akey, J.M., Kaeberlein, M., and Promislow, D.E.L. (2022). An open science study of ageing in companion dogs. *Nature 602*, 51–57. https://doi.org/10.1038/s41586-021-04282-9.

Crispim, C.A., Zimberg, I.Z., dos Reis, B.G., Diniz, R.M., Tufik, S., and de Mello,

M.T. (2011). Relationship between food intake and sleep pattern in healthy individuals. *J. Clin. Sleep Med.* 7, 659–664. https://doi.org/10.5664/jcsm.1476.

Crowe, K. (2018). University of Twitter? Scientists give impromptu lecture critiquing nutrition research. CBC Health, May 5. https://www.cbc.ca/news/health/second-opinion-alcohol180505-1.4648331.

Cruchaga, C., Haller, G., Chakraverty, S., Mayo, K., Vallania, F.L.M., Mitra, R.D., Faber, K., Williamson, J., Bird, T., Diaz-Arrastia, R., et al. (2012). Rare variants in APP, PSEN1 and PSEN2 increase risk for AD in late-onset Alzheimer's disease families. *PLOS ONE* 7, e31039. https://doi.org/10.1371/journal.pone.0031039.

Cruz-Jentoft, A.J., Bahat, G., Bauer, J., Boirie, Y., Bruyère, O., Cederholm, T., Cooper, C., Landi, F., Rolland, Y., Sayer, A.A., et al. (2019). Sarcopenia: Revised European consensus on definition and diagnosis. *Age Ageing* 48, 16–31. https://doi.org/10.1093/ageing/afy169.

Cullen, T., Thomas, G., Wadley, A.J., and Myers, T. (2019). The effects of a single night of complete and partial sleep deprivation on physical and cognitive performance: A Bayesian analysis. *J. Sports Sci.* 37, 2726–2734. https://doi.org/10.1080/02640414.2019.1662539.

Cummings, J.L., Goldman, D.P., Simmons-Stern, N.R., and Ponton, E. (2022). The costs of developing treatments for Alzheimer's disease: A retrospective exploration. *Alzheimers Dement.* 18, 469–477. https://doi.org/10.1002/alz.12450.

Cuyvers, E., and Sleegers, K. (2016). Genetic variations underlying Alzheimer's disease: Evidence from genome-wide association studies and beyond. *Lancet Neurol.* 15, 857–868. https://doi.org/10.1016/S1474-4422(16)00127-7.

Daghlas, I., Dashti, H.S., Lane, J., Aragam, K.G., Rutter, M.K., Saxena, R., and Vetter, C. (2019). Sleep duration and myocardial infarction. *J. Am. Coll. Cardiol.* 74, 1304–1314. https://doi.org/10.1016/j.jacc.2019.07.022.

Dahlhamer, J. (2018). Prevalence of chronic pain and high-impact chronic pain among adults—United States, 2016. *MMWR 67*. https://doi.org/10.15585/mmwr.mm6736a2.

Danneskiold-Samsøe, B., Bartels, E.M., Büow, P.M., Lund, H., Stockmarr, A., Holm, C.C., Wätjen, I., Appleyard, M., and Bliddal, H. (2009). Isokinetic and isometric muscle strength in a healthy population with special reference to age and gender. *Acta Physiol.* 197, 1–68. https://doi.org/10.1111/j.1748-1716.2009.02022.x.

Dashti, H.S., Jones, S.E., Wood, A.R., Lane, J.M., van Hees, V.T., Wang, H., Rhodes,

J.A., Song, Y., Patel, K., Anderson, S.G., et al. (2019). Genome-wide association study identifies genetic loci for self-reported habitual sleep duration supported by accelerometer-derived estimates. *Nat. Commun. 10*, 1100. https://doi.org/10.1038/s41467-019-08917-4.

Daviglus, M.L., Bell, C.C., Berrettini, W., Bowen, P.E., Connolly, E.S., Cox, N.J., Dunbar-Jacob, J.M., Granieri, E.C., Hunt, G., McGarry, K., et al. (2010). NIH state-of-the-science conference statement: Preventing Alzheimer's disease and cognitive decline. *NIH Consens. State Sci. Statements 27*, 1 – 30.

Dawson, D., and Reid, K. (1997). Fatigue, alcohol and performance impairment. *Nature 388*, 235 – 235. https://doi.org/10.1038/40775.

de Groot, S., Lugtenberg, R.T., Cohen, D., Welters, M.J.P., Ehsan, I., Vreeswijk, M.P.G., Smit, V.T.H.B.M., de Graaf, H., Heijns, J.B., Portielje, J.E.A., et al. (2020). Fasting mimicking diet as an adjunct to neoadjuvant chemotherapy for breast cancer in the multicentre randomized phase 2 DIRECT trial. *Nat. Commun. 11*, 3083. https://doi.org/10.1038/s41467-020-16138-3.

de la Torre, J. (2016). *Alzheimer's turning point: A vascular approach to clinical prevention*. Cham, Switzerland: Springer International, 169 – 183.

———. (2018). The vascular hypothesis of Alzheimer's disease: A key to preclinical prediction of dementia using neuroimaging. *J. Alzheimers Dis. 63*, 35 – 52. https://doi.org/10.3233/JAD-180004.

de Leon, M.J., DeSanti, S., Zinkowski, R., Mehta, P.D., Pratico, D., Segal, S., Rusinek, H., Li, J., Tsui, W., Saint Louis, L.A., et al. (2006). Longitudinal CSF and MRI biomarkers improve the diagnosis of mild cognitive impairment. *Neurobiol. Aging 27*, 394 – 401. https://doi.org/10.1016/j.neurobiolaging.2005.07.003.

Dewasmes, G., Bothorel, B., Hoeft, A., and Candas, V. (1993). Regulation of local sweating in sleep-deprived exercising humans. *Eur. J. Appl. Physiol. 66*, 542 – 546. https://doi.org/10.1007/BF00634307.

de Zambotti, M., Colrain, I.M., and Baker, F.C. (2015). Interaction between reproductive hormones and physiological sleep in women. *J. Clin. Endocrinol. Metab. 100*, 1426 – 1433. https://doi.org/10.1210/jc.2014-3892.

Diamond, J. (2003). The double puzzle of diabetes. *Nature 423*, 599 – 602. https://doi.org/10.1038/423599a.

Diekelmann, S., and Born, J. (2010). The memory function of sleep. *Nat. Rev. Neurosci. 11*, 114 – 126. https://doi.org/10.1038/nrn2762.

Dietary Guidelines Advisory Committee. (2015). Scientific report of the 2015 Dietary Guidelines Advisory Committee: Advisory report to the Secretary of

질병 해방

Health and Human Services and the Secretary of Agriculture. Washington, D.C.: U.S. Department of Agriculture, Agricultural Research Service. https:// health.gov/sites/default/files/2019-09/Scientific-Report-of-the-2015-Dietary-Guidelines-Advisory-Committee.pdf.

Dietschy, J.M., Turley, S.D., and Spady, D.K. (1993). Role of liver in the maintenance of cholesterol and low density lipoprotein homeostasis in different animal species, including humans. *J. Lipid Res. 34*, 1637 – 1659.

Dominy, S.S., Lynch, C., Ermini, F., Benedyk, M., Marczyk, A., Konradi, A., Nguyen, M., Haditsch, U., Raha, D., Griffin, C., et al. (2019). Porphyromonas gingivalis in Alzheimer's disease brains: Evidence for disease causation and treatment with small-molecule inhibitors. *Sci. Adv. 5*, eaau3333. https://doi.org/10.1126/ sciadv.aau3333.

du Souich, P., Roederer, G., and Dufour, R. (2017). Myotoxicity of statins: Mechanism of action. *Pharmacol. Ther. 175*, 1 – 16. https://doi.org/10.1016/ j.pharmthera.2017.02.029.

Dworak, M., Diel, P., Voss, S., Hollmann, W., and Strüder, H.K. (2007). Intense exercise increases adenosine concentrations in rat brain: Implications for a homeostatic sleep drive. *Neuroscience 150*, 789 – 795. https://doi.org/10.1016/ j.neuroscience.2007.09.062.

Dye, L. (1988). Nobel physicist R. P. Feynman of Caltech dies. *Los Angeles Times,* February 16. https://www.latimes.com/archives/la-xpm-1988-02-16-mn-42968-story.html.

Easter, M. (2021). *The comfort crisis: Embrace discomfort to reclaim your wild, happy, healthy self*. New York: Rodale Books.

Ebrahim, I.O., Shapiro, C.M., Williams, A.J., and Fenwick, P.B. (2013). Alcohol and sleep I: Effects on normal sleep. *Alcohol. Clin. Exp. Res. 37*, 539 – 549. https:// doi.org/10.1111/acer.12006.

Echouffo-Tcheugui, J.B., Zhao, S., Brock, G., Matsouaka, R.A., Kline, D., and Joseph, J.J. (2019). Visit-to-visit glycemic variability and risks of cardiovascular events and all-cause mortality: The ALLHAT study. *Diabetes Care 42*, 486 – 493. https://doi.org/10.2337/dc18-1430.

Ejima, K., Li, P., Smith, D.L., Nagy, T.R., Kadish, I., van Groen, T., Dawson, J.A., Yang, Y., Patki, A., and Allison, D.B. (2016). Observational research rigor alone does not justify causal inference. *Eur. J. Clin. Invest. 46*, 985 – 993. https://doi. org/10.1111/eci.12681.

Emamian, F., Khazaie, H., Tahmasian, M., Leschziner, G.D., Morrell, M.J., Hsiung,

G.-Y.R., Rosenzweig, I., and Sepehry, A.A. (2016). The association between obstructive sleep apnea and Alzheimer's disease: A meta-analysis perspective. *Front. Aging Neurosci. 8*, 78. https://doi.org/10.3389/fnagi.2016.00078.

Esteban-Cornejo, I., Ho, F.K., Petermann-Rocha, F., Lyall, D.M., Martinez-Gomez, D., Cabanas-Sánchez, V., Ortega, F.B., Hillman, C.H., Gill, J.M.R., Quinn, T.J., et al. (2022). Handgrip strength and all-cause dementia incidence and mortality: Findings from the UK Biobank prospective cohort study. *J. Cachexia Sarcopenia Muscle 13*, 1514–1525. https://doi.org/10.1002/jcsm.12857.

Estruch, R., Ros, E., Salas-Salvadó, J., Covas, M.-I., Corella, D., Arós, F., Gómez-Gracia, E., Ruiz-Gutiérrez, V., Fiol, M., Lapetra, J., et al. (2013). Primary prevention of cardiovascular disease with a Mediterranean diet. *N. Engl. J. Med. 368*, 1279–1290. https://doi.org/10.1056/NEJMoa1200303.

Evert, J., Lawler, E., Bogan, H., and Perls, T. (2003). Morbidity profiles of centenarians: Survivors, delayers, and escapers. *J. Gerontol. Ser. A 58*, M232–M237. https://doi.org/10.1093/gerona/58.3.M232.

Fagan, A.M., Mintun, M.A., Mach, R.H., Lee, S.-Y., Dence, C.S., Shah, A.R., LaRossa, G.N., Spinner, M.L., Klunk, W.E., Mathis, C.A., et al. (2006). Inverse relation between in vivo amyloid imaging load and cerebrospinal fluid Abeta42 in humans. *Ann. Neurol. 59*, 512–519. https://doi.org/10.1002/ana.20730.

Fain, E., and Weatherford, C. (2016). Comparative study of millennials' (age 20–34 years) grip and lateral pinch with the norms. *J. Hand Ther. 29*, 483–488. https://doi.org/10.1016/j.jht.2015.12.006.

Fayek, S.A., Quintini, C., Chavin, K.D., and Marsh, C.L. (2016). The current state of liver transplantation in the United States. *Am. J. Transplant. 16*, 3093–3104. https://doi.org/10.1111/ajt.14017.

Ference, B.A. (2015). Mendelian randomization studies: Using naturally randomized genetic data to fill evidence gaps. *Curr. Opin. Lipidol. 26*, 566–571. https://doi.org/10.1097/MOL.0000000000000247.

Ference, B.A., Bhatt, D.L., Catapano, A.L., Packard, C.J., Graham, I., Kaptoge, S., Ference, T.B., Guo, Q., Laufs, U., Ruff, C.T., et al. (2019). Association of genetic variants related to combined exposure to lower low-density lipoproteins and lower systolic blood pressure with lifetime risk of cardiovascular disease. *JAMA 322*, 1381–1391. https://doi.org/10.1001/jama.2019.14120.

Ferriss, T. (2018). LeBron James and his top-secret trainer, Mike Mancias (#349). *Tim Ferriss Show* (podcast), episode 349, November 27.

Fontana, L., and Partridge, L. (2015). Promoting health and longevity through

질병 해방

diet: From model organisms to humans. *Cell 161*, 106 – 118. https://doi. org/10.1016/j.cell.2015.02.020.

Forrester, J.S. (2010). Redefining normal low-density lipoprotein cholesterol: A strategy to unseat coronary disease as the nation's leading killer. *J. Am. Coll. Cardiol. 56*, 630 – 636. https://doi.org/10.1016/j.jacc.2009.11.090.

Frank, C., Kobesova, A., and Kolar, P. (2013). Dynamic neuromuscular stabilization and sports rehabilitation. *Int. J. Sports Phys. Ther. 8*, 62 – 73.

Franz, M.J. (1997). Protein: Metabolism and effect on blood glucose levels. *Diabetes Educ. 23*, 643 – 646, 648, 650 – 651. https://doi.org/10.1177/014572179702300603.

Frayn, K. (2019). *Human metabolism: A regulatory perspective*. 4th ed. New York: Wiley.

Freiherr, J., Hallschmid, M., Frey, W.H., Brünner, Y.F., Chapman, C.D., Hölscher, C., Craft, S., De Felice, F.G., and Benedict, C. (2013). Intranasal insulin as a treatment for Alzheimer's disease: A review of basic research and clinical evidence. *CNS Drugs 27*, 505 – 514. https://doi.org/10.1007/s40263-013-0076-8.

Friend, T. (2003). Jumpers. *New Yorker*, October 13. https://www.newyorker.com/magazine/2003/10/13/jumpers.

Fruman, D.A., Chiu, H., Hopkins, B.D., Bagrodia, S., Cantley, L.C., and Abraham, R.T. (2017). The PI3K pathway in human disease. *Cell 170*, 605 – 635. https://doi. org/10.1016/j.cell.2017.07.029.

Fryar, C.D., Kruszon-Moran, D., Gu, Q., and Ogden, C.L. (2018). Mean body weight, height, waist circumference, and body mass index among adults: United States, 1999 – 2000 through 2015 – 2016. *Natl. Health Stat. Rep.* 1 – 16.

Fullagar, H.H.K., Skorski, S., Duffield, R., Hammes, D., Coutts, A.J., and Meyer, T. (2015). Sleep and athletic performance: The effects of sleep loss on exercise performance, and physiological and cognitive responses to exercise. *Sports Med. Auckl. NZ 45*, 161 – 186. https://doi.org/10.1007/s40279-014-0260-0.

Gaskin, D.J., and Richard, P. (2012). The economic costs of pain in the United States. *J. Pain 13*, 715 – 724. https://doi.org/10.1016/j.jpain.2012.03.009.

Gavrilova, O., Marcus-Samuels, B., Graham, D., Kim, J.K., Shulman, G.I., Castle, A.L., Vinson, C., Eckhaus, M., and Reitman, M.L. (2000). Surgical implantation of adipose tissue reverses diabetes in lipoatrophic mice. *J. Clin. Invest. 105*, 271 – 278.

Gay, N., and Prasad, V. (2017). Few people actually benefit from "breakthrough" cancer immunotherapy. *Stat News*, March 8. https://www.statnews.

com/2017/03/08/immunotherapy-cancer-breakthrough/.

Gibala, M.J., Little, J.P., van Essen, M., Wilkin, G.P., Burgomaster, K.A., Safdar, A., Raha, S., and Tarnopolsky, M.A. (2006). Short-term sprint interval versus traditional endurance training: Similar initial adaptations in human skeletal muscle and exercise performance. *J. Physiol. 575*, 901–911. https://doi.org/10.1113/jphysiol.2006.112094.

Gibson, A.A., Seimon, R.V., Lee, C.M.Y., Ayre, J., Franklin, J., Markovic, T.P., Caterson, I.D., and Sainsbury, A. (2015). Do ketogenic diets really suppress appetite? A systematic review and meta-analysis. *Obes. Rev. 16*, 64–76. https://doi.org/10.1111/obr.12230.

Gillen, J.B., Percival, M.E., Skelly, L.E., Martin, B.J., Tan, R.B., Tarnopolsky, M.A., and Gibala, M.J. (2014). Three minutes of all-out intermittent exercise per week increases skeletal muscle oxidative capacity and improves cardiometabolic health. *PLOS ONE 9*, e111489. https://doi.org/10.1371/journal.pone.0111489.

Goldin, A., Beckman, J.A., Schmidt, A.M., and Creager, M.A. (2006). Advanced glycation end products. *Circulation 114*, 597–605. https://doi.org/10.1161/CIRCULATIONAHA.106.621854.

Goldstein, A.N., and Walker, M.P. (2014). The role of sleep in emotional brain function. *Annu. Rev. Clin. Psychol. 10*, 679–708. https://doi.org/10.1146/annurev-clinpsy-032813-153716.

Goldstein-Piekarski, A.N., Greer, S.M., Saletin, J.M., and Walker, M.P. (2015). Sleep deprivation impairs the human central and peripheral nervous system discrimination of social threat. *J. Neurosci. 35*, 10135–10145. https://doi.org/10.1523/JNEUROSCI.5254-14.2015.

Gordon, R.J. (2016). *The rise and fall of American growth: The U.S. standard of living since the Civil War*. Princeton, NJ: Princeton University Press.

Gradisar, M., Wolfson, A.R., Harvey, A.G., Hale, L., Rosenberg, R., and Czeisler, C.A. (2013). The sleep and technology use of Americans: Findings from the National Sleep Foundation's 2011 Sleep in America Poll. *J. Clin. Sleep Med. 9*, 1291–1299. https://doi.org/10.5664/jcsm.3272.

Graeber, C. (2018). *The breakthrough: Immunotherapy and the race to cure cancer*. New York: Twelve.

Grammatikopoulou, M.G., Goulis, D.G., Gkiouras, K., Theodoridis, X., Gkouskou, K.K., Evangeliou, A., Dardiotis, E., and Bogdanos, D.P. (2020). To keto or not to keto? A systematic review of randomized controlled trials assessing the effects of ketogenic therapy on Alzheimer disease. *Adv. Nutr. 11*, 1583–1602. https://

doi.org/10.1093/advances/nmaa073.

Grandner, M.A., Sean, P.A., Drummond. (2007). Who are the long sleepers? Towards an understanding of the mortality relationship. *Sleep Medicine Reviews*, 11: 5, 341–360. https://doi.org/10.1016/j.smrv.2007.03.010.

Grimmer, T., Riemenschneider, M., Förstl, H., Henriksen, G., Klunk, W.E., Mathis, C.A., Shiga, T., Wester, H.-J., Kurz, A., and Drzezga, A. (2009). Beta amyloid in Alzheimer's disease: Increased deposition in brain is reflected in reduced concentration in cerebrospinal fluid. *Biol. Psychiatry 65*, 927–934. https://doi.org/10.1016/j.biopsych.2009.01.027.

Gross, D.N., van den Heuvel, A.P.J., and Birnbaum, M.J. (2008). The role of FoxO in the regulation of metabolism. *Oncogene 27*, 2320–2336. https://doi.org/10.1038/onc.2008.25.

Guyenet, S.J., and Carlson, S.E. (2015). Increase in adipose tissue linoleic acid of US adults in the last half century. *Adv. Nutr. 6*, 660–664. https://doi.org/10.3945/an.115.009944.

Haase, C.L., Tybjærg-Hansen, A., Ali Qayyum, A., Schou, J., Nordestgaard, B.G., and Frikke-Schmidt, R. (2012). LCAT, HDL cholesterol and ischemic cardiovascular disease: A Mendelian randomization study of HDL cholesterol in 54,500 Individuals. *J. Clin. Endocrinol. Metab. 97*, E248–E256. https://doi.org/10.1210/jc.2011-1846.

Hafner, M., Stepanek, M., Taylor, J., Troxel, W.M., and van Stolk, C. (2017). Why sleep matters: The economic costs of insufficient sleep. *Rand Health Q. 6*, 11.

Hagerhall, C.M., et al. 2008. Investigations of human EEG response to viewing fractal patterns. *Perception 37*, 1488–1494. https://doi.org/10.1068/p5918.

Hamer, M., and O'Donovan, G. (2017). Sarcopenic obesity, weight loss, and mortality: The English Longitudinal Study of Ageing. *Am. J. Clin. Nutr. 106*, 125–129. https://doi.org/10.3945/ajcn.117.152488.

Hanahan, D., and Weinberg, R.A. (2011). Hallmarks of cancer: The next generation. *Cell 144*, 646–674. https://doi.org/10.1016/j.cell.2011.02.013.

Hanefeld, M., Koehler, C., Schaper, F., Fuecker, K., Henkel, E., and Temelkova-Kurktschiev, T. (1999). Postprandial plasma glucose is an independent risk factor for increased carotid intima-media thickness in non-diabetic individuals. *Atherosclerosis 144*, 229–235. https://doi.org/10.1016/S0021-9150(99)00059-3.

Hardeland, R. (2013). Chronobiology of melatonin beyond the feedback to the suprachiasmatic nucleus: Consequences to melatonin dysfunction. *Int. J. Mol.*

Sci. *14*, 5817 – 5841. https://doi.org/10.3390/ijms14035817.

Hardie, D.G. (2011). AMP-activated protein kinase: An energy sensor that regulates all aspects of cell function. *Genes Dev. 25*, 1895 – 1908. https://doi.org/10.1101/gad.17420111.

Harding, E.C., Franks, N.P., and Wisden, W. (2020). Sleep and thermoregulation. *Curr. Opin. Physiol. 15*, 7 – 13. https://doi.org/10.1016/j.cophys.2019.11.008.

Harrison, D.E., Strong, R., Reifsnyder, P., Kumar, N., Fernandez, E., Flurkey, K., Javors, M.A., Lopez-Cruzan, M., Macchiarini, F., Nelson, J.F., et al. (2021). 17-a-estradiol late in life extends lifespan in aging UM-HET3 male mice; nicotinamide riboside and three other drugs do not affect lifespan in either sex. *Aging Cell 20*, e13328. https://doi.org/10.1111/acel.13328.

Harrison, D.E., Strong, R., Sharp, Z.D., Nelson, J.F., Astle, C.M., Flurkey, K., Nadon, N.L., Wilkinson, J.E., Frenkel, K., Carter, C.S., et al. (2009). Rapamycin fed late in life extends lifespan in genetically heterogeneous mice. *Nature 460*, 392 – 395. https://doi.org/10.1038/nature08221.

Harrison, S.A., Gawrieh, S., Roberts, K., Lisanti, C.J., Schwope, R.B., Cebe, K.M., Paradis, V., Bedossa, P., Aldridge Whitehead, J.M., Labourdette, A., et al. (2021). Prospective evaluation of the prevalence of non-alcoholic fatty liver disease and steatohepatitis in a large middle-aged US cohort. *J. Hepatol. 75*, 284 – 291. https://doi.org/10.1016/j.jhep.2021.02.034.

Hatori, M., Vollmers, C., Zarrinpar, A., DiTacchio, L., Bushong, E.A., Gill, S., Leblanc, M., Chaix, A., Joens, M., Fitzpatrick, J.A.J., et al. (2012). Time restricted feeding without reducing caloric intake prevents metabolic diseases in mice fed a high fat diet. *Cell Metab. 15*, 848 – 860. https://doi.org/10.1016/j.cmet.2012.04.019.

Heron, M. (2021). Deaths: Leading causes for 2018. *Natl. Vital Stat. Rep. 70*(4), 1 – 115.

Herring, W.J., Connor, K.M., Ivgy-May, N., Snyder, E., Liu, K., Snavely, D.B., Krystal, A.D., Walsh, J.K., Benca, R.M., Rosenberg, R., et al. (2016). Suvorexant in patients with insomnia: Results from two 3-month randomized controlled clinical trials. *Biol. Psychiatry 79*, 136 – 148. https://doi.org/10.1016/j.biopsych.2014.10.003.

HHS (US Department of Health and Human Services). (2018). *Physical activity guidelines for Americans*. 2nd ed. https://health.gov/sites/default/files/2019-09/Physical_Activity_Guidelines_2nd_edition.pdf.

Hill, A.B. (1965). The environment and disease: Association or causation? *Proc. R. Soc. Med. 58*, 295 – 300.

Hines, L., and Rimm, E. (2001). Moderate alcohol consumption and coronary heart disease: A review. *Postgrad. Med. J. 77*, 747–752. https://doi.org/10.1136/pmj.77.914.747.

Hirode, G., and Wong, R.J. (2020). Trends in the prevalence of metabolic syndrome in the United States, 2011-2016. *JAMA 323*, 2526–2528. https://doi.org/10.1001/jama.2020.4501.

Hitchens, C. (2014). Mortality. New York: Twelve.

Hitt, R., Young-Xu, Y., Silver, M., and Perls, T. (1999). Centenarians: The older you get, the healthier you have been. *Lancet 354*, 652.

Hjelmborg, J., Iachine, I., Skytthe, A., Vaupel, J.W., McGue, M., Koskenvuo, M., Kaprio, J., Pedersen, N.L., and Christensen, K. (2006). Genetic influence on human lifespan and longevity. *Hum. Genet. 119*, 312–321. https://doi.org/10.1007/s00439-006-0144-y.

Hofseth, L.J., Hebert, J.R., Chanda, A., Chen, H., Love, B.L., Pena, M.M., Murphy, E.A., Sajish, M., Sheth, A., Buckhaults, P.J., et al. (2020). Early-onset colorectal cancer: Initial clues and current views. *Nat. Rev. Gastroenterol. Hepatol. 17*, 352–364. https://doi.org/10.1038/s41575-019-0253-4.

Hoglund, K., Thelen, K.M., Syversen, S., Sjogren, M., von Bergmann, K., Wallin, A., Vanmechelen, E., Vanderstichele, H., Lutjohann, D., and Blennow, K. (2005). The effect of simvastatin treatment on the amyloid precursor protein and brain cholesterol metabolism in patients with Alzheimer's disease. *Dement. Geriatr. Cogn. Disord. 19*, 256–265. https://doi.org/10.1159/000084550.

Holt, S.H., Miller, J.C., Petocz, P., and Farmakalidis, E. (1995). A satiety index of common foods. *Eur. J. Clin. Nutr. 49*, 675–690.

Hooper, L., Martin, N., Jimoh, O.F., Kirk, C., Foster, E., and Abdelhamid, A.S. (2020). Reduction in saturated fat intake for cardiovascular disease. *Cochrane Database Syst. Rev.* https://doi.org/10.1002/14651858.CD011737.pub3.

Hopkins, B.D., Pauli, C., Du, X., Wang, D.G., Li, X., Wu, D., Amadiume, S.C., Goncalves, M.D., Hodakoski, C., Lundquist, M.R., et al. (2018). Suppression of insulin feedback enhances the efficacy of PI3K inhibitors. *Nature 560*, 499–503. https://doi.org/10.1038/s41586-018-0343-4.

Houston, D.K., Nicklas, B.J., Ding, J., Harris, T.B., Tylavsky, F.A., Newman, A.B., Lee, J.S., Sahyoun, N.R., Visser, M., Kritchevsky, S.B., et al. (2008). Dietary protein intake is associated with lean mass change in older, community-dwelling adults: The Health, Aging, and Body Composition (Health ABC) Study. *Am. J. Clin. Nutr. 87*, 150–155. https://doi.org/10.1093/ajcn/87.1.150.

Howard, B.V., Van Horn, L., Hsia, J., Manson, J.E., Stefanick, M.L., Wassertheil-

Smoller, S., Kuller, L.H., LaCroix, A.Z., Langer, R.D., Lasser, N.L., et al. (2006). Low-fat dietary pattern and risk of cardiovascular disease: The Women's Health Initiative Randomized Controlled Dietary Modification Trial. *JAMA 295*, 655 – 666. https://doi.org/10.1001/jama.295.6.655.

Hughes, V.A., Frontera, W.R., Wood, M., Evans, W.J., Dallal, G.E., Roubenoff, R., and Singh, M.A.F. (2001). Longitudinal muscle strength changes in older adults: Influence of muscle mass, physical activity, and health. *J. Gerontol. Ser. A 56*, B209 – B217. https://doi.org/10.1093/gerona/56.5.B209.

Hutchison, I.C., and Rathore, S. (2015). The role of REM sleep theta activity in emotional memory. *Front. Psychol. 6*, 1439. https://doi.org/10.3389/fpsyg.2015.01439.

Iftikhar, I.H., Donley, M.A., Mindel, J., Pleister, A., Soriano, S., and Magalang, U.J. (2015). Sleep duration and metabolic syndrome: An updated dose-risk metaanalysis. *Ann. Am. Thorac. Soc. 12*, 1364 – 1372. https://doi.org/10.1513/AnnalsATS.201504-190OC.

Igwe, E., Azman, A.Z.F., Nordin, A.J., and Mohtarrudin, N. (2015). Association between HOMA-IR and cancer. *Int. J. Public Health Clin. Sci. 2*, 21.

Iliff, J.J., Lee, H., Yu, M., Feng, T., Logan, J., Nedergaard, M., and Benveniste, H. (2013). Brain-wide pathway for waste clearance captured by contrast-enhanced MRI. *J. Clin. Invest. 123*, 1299 – 1309. https://doi.org/10.1172/JCI67677.

IOM (Institute of Medicine). Committee on Military Nutrition Research. (2001). *Caffeine for the sustainment of mental task performance: Formulations for military operations*. Washington, DC: National Academies Press.

Ioannidis, J.P.A. (2018). The challenge of reforming nutritional epidemiologic research. *JAMA 320*, 969 – 970. https://doi.org/10.1001/jama.2018.11025.

Itani, O., Jike, M., Watanabe, N., and Kaneita, Y. (2017). Short sleep duration and health outcomes: A systematic review, meta-analysis, and meta-regression. *Sleep Med. 32*, 246 – 256. https://doi.org/10.1016/j.sleep.2016.08.006.

Jack, C.R., Knopman, D.S., Jagust, W.J., Petersen, R.C., Weiner, M.W., Aisen, P.S., Shaw, L.M., Vemuri, P., Wiste, H.J., Weigand, S.D., et al. (2013). Update on hypothetical model of Alzheimer's disease biomarkers. *Lancet Neurol. 12*, 207 – 216. https://doi.org/10.1016/S1474-4422(12)70291-0.

Jackson, M.L., Croft, R.J., Kennedy, G.A., Owens, K., and Howard, M.E. (2013). Cognitive components of simulated driving performance: Sleep loss effects and predictors. *Accid. Anal. Prev. 50*, 438 – 444. https://doi.org/10.1016/j.aap.2012.05.020.

질병 해방

Jakubowski, B., Shao, Y., McNeal, C., Xing, C., and Ahmad, Z. (2021). Monogenic and polygenic causes of low and extremely low LDL-C levels in patients referred to specialty lipid clinics: Genetics of low LDL-C. *J. Clin. Lipidol. 15*, 658–664. https://doi.org/10.1016/j.jacl.2021.07.003.

Jamaspishvili, T., Berman, D.M., Ross, A.E., Scher, H.I., De Marzo, A.M., Squire, J.A., and Lotan, T.L. (2018). Clinical implications of PTEN loss in prostate cancer. *Nat. Rev. Urol. 15*, 222–234. https://doi.org/10.1038/nrurol.2018.9.

Jamshed, H., Beyl, R.A., Della Manna, D.L., Yang, E.S., Ravussin, E., and Peterson, C.M. (2019). Early time-restricted feeding improves 24-hour glucose levels and affects markers of the circadian clock, aging, and autophagy in humans. *Nutrients 11*, 1234. https://doi.org/10.3390/nu11061234.

Jensen, T.L., Kiersgaard, M.K., Sørensen, D.B., and Mikkelsen, L.F. (2013). Fasting of mice: A review. *Lab. Anim. 47*, 225–240. https://doi.org/10.1177/0023677213501659.

Johnson, R.J., and Andrews, P. (2015). Ancient mutation in apes may explain human obesity and diabetes. *Scientific American*, October 1.

Johnson, R.J., Sánchez-Lozada, L.G., Andrews, P., and Lanaspa, M.A. (2017). Perspective: A historical and scientific perspective of sugar and its relation with obesity and diabetes. *Adv. Nutr. 8*, 412–422. https://doi.org/10.3945/an.116.014654.

Johnson, R.J., Stenvinkel, P., Andrews, P., Sánchez-Lozada, L.G., Nakagawa, T., Gaucher, E., Andres-Hernando, A., Rodriguez-Iturbe, B., Jimenez, C.R., Garcia, G., et al. (2020). Fructose metabolism as a common evolutionary pathway of survival associated with climate change, food shortage and droughts. *J. Intern. Med. 287*, 252–262. https://doi.org/10.1111/joim.12993.

Johnson, S. (2021). *Extra life: A short history of living longer*. New York: Riverhead Books.

Jones, K., Gordon-Weeks, A., Coleman, C., and Silva, M. (2017). Radiologically determined sarcopenia predicts morbidity and mortality following abdominal surgery: A systematic review and meta-analysis. *World J. Surg. 41*, 2266–2279. https://doi.org/10.1007/s00268-017-3999-2.

Jose, J. (2016). Statins and its hepatic effects: Newer data, implications, and changing recommendations. *J. Pharm. Bioallied Sci. 8*, 23–28. https://doi.org/10.4103/0975-7406.171699.

Joslin, E.P. (1940). The universality of diabetes: A survey of diabetic morbidity in Arizona. The Frank Billings Lecture. *JAMA 115*, 2033–2038. https://doi.org/10.1001/jama.1940.02810500001001.

Ju, Y.-E.S., McLeland, J.S., Toedebusch, C.D., Xiong, C., Fagan, A.M., Duntley, S.P., Morris, J.C., and Holtzman, D.M. (2013). Sleep quality and preclinical Alzheimer disease. *JAMA Neurol.* *70*, 587–593. https://doi.org/10.1001/jamaneurol.2013.2334.

Kalmbach, D.A., Schneider, L.D., Cheung, J., Bertrand, S.J., Kariharan, T., Pack, A.I., and Gehrman, P.R. (2017). Genetic basis of chronotype in humans: Insights from three landmark GWAS. *Sleep* *40*, zsw048. https://doi.org/10.1093/sleep/zsw048.

Kanai, M., Matsubara, E., Isoe, K., Urakami, K., Nakashima, K., Arai, H., Sasaki, H., Abe, K., Iwatsubo, T., Kosaka, T., et al. (1998). Longitudinal study of cerebrospinal fluid levels of tau, A beta1-40, and A beta1-42(43) in Alzheimer's disease: A study in Japan. *Ann. Neurol.* *44*, 17–26. https://doi.org/10.1002/ana.410440108.

Karagiannis, A.D., Mehta, A., Dhindsa, D.S., Virani, S.S., Orringer, C.E., Blumenthal, R.S., Stone, N.J., and Sperling, L.S. (2021). How low is safe? The frontier of very low (<30 mg/dL) LDL cholesterol. *Eur. Heart J.* *42*, 2154–2169. https://doi.org/10.1093/eurheartj/ehaa1080.

Karsli-Uzunbas, G., Guo, J.Y., Price, S., Teng, X., Laddha, S.V., Khor, S., Kalaany, N.Y., Jacks, T., Chan, C.S., Rabinowitz, J.D., et al. (2014). Autophagy is required for glucose homeostasis and lung tumor maintenance. *Cancer Discov.* *4*, 914–927. https://doi.org/10.1158/2159-8290.CD-14-0363.

Kaivola, K., Shah, Z., Chia, R., International LBD Genomics Consortium, and Scholz, S.W. (2022). Genetic evaluation of dementia with Lewy bodies implicates distinct disease subgroups. *Brain* *145*(5), 1757–1762. https://doi.org/10.1093/brain/awab402.

Kawada, S., and Ishii, N. (2005). Skeletal muscle hypertrophy after chronic restriction of venous blood flow in rats. *Med. Sci. Sports Exerc.* *37*, 1144–1150. https://doi.org/10.1249/01.mss.0000170097.59514.bb.

Kawano, H., Motoyama, T., Hirashima, O., Hirai, N., Miyao, Y., Sakamoto, T., Kugiyama, K., Ogawa, H., and Yasue, H. (1999). Hyperglycemia rapidly suppresses flow-mediated endothelium-dependent vasodilation of brachial artery. *J. Am. Coll. Cardiol.* *34*, 146–154. https://doi.org/10.1016/S0735-1097(99)00168-0.

Keramidas, M.E., and Botonis, P.G. (2021). Short-term sleep deprivation and human thermoregulatory function during thermal challenges. *Exp. Physiol.* *106*, 1139–1148. https://doi.org/10.1113/EP089467.

Kerrouche, N., Herholz, K., Mielke, R., Holthoff, V., and Baron, J.-C. (2006). 18FDG PET in vascular dementia: Differentiation from Alzheimer's disease using voxel-based multivariate analysis. *J. Cereb. Blood Flow Metab. 26*, 1213 – 1221. https://doi.org/10.1038/sj.jcbfm.9600296.

Killgore, W.D.S. (2013). Self-reported sleep correlates with prefrontal-amygdala functional connectivity and emotional functioning. *Sleep 36*, 1597 – 1608. https://doi.org/10.5665/sleep.3106.

Kim, C.-H., Wheatley, C.M., Behnia, M., and Johnson, B.D. (2016). The effect of aging on relationships between lean body mass and VO₂max in rowers. *PLOS ONE 11*, e0160275. https://doi.org/10.1371/journal.pone.0160275.

Kim, D.-Y., Hong, S.-H., Jang, S.-H., Park, S.-H., Noh, J.-H., Seok, J.-M., Jo, H.-J., Son, C.-G., and Lee, E.-J. (2022). Systematic review for the medical applications of meditation in randomized controlled trials. *Int. J. Environ. Res. Public. Health 19*, 1244. https://doi.org/10.3390/ijerph19031244.

Kim, T.N., and Choi, K.M. (2013). Sarcopenia: Definition, epidemiology, and pathophysiology. *J. Bone Metab. 20*, 1 – 10. https://doi.org/10.11005/jbm.2013.20.1.1.

Kim, Y., White, T., Wijndaele, K., Westgate, K., Sharp, S.J., Helge, J.W., Wareham, N.J., and Brage, S. (2018). The combination of cardiorespiratory fitness and muscle strength, and mortality risk. *Eur. J. Epidemiol. 33*, 953 – 964. https://doi.org/10.1007/s10654-018-0384-x.

Kinsella, K.G. (1992). Changes in life expectancy, 1900 – 1990. *Am. J. Clin. Nutr. 55*, 1196S – 1202S. https://doi.org/10.1093/ajcn/55.6.1196S.

Kloske, C.M., and Wilcock, D.M. (2020). The important interface between apolipoprotein E and neuroinflammation in Alzheimer's disease. *Front. Immunol. 11*, 754. https://doi.org/10.3389/fimmu.2020.00754.

Kochenderfer, J.N., Wilson, W.H., Janik, J.E., Dudley, M.E., Stetler-Stevenson, M., Feldman, S.A., Maric, I., Raffeld, M., Nathan, D.-A.N., Lanier, B.J., et al. (2010). Eradication of B-lineage cells and regression of lymphoma in a patient treated with autologous T cells genetically engineered to recognize CD19. *Blood 116*, 4099 – 4102. https://doi.org/10.1182/blood-2010-04-281931.

Kokkinos, P., Faselis, C., Babu, H.S.I., Pittaras, A., Doumas, M., Murphy, R., Heimall, M.S., Sui, X., Zhang, J., and Myers, J. (2022). Cardiorespiratory fitness and mortality risk across the spectra of age, race, and sex. *J. Am. Coll. Cardiol. 80*, 598 – 609.

Kolata, G. (2012). Severe diet doesn't prolong life, at least in monkeys. *New York*

Times, August 29, 2012. https://www.nytimes.com/2012/08/30/science/low-calorie-diet-doesnt-prolong-life-study-of-monkeys-finds.html?action=click&module=RelatedCoverage&pgtype=Article&region=Footer.

———. (2020). An Alzheimer's treatment fails: "We don't have anything now." *New York Times*, February 10. https://www.nytimes.com/2020/02/10/health/alzheimers-amyloid-drug.html.

Kolka, M.A., an.d Stephenson, L.A. (1988). Exercise thermoregulation after prolonged wakefulness. *J. Appl. Physiol. 64*, 1575–1579. https://doi.org/10.1152/jappl.1988.64.4.1575.

Konstantinos, I., Avgerinos, N.S., Mantzoros, C.S., Dalamaga, M. (2019). Obesity and cancer risk: Emerging biological mechanisms and perspectives, *Metabolism 92*, 121–135. https://doi.org/10.1016/j.metabol.2018.11.001.

Kortebein, P., Ferrando, A., Lombeida, J., Wolfe, R., and Evans, W.J. (2007). Effect of 10 days of bed rest on skeletal muscle in healthy older adults. *JAMA 297*, 1769–1774. https://doi.org/10.1001/jama.297.16.1772-b.

Kourtis, N., and Tavernarakis, N. (2009). Autophagy and cell death in model organisms. *Cell Death Differ. 16*, 21–30. https://doi.org/10.1038/cdd.2008.120.

Krause, A.J., Simon, E.B., Mander, B.A., Greer, S.M., Saletin, J.M., Goldstein-Piekarski, A.N., and Walker, M.P. (2017). The sleep-deprived human brain. *Nat. Rev. Neurosci. 18*, 404–418. https://doi.org/10.1038/nrn.2017.55.

Kuna, S.T., Maislin, G., Pack, F.M., Staley, B., Hachadoorian, R., Coccaro, E.F., and Pack, A.I. (2012). Heritability of performance deficit accumulation during acute sleep deprivation in twins. *Sleep 35*, 1223–1233. https://doi.org/10.5665/sleep.2074.

Kuo, T., McQueen, A., Chen, T.-C., and Wang, J.-C. (2015). Regulation of glucose homeostasis by glucocorticoids. *Adv. Exp. Med. Biol. 872*, 99–126. https://doi.org/10.1007/978-1-4939-2895-8_5.

Kwo, P.Y., Cohen, S.M., and Lim, J.K. (2017). ACG clinical guideline: Evaluation of abnormal liver chemistries. *Am. J. Gastroenterol. 112*, 18–35. https://doi.org/10.1038/ajg.2016.517.

Kwok, C.S., Kontopantelis, E., Kuligowski, G., Gray, M., Muhyaldeen, A., Gale, C.P., Peat, G.M., Cleator, J., Chew-Graham, C., Loke, Y.K., Mamas, M.A. (2018). Self-reported sleep duration and quality and cardiovascular disease and mortality. *JAHA, 7:15*. https://doi.org/10.1161/JAHA.118.008552.

Lammert, F., and Wang, D.Q.-H. (2005). New insights into the genetic regulation of intestinal cholesterol absorption. *Gastroenterology 129*, 718–734. https://doi.

질병 해방

org/10.1053/j.gastro.2004.11.017.

Lamond, N., and Dawson, D. (1999). Quantifying the performance impairment associated with fatigue. *J. Sleep Res. 8*, 255‒262. https://doi.org/10.1046/j.1365-2869.1999.00167.x.

Langa, K.M., and Levine, D.A. (2014). The diagnosis and management of mild cognitive impairment: A clinical review. *JAMA 312*, 2551‒2561. https://doi.org/10.1001/jama.2014.13806.

Laukkanen, T., Khan, H., Zaccardi, F., and Laukkanen, J.A. (2015). Association between sauna bathing and fatal cardiovascular and all-cause mortality events. *JAMA Intern. Med. 175*, 542‒548. https://doi.org/10.1001/jamainternmed.2014.8187.

Laukkanen, T., Kunutsor, S., Kauhanen, J., and Laukkanen, J.A. (2017). Sauna bathing is inversely associated with dementia and Alzheimer's disease in middle-aged Finnish men. *Age Ageing 46*, 245‒249. https://doi.org/10.1093/ageing/afw212.

Lawson, J.S. (2016). Multiple infectious agents and the origins of atherosclerotic coronary artery disease. *Front. Cardiovasc. Med. 3*, 30. https://doi.org/10.3389/fcvm.2016.00030.

Le, D.T., Uram, J.N., Wang, H., Bartlett, B.R., Kemberling, H., Eyring, A.D., Skora, A.D., Luber, B.S., Azad, N.S., Laheru, D., et al. (2015). PD-1 blockade in tumors with mismatch-repair deficiency. *N. Engl. J. Med. 372*, 2509‒2520. https://doi.org/10.1056/NEJMoa1500596.

Le, R., Zhao, L., and Hegele, R.A. (2022). Forty year follow-up of three patients with complete absence of apolipoprotein B-containing lipoproteins. *J. Clin. Lipidol. 16*, 155‒159. https://doi.org/10.1016/j.jacl.2022.02.003.

Lee, I.-M., and Buchner, D.M. (2008). The importance of walking to public health. *Med. Sci. Sports Exerc. 40*, S512‒518. https://doi.org/10.1249/MSS.0b013e31817c65d0.

Lee, J.C., Kim, S.J., Hong, S., and Kim, Y. (2019). Diagnosis of Alzheimer's disease utilizing amyloid and tau as fluid biomarkers. *Exp. Mol. Med. 51*, 1‒10. https://doi.org/10.1038/s12276-019-0250-2.

Lega, I.C., and Lipscombe, L.L. (2019). Review: diabetes, obesity, and cancer—pathophysiology and clinical implications. *Endocr. Rev. 41*(1), 33‒52. https://doi.org/10.1210/endrev/bnz014.

Lemasters, J.J. (2005). Selective mitochondrial autophagy, or mitophagy, as a targeted defense against oxidative stress, mitochondrial dysfunction, and aging. *Rejuvenation Res. 8*, 3‒5. https://doi.org/10.1089/rej.2005.8.3.

Lendner, J.D., Helfrich, R.F., Mander, B.A., Romundstad, L., Lin, J.J., Walker, M.P., Larsson, P.G., and Knight, R.T. (2020). An electrophysiological marker of arousal level in humans. *ELife 9*, e55092. https://doi.org/10.7554/eLife.55092.

Leproult, R., Holmbäck, U., and Van Cauter, E. (2014). Circadian misalignment augments markers of insulin resistance and inflammation, independently of sleep loss. *Diabetes 63*, 1860‒1869. https://doi.org/10.2337/db13-1546.

Leproult, R., and Van Cauter, E. (2010). Role of sleep and sleep loss in hormonal release and metabolism. *Endocr. Dev. 17*, 11‒21. https://doi.org/10.1159/000262524.

Lexell, J. (1995). Human aging, muscle mass, and fiber type composition. *J. Gerontol. A. Biol. Sci. Med. Sci. 50 Spec No*, 11‒16. https://doi.org/10.1093/gerona/50a.special_issue.11.

Li, R., Xia, J., Zhang, X., Gathirua-Mwangi, W.G., Guo, J., Li, Y., McKenzie, S., and Song, Y. (2018). Associations of muscle mass and strength with all-cause mortality among US older adults. *Med. Sci. Sports Exerc. 50*, 458‒467. https://doi.org/10.1249/MSS.0000000000001448.

Libby, P. (2021). The changing landscape of atherosclerosis. *Nature 592*, 524‒533. https://doi.org/10.1038/s41586-021-03392-8.

Libby, P., and Tokgözoğlu, L. (2022). Chasing LDL cholesterol to the bottom: PCSK9 in perspective. *Nat. Cardiovasc. Res. 1*, 554‒561. https://doi.org/10.1038/s44161-022-00085-x.

Liberti, M.V., and Locasale, J.W. (2016). The Warburg effect: How does it benefit cancer cells? *Trends Biochem. Sci. 41*, 211‒218. https://doi.org/10.1016/j.tibs.2015.12.001.

Lieberman, D.E., Kistner, T.M., Richard, D., Lee, I.-M., and Baggish, A.L. (2021). The active grandparent hypothesis: Physical activity and the evolution of extended human healthspans and lifespans. *Proc. Natl. Acad. Sci. 118*, e2107621118. https://doi.org/10.1073/pnas.2107621118.

Liguori, G., ed. (2020). *ACSM's guidelines for exercise testing and prescription*. 10th ed. Philadelphia: Wolters Kluwer Health.

Lim, A.S.P., Kowgier, M., Yu, L., Buchman, A.S., and Bennett, D.A. (2013a). Sleep fragmentation and the risk of incident Alzheimer's disease and cognitive decline in older persons. *Sleep 36*, 1027‒1032. https://doi.org/10.5665/sleep.2802.

Lim, A.S.P., Yu, L., Kowgier, M., Schneider, J.A., Buchman, A.S., and Bennett, D.A. (2013b). Sleep modifies the relation of APOE to the risk of Alzheimer disease and neurofibrillary tangle pathology. *JAMA Neurol. 70*, 10.1001/

jamaneurol.2013.4215. https://doi.org/10.1001/jamaneurol.2013.4215.

Lim, J., and Dinges, D.F. (2008). Sleep deprivation and vigilant attention. *Ann. N.Y. Acad. Sci. 1129*, 305 – 322. https://doi.org/10.1196/annals.1417.002.

Lin, H.-J., Lee, B.-C., Ho, Y.-L., Lin, Y.-H., Chen, C.-Y., Hsu, H.-C., Lin, M.-S., Chien, K.-L., and Chen, M.-F. (2009). Postprandial glucose improves the risk prediction of cardiovascular death beyond the metabolic syndrome in the nondiabetic population. *Diabetes Care 32*, 1721 – 1726. https://doi.org/10.2337/dc08-2337.

Lin, H.-S., Watts, J.N., Peel, N.M., and Hubbard, R.E. (2016). Frailty and post-operative outcomes in older surgical patients: A systematic review. *BMC Geriatr. 16*, 157. https://doi.org/10.1186/s12877-016-0329-8.

Lindle, R.S., Metter, E.J., Lynch, N.A., Fleg, J.L., Fozard, J.L., Tobin, J., Roy, T.A., and Hurley, B.F. (1997). Age and gender comparisons of muscle strength in 654 women and men aged 20 – 93 yr. *J. Appl. Physiol. 83*, 1581 – 1587. https://doi.org/10.1152/jappl.1997.83.5.1581.

Linehan, M.M., Comtois, K.A., Murray, A.M., Brown, M.Z., Gallop, R.J., Heard, H.L., Korslund, K.E., Tutek, D.A., Reynolds, S.K., and Lindenboim, N. (2006). Two-year randomized controlled trial and follow-up of dialectical behavior therapy vs therapy by experts for suicidal behaviors and borderline personality disorder. *Arch. Gen. Psychiatry 63*, 757 – 766. https://doi.org/10.1001/archpsyc.63.7.757.

Little, J.P., Gillen, J.B., Percival, M.E., Safdar, A., Tarnopolsky, M.A., Punthakee, Z., Jung, M.E., and Gibala, M.J. (2011). Low-volume high-intensity interval training reduces hyperglycemia and increases muscle mitochondrial capacity in patients with type 2 diabetes. *J. Appl. Physiol. 111*, 1554 – 1560. https://doi.org/10.1152/japplphysiol.00921.2011.

Liu, D., Huang, Y., Huang, C., Yang, S., Wei, X., Zhang, P., Guo, D., Lin, J., Xu, B., Li, C., et al. (2022). Calorie restriction with or without time-restricted eating in weight loss. *N. Engl. J. Med. 386*, 1495 – 1504. https://doi.org/10.1056/NEJMoa2114833.

Liu, G.Y., and Sabatini, D.M. (2020). mTOR at the nexus of nutrition, growth, ageing and disease. *Nat. Rev. Mol. Cell Biol. 21*, 183 – 203. https://doi.org/10.1038/s41580-019-0199-y.

Livingston, G. (2019). On average, older adults spend over half their waking hours alone. *Grius*, July 19. https://qrius.com/on-average-older-adults-spend-over-half-their-waking-hours-alone/.

Lobo, A., López-Antón, R., de-la-Cámara, C., Quintanilla, M.A., Campayo, A., Saz, P., and ZARADEMP Workgroup (2008). Non-cognitive psychopathological symptoms associated with incident mild cognitive impairment and dementia, Alzheimer's type. *Neurotox. Res. 14*, 263–272. https://doi.org/10.1007/BF03033815.

López-Otín, C., Blasco, M.A., Partridge, L., Serrano, M., and Kroemer, G. (2013). The hallmarks of aging. *Cell 153*, 1194–1217. https://doi.org/10.1016/j.cell.2013.05.039.

Lowe, D.A., Wu, N., Rohdin-Bibby, L., Moore, A.H., Kelly, N., Liu, Y.E., Philip, E., Vittinghoff, E., Heymsfield, S.B., Olgin, J.E., et al. (2020). Effects of time-restricted eating on weight loss and other metabolic parameters in women and men with overweight and obesity: The TREAT randomized clinical trial. *JAMA Intern. Med. 180*, 1491–1499. https://doi.org/10.1001/jamainternmed.2020.4153.

Lucey, B.P., McCullough, A., Landsness, E.C., Toedebusch, C.D., McLeland, J.S., Zaza, A.M., Fagan, A.M., McCue, L., Xiong, C., Morris, J.C., et al. (2019). Reduced non-rapid eye movement sleep is associated with tau pathology in early Alzheimer's disease. *Sci. Transl. Med. 11*, eaau6550. https://doi.org/10.1126/scitranslmed.aau6550.

Ludwig, J., Viggiano, T.R., McGill, D.B., and Oh, B.J. (1980). Nonalcoholic steatohepatitis: Mayo Clinic experiences with a hitherto unnamed disease. *Mayo Clinic proceedings, 55*(7), 434–438.

Lüth, H.-J., Ogunlade, V., Kuhla, B., Kientsch-Engel, R., Stahl, P., Webster, J., Arendt, T., and Münch, G. (2005). Age-and stage-dependent accumulation of advanced glycation end products in intracellular deposits in normal and Alzheimer's disease brains. *Cereb. Cortex 15*, 211–220. https://doi.org/10.1093/cercor/bhh123.

Mach, F., Ray, K.K., Wiklund, O., Corsini, A., Catapano, A.L., Bruckert, E., De Backer, G., Hegele, R.A., Hovingh, G.K., Jacobson, T.A., et al. (2018). Adverse effects of statin therapy: perception vs. the evidence: Focus on glucose homeostasis, cognitive, renal and hepatic function, haemorrhagic stroke and cataract. *Eur. Heart J. 39*, 2526–2539. https://doi.org/10.1093/eurheartj/ehy182.

Maddock, J., Cavadino, A., Power, C., and Hyppönen, E. (2015). 25-hydroxyvitamin D, APOE ε4 genotype and cognitive function: Findings from the 1958 British birth cohort. *Eur. J. Clin. Nutr. 69*, 505–508. https://doi.org/10.1038/ejcn.2014.201.

Maeng, L.Y., and Milad, M.R. (2015). Sex differences in anxiety disorders:

질병 해방

Interactions between fear, stress, and gonadal hormones. *Horm. Behav. 76,* 106 – 117. https://doi.org/10.1016/j.yhbeh.2015.04.002.

Mah, C.D., Mah, K.E., Kezirian, E.J., and Dement, W.C. (2011). The effects of sleep extension on the athletic performance of collegiate basketball players. *Sleep 34,* 943 – 950. https://doi.org/10.5665/SLEEP.1132.

Mandsager, K., Harb, S., Cremer, P., Phelan, D., Nissen, S.E., and Jaber, W. (2018). Association of cardiorespiratory fitness with long-term mortality among adults undergoing exercise treadmill testing. *JAMA Netw. Open 1,* e183605. https://doi.org/10.1001/jamanetworkopen.2018.3605.

Mannick, J.B., Del Giudice, G., Lattanzi, M., Valiante, N.M., Praestgaard, J., Huang, B., Lonetto, M.A., Maecker, H.T., Kovarik, J., Carson, S., et al. (2014). mTOR inhibition improves immune function in the elderly. *Sci. Transl. Med. 6,* 268ra179. https://doi.org/10.1126/scitranslmed.3009892.

Manson, J.E., Chlebowski, R.T., Stefanick, M.L., Aragaki, A.K., Rossouw, J.E., Prentice, R.L., Anderson, G., Howard, B.V., Thomson, C.A., LaCroix, A.Z., et al. (2013). The Women's Health Initiative hormone therapy trials: Update and overview of health outcomes during the intervention and post-stopping phases. *JAMA 310,* 1353 – 1368.

Mansukhani, M.P., Kolla, B.P., Surani, S., Varon, J., and Ramar, K. (2012). Sleep deprivation in resident physicians, work hour limitations, and related outcomes: A systematic review of the literature. *Postgrad. Med. 124,* 241 – 249. https://doi.org/10.3810/pgm.2012.07.2583.

Marston, N.A., Giugliano, R.P., Melloni, G.E.M., Park, J.-G., Morrill, V., Blazing, M.A., Ference, B., Stein, E., Stroes, E.S., Braunwald, E., et al. (2022). Association of Apolipoprotein B – containing lipoproteins and risk of myocardial infarction in individuals with and without atherosclerosis: Distinguishing between particle concentration, type, and content. *JAMA Cardiol. 7*(3), 250 – 256. http://doi.org/10.1001/jamacardio.2021.5083.

Martínez-Lapiscina, E.H., Clavero, P., Toledo, E., Estruch, R., Salas-Salvadó, J., Julián, B.S., Sanchez-Tainta, A., Ros, E., Valls-Pedret, C., and Martinez-Gonzalez, M.Á. (2013). Mediterranean diet improves cognition: The PREDIMED-NAVARRA randomised trial. *J. Neurol. Neurosurg. Psychiatry 84,* 1318 – 1325. https://doi.org/10.1136/jnnp-2012-304792.

Masana, L., Girona, J., Ibarretxe, D., Rodríguez-Calvo, R., Rosales, R., Vallvé, J.-C., Rodríguez-Borjabad, C., Guardiola, M., Rodríguez, M., Guaita-Esteruelas, S., et al. (2018). Clinical and pathophysiological evidence supporting the safety of extremely low LDL levels: The zero-LDL hypothesis. *J. Clin. Lipidol. 12*, 292 – 299.e3. https://doi.org/10.1016/j.jacl.2017.12.018.

Masters, C.L., and Selkoe, D.J. (2012). Biochemistry of amyloid β-protein and amyloid deposits in Alzheimer disease. *Cold Spring Harb. Perspect. Med. 2*, a006262. https://doi.org/10.1101/cshperspect.a006262.

Matsuzaki, T., Sasaki, K., Tanizaki, Y., Hata, J., Fujimi, K., Matsui, Y., Sekita, A., Suzuki, S.O., Kanba, S., Kiyohara, Y., et al. (2010). Insulin resistance is associated with the pathology of Alzheimer disease: The Hisayama study. *Neurology 75*, 764 – 770. https://doi.org/10.1212/WNL.0b013e3181eee25f.

Mattison, J.A., Roth, G.S., Beasley, T.M., Tilmont, E.M., Handy, A.H., Herbert, R.L., Longo, D.L., Allison, D.B., Young, J.E., Bryant, M., et al. (2012). Impact of caloric restriction on health and survival in rhesus monkeys: The NIA study. *Nature 489*, https://doi.org/10.1038/nature11432.

Maurer, L.F., Schneider, J., Miller, C.B., Espie, C.A., and Kyle, S.D. (2021). The clinical effects of sleep restriction therapy for insomnia: A meta-analysis of randomised controlled trials. *Sleep Med. Rev. 58*, 101493. https://doi.org/10.1016/j.smrv.2021.101493.

McDonald, R.B., and Ramsey, J.J. (2010). Honoring Clive McCay and 75 years of calorie restriction research. *J. Nutr. 140*, 1205 – 1210. https://doi.org/10.3945/jn.110.122804.

McLaughlin, T., Abbasi, F., Cheal, K., Chu, J., Lamendola, C., and Reaven, G. (2003). Use of metabolic markers to identify overweight individuals who are insulin resistant. *Ann. Intern. Med. 139*, 802 – 809. https://doi.org/10.7326/0003-4819-139-10-200311180-00007.

McMillin, S.L., Schmidt, D.L., Kahn, B.B., and Witczak, C.A. (2017). GLUT4 is not necessary for overload-induced glucose uptake or hypertrophic growth in mouse skeletal muscle. *Diabetes 66*, 1491 – 1500. https://doi.org/10.2337/db16-1075.

McNamara, D.J. (2015). The fifty year rehabilitation of the egg. *Nutrients 7*, 8716 – 8722. https://doi.org/10.3390/nu7105429.

Melov, S., Tarnopolsky, M.A., Beckman, K., Felkey, K., and Hubbard, A. (2007). Resistance exercise reverses aging in human skeletal muscle. *PLOS ONE 2*, e465. https://doi.org/10.1371/journal.pone.0000465.

Mensah, G. A., Wei, G. S., Sorlie, P. D., Fine, L. J., Rosenberg, Y., Kaufmann, P. G., Mussolino, M. E., Hsu, L. L., Addou, E., Engelgau, M. M., & Gordon, D. (2017). Decline in Cardiovascular Mortality: Possible Causes and

Implications. *Circulation research, 120*(2), 366 – 380. https://doi.org/10.1161/CIRCRESAHA.116.309115.

Mensink, R.P., and Katan, M.B. (1992). Effect of dietary fatty acids on serum lipids and lipoproteins. A meta-analysis of 27 trials. *Arterioscler. Thromb. J. Vasc. Biol. 12*, 911 – 919. https://doi.org/10.1161/01.atv.12.8.911.

Mercken, E.M., Crosby, S.D., Lamming, D.W., JeBailey, L., Krzysik-Walker, S., Villareal, D., Capri, M., Franceschi, C., Zhang, Y., Becker, K., et al. (2013). Calorie restriction in humans inhibits the PI3K/AKT pathway and induces a younger transcription profile. *Aging Cell 12*, 645 – 651. https://doi.org/10.1111/acel.12088.

Michaelson, D.M. (2014). APOE ε4: The most prevalent yet understudied risk factor for Alzheimer's disease. *Alzheimers Dement. 10*, 861 – 868. https://doi.org/10.1016/j.jalz.2014.06.015.

Milewski, M.D., Skaggs, D.L., Bishop, G.A., Pace, J.L., Ibrahim, D.A., Wren, T.A.L., and Barzdukas, A. (2014). Chronic lack of sleep is associated with increased sports injuries in adolescent athletes. *J. Pediatr. Orthop. 34*, 129 – 133. https://doi.org/10.1097/BPO.0000000000000151.

Miller, R.A., Harrison, D.E., Astle, C.M., Baur, J.A., Boyd, A.R., de Cabo, R., Fernandez, E., Flurkey, K., Javors, M.A., Nelson, J.F., et al. (2011). Rapamycin, but not resveratrol or simvastatin, extends life span of genetically heterogeneous mice. *J. Gerontol. Ser. A 66A*, 191 – 201. https://doi.org/10.1093/gerona/glq178.

Mitter, S.S., Oriá, R.B., Kvalsund, M.P., Pamplona, P., Joventino, E.S., Mota, R.M.S., Gonçalves, D.C., Patrick, P.D., Guerrant, R.L., and Lima, A.A.M. (2012). Apolipoprotein E4 influences growth and cognitive responses to micronutrient supplementation in shantytown children from northeast Brazil. *Clinics 67*, 11 – 18. https://doi.org/10.6061/clinics/2012(01)03.

Moco, S., Bino, R.J., Vorst, O., Verhoeven, H.A., de Groot, J., van Beek, T.A., Vervoort, J., and de Vos, C.H.R. (2006). A liquid chromatography-mass spectrometry-based metabolome database for tomato. *Plant Physiol. 141*, 1205 – 1218. https://doi.org/10.1104/pp.106.078428.

Mollenhauer, B., Bibl, M., Trenkwalder, C., Stiens, G., Cepek, L., Steinacker, P., Ciesielczyk, B., Neubert, K., Wiltfang, J., Kretzschmar, H.A., et al. (2005). Follow-up investigations in cerebrospinal fluid of patients with dementia with Lewy bodies and Alzheimer's disease. *J. Neural Transm. 112*, 933 – 948. https://doi.org/10.1007/s00702-004-0235-7.

Montagne, A., Nation, D.A., Sagare, A.P., Barisano, G., Sweeney, M.D., Chakhoyan, A.,

Pachicano, M., Joe, E., Nelson, A.R., D'Orazio, L.M., et al. (2020). APOE4 leads to blood-brain barrier dysfunction predicting cognitive decline. *Nature 581*, 71‒76. https://doi.org/10.1038/s41586-020-2247-3.

Moraes, W. dos S., Poyares, D.R., Guilleminault, C., Ramos, L.R., Bertolucci, P.H.F., and Tufik, S. (2006). The effect of donepezil on sleep and REM sleep EEG in patients with Alzheimer disease: A double-blind placebo-controlled study. *Sleep 29*, 199‒205. https://doi.org/10.1093/sleep/29.2.199.

Mosconi, L., Rahman, A., Diaz, I., Wu, X., Scheyer, O., Hristov, H.W., Vallabhajosula, S., Isaacson, R.S., de Leon, M.J., and Brinton, R.D. (2018). Increased Alzheimer's risk during the menopause transition: A 3-year longitudinal brain imaging study. *PLOS ONE 13*, e0207885. https://doi.org/10.1371/journal.pone.0207885.

Motomura, Y., Kitamura, S., Oba, K., Terasawa, Y., Enomoto, M., Katayose, Y., Hida, A., Moriguchi, Y., Higuchi, S., and Mishima, K. (2013). Sleep debt elicits negative emotional reaction through diminished amygdala-anterior cingulate functional connectivity. *PLOS ONE 8*, e56578. https://doi.org/10.1371/journal. pone.0056578.

Mukherjee, S. (2011). *The emperor of all maladies: A biography of cancer*. New York: Scribner.

Mullane, K., and Williams, M. (2020). Alzheimer's disease beyond amyloid: Can the repetitive failures of amyloid-targeted therapeutics inform future approaches to dementia drug discovery? *Biochem. Pharmacol. 177*, 113945. https://doi. org/10.1016/j.bcp.2020.113945.

Müller, U., Winter, P., and Graeber, M.B. (2013). A presenilin 1 mutation in the first case of Alzheimer's disease. *Lancet Neurol. 12*, 129‒130. https://doi. org/10.1016/S1474-4422(12)70307-1.

Naci, H., and Ioannidis, J.P.A. (2015). Comparative effectiveness of exercise and drug interventions on mortality outcomes: Metaepidemiological study. *Br. J. Sports Med. 49*, 1414‒1422. https://doi.org/10.1136/bjsports-2015-f5577rep.

Naghshi, S., Sadeghian, M., Nasiri, M., Mobarak, S., Asadi, M., and Sadeghi, O. (2020). Association of total nut, tree nut, peanut, and peanut butter consumption with cancer incidence and mortality: A comprehensive systematic review and dose-response meta-analysis of observational studies. *Adv. Nutr. 12*, 793‒808. https://doi.org/10.1093/advances/nmaa152.

Naimi, T.S., Stockwell, T., Zhao, J., Xuan, Z., Dangardt, F., Saitz, R., Liang, W., and Chikritzhs, T. (2017). Selection biases in observational studies affect associations between "moderate" alcohol consumption and mortality. *Addiction*

112, 207 – 214. https://doi.org/10.1111/add.13451.

Nakamura, T., Shoji, M., Harigaya, Y., Watanabe, M., Hosoda, K., Cheung, T.T., Shaffer, L.M., Golde, T.E., Younkin, L.H., and Younkin, S.G. (1994). Amyloid beta protein levels in cerebrospinal fluid are elevated in early-onset Alzheimer's disease. *Ann. Neurol. 36*, 903 – 911. https://doi.org/10.1002/ana.410360616.

Nasir, K., Cainzos-Achirica, M., Valero-Elizondo, J., Ali, S.S., Havistin, R., Lakshman, S., Blaha, M.J., Blankstein, R., Shapiro, M.D., Arias, L., et al. (2022). Coronary atherosclerosis in an asymptomatic U.S. population. *JACC Cardiovasc. Imaging 15*(9), 1619 – 1621. https://doi.org/10.1016/j.jcmg.2022.03.010.

NCI (National Cancer Institute). (2015). Risk factors: Age. https://www.cancer.gov/about-cancer/causes-prevention/risk/age.

———. (2021). Risk factors: Age. https://www.cancer.gov/about-cancer/causes-prevention/risk/age.

———. (2022a). Obesity and cancer. Fact sheet, April 5. https://www.cancer.gov/about-cancer/causes-prevention/risk/obesity/obesity-fact-sheet.

———. (2022b). SEER survival statistics—SEER Cancer Query Systems. https://seer.cancer.gov/canques/survival.html.

Nedeltcheva, A.V., Kessler, L., Imperial, J., and Penev, P.D. (2009). Exposure to recurrent sleep restriction in the setting of high caloric intake and physical inactivity results in increased insulin resistance and reduced glucose tolerance. *J. Clin. Endocrinol. Metab. 94*, 3242 – 3250. https://doi.org/10.1210/jc.2009-0483.

Neth, B.J., and Craft, S. (2017). Insulin resistance and Alzheimer's disease: Bioenergetic linkages. *Front. Aging Neurosci. 9*, 345. https://doi.org/10.3389/fnagi.2017.00345.

Neu, S.C., Pa, J., Kukull, W., Beekly, D., Kuzma, A., Gangadharan, P., Wang, L.-S., Romero, K., Arneric, S.P., Redolfi, A., et al. (2017). Apolipoprotein E genotype and sex risk factors for Alzheimer disease: A meta-analysis. *JAMA Neurol. 74*, 1178 – 1189. https://doi.org/10.1001/jamaneurol.2017.2188.

Newman, A.B., Kupelian, V., Visser, M., Simonsick, E.M., Goodpaster, B.H., Kritchevsky, S.B., Tylavsky, F.A., Rubin, S.M., and Harris, T.B. (2006). Strength, but not muscle mass, is associated with mortality in the Health, Aging and Body Composition Study cohort. *J. Gerontol. Ser. A 61*, 72 – 77. https://doi.org/10.1093/gerona/61.1.72.

Newman, C.B., Preiss, D., Tobert, J.A., Jacobson, T.A., Page, R.L., Goldstein, L.B., Chin, C., Tannock, L.R., Miller, M., Raghuveer, G., et al. (2019). Statin safety and associated adverse events: A scientific statement from the American Heart Association. *Arterioscler. Thromb. Vasc. Biol. 39*, e38–e81. https://doi.org/10.1161/ATV.0000000000000073.

New York Times. (1985). New evidence, old debate. September 12. https://www.nytimes.com/1985/09/12/us/new-evidence-old-debate.html.

Ngandu, T., Lehtisalo, J., Solomon, A., Levälahti, E., Ahtiluoto, S., Antikainen, R., Bäckman, L., Hänninen, T., Jula, A., Laatikainen, T., et al. (2015). A 2 year multidomain intervention of diet, exercise, cognitive training, and vascular risk monitoring versus control to prevent cognitive decline in at-risk elderly people (FINGER): A randomised controlled trial. *Lancet 385*, 2255–2263. https://doi.org/10.1016/S0140-6736(15)60461-5.

NHTSA (National Highway Traffic Safety Administration). (2022a). Early estimates of motor vehicle traffic fatalities and fatality rate by sub-categories in 2021. Traffic Safety Facts, May. https://crashstats.nhtsa.dot.gov/Api/Public/ViewPublication/813298.

———. (2022b). Fatality and Injury Reporting System Tool (FIRST). https://cdan.dot.gov/query.

Nicklas, B.J., Chmelo, E., Delbono, O., Carr, J.J., Lyles, M.F., and Marsh, A.P. (2015). Effects of resistance training with and without caloric restriction on physical function and mobility in overweight and obese older adults: A randomized controlled trial. *Am. J. Clin. Nutr. 101*, 991–999. https://doi.org/10.3945/ajcn.114.105270.

NIDDK (National Institute of Diabetes and Digestive and Kidney Diseases). (2018). *Diabetes in America.* 3rd ed. Bethesda, MD: NIDDK.

Ninonuevo, M.R., Park, Y., Yin, H., Zhang, J., Ward, R.E., Clowers, B.H., German, J.B., Freeman, S.L., Killeen, K., Grimm, R., et al. (2006). A strategy for annotating the human milk glycome. *J. Agric. Food Chem. 54*, 7471–7480. https://doi.org/10.1021/jf0615810.

Nuttall, F.Q., and Gannon, M.C. (2006). The metabolic response to a high-protein, low-carbohydrate diet in men with type 2 diabetes mellitus. *Metabolism 55*, 243–251. https://doi.org/10.1016/j.metabol.2005.08.027.

Nymo, S., Coutinho, S.R., Jørgensen, J., Rehfeld, J.F., Truby, H., Kulseng, B., and Martins, C. (2017). Timeline of changes in appetite during weight loss with a ketogenic diet. *Int. J. Obes. 41*, 1224–1231. https://doi.org/10.1038/ijo.2017.96.

O'Donoghue, M.L., Fazio, S., Giugliano, R.P., et al. (2019). Lipoprotein(a), PCSK9

inhibition, and cardiovascular risk. *Circulation, 139*(12):1483-1492. doi:10.1161/
CIRCULATIONAHA.118.037184.

Ogden, C.L., Fryar, C.D., Carroll, M.D., and Flegal, K.M. (2004). Mean body weight,
height, and body mass index, United States 1960 – 2002. *Adv. Data* 1 – 17.

Ohayon, M.M., Carskadon, M.A., Guilleminault, C., and Vitiello, M.V. (2004). Meta-
analysis of quantitative sleep parameters from childhood to old age in healthy
individuals: Developing normative sleep values across the human lifespan.
Sleep 27, 1255 – 1273. https://doi.org/10.1093/sleep/27.7.1255.

O'Keefe, J.H., Cordain, L., Harris, W.H., Moe, R.M., and Vogel, R. (2004). Optimal
low-density lipoprotein is 50 to 70 mg/dl: Lower is better and physiologically
normal. *J. Am. Coll. Cardiol. 43*, 2142 – 2146. https://doi.org/10.1016/
j.jacc.2004.03.046.

Oliveira, C., Cotrim, H., and Arrese, M. (2019). Nonalcoholic fatty liver disease risk
factors in Latin American populations: Current scenario and perspectives. *Clin.
Liver Dis. 13*, 39 – 42. https://doi.org/10.1002/cld.759.

Oriá, R.B., Patrick, P.D., Blackman, J.A., Lima, A.A.M., and Guerrant, R.L. (2007). Role
of apolipoprotein E4 in protecting children against early childhood diarrhea
outcomes and implications for later development. *Med. Hypotheses 68*,
1099 – 1107. https://doi.org/10.1016/j.mehy.2006.09.036.

Orphanet (2022). Orphanet: 3 hydroxyisobutyric aciduria. https://www.orpha.net/
consor/cgi-bin/OC_Exp.php?Lng=EN&Expert=939.

Osorio, R.S., Pirraglia, E., Agüera-Ortiz, L.F., During, E.H., Sacks, H., Ayappa, I.,
Walsleben, J., Mooney, A., Hussain, A., Glodzik, L., et al. (2011). Greater risk
of Alzheimer's disease in older adults with insomnia. *J. Am. Geriatr. Soc. 59*,
559 – 562. https://doi.org/10.1111/j.1532-5415.2010.03288.x.

Oulhaj, A., Jernerén, F., Refsum, H., Smith, A.D., and de Jager, C.A. (2016). Omega-3
fatty acid status enhances the prevention of cognitive decline by B vitamins
in mild cognitive impairment. *J. Alzheimers Dis. 50*, 547 – 557. https://doi.
org/10.3233/JAD-150777.

Oyetakin-White, P., Suggs, A., Koo, B., Matsui, M.S., Yarosh, D., Cooper, K.D., and
Baron, E.D. (2015). Does poor sleep quality affect skin ageing? *Clin. Exp.
Dermatol. 40*, 17 – 22. https://doi.org/10.1111/ced.12455.

Patel, A.K., Reddy, V., and Araujo, J.F. (2022). *Physiology, sleep stages*. Treasure
Island, FL: StatPearls.

Patel, D., Steinberg, J., and Patel, P. (2018). Insomnia in the elderly: A review. *J.
Clin. Sleep Med. 14*, 1017 – 1024. https://doi.org/10.5664/jcsm.7172.

Peng, B., Yang, Q., B Joshi, R., Liu, Y., Akbar, M., Song, B.-J., Zhou, S., and Wang, X. (2020). Role of alcohol drinking in Alzheimer's disease, Parkinson's disease, and amyotrophic lateral sclerosis. *Int. J. Mol. Sci. 21*, 2316. https://doi.org/10.3390/ijms21072316.

Perls, T.T. (2017). Male centenarians: How and why are they different from their female counterparts? *J. Am. Geriatr. Soc. 65*, 1904–1906. https://doi.org/10.1111/jgs.14978.

Pesch, B., Kendzia, B., Gustavsson, P., Jöckel, K.-H., Johnen, G., Pohlabeln, H., Olsson, A., Ahrens, W., Gross, I.M., Brüske, I., et al. (2012). Cigarette smoking and lung cancer—relative risk estimates for the major histological types from a pooled analysis of case-control studies. *Int. J. Cancer 131*, 1210–1219. https://doi.org/10.1002/ijc.27339.

Petersen, K.F., Dufour, S., Savage, D.B., Bilz, S., Solomon, G., Yonemitsu, S., Cline, G.W., Befroy, D., Zemany, L., Kahn, B.B., et al. (2007). The role of skeletal muscle insulin resistance in the pathogenesis of the metabolic syndrome. *Proc. Natl. Acad. Sci. 104*, 12587–12594. https://doi.org/10.1073/pnas.0705408104.

Petersen, M.C., and Shulman, G.I. (2018). Mechanisms of insulin action and insulin resistance. *Physiol. Rev. 98*, 2133–2223. https://doi.org/10.1152/physrev.00063.2017.

Pfister, R., Sharp, S.J., Luben, R., Khaw, K.-T., and Wareham, N.J. (2011). No evidence of an increased mortality risk associated with low levels of glycated haemoglobin in a non-diabetic UK population. *Diabetologia 54*, 2025–2032. https://doi.org/10.1007/s00125-011-2162-0.

Phinney, S., and Volek, J. (2018). The science of nutritional ketosis and appetite. *Virta* (blog), July 25. https://www.virtahealth.com/blog/ketosis-appetite-hunger.

Picard, C. (2018). The secrets to living to 100 (according to people who've done it). *Good Housekeeping*.

Picton, J.D., Marino, A.B., and Nealy, K.L. (2018). Benzodiazepine use and cognitive decline in the elderly. *Am. J. Health. Syst. Pharm. 75*, e6–e12. https://doi.org/10.2146/ajhp160381.

Pollack, A. (2005). Huge genome project is proposed to fight cancer. *New York Times*, March 28. https://www.nytimes.com/2005/03/28/health/huge-genome-project-is-proposed-to-fight-cancer.html.

Pontzer, H., Wood, B.M., and Raichlen, D.A. (2018). Hunter-gatherers as models in public health. *Obes. Rev. 19*, 24–35. https://doi.org/10.1111/obr.12785.

Potvin, O., Lorrain, D., Forget, H., Dubé, M., Grenier, S., Préville, M., and Hudon, C. (2012). Sleep quality and 1-year incident cognitive impairment in community-dwelling older adults. *Sleep 35*, 491–499. https://doi.org/10.5665/sleep.1732.

Powell-Wiley, T.M., Poirier, P., Burke, L.E., Després, J.-P., Gordon-Larsen, P., Lavie, C.J., Lear, S.A., Ndumele, C.E., Neeland, I.J., Sanders, P., et al. (2021). Obesity and cardiovascular disease: A scientific statement from the American Heart Association. *Circulation 143*, e984–e1010. https://doi.org/10.1161/CIR.0000000000000973.

Prather, A.A., Bogdan, R., and Hariri, A.R. (2013). Impact of sleep quality on amygdala reactivity, negative affect, and perceived stress. Psychosom. *Med. 75*, 350–358. https://doi.org/10.1097/PSY.0b013e31828ef15b.

Prati, D., Taioli, E., Zanella, A., del a Torre, E., Butelli, S., Del Vecchio, E., Vianello, L., Zanuso, F., Mozzi, F., Milani, S., et al. (2002). Updated definitions of healthy ranges for serum alanine aminotransferase levels. *Ann. Intern. Med. 137*, 1–10. https://doi.org/10.7326/0003-4819-137-1-200207020-00006.

Proctor, R.N. (1995). *Cancer wars: How politics shapes what we know and don't know about cancer*. New York: Basic Books.

———. (2001). Tobacco and the global lung cancer epidemic. *Nat. Rev. Cancer 1*, 82–86. https://doi.org/10.1038/35094091.

Rabinovici, G.D., Gatsonis, C., Apgar, C., Chaudhary, K., Gareen, I., Hanna, L., Hendrix, J., Hillner, B.E., Olson, C., Lesman-Segev, O.H., et al. (2019). Association of amyloid positron emission tomography with subsequent change in clinical management among medicare beneficiaries with mild cognitive impairment or dementia. *JAMA 321*, 1286–1294. https://doi.org/10.1001/jama.2019.2000.

Rahman, A., Schelbaum, E., Hoffman, K., Diaz, I., Hristov, H., Andrews, R., Jett, S., Jackson, H., Lee, A., Sarva, H., et al. (2020). Sex-driven modifiers of Alzheimer risk: A multimodality brain imaging study. *Neurology 95*, e166–e178. https://doi.org/10.1212/WNL.0000000000009781.

Raichle, M.E., and Gusnard, D.A. (2002). Appraising the brain's energy budget. *Proc. Natl. Acad. Sci. 99*, 10237–10239. https://doi.org/10.1073/pnas.172399499.

Rajpathak, S.N., Liu, Y., Ben-David, O., Reddy, S., Atzmon, G., Crandall, J., and Barzilai, N. (2011). Lifestyle factors of people with exceptional longevity. *J. Am. Geriatr. Soc. 59*, 1509–1512. https://doi.org/10.1111/j.1532-5415.2011.03498.x.

Rao, M.N., Neylan, T.C., Grunfeld, C., Mulligan, K., Schambelan, M., and Schwarz, J.-M.

(2015). Subchronic sleep restriction causes tissue-specific insulin resistance. *J. Clin. Endocrinol. Metab. 100*, 1664–1671. https://doi.org/10.1210/jc.2014-3911.

Raskind, M.A., Peskind, E.R., Hoff, D.J., Hart, K.L., Holmes, H.A., Warren, D., Shofer, J., O'Connell, J., Taylor, F., Gross, C., et al. (2007). A parallel group placebo controlled study of prazosin for trauma nightmares and sleep disturbance in combat veterans with post-traumatic stress disorder. *Biol. Psychiatry 61*, 928–934. https://doi.org/10.1016/j.biopsych.2006.06.032.

Raskind, M.A., Peskind, E.R., Kanter, E.D., Petrie, E.C., Radant, A., Thompson, C.E., Dobie, D.J., Hoff, D., Rein, R.J., Straits-Tröster, K., et al. (2003). Reduction of nightmares and other PTSD symptoms in combat veterans by prazosin: A placebo-controlled study. *Am. J. Psychiatry 160*, 371–373. https://doi.org/10.1176/appi.ajp.160.2.371.

Ratnakumar, A., Zimmerman, S.E., Jordan, B.A., and Mar, J.C. (2019). Estrogen activates Alzheimer's disease genes. *Alzheimers Dement. 5*, 906–917. https://doi.org/10.1016/j.trci.2019.09.004.

Real, T. (1998). *I don't want to talk about it: Overcoming the secret legacy of male depression*. New York: Scribner.

Reddy, O.C., and van der Werf, Y.D. (2020). The sleeping brain: Harnessing the power of the glymphatic system through lifestyle choices. *Brain Sci. 10*, 868. https://doi.org/10.3390/brainsci10110868.

Reiman, E.M., Arboleda-Velasquez, J.F., Quiroz, Y.T., Huentelman, M.J., Beach, T.G., Caselli, R.J., Chen, Y., Su, Y., Myers, A.J., Hardy, J., et al. (2020). Exceptionally low likelihood of Alzheimer's dementia in APOE2 homozygotes from a 5,000-person neuropathological study. *Nat. Commun. 11*, 667. https://doi.org/10.1038/s41467-019-14279-8.

Reiman, E.M., Caselli, R.J., Yun, L.S., Chen, K., Bandy, D., Minoshima, S., Thibodeau, S.N., and Osborne, D. (1996). Preclinical evidence of Alzheimer's disease in persons homozygous for the epsilon 4 allele for apolipoprotein E. *N. Engl. J. Med. 334*, 752–758. https://doi.org/10.1056/NEJM199603213341202.

Reimers, C.D., Knapp, G., and Reimers, A.K. (2012). Does physical activity increase life expectancy? A review of the literature. *J. Aging Res. 2012*, 243958. https://doi.org/10.1155/2012/243958.

Repantis, D., Wermuth, K., Tsamitros, N., Danker-Hopfe, H., Bublitz, J.C., Kühn, S., and Dresler, M. (2020). REM sleep in acutely traumatized individuals and interventions for the secondary prevention of post-traumatic stress disorder.

Eur. J. Psychotraumatology 11, 1740492. https://doi.org/10.1080/20008198.20 20.1740492.

Reutrakul, S., and Van Cauter, E. (2018). Sleep influences on obesity, insulin resistance, and risk of type 2 diabetes. *Metabolism 84*, 56–66. https://doi. org/10.1016/j.metabol.2018.02.010.

Revelas, M., Thalamuthu, A., Oldmeadow, C., Evans, T.-J., Armstrong, N.J., Kwok, J.B., Brodaty, H., Schofield, P.R., Scott, R.J., Sachdev, P.S., et al. (2018). Review and meta-analysis of genetic polymorphisms associated with exceptional human longevity. *Mech. Ageing Dev. 175*, 24–34. https://doi.org/10.1016/ j.mad.2018.06.002.

Richter, E.A. (2021). Is GLUT4 translocation the answer to exercise-stimulated muscle glucose uptake? *Am. J. Physiol.-Endocrinol. Metab. 320*, E240–E243. https://doi.org/10.1152/ajpendo.00503.2020.

Riis, J.A. (1901). *The making of an American*. United States: Aegypan.

Ritchie, H., and Roser, M. (2018). Causes of death. *Our World in Data*. https:// ourworldindata.org/causes-of-death.

Rosenberg, A., Mangialasche, F., Ngandu, T., Solomon, A., Kivipelto, M. (2020). Multidomain interventions to prevent cognitive impairment, Alzheimer's disease, and dementia: From FINGER to world-wide FINGERS. *J. Prev. Alzheimers Dis. 7*(1): 29–36. https://doi.org/10.14283/jpad.2019.41.

Rosenberg, S.A., and Barr, J.M. (1992). *The transformed cell*. New York: Putnam.

Roy, J., and Forest, G. (2018). Greater circadian disadvantage during evening games for the National Basketball Association (NBA), National Hockey League (NHL) and National Football League (NFL) teams travelling westward. *J. Sleep Res. 27*, 86–89. https://doi.org/10.1111/jsr.12565.

Rozentryt, P., von Haehling, S., Lainscak, M., Nowak, J.U., Kalantar-Zadeh, K., Polonski, L., and Anker, S.D. (2010). The effects of a high-caloric protein-rich oral nutritional supplement in patients with chronic heart failure and cachexia on quality of life, body composition, and inflammation markers: A randomized, double-blind pilot study. *J. Cachexia Sarcopenia Muscle 1*, 35–42. https://doi. org/10.1007/s13539-010-0008-0.

Rupp, T.L., Wesensten, N.J., and Balkin, T.J. (2012). Trait-like vulnerability to total and partial sleep loss. *Sleep 35*, 1163–1172. https://doi.org/10.5665/ sleep.2010.

Sabatini, D.M., Erdjument-Bromage, H., Lui, M., Tempst, P., and Snyder, S.H. (1994). RAFT1: A mammalian protein that binds to FKBP12 in a rapamycin-dependent fashion and is homologous to yeast TORs. *Cell 78*, 35 – 43. https://doi. org/10.1016/0092-8674(94)90570-3.

Samra, R.A. (2010). Fats and satiety. In *Fat detection: Taste, texture, and post ingestive effects*, ed. J.-P. Montmayeur and J. le Coutre. Boca Raton, FL: CRC Press/Taylor and Francis.

San-Millán, I., and Brooks, G.A. (2018). Assessment of metabolic flexibility by means of measuring blood lactate, fat, and carbohydrate oxidation responses to exercise in professional endurance athletes and less-fit individuals. *Sports Med. Auckl. NZ 48*, 467 – 479. https://doi.org/10.1007/s40279-017-0751-x.

Sasco, A.J., Secretan, M.B., and Straif, K. (2004). Tobacco smoking and cancer: A brief review of recent epidemiological evidence. *Lung Cancer Amst. Neth. 45*, Suppl 2, S3 – 9. https://doi.org/10.1016/j.lungcan.2004.07.998.

Saul, S. (2006). Record sales of sleeping pills are causing worries. *New York Times*, February 7. https://www.nytimes.com/2006/02/07/business/record-sales-of-sleeping-pills-are-causing-worries.html.

Sawka, M.N., Gonzalez, R.R., and Pandolf, K.B. (1984). Effects of sleep deprivation on thermoregulation during exercise. *Am. J. Physiol. 246*, R72 – 77. https://doi. org/10.1152/ajpregu.1984.246.1.R72.

Schoenfeld, B.J., and Aragon, A.A. (2018). How much protein can the body use in a single meal for muscle-building? Implications for daily protein distribution. *J. Int. Soc. Sports Nutr. 15*, 10. https://doi.org/10.1186/s12970-018-0215-1.

Schwingshackl, L., Schwedhelm, C., Hoffmann, G., Knüppel, S., Laure Preterre, A., Iqbal, K., Bechthold, A., De Henauw, S., Michels, N., Devleesschauwer, B., et al. (2018). Food groups and risk of colorectal cancer. *Int. J. Cancer 142*, 1748 – 1758. https://doi.org/10.1002/ijc.31198.

Schwingshackl, L., Zähringer, J., Beyerbach, J., Werner, S., Heseker, H., Koletzko, B., and Meerpoh, J. Total dietary fat intake, fat quality, and health outcomes: A scoping review of systematic reviews of prospective studies. *Ann. Nutr. Metab. 77*(1), 4 – 15. https://doi.org/10.1159/000515058.

Sebastiani, P., Gurinovich, A., Nygaard, M., Sasaki, T., Sweigart, B., Bae, H., Andersen, S.L., Villa, F., Atzmon, G., Christensen, K., et al. (2019). APOE alleles and extreme human longevity. *J. Gerontol. Ser. A 74*, 44 – 51. https://doi. org/10.1093/gerona/gly174.

Sebastiani, P., Nussbaum, L., Andersen, S.L., Black, M.J., and Perls, T.T. (2016). Increasing sibling relative risk of survival to older and older ages and the importance of precise definitions of "aging," "life span," and "longevity." *J.*

Gerontol. A. Biol. Sci. Med. Sci. 71, 340 – 346. https://doi.org/10.1093/gerona/glv020.

Seidelin, K.N. (1995). Fatty acid composition of adipose tissue in humans: Implications for the dietary fat-serum cholesterol-CHD issue. *Prog. Lipid Res. 34*, 199 – 217. https://doi.org/10.1016/0163-7827(95)00004-J.

Seifert, T., Brassard, P., Wissenberg, M., Rasmussen, P., Nordby, P., Stallknecht, B., Adser, H., Jakobsen, A.H., Pilegaard, H., Nielsen, H.B., et al. (2010). Endurance training enhances BDNF release from the human brain. *Am. J. Physiol. Regul. Integr. Comp. Physiol. 298*, R372 – 377. https://doi.org/10.1152/ajpregu.00525.2009.

Selvarani, R., Mohammed, S., and Richardson, A. (2021). Effect of rapamycin on aging and age-related diseases—past and future. *GeroScience 43*, 1135 – 1158. https://doi.org/10.1007/s11357-020-00274-1.

Serna, E., Gambini, J., Borras, C., Abdelaziz, K.M., Mohammed, K., Belenguer, A., Sanchis, P., Avellana, J.A., Rodriguez-Mañas, L., and Viña, J. (2012). Centenarians, but not octogenarians, up-regulate the expression of microRNAs. *Sci. Rep. 2*, 961. https://doi.org/10.1038/srep00961.

Shahid, A., Wilkinson, K., Marcu, S., and Shapiro, C.M. (2011). Insomnia Severity Index (ISI). In *STOP, THAT and one hundred other sleep scales*, ed. A. Shahid, K. Wilkinson, S. Marcu, and C.M. Shapiro, 191 – 193. New York: Springer New York.

Shan, Z., Ma, H., Xie, M., Yan, P., Guo, Y., Bao, W., Rong, Y., Jackson, C.L., Hu, F.B., and Liu, L. (2015). Sleep duration and risk of type 2 diabetes: A meta-analysis of prospective studies. *Diabetes Care 38*, 529 – 537. https://doi.org/10.2337/dc14-2073.

Shephard, R.J. (2009). Maximal oxygen intake and independence in old age. *Br. J. Sports Med. 43*, 342 – 346. https://doi.org/10.1136/bjsm.2007.044800.

Shmagel, A., Ngo, L., Ensrud, K., and Foley, R. (2018). Prescription medication use among community-based US adults with chronic low back pain: A cross-sectional population based study. *J. Pain 19*, 1104 – 1112. https://doi.org/10.1016/j.jpain.2018.04.004.

Siegel, R.L., Miller, K.D., Fuchs, H.E., and Jemal, A. (2021). Cancer statistics, 2021. CA. *Cancer J. Clin. 71*, 7 – 33. https://doi.org/10.3322/caac.21654.

Slayday, R.E., Gustavson, D.E., Elman, J.A., Beck, A., McEvoy, L.K., Tu, X.M., Fang, B., Hauger, R.L., Lyons, M.J., McKenzie, R.E., et al. (2021). Interaction between alcohol consumption and apolipoprotein E (ApoE) genotype with cognition in middle-aged men. *J. Int. Neuropsychol. Soc. 27*, 56–68. https://doi.org/10.1017/S1355617720000570.

Sleeman, J., and Steeg, P.S. (2010). Cancer metastasis as a therapeutic target. *Eur. J. Cancer 46*, 1177–1180. https://doi.org/10.1016/j.ejca.2010.02.039.

Small, G.W., Ercoli, L.M., Silverman, D.H.S., Huang, S.-C., Komo, S., Bookheimer, S.Y., Lavretsky, H., Miller, K., Siddarth, P., Rasgon, N.L., et al. (2000). Cerebral metabolic and cognitive decline in persons at genetic risk for Alzheimer's disease. *Proc. Natl. Acad. Sci. 97*, 6037–6042.

Smith, A.D., Smith, S.M., de Jager, C.A., Whitbread, P., Johnston, C., Agacinski, G., Oulhaj, A., Bradley, K.M., Jacoby, R., and Refsum, H. (2010). Homocysteine-lowering by B Vitamins slows the rate of accelerated brain atrophy in mild cognitive impairment: A randomized controlled trial. *PLOS ONE 5*, e12244. https://doi.org/10.1371/journal.pone.0012244.

Smith, C., and Lapp, L. (1991). Increases in number of REMS and REM density in humans following an intensive learning period. *Sleep 14*, 325–330. https://doi.org/10.1093/sleep/14.4.325.

Smith, C., and Smith, D. (2003). Ingestion of ethanol just prior to sleep onset impairs memory for procedural but not declarative tasks. *Sleep 26*, 185–191.

Sniderman, A.D., Bhopal, R., Prabhakaran, D., Sarrafzadegan, N., and Tchernof, A. (2007). Why might South Asians be so susceptible to central obesity and its atherogenic consequences? The adipose tissue overflow hypothesis. *Int. J. Epidemiol. 36*, 220–225. https://doi.org/10.1093/ije/dyl245.

Sniderman, A.D., Thanassoulis, G., Williams, K., and Pencina, M. (2016). Risk of premature cardiovascular disease vs the number of premature cardiovascular events. *JAMA Cardiol. 1*, 492–494. https://doi.org/10.1001/jamacardio.2016.0991.

Sokol, D.K. (2013). "First do no harm" revisited. *BMJ 347*, f6426. https://doi.org/10.1136/bmj.f6426.

Soran, H., Ho, J.H., and Durrington, P.N. (2018). Acquired low cholesterol: Diagnosis and relevance to safety of low LDL therapeutic targets. *Curr. Opin. Lipidol. 29*, 318–326. https://doi.org/10.1097/MOL.0000000000000526.

Spaeth, A.M., Dinges, D.F., and Goel, N. (2015). Resting metabolic rate varies by race and by sleep duration. *Obesity 23*, 2349–2356. https://doi.org/10.1002/oby.21198.

Spencer, C. (2005). *Genes, aging and immortality. Upper Saddle River*, NJ: Pearson.

Sperling, R.A., Aisen, P.S., Beckett, L.A., Bennett, D.A., Craft, S., Fagan, A.M.,

질병 해방

Iwatsubo, T., Jack, C.R., Kaye, J., Montine, T.J., et al. (2011). Toward defining the preclinical stages of Alzheimer's disease: Recommendations from the National Institute on Aging-Alzheimer's Association workgroups on diagnostic guidelines for Alzheimer's disease. *Alzheimers Dement. 7*, 280–292. https://doi.org/10.1016/j.jalz.2011.03.003.

Spiegel, K., Leproult, R., L'hermite-Balériaux, M., Copinschi, G., Penev, P.D., and Van Cauter, E. (2004b). Leptin levels are dependent on sleep duration: Relationships with sympathovagal balance, carbohydrate regulation, cortisol, and thyrotropin. *J. Clin. Endocrinol. Metab. 89*, 5762–5771. https://doi.org/10.1210/jc.2004-1003.

Spiegel, K., Leproult, R., and Van Cauter, E. (1999). Impact of sleep debt on metabolic and endocrine function. *Lancet 354*, 1435–1439. https://doi.org/10.1016/S0140-6736(99)01376-8.

Spiegel, K., Tasali, E., Penev, P., and Cauter, E.V. (2004a). Brief communication: Sleep curtailment in healthy young men is associated with decreased leptin levels, elevated ghrelin levels, and increased hunger and appetite. *Ann. Intern. Med. 141*, 846–850. https://doi.org/10.7326/0003-4819-141-11-200412070-00008.

Spillane, S., Shiels, M.S., Best, A.F., Haozous, E.A., Withrow, D.R., Chen, Y., Berrington de González, A., and Freedman, N.D. (2020). Trends in alcohol-induced deaths in the United States, 2000–2016. *JAMA Netw. Open 3*, e1921451. https://doi.org/10.1001/jamanetworkopen.2019.21451.

Spira, A.P., Gamaldo, A.A., An, Y., Wu, M.N., Simonsick, E.M., Bilgel, M., Zhou, Y., Wong, D.F., Ferrucci, L., and Resnick, S.M. (2013). Self-reported sleep and β-amyloid deposition in community-dwelling older adults. *JAMA Neurol. 70*, 1537–1543. https://doi.org/10.1001/jamaneurol.2013.4258.

Sprecher, K.E., Bendlin, B.B., Racine, A.M., Okonkwo, O.C., Christian, B.T., Koscik, R.L., Sager, M.A., Asthana, S., Johnson, S.C., and Benca, R.M. (2015). Amyloid burden is associated with self-reported sleep in non-demented late middle-aged adults. *Neurobiol. Aging 36*, 2568–2576. https://doi.org/10.1016/j.neurobiolaging.2015.05.004.

Stamatakis, K.A., and Punjabi, N.M. (2010). Effects of sleep fragmentation on glucose metabolism in normal subjects. *Chest 137*, 95–101. https://doi.org/10.1378/chest.09-0791.

Standl, E., Schnell, O., and Ceriello, A. (2011). Postprandial hyperglycemia and glycemic variability: Should we care? *Diabetes Care 34*, Suppl 2, S120–127.

https://doi.org/10.2337/dc11-s206.

Stary, H.C. (2003). *Atlas of atherosclerosis progression and regression*. Boca Raton, FL: CRC Press.

Stefan, N., Schick, F., and Häring, H.-U. (2017). Causes, characteristics, and consequences of metabolically unhealthy normal weight in humans. *Cell Metab. 26*, 292 – 300. https://doi.org/10.1016/j.cmet.2017.07.008.

Stickgold, R., Whidbee, D., Schirmer, B., Patel, V., and Hobson, J.A. (2000). Visual discrimination task improvement: A multi-step process occurring during sleep. *J. Cogn. Neurosci. 12*, 246 – 254. https://doi.org/10.1162/089892900562075.

Stomrud, E., Hansson, O., Zetterberg, H., Blennow, K., Minthon, L., and Londos, E. (2010). Correlation of longitudinal cerebrospinal fluid biomarkers with cognitive decline in healthy older adults. *Arch. Neurol. 67*, 217 – 223. https://doi.org/10.1001/archneurol.2009.316.

Strobe, M. (2021). U.S. overdose deaths topped 100,000 in one year, officials say. *AP News*, November 17. https://apnews.com/article/overdodse-deaths-fentanayl-health-f34b022d75a1eb9776e27903ab40670f.

Stroes, E.S., Thompson, P.D., Corsini, A., Vladutiu, G.D., Raal, F.J., Ray, K.K., Roden, M., Stein, E., Tokgözoğlu, L., Nordestgaard, B.G., et al. (2015). Statin-associated muscle symptoms: impact on statin therapy—European Atherosclerosis Society Consensus Panel Statement on Assessment, Aetiology and Management. *Eur. Heart J. 36*, 1012 – 1022. https://doi.org/10.1093/eurheartj/ehv043.

Strong, R., Miller, R.A., Astle, C.M., Baur, J.A., de Cabo, R., Fernandez, E., Guo, W., Javors, M., Kirkland, J.L., Nelson, J.F., et al. (2013). Evaluation of resveratrol, green tea extract, curcumin, oxaloacetic acid, and medium-chain triglyceride oil on life span of genetically heterogeneous mice. *J. Gerontol. Ser. A 68*, 6 – 16. https://doi.org/10.1093/gerona/gls070.

Strozyk, D., Blennow, K., White, L.R., and Launer, L.J. (2003). CSF Abeta 42 levels correlate with amyloid-neuropathology in a population-based autopsy study. *Neurology 60*, 652 – 656. https://doi.org/10.1212/01.wnl.0000046581.81650.d0.

Sudimac, S., Sale, V., and Kühn, S. (2022). How nature nurtures: Amygdala activity decreases as the result of a one-hour walk in nature. *Mol Psychiatry*. https://doi.org/10.1038/s41380-022-01720-6.

Sumithran, P., Prendergast, L.A., Delbridge, E., Purcell, K., Shulkes, A., Kriketos, A., and Proietto, J. (2013). Ketosis and appetite-mediating nutrients and hormones after weight loss. *Eur. J. Clin. Nutr. 67*, 759 – 764. https://doi.org/10.1038/

질병 해방

ejcn.2013.90.

Suzuki, K., Elkind, M.S., Boden-Albala, B., Jin, Z., Berry, G., Di Tullio, M.R., Sacco, R.L., and Homma, S. (2009). Moderate alcohol consumption is associated with better endothelial function: A cross sectional study. *BMC Cardiovasc. Disord. 9*, 8. https://doi.org/10.1186/1471-2261-9-8.

Tabata, I., Nishimura, K., Kouzaki, M., Hirai, Y., Ogita, F., Miyachi, M., and Yamamoto, K. (1996). Effects of moderate-intensity endurance and high-intensity intermittent training on anaerobic capacity and VO$_2$max. *Med. Sci. Sports Exerc. 28*, 1327–1330. https://doi.org/10.1097/00005768-199610000-00018.

Taieb, J., Gallois, C. (2020). Adjuvant chemotherapy for stage III colon cancer. *Cancers, 12*(9), 2679. https://doi.org/10.3390/cancers12092679.

Tang, C., Liu, C., Fang, P., Xiang, Y., and Min, R. (2019). Work-related accumulated fatigue among doctors in tertiary hospitals: A cross-sectional survey in six provinces of China. *Int. J. Environ. Res. Public. Health 16*, E3049. https://doi.org/10.3390/ijerph16173049.

Tanweer, S.A.W. (2021). How smart phones effects health. Tech neck: Causes and preventions. *Pak. J. Phys. Ther. 02–02*. https://doi.org/10.52229/pjpt.v2i04.1135.

Tapiola, T., Pirttilä, T., Mikkonen, M., Mehta, P.D., Alafuzoff, I., Koivisto, K., and Soininen, H. (2000). Three-year follow-up of cerebrospinal fluid tau, beta-amyloid 42 and 40 concentrations in Alzheimer's disease. *Neurosci. Lett. 280*, 119–122. https://doi.org/10.1016/s0304-3940(00)00767-9.

Tapiola, T., Alafuzoff, I., Herukka, S.-K., Parkkinen, L., Hartikainen, P., Soininen, H., and Pirttilä, T. (2009). Cerebrospinal fluid β-amyloid 42 and tau proteins as biomarkers of Alzheimer-type pathologic changes in the brain. *Arch. Neurol. 66*, 382–389. https://doi.org/10.1001/archneurol.2008.596.

Tasali, E., Leproult, R., Ehrmann, D.A., and Van Cauter, E. (2008). Slow-wave sleep and the risk of type 2 diabetes in humans. *Proc. Natl. Acad. Sci. 105*, 1044–1049. https://doi.org/10.1073/pnas.0706446105.

Tatebe, H., and Shiozaki, K. (2017). Evolutionary conservation of the components in the TOR signaling pathways. *Biomolecules 7*, 77. https://doi.org/10.3390/biom7040077.

Taylor, J. (2009). "Cigarettes, whisky, and wild, wild women." *Independent*, June 20. https://www.independent.co.uk/life-style/health-and-families/health-news/cigarettes-whisky-and-wild-wild-women-1710744.html.

Tchernof, A., and Després, J.-P. (2013). Pathophysiology of human visceral obesity: An update. *Physiol. Rev. 93*, 359 – 404. https://doi.org/10.1152/physrev.00033.2011.

Templeman, I., Smith, H.A., Chowdhury, E., Chen, Y.-C., Carroll, H., Johnson-Bonson, D., Hengist, A., Smith, R., Creighton, J., Clayton, D., et al. (2021). A randomized controlled trial to isolate the effects of fasting and energy restriction on weight loss and metabolic health in lean adults. *Sci. Transl. Med. 13*, eabd8034. https://doi.org/10.1126/scitranslmed.abd8034.

Thanassoulis, G., Sniderman, A.D., and Pencina, M.J. (2018). A long-term benefit approach vs standard risk-based approaches for statin eligibility in primary prevention. *JAMA Cardiol. 3*, 1090 – 1095. https://doi.org/10.1001/jamacardio.2018.3476.

Tieland, M., Dirks, M.L., van der Zwaluw, N., Verdijk, L.B., van de Rest, O., de Groot, L.C.P.G.M., and van Loon, L.J.C. (2012a). Protein supplementation increases muscle mass gain during prolonged resistance-type exercise training in frail elderly people: A randomized, double-blind, placebo-controlled trial. *J. Am. Med. Dir. Assoc. 13*, 713 – 719. https://doi.org/10.1016/j.jamda.2012.05.020.

Tieland, M., van de Rest, O., Dirks, M.L., van der Zwaluw, N., Mensink, M., van Loon, L.J.C., and de Groot, L.C.P.G.M. (2012b). Protein supplementation improves physical performance in frail elderly people: A randomized, double-blind, placebo-controlled trial. *J. Am. Med. Dir. Assoc. 13*, 720 – 726. https://doi.org/10.1016/j.jamda.2012.07.005.

Tolboom, N., van der Flier, W.M., Yaqub, M., Boellaard, R., Verwey, N.A., Blankenstein, M.A., Windhorst, A.D., Scheltens, P., Lammertsma, A.A., and van Berckel, B.N.M. (2009). Relationship of cerebrospinal fluid markers to 11C-PiB and 18F-FDDNP binding. *J. Nucl. Med. 50*, 1464 – 1470. https://doi.org/10.2967/jnumed.109.064360.

Trappe, S., Hayes, E., Galpin, A., Kaminsky, L., Jemiolo, B., Fink, W., Trappe, T., Jansson, A., Gustafsson, T., and Tesch, P. (2013). New records in aerobic power among octogenarian lifelong endurance athletes. *J. Appl. Physiol. 114*, 3 – 10. https://doi.org/10.1152/japplphysiol.01107.2012.

Trumble, B.C., and Finch, C.E. (2019). The exposome in human evolution: From dust to diesel. *Q. Rev. Biol. 94*, 333 – 394. https://doi.org/10.1086/706768.

Tsimikas, S., Fazio, S., Ferdinand, K.C., Ginsberg, H.N., Koschinsky, M.L., Santica, M., Moriarity, P.M., Rader, D.J., Remaley, A.T., Reyes-Soffer, G., et al. (2018). NHLBI Working Group recommendations to reduce lipoprotein(a)-mediated risk of cardiovascular disease and aortic stenosis. *J. Am. Coll. Cardiol. 71*(2),

177 – 192.

Tuchman, A. (2009). Diabetes and the public's health. *Lancet 374*, 1140 – 1141. https://doi.org/10.1016/S0140-6736(09)61730-X.

United States Census Bureau. (2022). National population by characteristics: 2020 – 2021 tables〉median age and age by sex〉annual estimates of the resident population by single year of age and Sex for the United States: April 1, 2020 to July 1, 2021 (NC-EST2021-SYASEX).

Uretsky, S., Rozanski, A., Singh, P., Supariwala, A., Atluri, P., Bangalore, S., Pappas, T.W., Fisher, E.A., and Peters, M.R. (2011). The presence, characterization and prognosis of coronary plaques among patients with zero coronary calcium scores. *Int. J. Cardiovasc. Imaging 27*, 805 – 812. https://doi.org/10.1007/s10554-010-9730-0.

Urfer, S.R., Kaeberlein, T.L., Mailheau, S., Bergman, P.J., Creevy, K.E., Promislow, D.E.L., and Kaeberlein, M. (2017). A randomized controlled trial to establish effects of short-term rapamycin treatment in 24 middle-aged companion dogs. *GeroScience 39*, 117 – 127. https://doi.org/10.1007/s11357-017-9972-z.

Urry, E., and Landolt, H.-P. (2015). Adenosine, caffeine, and performance: From cognitive neuroscience of sleep to sleep pharmacogenetics. In *Sleep, neuronal plasticity and brain function*, ed. P. Meerlo, R.M. Benca, and T. Abel, 331 – 366. Berlin: Springer.

Van Ancum, J.M., Pijnappels, M., Jonkman, N.H., Scheerman, K., Verlaan, S., Meskers, C.G.M., and Maier, A.B. (2018). Muscle mass and muscle strength are associated with pre-and post-hospitalization falls in older male inpatients: A longitudinal cohort study. *BMC Geriatr. 18*, 116. https://doi.org/10.1186/s12877-018-0812-5.

Van Cauter, E., Caufriez, A., Kerkhofs, M., Van Onderbergen, A., Thorner, M.O., and Copinschi, G. (1992). Sleep, awakenings, and insulin-like growth factor-I modulate the growth hormone (GH) secretory response to GH-releasing hormone. *J. Clin. Endocrinol. Metab. 74*, 1451 – 1459. https://doi.org/10.1210/jcem.74.6.1592893.

van Charante, E., Richard, E., Eurelings, L.S., van Dalen, J-W., Ligthart, S.A., van Bussel, E.F., Hoevenaar-Blom, M.P., Vermeulen, M., van Gool, W. A. (2016). Effectiveness of a 6-year multidomain vascular care intervention to prevent dementia (preDIVA): A cluster-randomised controlled trial. *Lancet 388*, 797 – 805. https://doi.org/10.1016/S0140-6736(16)30950-3.

Vander Heiden, M.G., Cantley, L.C., and Thompson, C.B. (2009). Understanding the

Warburg effect: The metabolic requirements of cell proliferation. *Science 324*, 1029‒1033. https://doi.org/10.1126/science.1160809.

van der Helm, E., and Walker, M.P. (2009). Overnight therapy? The role of sleep in emotional brain processing. *Psychol. Bull. 135*, 731‒748. https://doi.org/10.1037/a0016570.

Van Dongen, H.P.A., Baynard, M.D., Maislin, G., and Dinges, D.F. (2004). Systematic trait-like differential vulnerability. *Sleep 27*, 423‒433.

Van Dongen, H.P.A., Maislin, G., Mullington, J.M., and Dinges, D.F. (2003). The cumulative cost of additional wakefulness: Dose-response effects on neurobehavioral functions and sleep physiology from chronic sleep restriction and total sleep deprivation. *Sleep 26*, 117‒126. https://doi.org/10.1093/sleep/26.2.117.

Varady, K.A., and Gabel, K. (2019). Safety and efficacy of alternate day fasting. *Nat. Rev. Endocrinol. 15*, 686‒687. https://doi.org/10.1038/s41574-019-0270-y.

Vendelbo, M.H., Møller, A.B., Christensen, B., Nellemann, B., Clasen, B.F.F., Nair, K.S., Jørgensen, J.O.L., Jessen, N., and Møller, N. (2014). Fasting increases human skeletal muscle net phenylalanine release and this is associated with decreased mTOR signaling. *PLOS ONE 9*, e102031. https://doi.org/10.1371/journal.pone.0102031.

Veronese, N., Koyanagi, A., Cereda, E., Maggi, S., Barbagallo, M., Dominguez, L.J., and Smith, L. (2022). Sarcopenia reduces quality of life in the long-term: Longitudinal analyses from the English longitudinal study of ageing. *Eur. Geriatr. Med. 13*, 633‒639. https://doi.org/10.1007/s41999-022-00627-3.

Voight, B.F., Peloso, G.M., Orho-Melander, M., Frikke-Schmidt, R., Barbalic, M., Jensen, M.K., Hindy, G., Hólm, H., Ding, E.L., Johnson, T., et al. (2012). Plasma HDL cholesterol and risk of myocardial infarction: A Mendelian randomisation study. *Lancet 380*, 572‒580. https://doi.org/10.1016/S0140-6736(12)60312-2.

Voulgari, C., Tentolouris, N., Dilaveris, P., Tousoulis, D., Katsilambros, N., and Stefanadis, C. (2011). Increased heart failure risk in normal-weight people with metabolic syndrome compared with metabolically healthy obese individuals. *J. Am. Coll. Cardiol. 58*, 1343‒1350. https://doi.org/10.1016/j.jacc.2011.04.047.

Wade, N. (2009). Dieting monkeys offer hope for living longer. New York Times, July 9. https://www.nytimes.com/2009/07/10/science/10aging.html.

Wahlund, L.-O., and Blennow, K. (2003). Cerebrospinal fluid biomarkers for disease stage and intensity in cognitively impaired patients. *Neurosci. Lett. 339*, 99‒102. https://doi.org/10.1016/s0304-3940(02)01483-0.

Waks, A.G., and Winer, E.P. (2019). Breast cancer treatment: A review. *JAMA, 321*(3), 288–300. https://doi.org/10.1001/jama.2018.19323.

Walker, M.P. (2009). The role of slow wave sleep in memory processing. *J. Clin. Sleep Med. 5*, S20–S26.

———. (2017). *Why we sleep: Unlocking the power of sleep and dreams.* New York: Scribner.

Wallace, D.F. (2009). *This is water: Some thoughts, delivered on a significant occasion, about living a compassionate life.* New York: Little, Brown.

Wang, C., and Holtzman, D.M. (2020). Bidirectional relationship between sleep and Alzheimer's disease: Role of amyloid, tau, and other factors. *Neuropsychopharmacology 45*, 104–120. https://doi.org/10.1038/s41386-019-0478-5.

Wang, N., Fulcher, J., Abeysuriya, N., Park, L., Kumar, S., Di Tanna, G.L., Wilcox, I., Keech, A., Rodgers, A., and Lal, S. (2020). Intensive LDL cholesterol-lowering treatment beyond current recommendations for the prevention of major vascular events: A systematic review and meta-analysis of randomised trials including 327 037 participants. *Lancet Diabetes Endocrinol. 8*, 36–49. https://doi.org/10.1016/S2213-8587(19)30388-2.

Wang, Y., and Brinton, R.D. (2016). Triad of risk for late onset Alzheimer's: Mitochondrial haplotype, APOE genotype and chromosomal sex. *Front. Aging Neurosci. 8*, 232. https://doi.org/10.3389/fnagi.2016.00232.

Wang, Y., Jones, B.F., and Wang, D. (2019). Early-career setback and future career impact. *Nat. Commun. 10*, 4331. https://doi.org/10.1038/s41467-019-12189-3.

Warburg, O. (1924). Warburg: The metabolism of cancer cells. Google Scholar.

———. (1956). On the origin of cancer cells. *Science 123*, 309–314. https://doi.org/10.1126/science.123.3191.309.

Watanabe, K., Oba, K., Suzuki, T., Ouchi, M., Suzuki, K., Futami-Suda, S., Sekimizu, K., Yamamoto, N., and Nakano, H. (2011). Oral glucose loading attenuates endothelial function in normal individual. *Eur. J. Clin. Invest. 41*, 465–473. https://doi.org/10.1111/j.1365-2362.2010.02424.x.

Watson, A.M. (2017). Sleep and athletic performance. *Curr. Sports Med. Rep. 16*, 413–418. https://doi.org/10.1249/JSR.0000000000000418.

Watson, J.D. (2009). Opinion | To fight cancer, know the enemy. *New York* Times, August 5. https://www.nytimes.com/2009/08/06/opinion/06watson.html.

Wen, C.P., Wai, J.P.M., Tsai, M.K., Yang, Y.C., Cheng, T.Y.D., Lee, M.-C., Chan, H.T., Tsao, C.K., Tsai, S.P., and Wu, X. (2011). Minimum amount of physical activity for reduced mortality and extended life expectancy: A prospective cohort study. *Lancet 378*, 1244 – 1253. https://doi.org/10.1016/S0140-6736(11)60749-6.

Westerterp, K.R., Yamada, Y., Sagayama, H., Ainslie, P.N., Andersen, L.F., Anderson, L.J., Arab, L., Baddou, I., Bedu-Addo, K., Blaak, E.E., et al. (2021). Physical activity and fat-free mass during growth and in later life. *Am. J. Clin. Nutr. 114*, 1583 – 1589. https://doi.org/10.1093/ajcn/nqab260.

WHI (Women's Health Initiative). n.d. About WHI—Dietary Modification Trial. Accessed September 28, 2022. https://sp.whi.org/about/SitePages/Dietary%20 Trial.aspx.

WHO (World Health Organization). (2019). Global health estimates: Leading causes of death. https://www.who.int/data/gho/data/themes/mortality-and-global-health-estimates/ghe-leading-causes-of-death.

Willcox, B.J., Donlon, T.A., He, Q., Chen, R., Grove, J.S., Yano, K., Masaki, K.H., Willcox, D.C., Rodriguez, B., and Curb, J.D. (2008). FOXO3A genotype is strongly associated with human longevity. *Proc. Natl. Acad. Sci. 105*, 13987 – 13992. https://doi.org/10.1073/pnas.0801030105.

Wilson, M.A., and McNaughton, B.L. (1994). Reactivation of hippocampal ensemble memories during sleep. *Science 265*, 676 – 679. https://doi.org/10.1126/science.8036517.

Winer, J.R., Mander, B.A., Helfrich, R.F., Maass, A., Harrison, T.M., Baker, S.L., Knight, R.T., Jagust, W.J., and Walker, M.P. (2019). Sleep as a potential biomarker of tau and β-amyloid burden in the human brain. *J. Neurosci. 39*, 6315 – 6324. https://doi.org/10.1523/JNEUROSCI.0503-19.2019.

Wishart, D.S., Tzur, D., Knox, C., Eisner, R., Guo, A.C., Young, N., Cheng, D., Jewell, K., Arndt, D., Sawhney, S., et al. (2007). HMDB: The Human Metabolome Database. *Nucleic Acids Res. 35*, D521 – 526. https://doi.org/10.1093/nar/gkl923.

Wolters, F.J., and Ikram, M.A. (2019). Epidemiology of vascular dementia. *Arterioscler. Thromb. Vasc. Biol. 39*, 1542 – 1549. https://doi.org/10.1161/ATVBAHA.119.311908.

Wu, G. (2016). Dietary protein intake and human health. *Food Funct. 7*, 1251 – 1265. https://doi.org/10.1039/c5fo01530h.

Xu, J. (2016). Mortality among centenarians in the United States, 2000 – 2014. NCHS Data Brief 233. https://www.cdc.gov/nchs/products/databriefs.htm.

Xue, Q.-L. (2011). The frailty syndrome: Definition and natural history. *Clin. Geriatr. Med. 27*, 1 – 15. https://doi.org/10.1016/j.cger.2010.08.009.

질병 해방

Yamamoto, T., Yagi, S., Kinoshita, H., Sakamoto, Y., Okada, K., Uryuhara, K., Morimoto, T., Kaihara, S., and Hosotani, R. (2015). Long-term survival after resection of pancreatic cancer: A single-center retrospective analysis. *World J. Gastroenterol. 21*, 262–268. https://doi.org/10.3748/wjg.v21.i1.262.

Yamazaki, R., Toda, H., Libourel, P.-A., Hayashi, Y., Vogt, K.E., and Sakurai, T. (2020). Evolutionary origin of distinct NREM and REM sleep. *Front. Psychol. 11*, 567618. https://doi.org/10.3389/fpsyg.2020.567618.

Yan, Y., Wang, X., Chaput, D., Shin, M.K., Koh, Y., Gan, L., Pieper, A.A., Woo, J.A.A., Kang, D.E. (2022). X-linked ubiquitin-specific peptidase 11 increases tauopathy vulnerability in women. *Cell*, 185: 21, 3913-3930.e19. https://doi.org/10.1016/j.cell.2022.09.002.

Yassine, H.N., Braskie, M.N., Mack, W.J., Castor, K.J., Fonteh, A.N., Schneider, L.S., Harrington, M.G., and Chui, H.C. (2017). Association of docosahexaenoic acid supplementation with Alzheimer disease stage in apolipoprotein E ε4 carriers. *JAMA Neurol. 74*, 339–347. https://doi.org/10.1001/jamaneurol.2016.4899.

Yasuno, F., Minami, H., Hattori, H., and Alzheimer's Disease Neuroimaging Initiative (2020). Interaction effect of Alzheimer's disease pathology and education, occupation, and socioeconomic status as a proxy for cognitive reserve on cognitive performance: In vivo positron emission tomography study. *Psychogeriatr. 20*, 585–593. https://doi.org/10.1111/psyg.12552.

Yin, J., Jin, X., Shan, Z., Li, S., Huang, H., Li, P., Peng, X., Peng, Z., Yu, K., Bao, W., Yang, W., Chen, X., Liu, L. (2017). Replationship of sleep duration with all-cause mortality and cardiovascular events. *JAHA 117*. https://www.ahajournals.org/doi/full/10.1161/JAHA.117.005947.

Yoo, S.-S., Gujar, N., Hu, P., Jolesz, F.A., and Walker, M.P. (2007). The human emotional brain without sleep: A prefrontal amygdala disconnect. *Curr. Biol. 17*, R877–878. https://doi.org/10.1016/j.cub.2007.08.007.

Youlden, D.R., Cramb, S.M., and Baade, P.D. (2008). The international epidemiology of lung cancer: Geographical distribution and secular trends. *J. Thorac. Oncol. 3*, 819–831. https://doi.org/10.1097/JTO.0b013e31818020eb.

Youngstedt, S.D., O'Connor, P.J., Crabbe, J.B., and Dishman, R.K. (2000). The influence of acute exercise on sleep following high caffeine intake. *Physiol. Behav. 68*, 563–570. https://doi.org/10.1016/S0031-9384(99)00213-9.

Zelman, S. (1952). The liver in obesity. *Arch. Intern. Med. 90*, 141–156. https://doi.org/10.1001/archinte.1952.00240080007002.

Zethelius, B., and Cederholm, J. (2015). Comparison between indexes of insulin resistance for risk prediction of cardiovascular diseases or development of diabetes. *Diabetes Res. Clin. Pract. 110*, 183 – 192. https://doi.org/10.1016/j.diabres.2015.09.003.

Zhang, Y., Zhang, Y., Du, S., Wang, Q., Xia, H., and Sun, R. (2020). Exercise interventions for improving physical function, daily living activities and quality of life in community-dwelling frail older adults: A systematic review and meta-analysis of randomized controlled trials. *Geriatr. Nur. 41*, 261 – 273. https://doi.org/10.1016/j.gerinurse.2019.10.006.

Zheng, Y., Fan, S., Liao, W., Fang, W., Xiao, S., and Liu, J. (2017). Hearing impairment and risk of Alzheimer's disease: A meta-analysis of prospective cohort studies. *Neurol. Sci. 38*, 233 – 239. https://doi.org/10.1007/s10072-016-2779-3.

Zheng, Y., Lv, T., Wu, J., and Lyu, Y. (2022). Trazodone changed the polysomnographic sleep architecture in insomnia disorder: A systematic review and meta-analysis. *Scientific reports, 12*(1), 14453. https://doi.org/10.1038/s41598-022-18776-7.

Zhou, C., Wu, Q., Wang, Z., Wang, Q., Liang, Y., and Liu, S. (2020). The effect of hormone replacement therapy on cognitive function in female patients with Alzheimer's disease: A meta-analysis. *Am. J. Alzheimers Dis. Other Demen. 35*, 1533317520938585. https://doi.org/10.1177/1533317520938585.

Ziemichód, W., Grabowska, K., Kurowska, A., and Biała, G. (2022). A comprehensive review of daridorexant, a dual-orexin receptor antagonist as new approach for the treatment of insomnia. *Molecules 27*(18), 6041. https://doi.org/10.3390/molecules27186041.

Zuccarelli, L., Galasso, L., Turner, R., Coffey, E.J.B., Bessone, L., and Strapazzon, G. (2019). Human physiology during exposure to the cave environment: A systematic review with implications for aerospace medicine. *Front. Physiol. 10*.

미주

프롤로그

1. Yamamoto et al. (2015).

1장

1. Kinsella (1992).
2. Mensah et al. (2017).
3. Siegel et al. (2021).

2장

1. Sokol (2013).
2. S. Johnson (2021).
3. Gordon (2016).
4. Manson et al. (2013).
5. New York Times (1985).

3장

1. López-Otín et al. (2013).
2. Benn et al. (2011).
3. Ference (2015).

4장

1. Taylor (2009).
2. Spencer (2005).

3. Picard (2018).

4. Rajpathak et al. (2011).

5. United States Census Bureau (2022).

6. Hjelmborg et al. (2006).

7. Sebastiani, Nussbaum, et al. (2016).

8. Xu (2016).

9. Evert et al. (2003).

10. Perls (2017).

11. Hitt et al. (1999).

12. Michaelson (2014).

13. Sebastiani, Gurinovich, et al. (2019).

14. Willcox et al. (2008).

15. Revelas et al. (2018).

16. Serna et al. (2012).

17. Melov et al. (2007).

5장

1. E.J. Brown et al. (1994); Sabatini et al. (1994).

2. Tatebe and Shiozaki (2017).

3. G.Y. Liu and Sabatini (2020).

4. Attia (2018a).

5. Attia (2018a).

6. D.E. Harrison, Strong, Sharp, et al. (2009).

7. Selvarani, Mohammed, and Richardson (2021).

8. Baur et al. (2006).

9. Miller et al. (2011); Strong et al. (2013).

10. D.E. Harrison, Strong, Reifsnyder, et al. (2021).

11. Selvarani, Mohammed, and Richardson (2021).

12. Fontana and Partridge (2015).

13. McDonald and Ramsey (2010).

14. Hardie (2011).

15. Kourtis and Tavernarakis (2009).

16. Karsli-Uzunbas et al. (2014).

17. Mannick et al. (2014).

18. Creevy et al. (2022).

19. Urfer et al. (2017).

20. Attia (2018b).

21. Bannister et al. (2014).

6장

1. Zelman (1952).

2. Ludwig et al. (1980).

3. S.A. Harrison et al. (2021).

4. Fryar et al. (2018); Ogden et al. (2004).

5. Kwo, Cohen, and Lim (2017).

6. Prati et al. (2002).

7. Fayek et al. (2016).

8. CDC (2022b).

9. Hirode and Wong (2020).

10. Araújo, Cai, and Stevens (2019).

11. Stefan, Schick, and Häring (2017).

12. Gavrilova et al. (2000).

13. Tchernof and Després (2013).

14. Anand et al. (2011); Sniderman, Bhopal, et al. (2007).

15. Ahima and Lazar (2013).

16. M.C. Petersen and Shulman (2018).

17. Frayn (2019).

18. Tuchman (2009).

19. Diamond (2003).

20. Joslin (1940).

21. NIDDK (2018).

22. CDC (2022e).

23. CDC (2020).

24. CDC (2020).

25. R.J. Johnson, Stenvinkel, et al. (2020).

26. Attia (2020c).

27. R.J. Johnson and Andrews (2015).

28. R.J. Johnson, Sánchez-Lozada, et al. (2017).

29. Igwe et al. (2015); Matsuzaki et al. (2010); Zethelius and Cederholm (2015).

7장

1. Heron (2021); WHO (2019).

2. CDC (2022c).

3. ACS (2022a); Heron (2021).

4. Caselli and Lipsi (2006).

5. Bautch and Caron (2015).

6. McNamara (2015).

7. Mensink and Katan (1992).

8. Lammert and Wang (2005).

9. Jaret (1997).

10. Dietary Guidelines Advisory Committee (2015).

11. Sniderman, Thanassoulis, et al. (2016).

12. Stary (2003).

13. Lawson (2016).

14. Nasir et al. (2022); Uretsky et al. (2011).

15. Marston et al. (2022).

16. Tsimikas et al. (2018).

17. O'Donoghue et al. (2019).

18. Libby (2021).

19. Orphanet (2022).

20. Ritchie and Roser (2018).

21. Dietschy, Turley, and Spady (1993); Ference et al. (2019); Forrester (2010); Jakubowski et al. (2021); Karagiannis et al. (2021); R. Le, Zhao, and Hegele (2022); Libby and Tokgözoğlu (2022); Masana et al. (2018); O'Keefe et al. (2004); Soran, Ho, and Durrington (2018); N. Wang et al. (2020).

22. Haase et al. (2012).

23. Voight et al. (2012).

24. du Souich, Roederer, and Dufour (2017); Stroes et al. (2015).

25. Mach et al. (2018); C.B. Newman et al. (2019).

26. Jose (2016).

27. Thanassoulis, Sniderman, and Pencina (2018).

8장

1. Rosenberg and Barr (1992).

2. NCI (2022b).

3. NCI (2021).

4. NCI (2021).

5. Jamaspishvili et al. (2018).

6. Pollack (2005).

7. Sleeman and Steeg (2010).

8. Hitchens (2014).

9. Hanahan and Weinberg (2011).

10. Warburg (1924, 1956).

11. Liberti and Locasale (2016).

12. Christofferson (2017).

13. J.D. Watson (2009).

14. Vander Heiden, Cantley, and Thompson (2009).

15. Avgerinos et al. (2019).

16. Lega et al. (2019).

17. Bradley (2004); Fruman et al. (2017).

18. Mercken et al. (2013)

19. Mukherjee (2011).

20. Hopkins et al. (2018).

21. de Groot et al. (2020).

22. ACS (2022c).

23. Kochenderfer et al. (2010).

24. D.T. Le et al. (2015).

25. Gay and Prasad (2017).

26. Cavazzoni et al. (2020).

27. Attia (2021b); Rosenberg (2021).

28. Atkins et al. (2000).

29. Taieb et al. (2020).

30. Waks et al. (2019).

31. Hofseth et al. (2020).

32. ACS (2022b).

33. X. Chen et al. (2021).

9장

1. Reiman, Arboleda-Velasquez, et al. (2020).

2. Belloy et al. (2020).

3. Cacace, Sleegers, and Van Broeckhoven (2016); Cruchaga et al. (2012); Cuyvers and Sleegers (2016).

4. Cummings et al. (2022).

5. Kolata (2020).

6. Blessed, Tomlinson, and Roth (1968).

7. Rabinovici et al. (2019).

8. Müller, Winter, and Graeber (2013).

9. Kaivola et al. (2022).

10. Attia (2018c).

11. Daviglus et al. (2010).

12. Ngandu et al. (2015).

13. Rosenberg et al. (2020); Andrieu et al. (2017); van Charante et al. (2016).

14. Mosconi et al. (2018); Rahman et al. (2020); Ratnakumar et al. (2019); Zhou et al. (2020).

15. Yan et al. (2022).

16. Cerri et al. (2019).

17. Langa and Levine (2014).

18. Brookmeyer et al. (2018).

19. Attia (2019).

20. Yasuno et al. (2020).

21. Blessed, Tomlinson, and Roth (1968).

22. Raichle and Gusnard (2002).

23. de la Torre (2016).

24. de la Torre (2018).

25. Wolters and Ikram (2019).

26. Cholerton et al. (2016).

27. Neth and Craft (2017).

28. Freiherr et al. (2013).

29. Chapman et al. (2018).

30. Kerrouche et al. (2006).

31. Reiman, Caselli, et al. (1996); Small et al. (2000); Sperling et al. (2011).

32. Kerrouche et al. (2006).

33. Neu et al. (2017).

34. Montagne et al. (2020).

35. Trumble and Finch (2019).

36. Mitter et al. (2012); Oriá et al. (2007).

37. Kloske and Wilcock (2020).

38. Yassine et al. (2017).

39. Grammatikopoulou et al. (2020).

40. Slayday et al. (2021).

41. Maeng and Milad (2015).

42. Esteban-Cornejo et al. (2022).

43. C. Wang and Holtzman (2020).

44. Zheng et al. (2017).

45. Dominy et al. (2019).

46. Laukkanen et al. (2017).

47. Laukkanen et al. (2015).

48. A. Smith et al. (2010).

49. Oulhaj et al. (2016).

50. Maddock et al. (2015).

10장

1. Proctor (1995).

2. NHTSA (2022a).

3. NHTSA (2022b); Attia (2020b).

11장

1. Blackwell and Clarke (2018).

2. Wen et al. (2011).

3. Reimers, Knapp, and Reimers (2012).

4. Booth and Zwetsloot (2010).

5. I.-M. Lee and Buchner (2008).

6. HHS (2018).

7. Mandsager et al. (2018).

8. Mandsager et al. (2018).

9. Mandsager et al. (2018).

10. Mandsager et al. (2018).

11. Kokkinos et al. (2022).

12. Mandsager et al. (2018).

13. Li et al. (2018).

14. Artero et al. (2011).

15. Naci and Ioannidis (2015).

16. Seifert et al. (2010).

17. Barnes and Corkery (2018).

18. Westerterp et al. (2021).

19. Bunout et al. (2011).

20. Jones et al. (2017).

21. Van Ancum et al. (2018).

22. CDC (2021).

23. H.-S. Lin et al. (2016).

24. Veronese et al. (2022).

25. Nicklas et al. (2015).

26. K.L. Campbell et al. (2019).

27. Zhang et al. (2020).

28. Danneskiold-Samsøe et al. (2009); Hughes et al. (2001); Lindle et al. (1997).

12장

1. Allen and Coggan (2010).

2. San-Millán and Brooks (2018).

3. Lemasters (2005).

4. Kawada and Ishii (2005).

5. Richter (2021).

6. McMillin et al. (2017).

7. Seifert et al. (2010).

8. Mandsager et al. (2018).

9. C.-H. Kim et al. (2016).

10. Shephard (2009).

11. Trappe et al. (2013).

12. Shephard (2009).

13. Shephard et al. (2009).

14. Booth and Zwetsloot (2010); Mandsager et al. (2018).

15. Billat et al. (2017).

16. Lexell (1995).

17. Kortebein et al. (2007).

18. T.N. Kim and Choi (2013).

19. Xue (2011).

20. Tieland, Dirks, et al. (2012).

21. Easter (2021).

22. Cruz-Jentoft et al. (2019).

23. Bohannon (2019); Hamer and O'Donovan (2017); Y. Kim et al. (2018); A.B. Newman et al. (2006).

24. Fain and Weatherford (2016).

질병 해방

13장

1. Lieberman et al. (2021).
2. Dahlhamer (2018).
3. Shmagel et al. (2018).
4. Gaskin and Richard (2012).
5. Boneti Moreira et al. (2014).
6. Frank, Kobesova, and Kolar (2013).
7. Attia (2021a).
8. Araujo et al. (2022).
9. Tanweer (2021).

14장

1. Dye (1988).
2. Naghshi et al. (2020).
3. Bao et al. (2013).
4. Azad et al. (2017).
5. Hill (1965).
6. Schwingshackl, Schwedhelm, et al. (2018).
7. Pesch et al. (2012); Proctor (2001); Sasco, Secretan, and Straif (2004); Youlden, Cramb, and Baade (2008).
8. Ioannidis (2018); Moco et al. (2006); Ninonuevo et al. (2006); Wishart et al. (2007).
9. Crowe (2018).
10. Ejima et al. (2016).
11. Naimi et al. (2017).
12. Biddinger et al. (2022).
13. WHI (n.d.).
14. Howard et al. (2006).
15. Estruch et al. (2013).
16. Martínez-Lapiscina et al. (2013).

15장

1. Colman et al. (2009).
2. Wade (2009).
3. Mattison et al. (2012).
4. Kolata (2012).
5. Cordain, Miller, et al. (2000).

6. Cordain, Eaton, et al. (2002); Pontzer et al. (2018).

7. Gibson et al. (2015); Nymo et al. (2017); Phinney and Volek (2018); Sumithran et al. (2013).

8. Oliveira, Cotrim, and Arrese (2019).

9. Peng et al. (2020).

10. C. Wang and Holtzman (2020).

11. Hines and Rimm (2001); Suzuki et al. (2009).

12. Biddinger et al. (2022).

13. Hanefeld et al. (1999); Kawano et al. (1999); H.-J. Lin et al. (2009); Standl, Schnell, and Ceriello (2011); Watanabe et al. (2011).

14. Pfister et al. (2011).

15. Echouffo-Tcheugui et al. (2019).

16. Franz (1997).

17. Wu (2016).

18. Baum, Kim, and Wolfe (2016).

19. Schoenfeld and Aragon (2018).

20. Baum, Kim, and Wolfe (2016).

21. Houston et al. (2008).

22. Rozentryt et al. (2010).

23. Tieland, van de Rest, et al. (2012).

24. Børsheim et al. (2009).

25. Nuttall and Gannon (2006).

26. Boden et al. (2005); Holt et al. (1995); Samra (2010).

27. Blasbalg et al. (2011).

28. Abdelhamid et al. (2018).

29. Hooper et al. (2020).

30. Schwingshackl, Zähringer, et al. (2021).

31. Vendelbo et al. (2014).

32. Bagherniya et al. (2018).

33. Gross, van den Heuvel, and Birnbaum (2008).

34. Hatori et al. (2012).

35. Jensen et al. (2013).

36. Lowe et al. (2020).

37. Jamshed et al. (2019); D. Liu et al. (2022).

38. Varady and Gabel (2019).

39. Templeman et al. (2021).

질병 해방

16장

1. Dawson and Reid (1997); Lamond and Dawson (1999).
2. Mansukhani et al. (2012); Tang et al. (2019).
3. Iftikhar et al. (2015).
4. Shan et al. (2015).
5. Leproult and Van Cauter (2010); Reutrakul and Van Cauter (2018); de Zambotti, Colrain, and Baker (2015).
6. Goldstein and Walker (2014); Killgore (2013); Krause et al. (2017); Kuna et al. (2012); Motomura et al. (2013); Prather, Bogdan, and Hariri (2013); Rupp, Wesensten, and Balkin (2012); Van Dongen, Maislin, et al. (2003); Van Dongen, Baynard, et al. (2004); Yoo et al. (2007).
7. Reddy and van der Werf (2020).
8. C. Wang and Holtzman (2020).
9. Walker (2017).
10. Cirelli and Tononi (2008).
11. Zuccarelli et al. (2019).
12. Cullen et al. (2019); Fullagar et al. (2015).
13. Dewasmes et al. (1993); Kolka and Stephenson (1988); Sawka, Gonzalez, and Pandolf (1984).
14. Milewski et al. (2014).
15. Mah et al. (2011).
16. Ferriss (2018).
17. Jackson et al. (2013).
18. AAA Foundation (2016).
19. Hafner et al. (2017); Killgore (2013); Krause et al. (2017); J. Lim and Dinges (2008); Van Dongen, Maislin, et al. (2003).
20. Oyetakin-White et al. (2015).
21. Broussard, Ehrmann, et al. (2012).
22. Broussard, Ehrmann, et al. (2012); Broussard, Chapotot, et al. (2015); Buxton et al. (2010); Leproult, Holmbäck, and Van Cauter (2014); Nedeltcheva et al. (2009); Rao et al. (2015); Spiegel, Leproult, and Van Cauter (1999); Stamatakis and Punjabi (2010); Tasali et al. (2008).
23. Iftikhar et al. (2015); Itani et al. (2017); Shan et al. (2015).
24. Itani et al. (2017).
25. Kuo et al. (2015).
26. Spiegel, Tasali, et al. (2004); Spiegel, Leproult, L'hermite-Balériaux, et al. (2004).

27. Bosy-Westphal et al. (2008); Brondel et al. (2010); Broussard, Kilkus, et al. (2016); Calvin et al. (2013); Spaeth, Dinges, and Goel (2015).

28. Itani et al. (2017); Yin et al. (2017).

29. Dashti et al. (2019).

30. Daghlas et al. (2019).

31. C. Wang and Holtzman (2020).

32. Lendner et al. (2020).

33. Diekelmann and Born (2010); Wilson and McNaughton (1994).

34. Walker (2009).

35. A.K. Patel, Reddy, and Araujo (2022).

36. C. Smith and Lapp (1991); Stickgold et al. (2000).

37. van der Helm and Walker (2009); Hutchison and Rathore (2015).

38. Repantis et al. (2020).

39. Goldstein-Piekarski et al. (2015).

40. Rasking et al. (2007).

41. Yamazaki et al. (2020).

42. Iliff et al. (2013).

43. Lucey, McCullough, et al. (2019).

44. Branger et al. (2016); B. Brown et al. (2016); Ju et al. (2013); Spira et al. (2013); Sprecher et al. (2015).

45. C. Wang and Holtzman (2020).

46. Emamian et al. (2016).

47. Benito-León et al. (2009); Jack et al. (2013); A.S.P. Lim, Kowgier, et al. (2013); A.S.P. Lim, Yu, et al. (2013); Lobo et al. (2008); Osorio et al. (2011).

48. Potvin et al. (2012).

49. A.S.P. Lim, Kowgier, et al. (2013); A.S.P. Lim, Yu, et al. (2013).

50. Ancoli-Israel et al. (2008); Moraes et al. (2006).

51. Winer et al. (2019).

52. Saul (2006).

53. Business Wire (2021).

54. Arbon, Knurowska, and Dijk (2015).

55. Herring et al. (2016).

56. Ziemichód et al. (2022).

57. Picton, Marino, and Nealy (2018).

58. Zheng et al. (2022).

59. Shahid et al. (2011).

60. Kalmbach et al. (2017).

61. Hardeland (2013).

62. Gradisar et al. (2013).

63. Gradisar et al. (2013).

64. Harding, Franks, and Wisden (2020).

65. Ebrahim et al. (2013).

66. C. Smith and Smith (2003).

67. Urry and Landolt (2015).

68. IOM (2001).

69. Maurer et al. (2021).

70. Dworak et al. (2007); Youngstedt et al. (2000).

71. D. Kim et al. (2022).

17장

1. CDC (2022f).

2. Friend (2003).

3. Spillane et al. (2020).

4. Strobe (2021).

5. CDC (2022a).

6. Case et al. (2015).

7. CDC (2022d).

8. Case and Deaton (2015).

9. Livingston (2019).

10. Real (1998).

11. Wallace (2009).

12. Brooks (2016).

13. Riis (1901).

14. Asarnow et al. (2021); Linehan et al. (2006).

15. Hagerhall (2008).

활동 공개

저자의 활동에 관한 최신 정보는 다음 웹사이트의 "Disclosures" 항목을 참조하라. https://peterattiamd.com/about/.